TUBERKULOSE-JAHRBUCH 1963

DEUTSCHES ZENTRALKOMITEE
ZUR BEKÄMPFUNG DER TUBERKULOSE

TUBERKULOSE-JAHRBUCH
1963

HERAUSGEGEBEN VON

DR. FRITZ KREUSER

OBERMEDIZINALRAT I. R.
GENERALSEKRETÄR DES DEUTSCHEN ZENTRALKOMITEES
ZUR BEKÄMPFUNG DER TUBERKULOSE

MIT 27 ABBILDUNGEN

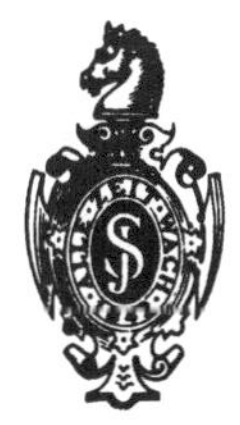

SPRINGER-VERLAG
BERLIN · HEIDELBERG · NEW YORK
1965

ISBN-13: 978-3-642-94936-4 e-ISBN-13: 978-3-642-94935-7
DOI: 10.1007/978-3-642-94935-7

Softcover reprint of the hardcover 1st edition 1965

Library of Congress Catalog Card Number 53-28421

Titel-Nr. 6854

Vorwort

Während dieses Jahrbuch zur Ausgabe gelangt, bereiten das Deutsche Zentralkomitee und die Internationale Union gegen die Tuberkulose gemeinsam die XVIII. Internationale Tuberkulose-Konferenz 1965 in München vor.

Die Tuberkulose als Volkskrankheit wie als persönliches Schicksal erfordert eine sorgfältige und möglichst vollständige Beobachtung und Wertung unter Berücksichtigung der wechselnden medizinischen und gesellschaftlichen Bedingungen. Wie das Deutsche Zentralkomitee diese Aufgabe zu erfüllen sucht, sollen die Jahrbücher ausweisen.

Das Interesse, das sie zunehmend auch im Ausland gefunden haben, erscheint uns als ein erfreuliches Zeichen wissenschaftlicher und gesundheitspolitischer Zusammenarbeit.

So möchte auch dieses Jahrbuch 1963 – für dessen sorgfältige Bearbeitung dem Generalsekretär und seinen Mitarbeitern herzlich gedankt sei – dazu beitragen, gemeinsam mit der Münchner Konferenz dem Ziel einer von der Tuberkulose nicht mehr bedrohten Volksgesundheit näher zu kommen.

Berlin, Januar 1965

Prof. Dr. Erich Schröder

Inhaltsverzeichnis

Einleitung

Im Jahre 1963 haben allgemeine Fragen der Behandlung der Tuberkulose im Vordergrund gestanden. Diese beziehen sich nicht nur auf die Mittel und Methoden der anzuwendenden Therapie, sondern auch auf solche der ärztlichen Betreuung des einzelnen Kranken und der Art seiner sozialen Versorgung, die vor allem in der Tuberkulosefürsorge im Vordergrund steht. Für das Deutsche Zentralkomitee bedeutet dies die Fragestellung, ob es ihm möglich gewesen ist, aus den Ergebnissen der Verhandlungen seiner Arbeitsausschüsse die erforderlichen praktischen Folgerungen zu ziehen. Es mußten sowohl für die öffentlich betriebene Tuberkulosebekämpfung als auch für die in die Praxis der Ärzte und Krankenanstalten verlagerte Tätigkeit Weisungen gegeben werden, die – in die Breite und die Tiefe gesehen – zum Nutzen der Kranken Anwendung finden können. Auch die Verhandlungen der XVII. Internationalen Tuberkulosekonferenz in Rom im September 1963 haben gezeigt, daß Fragen der Therapie in entwickelten und in Entwicklungsländern für die augenblickliche Phase der Tuberkulosebekämpfung eine überwiegende Bedeutung erlangt haben.

Dabei ist es eine Hauptfrage, die man sich mit Rücksicht auf den *Weltgesundheitstag 1964* mit dem Stichwort „Tuberkulose" und auf die Tatsache, daß die *XVIII. Internationale Tuberkulose-Konferenz 1965 in München* abgehalten wird, vorlegen muß, ob wir zur Zeit im Abwehrkampf gegen die Tuberkulose richtig liegen. Wenn man auf Grund von Ergebnissen einer jahrzehntealten Erfahrung praktische Arbeit leistet, dann übersieht man gelegentlich die Verpflichtung, das zu Grunde liegende Gedankengut anhand der geänderten Lage zu überprüfen.

Der große Unterschied zwischen den Methoden der Bekämpfung der Tuberkulose in der Bundesrepublik und vielleicht auch einigen mehr oder weniger totalitär regierten Staaten einerseits und in den unter dem Einfluß amerikanischer Methoden stehenden Ländern andererseits liegt darin, daß man bei uns versucht hat, in immer enger werdenden Kreisen alle *Maßnahmen im Kampf gegen die Tuberkulose gesetzlich* festzulegen, während sich andere Länder, in Europa z. B. Holland, der beweglicheren *freiwilligen Bekämpfungsarbeit* verschrieben haben. Die gesetzliche Regelung auf Grund konsequent zu Ende gedachter Probleme hat den Vorzug, daß man gewissermaßen für jeden Krankheitsfall ein bestimmtes Fach bereit hat, das man nur aufzuziehen braucht, um darin die richtige Lösung zu finden. Da wir aber nicht verwaltungsmäßig, sondern ärztlich zu denken haben, wissen wir, daß es in der Krankheitsfürsorge und -Bekämpfung eine derartige Schematisierung nicht geben kann. Außerdem ergibt sich fast von selbst die Überlegung, daß in biologischen Dingen Ablauf und Ausgang oft unübersehbar sind und sich rasch ändern können, so daß die für die Praxis in Gang gesetzte und meist langsam arbeitende Gesetzesmaschine bei der Erfüllung ihrer verpflichtenden Aufgaben gar nicht nachkommen kann. Wir sollten uns daher wenigstens gedanklich von der Vorstellung frei machen, daß man Krankheitsbekämpfung allein mit Gesetzen, Verordnungen und Bestimmungen durchführen kann, sondern müssen uns darauf besinnen, daß unser persönliches Anliegen die ärztliche Versorgung des einzelnen Kranken in der Vielfalt seiner Persönlichkeit sein muß. Nur auf dieser Basis vermögen wir unserer Aufgabe gerecht zu werden. Die Statistik, die auch in diesem Jahrbuch zusammengetragen ist, dient dabei, wenn richtig angewandt, als unentbehrliches Baugerüst.

Die gestellte Aufgabe selbst ist inhaltlich seit den Zeiten Robert KOCHS und seit den ganz oder teilweise bewußt miterlebten Epidemien nach dem 1. und 2. Weltkrieg dieselbe geblieben: *Erfassung der Tuberkulosekranken,* ihre *Überwachung* einschließlich der mit den Tuberkulösen in näherer Berührung stehenden Personen und die *Versorgung der Kranken in ärztlicher und sozialer Hinsicht.* Dabei wird die Erfassung unbekannter Kranker entscheidend unterstützt durch die Großuntersuchungsmethoden der Röntgenreihenuntersuchungen und der Tuberkulinkataster, während die BCG-Schutzimpfung ganzer Bevölkerungsgruppen, besonders der Neugeborenen, der Vorbeugung vor Erkrankungen an Tuberkulose dient. Zu den einzelnen Punkten ist kritisch zu bemerken, daß die *Erfassung der Tuberkulosekranken* wesentlich von der Durchführung der Meldepflicht nach dem Bundesseuchengesetz abhängt. An der praktischen Durchführbarkeit der Meldepflicht zur Erkennung der Tuberkulose mußten bei genauerer Überlegung von jeher Zweifel geäußert werden, weil die Meldung eines Kranken an die Behörde letzten Endes ein Problem der ärztlichen Moral und außerdem der Gewissenhaftigkeit und Pünktlichkeit der zur Meldung verpflichteten Stellen ist. Die Meldung einer Tuberkuloseerkrankung kann mit der Anzeige akuter Infektionskrankheiten nicht in Parallele gesetzt werden. Die letztere Verpflichtung gründet sich auf der Notwendigkeit oft raschesten Handelns, um die epidemische Ausbreitung einer Krankheit zu verhindern; bei der Tuberkulose ist eine epidemische Ausbreitung nur in seltenen Fällen, z. B. Kinderheimen oder Schulen, zu befürchten. Die akute Infektionskrankheit bedingt persönliche Einschränkung für wenige Wochen, bei der Tuberkulose kann es sich um Jahre, mitunter um das ganze weitere Leben handeln. Die Gefahr, daß der anzeigende Arzt sich durch die Meldung einer Tuberkulose bei der Klientel in Mißkredit bringt, ist nicht zu bestreiten, und Gewissenskonflikte sind unter diesen Umständen durchaus verständlich. Die Zweckmäßigkeit und Notwendigkeit der Meldepflicht durch die mehr unpersönlich tätigen Krankenanstalten und Laboratorien soll aber ausdrücklich unterstrichen werden.

Für die Zuverlässigkeit der *Überwachung der Tuberkulosekranken* scheint durch das engmaschige Netz der Tuberkulosefürsorgestellen eine gewisse Gewähr geboten zu sein. Jedoch wird in allen Bundesländern lebhaft über den Mangel an Personal in den Fürsorgestellen geklagt, so daß es den Fürsorgeärzten kaum möglich ist, die ihnen gesetzlich übertragenen Aufgaben sinn- und sachgemäß durchzuführen. Dazu gehört nicht nur die exakte Differentialdiagnostik des Krankheitsbildes, sondern auch in jedem Fall die Kenntnis der sozialen Verhältnisse der Kranken. Die Bemühungen um die Stellung einer richtigen Diagnose haben in manchen Zeiten und an manchen Orten eine so überragende Rolle gespielt, daß der Fürsorgearzt über der Ausübung der Differentialdiagnostik Betätigungs- und Wohnweise des Kranken sowie seine Lebensgewohnheiten nicht in gleicher Weise beachtet hat. Dazu kommt, daß infolge des dicht gewordenen Netzes an niedergelassenen Fachärzten für Lungenkrankheiten die Beanspruchung der Fürsorgestellen gegenüber vergangenen Jahrzehnten nur insoweit erforderlich ist, als die sicher nicht zu vernachlässigenden Seuchenbekämpfungs- oder sozialen öffentlichen Hilfsmaßnahmen notwendig werden. Dazu bedarf es enger Fühlungnahme zwischen Fürsorge- und Fachärzten; die Bedeutung gerade dieser Zusammenarbeit kann für beide Parteien nicht oft und intensiv genug hervorgehoben werden.

Die Frage, unter welchen Umständen und in welchem Umfange Großuntersuchungs- und Vorbeugungsmaßnahmen im Kampf gegen die Tuberkulose zu ergreifen sind, gehört zu den Problemen, denen das Deutsche Zentralkomitee künftig seine besondere Aufmerksamkeit widmen muß: Es wird keineswegs für ausgeschlossen gehalten, daß der Wandel der Epidemiologie auf diesem Gebiet zu neuen Auffassungen führt; aber heute schon die Anstellung von Tuberkulinkatastern oder gar Röntgenreihenuntersuchungen für überflüssig zu halten, kann nur ein Unkundiger befürworten.

Die *ärztliche Versorgung der Kranken* hat im letzten Jahrzehnt durch die Einführung der Chemotherapie ganz besondere Bedeutung gewonnen. Es kommt darauf an, die Patienten so früh wie möglich einer Behandlung zuzuführen und diese Behandlung so lange fortzusetzen, bis man ärztlicherseits eine Stabilisierung des Krankheitsprozesses annehmen kann. Die Erfahrungen mit den verschiedenen Medikamenten, vor allem hinsichtlich des Eintretens einer Resistenz und damit der möglichen Unwirksamkeit der Arzneimittel, bedürfen größter Aufmerksamkeit. In wiederholten eingehenden Aussprachen wurde betont und vom *Deutschen Zentralkomitee dringend befürwortet,* daß jede *erste Behandlung* bei *einem neuentdeckten Tuberkulosekranken,* gleichgültig in welchem Organ die Erkrankung aufgetreten ist und gleichgültig in welcher sozialen Stellung sich ein Kranker befindet, *stationär* erfolgen soll. Eine einleitende ambulante Chemotherapie steigert die Gefahr der Resistenzbildung und damit der vorzeitigen Unwirksamkeit wertvollster chemotherapeutischer Behandlungsmethoden. Ähnliches gilt für die Anwendung der Corticosteroide, vor deren ambulanter Verwendung im Merkblatt des Deutschen Zentralkomitees vom November 1962 ausdrücklich gewarnt wird. Daß die Verwendung der Corticosteroide auch bei einer Verordnung wegen nichttuberkulöser Krankheiten gefährlich werden kann, ist der Fachpresse durch eine kurze Verlautbarung mitgeteilt worden: Es ist in letzter Zeit beobachtet worden, daß sich bei Patienten, die wegen anderer Krankheiten mit Corticosteroiden behandelt worden sind, eine gleichzeitig bestehende latente Tuberkulose bösartig verschlimmert hat. Vom Deutschen Zentralkomitee kann nur der Wunsch ausgesprochen werden, daß seitens der behandelnden Ärzte grundsätzlich der *stationären Behandlung bei beginnender Tuberkulose der Vorzug* gegeben wird und der für den behandelnden Arzt scheinbar noch so vielversprechende ambulante Behandlungsversuch unterbleibt.

Mit der medikamentösen Behandlung parallel hat die *soziale Betreuung* zu erfolgen, für die heute in seltener Vollkommenheit gesetzliche Unterlagen gegeben sind. Es hat sich leider herausgestellt, daß den vom Gesetzgeber vorgesehenen Hilfsmaßnahmen von einem Teil der Kranken in ihrer Mentalität und der Einstellung zu ihrer Krankheit nicht entsprochen wird. Es wäre falsch, vor diesem schwierigen und heute besonders dringlichen Aufklärungs- und Erziehungsproblem zu resignieren. Es ist vielmehr eine vorläufig mitunter sehr undankbare Aufgabe, Kranke, die aus wirtschaftlichen oder psychischen Gründen gegen eine geordnete Behandlung innerlich in Opposition stehen, zu einer vernünftigen Einstellung zu bekehren.

Aus der Gesamtschau der Tuberkulosebekämpfung läßt sich sogar sagen, daß das Problem des dissozialen Patienten — der gesellschaftswidrige Asoziale bildet eine

Ausnahme – für den freipraktizierenden Arzt ebenso wie für den Heilstätten- und Fürsorge-Arzt in zunehmendem Maße bestehen wird, und daß daher die Zusammenarbeit dieser drei auf dem Gebiet der Tuberkulosebekämpfung tätigen Kategorien von Ärzten zur Lösung dieser mehrgründigen Frage besonders eng sein muß. Während ältere Bekämpfungsaufgaben als allmählich bewältigt angesehen werden können, rückt das Problem der „Haltung des Kranken im Rahmen der erforderlichen Therapie und der sozialen Stellung einschließlich der Rehabilitation" innerhalb der gesamten Tuberkulosebekämpfung in entwickelten Ländern immer mehr in das Licht der theoretischen Ergründung und der tatkräftigen praktischen Förderung und Lösung.

Für die freudige Mitarbeit im Berichtsjahr dankt das Deutsche Zentralkomitee allen seinen Mitarbeitern, insbesondere Herrn Dr. Ing. KEUTZER, Frau Dr. KAYSER und Frau Dr. BRAUN. Alle haben sich bemüht, die oft schwierig zu erhaltenden Unterlagen beizubringen und sie in ein System zu ordnen, das neben den Ärzten auch den Laien einen Einblick in ein großes Gebiet der öffentlichen Gesundheitsfürsorge gibt.

I. Überblick über das Geschäftsjahr vom 1. 1. – 31. 12 1963

Geschäftsbericht des Deutschen Zentralkomitees zur Bekämpfung der Tuberkulose

Zunächst muß mit diesem Bericht die traurige Pflicht erfüllt werden mitzuteilen, daß im Dezember 1963 eine so schwere Erkrankung unseres seit 1950 im Dienste des Deutschen Zentralkomitees stehenden wissenschaftlichen Mitarbeiters, Herrn Dr. A. KEUTZER, festgestellt wurde, daß mit seiner Wiederherstellung nicht mehr gerechnet werden konnte. Am 25. 7. 1964 ist Herr Dr. KEUTZER seinem Leiden erlegen. Der Präsident und der Generalsekretär gaben ihm das letzte Geleit.

Herr Dr. Ing. KEUTZER hat wie so viele Deutsche mit dem Ende des unglücklichen Krieges i. J. 1945 seine Stellung als Oberregierungsrat im Reichsluftfahrtministerium verloren und wurde vom 1. Jan. 1950 ab durch den damaligen Generalsekretär, Herrn Professor Dr. ICKERT, beim Deutschen Zentralkomitee angestellt. Nach kurzer Einarbeitungszeit hatte sich Dr. KEUTZER die Grundzüge der medizinischen Statistik angeeignet und wurde zu einem immer wertvolleren Mitarbeiter, vor allem für die Gestaltung des Tuberkulose-Jahrbuches. Er hat es verstanden, aus den sich von Jahr zu Jahr wandelnden Zahlenangaben der berichtenden Dienststellen Fragen abzuleiten und zu beantworten, die für die statistische Bearbeitung der Tuberkulose-Epidemiologie im In- und Ausland von großer Bedeutung geworden sind. Mit Scharfblick und größtem Fleiß hat er dabei versucht, Tatsachen festzuhalten, wieder neue Fragen aufzuwerfen, die für ihn als Nichtmediziner ungeklärt oder zweifelhaft erschienen und deren Beantwortung durch eine sorgfältig geführte Statistik möglich wurde. Die damit auftretenden Probleme hat er unverdrossen und unbeirrt durch die mitunter nicht völlig gesicherten statistischen Mitteilungen der Außenstellen mutig angepackt und sie in Zusammenarbeit mit den Generalsekretären zu lösen versucht. Zahlreiche im Bundesgebiet, aber auch im Ausland anerkannte Veröffentlichungen, die teilweise das engere Forschungsgebiet der Tuberkulose überschritten haben, zeugen von dem unentwegten Streben dieses fleißigen Mitarbeiters. Daneben hat sich Dr. KEUTZER, vor allem nach dem Tode ICKERTS, gründliche Kenntnisse in der Geschäftsführung des Zentralkomitees erworben und ist auch dadurch mehr und mehr zum unentbehrlichen Ratgeber geworden. Das Deutsche Zentralkomitee betrauert den Verlust seines ersten Mitarbeiters auf das tiefste.

1963 war ein ungewöhnlich arbeitsreiches und vielseitiges Jahr: 10 Vollsitzungen der Arbeitsausschüsse und als Neueinführung eine Sitzung der Fachreferenten bei den Landesregierungen haben stattgefunden. Neben Bestrebungen, die statistische Erfassung als Gerüst für den weiteren Ausbau der Tuberkulosebekämpfung zu vereinheitlichen, standen bei den Ausschußsitzungen Fragen der BCG-Schutzimpfung, der Durchführung von Tuberkulinkatastern größerer Bevölkerungsgruppen und der stationären Behandlung von Kindern, Jugendlichen und Erwachsenen sowie

Vergleichsuntersuchungen über die Wirkung bakteriostatischer bzw. antibiotischer Therapie, die Begutachtung der Tuberkulose im Rahmen der Unfallversicherung und der Strahlenschutz bei der Tuberkulosediagnostik im Vordergrund. Für die Führung der Statistik wurde der Jahresgesundheitsbericht der Gesundheitsämter – soweit er die Tuberkulose betrifft – einheitlich festgelegt; die unbedingt notwendige Trennung von Jugendlichen und Erwachsenen bei der stationären Unterbringung sowie Fragen der vorzeitigen Beendigung von Heilverfahren und des dissozialen Verhaltens vieler Kranker wurden erörtert. Für die Begutachtung wurden „Gesichtspunkte für die Beurteilung der Tuberkulose als Arbeitsunfall" vorbereitet und Stellung zu dem Entwurf einer 3. Strahlenschutzverordnung des Bundesgesundheitsministeriums genommen. Die gemeinsame Aussprache mit den Referenten der Landesministerien wurde allseits begrüßt und als Dauereinrichtung vorgesehen. Dadurch soll auch ein besserer Einblick in die Maßnahmen der einzelnen Landesregierungen zur Bekämpfung der Tuberkulose gewonnen werden.

Zum ersten Mal sind den Vorsitzenden der Arbeitsausschüsse (Zusammensetzung der Arbeitsausschüsse siehe Anhang) Vorschläge für die Berichterstattung im Jahrbuch gemacht worden, um eine bloße Wiedergabe der Verhandlungsberichte zu vermeiden; statt dessen soll auf die Probleme hingewiesen werden, die sich durch die heutige Tuberkuloselage für jeden Arbeitsausschuß ergeben. Herr Chefarzt Dr. UNHOLTZ, Berlin, wurde anstelle von Herrn Professor Dr. LYDTIN zum Vorsitzenden des Arbeitsausschusses für Chemotherapie gewählt.

Der Franz REDEKER-Preis wurde 1963 den Herren Dr. KUNTZ, Medizinische Klinik Gießen, und Dr. MÜNCHBACH, Tuberkulosefürsorgearzt in Worms, zuerkannt. Die Preisverteilung hat am 6. 6. anläßlich des Kongresses des Bundes der Medizinalbeamten in Goslar stattgefunden. – Für das jeweilige Preisrichterkollegium, das sich aus Mitgliedern unserer Arbeitsausschüsse zusammensetzt, wurden von der Geschäftsführung Beurteilungsrichtlinien ausgearbeitet, die künftig jedem als Preisrichter gebetenen Kollegen übersandt werden.

Die Sitzungen des Präsidiums, des Präsidialbeirates und die Mitgliederversammlung wurden auf Grund der neuen Satzung (siehe Anhang) programmgemäß durchgeführt: Hauptpunkte der Verhandlungen waren der „Weltgesundheitstag 1964" und die XVIII. Internationale Tuberkulosekonferenz 1965 in München. Für den Weltgesundheitstag ist eine enge Zusammenarbeit mit dem Bundesausschuß für gesundheitliche Volksbelehrung in Bad Godesberg, für die XVIII. Tuberkulose-Konferenz die Zusammenarbeit mit der Internationalen Union in Paris gesichert worden. Vorbesprechungen in München für die Konferenz sind schon im Berichtsjahr aufgenommen worden. Im Dezember wurde im Ministerium für Gesundheitswesen in Godesberg von der Bundesministerin Frau Dr. SCHWARZHAUPT die Unterstützung der Bundesregierung erbeten und zugesagt.

In einer vom Bundesministerium für Landwirtschaft, Ernährung und Forsten veranstalteten Feierstunde während der „Grünen Woche" im Januar 1963 sprach der Generalsekretär nach Vorträgen des Herrn Bundesministers SCHWARZ und Professor Dr. WAGENERS, Hannover, über „die Bedeutung der Tiertuberkulose für die menschliche Gesundheit"[1]). Im Juni hat er auf der Jahrestagung der Österreichischen Tuberkulosegesellschaft und der Süddeutschen Gesellschaft für Tuberkulose

[1]) Der Landarzt, 39. Jg. H. 22.

und Lungenkrankheiten in Salzburg ein Referat „über die Entwicklung der Epidemiologie der Tuberkulose unter besonderer Berücksichtigung der heutigen Situation“ [2]) gehalten und schließlich hat er sich im November aktiv an einem „Symposion“ des bremischen Landesverbandes (Leiter: Professor Dr. STOEVESANDT) über Fragen der BCG-Schutzimpfung und des Tuberkulinkatasters beteiligt. Anläßlich einer vom Innenministerium Baden-Württemberg einberufenen Dienstversammlung der Fürsorge- und Schirmbildärzte wurde von ihm zu Themen der Tuberkulosefürsorge [3]) u. [4]) vorgetragen.

Außerdem hat der Generalsekretär an der Frühjahrstagung der Nordrhein-Westfälischen Gesellschaft in Düsseldorf, an der Tagung der Schweizerischen Vereinigung in Luzern und der XVII. Internationalen Tuberkulosekonferenz in Rom teilgenommen. Ferner war er zur Eröffnung des Welttierärztetages in Hannover eingeladen, zu einer Veranstaltung, die in mannigfacher Hinsicht Anregungen für die Durchführung eines internationalen Kongresses auf deutschem Boden gegeben hat.

Auf Grund eines Hinweises aus dem Bundesministerium für Gesundheitswesen wurden die Gesundheitsabteilungen der Regierungen von Bremen, Hamburg, Niedersachsen und Schleswig-Holstein besucht und wichtige Anregungen für die weitere Arbeit gewonnen. In Hamburg war außer der BCG-Schutzimpfung fast aller Neugeborenen die Gesundheitsstatistik mittels Lochkartensystem und in Niedersachsen und Schleswig-Holstein die zentrale Durchführung der Röntgenreihenuntersuchungen mit vorbildlichen Einrichtungen in Hannover von besonderem Interesse.

Leider war im Berichtsjahr der Personalwechsel, teilweise durch Krankheitsausfälle bedingt, ziemlich erheblich. Die freie 2. Arztstelle ist mit Frau Dr. BRAUN seit dem 15.10. wieder besetzt worden, aber gerade seither ist Herr Dr. KEUTZER infolge Krankheit ausgefallen, so daß Frau Dr. BRAUN die Fortführung der Jahrbucharbeiten übertragen wurde. Um so anerkennenswerter war die fleißige Mitarbeit der übrigen Mitglieder der Geschäftsführung, wobei Frau Dr. KAYSER, dem Ehepaar LAUENROTH und Frau DANIELS besonderer Dank gebührt. Viele Sitzungen verursachen eine umfangreiche Protokollführung, die allein durch Tonbandaufnahmen kaum zu bewältigen ist. Durch die besondere Art unserer Tätigkeit muß sich jeder Einzelne in unserem Mitarbeiterstab mit ganzer Kraft einsetzen, um den Erfordernissen gerecht zu werden. Es darf nicht übersehen werden, daß auch viele mechanische Arbeit wie Post- und Merkblätterversand anfällt, wofür die Adrema-Registratur in Ordnung gehalten werden muß. Dazu kommt die Instandhaltung einer großen Bücherei und der Bezug vieler Zeitschriften, die eine entsprechende Auswertung, vor allem auch fremdsprachlicher Literatur, erfordern.

Der Generalsekretär, der für den Inhalt des Jahrbuches verantwortlich zeichnet, möchte deshalb dafür danken, daß alle Schwierigkeiten überwunden wurden und ein im Ganzen gesehen reibungsloser Verlauf gewährleistet wurde.

---

[2]) Breu, Tagungsbericht, Tuberkulosebücherei, Thieme-Verlag
[3]) Der Öffentliche Gesundheitsdienst, 1964, H. 2
[4]) Der Öffentliche Gesundheitsdienst, 1964, H. 5/6

II. Berichte der Arbeitsausschüsse

Der *„Arbeitsausschuß für Tuberkulosefürsorge"* (Vorsitzender: Reg. Med.-Rat Dr. Karl BREU, Ludwigsburg) hat folgende Themen erörtert:

1. Die Tuberkulose bei den ausländischen Arbeitnehmern

Diesem Problem kommt aus mehreren Gründen große Bedeutung zu: Nach einer Aufstellung der Bundesanstalt für Arbeitsvermittlung und Arbeitslosenversicherung waren 1963 über 850000 ausländische Arbeitnehmer in der Bundesrepublik beschäftigt. Im Rahmen der EWG-Staaten wird Freizügigkeit der Arbeitnehmer innerhalb der 6 EWG-Länder angestrebt. Nach den Beobachtungen in der Schweiz (OTT, STEIGER u.a.) und den Ausführungen auf dem Internationalen Kolloquium über sozialmedizinische Probleme der Wanderarbeiter am 27. u. 28.4. 1964 in Bad Nauheim muß die Erkrankungshäufigkeit an Tuberkulose bei ausländischen Arbeitnehmern gegenüber der einheimischen Bevölkerung als erhöht angesehen werden.

Bei den ausländischen Arbeitskräften sind 2 Gruppen zu unterscheiden:

1. Ausländer, die im sog. *gelenkten* Verfahren, d.h. auf Grund von Vereinbarungen mit Italien, Griechenland, Spanien und der Türkei in die Bundesrepublik kommen. Sie werden von Ärzten der deutschen Auslandskommission der Bundesanstalt für Arbeitsvermittlung und Arbeitslosenversicherung vor der Ausreise in ihrem Heimatland untersucht. Dabei wird auch eine Röntgenuntersuchung der Lunge vorgenommen. Über diese Gruppe ausländischer Arbeitnehmer hat Herr SCHUWIRTH, Nürnberg, eingehender berichtet.
2. Ausländer, die *ungelenkt* in die Bundesrepublik einreisen. Sie wurden im allgemeinen bis zum Sommer 1962 nicht untersucht, sofern sie nicht in einem Großbetrieb beschäftigt wurden, der Untersuchungen durch Werkärzte vornehmen ließ. In den letzten 2—3 Jahren haben alle Bundesländer Anordnungen erlassen, daß bei ungelenktem Arbeitseinsatz von ausländischen Arbeitnehmern vor Erteilung der Aufenthaltserlaubnis eine Röntgenuntersuchung der Lunge vorgenommen werden muß. Der Antrag auf Aufenthaltserlaubnis wird abgelehnt, wenn begründeter Verdacht auf aktive Tuberkulose besteht.

Auf Anregung des Deutschen Zentralkomitees hat das Innenministerium Baden-Württemberg im September 1963 alle Gesundheitsämter gebeten, zu folgenden Fragen Stellung zu nehmen:

„1. Genügt die augenblicklich durchgeführte Röntgenkontrolle, um tuberkulosekranke ausländische Arbeitnehmer von der Bundesrepublik fernzuhalten?

2. Wurde beobachtet, daß ausländische Arbeitnehmer unter dem Einfluß des Klimawechsels und unter den veränderten Arbeitsbedingungen im Bundesgebiet häufiger an Tuberkulose erkranken als einheimische Arbeitnehmer?

3. Wurde beobachtet, daß ausländische Arbeitnehmer, die in Familien oder in Untermiete untergebracht sind, innerhalb der Hausgemeinschaft Tuberkulose weiter verbreitet haben?"

Zu Frage 1: Wenn tuberkulöse ausländische Arbeitnehmer von der Bundesrepublik ferngehalten werden sollen, müßte bei allen *vor* der Einreise in die Bundesrepublik eine Röntgenuntersuchung der Lunge zum Ausschluß einer aktiven Lungentuberkulose erfolgen. Leider läßt sich das vom Schweizerischen Sanitätsgrenzdienst geübte Verfahren, bei Empfang an der Grenze eine Schirmbildaufnahme zu machen, für das Deutsche Bundesgebiet praktisch nicht verwirklichen. Die Anforderungen der Bundesländer, bei ungelenktem Arbeitseinsatz eine Röntgenuntersuchung der Lunge vorzunehmen, haben indessen eine Lücke in der Erfassung tuberkulosekranker ausländischer Arbeitnehmer geschlossen. In diesem Sinne hat die Mehrzahl der befragten Gesundheitsämter geantwortet: Die bisher angeordneten und durchgeführten Röntgenkontrollen werden im großen und ganzen als ausreichend angesehen, um an Lungentuberkulose erkrankte ausländische Arbeitnehmer von der Bundesrepublik fernzuhalten. Mehrere Gesundheitsämter haben darauf hingewiesen, daß der Zeitraum zwischen Arbeitsaufnahme und Untersuchung oft sehr groß sei. Deshalb hat das baden-württembergische Innenministerium angeordnet, das ärztliche Zeugnis innerhalb von 14 Tagen beizubringen. Auf Grund von Beobachtungen ist es wichtig, daß sich die Ausländerpolizeibehörde im Fall der Ablehnung des Antrages auf Aufenthaltserlaubnis davon überzeugt, ob der Betreffende tatsächlich in sein Heimatland zurückgekehrt ist.

Zu den Fragen 2 und 3 konnten die meisten Gesundheitsämter keine Beobachtungen mitteilen, da keine genauen Erhebungen durchgeführt wurden und die Beobachtungszeit zu kurz war. Immerhin wurde über Reaktivierung älterer Prozesse und frische Tuberkulosen berichtet. In der Schweiz wurden schon vor einigen Jahren sowohl frische Tuberkulosen als auch Reaktivierungen bei Gastarbeitern beschrieben. Eine nicht geringe Rolle spielen auch die extrapulmonalen Tuberkulosen, die bei der routinemäßigen Schirmbilduntersuchung der Lunge nicht erfaßt werden.

Einige Gesundheitsämter Baden-Württembergs konnten eindrucksvolle Fälle von Tuberkulose-Erkrankungen, die auf offentuberkulöse ausländische Arbeitnehmer zurückzuführen waren, mitteilen.

Prof. MILLET, Brüssel, wies bei dem Internationalen Kolloquium in Bad Nauheim u.a. darauf hin, daß ausländische Arbeitnehmer oft ihre Familienangehörigen nachkommen lassen; das trifft – vorläufig im beschränkten Umfang – auch für das Bundesgebiet zu. MILLET forderte deshalb mit Recht, bei Tuberkulose ausländischer Arbeitnehmer die bewährten Maßnahmen der präventiven Tuberkulosebekämpfung in der Umgebung anzuwenden.

Bei inaktivem überwachungsbedürftigen Lungenbefund müssen die Kontrolluntersuchungen zuerst in kürzeren Zeitabständen durchgeführt werden. Die Verlaufsbeobachtung wird durch häufigen Wechsel von Arbeitsplatz und Aufenthalt der ausländischen Arbeitnehmer erschwert.

Um zu zuverlässigen Zahlen über die Häufigkeit frischer Tuberkulosen und Reaktivierungen bei ausländischen Arbeitnehmern in der Bundesrepublik zu kommen, hält der Arbeitsausschuß *Erhebungen* in einigen Bundesländern für erforderlich.

2. *Unterhaltshilfe nach dem Bundessozialhilfegesetz für „Genesene" zur Verhütung einer Reaktivierung*

Dazu führte Min. Rat Dr. SPAHN vom Bundesinnenministerium aus, daß Genesenen Hilfe zum Lebensunterhalt nach dem Bundessozialhilfegesetz entweder nach § 50 in Verbindung mit § 40 (Hilfe zur Eingliederung in das Arbeitsleben, Maßnahmen der Schulbildung, der Berufsausbildung, -Fortbildung oder -Umschulung) oder nach § 55 (Hilfe zum Lebensunterhalt während einer Übergangszeit) gewährt werden kann.

Im letzteren Fall „soll die Hilfe in der Regel nicht länger als 2 Jahre nach Beendigung der Heilbehandlung oder der Maßnahmen zur Eingliederung in das Arbeitsleben" gewährt werden (siehe die Veröffentlichung „Bundessozialhilfegesetz und Tuberkulosehilfe" von Min. Rat Dr. SPAHN in „Gesundheitsfürsorge" 1964, Heft 4).

3. Voraussetzung zur Gewährung des Übergangsgeldes bei Tuberkulose während ambulanter Heilbehandlung nach § 1244 a RVO

Nach § 1244a RVO ist das ambulante Übergangsgeld bei Tuberkulose an folgende 3 Bedingungen geknüpft:

a) Arbeitsunfähigkeit im Sinne der sozialen Krankenversicherung,
b) Die Tuberkulose muß noch mehr oder weniger aktiv sein,
c) Die Krankheit muß noch behandlungsbedürftig sein; die Behandlung muß gegen die Tuberkulose sowie ihre unmittelbaren Folgen gerichtet sein und über die bloße Betreuung bzw. Überwachung hinausgehen. Nach dem Kommentar zur RVO hat man unter „Behandlung" nicht nur eine tuberkulostatische Behandlung zu verstehen. Das ambulante Übergangsgeld kann „längstens für 2 Jahre" (§ 1244a Abs. 6, b) gezahlt werden.
(siehe auch BREU „Tuberk.arzt" 1962, S. 624).

4. Tuberkulose-Statistik

Der Vordruck zum Tuberkulosejahresbericht wurde überarbeitet. Zur Vermeidung von Unklarheiten wurden die Fragestellungen klarer gefaßt und Vereinfachungen vorgenommen. Der neue Vordruck liegt bereits vor. Die „Erläuterungen zur Führung der Tuberkulosestatistik in den Gesundheitsämtern" wurden ebenfalls neu gefaßt.

Herr LÜTGERATH, Lauterbach, setzte sich für eine verbesserte Überwachung der Haltung von Pflegekindern ein.

Das Thema „*Welche Maßnahmen müssen zur schnelleren Beseitigung der Tuberkulose weiterhin geplant werden?*" wurde in einem von BREU geleiteten Kolloquium auf der gemeinsamen Tagung der Österreichischen Tuberkulose-Gesellschaft und der Süddeutschen Gesellschaft für Tuberkulose und Lungenkrankheiten im Juni 1963 in Salzburg eingehend diskutiert. An dieser kritischen Aussprache hatten sich Experten aus den verschiedensten Sektoren der Tuberkulosebekämpfung beteiligt. KREUSER hielt das einleitende Referat „Entwicklung der Epidemiologie der Tuberkulose unter besonderer Berücksichtigung der heutigen Situation". Die Diskussion führte unter Herausstellung fürsorgerischer Gesichtspunkte zu folgendem Ergebnis:

Obwohl epidemiologisch ein deutlicher Rückgang der Tuberkulose zu verzeichnen ist, stellt sie immer noch ein ernstes Problem dar. Trotz der großen Fortschritte in der Tuberkulosebehandlung seit Einführung der Tuberkulostatica und der Resektionschirurgie kann heute bei weitem noch nicht bei allen offen Tuberkulösen ein eindeutiger Erfolg, d. h. Bakterienfreiheit und Kavernenschwund erreicht werden.

Nachweisliche Ursachen für die Mißerfolge der stationären Behandlung sind u. a. die chronischen Verlaufsformen der Lungentuberkulose und die ungenügende Einsicht der Patienten (wiederholte Kurabbrüche und Entlassung aus disziplinarischen Gründen).

Jahrelange klinische Erfahrungen haben gezeigt, daß Lungentuberkulosen um so besser auf Tuberculostatica ansprechen, je frischer sie sind; ältere, produktiv-cirrhotisch-kavernöse Tuberkulosen reagieren weit schlechter oder überhaupt nicht mehr auf Chemotherapie. Deshalb müssen die Methoden der Früherfassung, der Erfassungsfürsorge und der Diagnostik verbessert und die *Röntgenreihenuntersuchungen* (RRU) weiterhin auf breitester Grundlage durchgeführt werden. Eine wesentliche Auswirkung der RRU auf die Epidemiologie der Tuberkulose ist nur zu erwarten, wenn die Zeitabstände zwischen 2 Aktionen so kurz wie möglich gehalten werden. Die Früherfassung hat ihren Sinn verloren, wenn ihr nicht die *Frühbehandlung* auf dem Fuß folgt. Die Behandlung muß allerorts optimal durchgeführt werden.

Drei epidemiologische Tatsachen machen eine *Intensivierung* der Maßnahmen zur *präventiven* Tuberkulosebekämpfung notwendig:

1. Die Zunahme der chronisch Tuberkulösen.
2. Die nicht mehr sicher nachweisbare, länger bestehende Infektiosität der Offentuberkulösen unter tuberkulostatischer Behandlung.
3. Der Rückgang der Tuberkulosedurchseuchung bei Kontaktpersonen.

Die bewährten Maßnahmen vorbeugender Tuberkulosebekämpfung wie stationäre Absonderung (besser chronisch stationäre Behandlung) und BCG-Schutzimpfung bleiben unentbehrlich. Der verstärkte Tuberkulinkataster (FREERKSEN) und die BCG-Schutzimpfung sollen sich nach KLEINSCHMIDT ergänzen. SPIESS sagt wörtlich: „Es gibt keine Alternative ‚BCG-Impfung oder Tuberkulinprobe'." Verstärkter Einsatz beider Maßnahmen, gegebenenfalls Chemoprophylaxe und präventive Chemotherapie, heißt die Parole. Auf die Möglichkeiten der Wohnraumbeschaffung für Tuberkulosekranke unter Berücksichtigung des Bundessozialhilfegesetzes wurde von SIXT, München, hingewiesen. Die Tuberkulosefürsorgestellen müssen sich um die Beratung und Belehrung der Kranken und ihrer Angehörigen kümmern. Da seit Jahren Rechtsgrundlagen für die zwangsweise Absonderung ausgesprochen unbelehrbarer Ansteckendtuberkulöser bestehen, sollten endlich im Bundesgebiet ausreichende Unterbringungsmöglichkeiten geschaffen werden!

Erfolgreiche Tuberkulosebekämpfung ist *Gemeinschaftsarbeit*, sie erfordert engste Zusammenarbeit aller beteiligten Ärzte in Fürsorgestellen, Heilstätten und freien Praxen, aber darüberhinaus auch der Rentenversicherungsträger, Landeswohlfahrtsverbände und örtlichen Sozialämter sowie der Wohnungs- und Arbeitsämter.

Der „*Arbeitsausschuß für stationäre und ambulante Behandlung und Studententuberkulose*" (Vorsitzender: Chefarzt Dr. LORBACHER, Essen-Heidhausen) hat das Thema Diabetes und Tuberkulose behandelt. Beide Krankheiten beeinflussen sich gegenseitig nachteilig bei ihrem Zusammentreffen; dabei ist die Tuberkulose bei etwa 2 Drittel der Kranken Zweitkrankheit, nach einer durchschnittlichen Latenzzeit von 4—8 Jahren.

Jugendliche Diabetiker erkranken bevorzugt in der Pubertät und Adoleszenz. Die Prognose ist schlechter als bei den Stoffwechselgesunden.

Die Stoffwechselentgleisung wird als infektionsbegünstigender Faktor angesehen, da Glukose, Glycerinaldehyd, Brenztraubensäure, -Ketoglutarsäure, Oxalessigsäure und Dihydroaceton sowie alle acidotischen Stoffwechselprodukte das Wachstum der

Tuberkelbakterien auch im Tierversuch fördern. Auch die bei Diabetes gesteigerte Nebennierenrindenaktivität beeinflußt den ungünstigen Verlauf der Tuberkulose.

Herr HEYMER warnte deshalb vor der Cortisonbehandlung bei Diabetikern. Die Prognose ist seit der Chemotherapie besser; auch die Resektionsbehandlung hat sich bewährt. Da bei Diabetikern mehr INH-Inaktivatoren vorhanden sind als bei Stoffwechselgesunden, empfiehlt sich die Verabreichung von INH-Derivaten wie INH-O-Vanillin oder Isonikotinoylhydrazon-Glukuronsäurelacton (INHG), besonders bei Langzeittherapie. Orale Anwendung von Antidiabetica aus der Reihe der Sulfonylharnstoffe und Guanidinderivate ist wegen ihrer Nebenwirkung auf die Leber nicht angebracht.

Auf die Notwendigkeit der röntgenologischen Überwachung von Diabetikern (Schirmbild) wird hingewiesen.

Herr HEIN, Tönsheide, berichtete über seine Erfahrungen mit der Abortiv-Pneumothoraxbehandlung. Er versteht darunter eine etwa sechsmonatige Pneumothoraxbehandlung nach vorausgehender Chemotherapie, die inzwischen unterbrochen werden kann und nach Pneumothoraxauflassung wieder aufgenommen werden soll. Der Abortiv-Pneumothorax kommt vor allem in Frage, wenn relativ begrenzte Befunde wegen ihrer ungünstigen Lage in verschiedenen Lappen eine ausgedehnte Lungenresektion erforderlich machen würden, ferner bei doppelseitigen Prozessen und bei komplizierenden Herz-, Stoffwechsel- und Alterskrankheiten.

Wenn nach zwei Monaten kein Erfolg zu sehen ist oder Exsudat auftritt, sollte der Pneumothorax sofort aufgelassen werden.

Größere Thorakokaustiken sind auf alle Fälle zu vermeiden.

Von dieser Behandlung auszuschließen sind Rundherde, Tertiärkavernen, produktive Prozesse mit deutlicher Cirrhoseneigung, Bronchustuberkulosen und Blähkavernen.

Die dominierende Rolle in der aktiven Behandlung der Lungentuberkulose wird aber immer der Resektionstherapie zukommen. Nach mehrmonatiger medikamentöser Vorbehandlung möglichst in Dreierkombination weist sie bei richtiger Indikation eine nahezu hundertprozentige primäre Erfolgsstatistik auf; die Recidive sind weit seltener als bei irgendeiner anderen Therapie.

Bronchologische Untersuchungen haben in der Diagnostik und Differentialdiagnostik der Lungenerkrankungen eine große Bedeutung erreicht. Auch die Mediastinoskopie leistet bei der Sicherung von röntgenologischen Diagnosen und bei der Entscheidung über Operabilität von Tumoren Hervorragendes. Der Ausschuß wird sich ausführlich mit diesen Methoden befassen.

Anlaß zur Diskussion geben die disziplinaren Schwierigkeiten in den Heilstätten und die Häufung von vorzeitigen Kurabbrüchen. Als Ursachen kommen die Änderung des autoplastischen Krankheitsbildes und das geringe Verantwortungsgefühl der Kranken für die eigene Gesundheit in Frage. Auch der erhöhte Alkohol- und Nicotinkonsum der Gesamtbevölkerung und der Personalmangel in allen Krankenpflegeberufen, der sich besonders in den Lungenheilstätten wegen der abseitigen Lage und der Infektionsangst bemerkbar macht, dürften eine Rolle spielen. Überarbeitung und Überalterung des noch verbliebenen Personals werden nicht ohne Einfluß auf die Leistungsfähigkeit bleiben und die Schwierigkeiten noch verstärken.

Der „*Arbeitsausschuß für Chemotherapie*" (Vorsitzender: Direktor Dr. Karl UNHOLTZ, Berlin-Havelhöhe) hat sich 1963 vor allem mit der Planung von Gemeinschaftsuntersuchungen auf dem Gebiete der Chemotherapie der Tuberkulose beschäftigt und sieht darin auch für die Zukunft eine seiner Hauptaufgaben.

Trotz der ausgezeichneten Wirksamkeit der sogenannten Tuberkulostatika 1. Ordnung (Streptomycin und Isoniazid) insbesondere in Verbindung mit PAS gelingt es keineswegs, in allen Fällen von Ersterkrankungen eine Sanierung mit diesen Mitteln allein – sei es aus pathologisch-anatomischen Ursachen, sei es auf Grund bereits vorhandener Resistenzen der Tuberkulosebakterien gegenüber einem Mittel – zu erreichen. In etwa 10–20% der Fälle sind daher Kombinationen der genannten Mittel mit den Tuberkulostatika 2. Ordnung notwendig, um zum Ziele zu gelangen. Die Erarbeitung gut wirksamer und möglichst wenig toxisch wirkender Kombinationen ist nur im Rahmen vergleichender Untersuchungen möglich, die weit über die Möglichkeiten eines einzelnen Untersuchers hinausgehen. Zur statistisch einwandfreien Aussage sind bei dem wechselvollen Verlauf der Tuberkulose nur große Kollektive miteinander vergleichbar, die die Zusammenarbeit von vielen Sanatorien, Kliniken und Abteilungen erfordern.

Die gleichen Schwierigkeiten liegen heute bei der Erprobung neuer Tuberkulostatika vor: In den meisten Fällen kann auf die erfolgversprechende Routinetherapie nicht verzichtet werden. Aus ethischen Gründen ist das Vorenthalten einer wirksamen Therapie bei einer Frischerkrankung nicht möglich. Die Kombinationsbehandlung eines neuen, in seiner Wirksamkeit unbekannten Mittels mit einem hochwirksamen, bekannten Mittel läßt eine sichere Aussage über den therapeutischen Effekt aber nur bei einem großen Kollektiv zu. Die zur Monotherapie mit einem neuen Mittel geeigneten Fälle werden immer Ausnahmefälle sein. So sind auch hier Gemeinschaftsuntersuchungen notwendig, um innerhalb einer vertretbaren Zeitspanne zu einer sicheren Beurteilung des neuen Mittels zu kommen.

In den angelsächsischen Ländern und im Rahmen der Internationalen Union zur Bekämpfung der Tuberkulose werden solche Untersuchungen bereits durchgeführt. Hierzulande stehen solchen Untersuchungen ethische, rechtliche und finanzielle Schwierigkeiten zunächst entgegen. Der „Arbeitsausschuß für Chemotherapie" will durch Koordination und Mithilfe bei Planung und Durchführung diese Arbeiten anregen, fördern und unterstützen. (Dabei ist das finanzielle Problem noch ungelöst: allein für organisatorische Maßnahmen werden im Rahmen einer Gemeinschaftsuntersuchung etwa 15–20000 DM pro Jahr anfallen.)

Der „Arbeitsausschuß für Chemotherapie" betrachtet es ferner als seine Aufgabe, insbesondere die Frage der Toxizität der Tuberkulostatika ständig zu ventilieren und zu überprüfen. Die Erarbeitung eines Merkblattes über die Notwendigkeit und das Ausmaß von Kontrolluntersuchungen der tuberkulostatischen Behandlung – insbesondere in der ambulanten Therapie – ist vorgesehen. Die Frage der Toxizität der Tuberkulostatika – insbesondere bei der Kombination mehrerer Tuberkulostatika 2. Ordnung – führt wieder hin zu dem Problem der Notwendigkeit von Gemeinschaftsuntersuchungen auf dem Gebiet der Chemotherapie der Tuberkulose.

Im „*Arbeitsausschuß für Kindertuberkulose*" (Vorsitzender: Professor Dr. Reiner W. MÜLLER, Köln) wurde die Frage der Tuberkulose der *Jugendlichen* untersucht. Diese Patienten passen weder in Erwachsenenheilstätten, noch kann man sie ohne weiteres mit Kindern zusammen unterbringen. Am besten richtet man innerhalb der Kinderheilstätten besondere Abteilungen ein, die für Jugendliche bestimmt sind. Die Ausführungen BRÜGGERS [1]) stammen aus den reichen Erfahrungen der Kinderheilstätte Wangen, in der auch Jugendliche bis zum 18. Lebensjahr behandelt wurden. Auf die Zusammenhänge zwischen Charakter und Tuberkulose bei Jugendlichen machte besonders J. SCHLIZ, Schömberg, aufmerksam. Er leitet ein Haus, welches nur männliche Jugendliche im Alter von 15 bis 22 Jahren betreut. In diesen Altersstufen ist ausgedehnte Beschäftigungstherapie notwendig. Dem Deutschen Zentralkomitee wurde empfohlen, Erkundigungen einzuziehen, wie weit die Kostenträger in Deutschland Jugendliche in Häuser für tuberkulöse Erwachsene legen. Der Ausschuß ist der Ansicht, daß Jugendliche und Erwachsene nicht zusammen untergebracht werden dürfen.

Des weiteren wurde die *chronische Hiluslymphknotentuberkulose* besprochen, die man neuerdings bei älteren Kindern und Jugendlichen häufiger findet und die therapeutisch schwer beeinflußbar ist. Sie erfordert eine lange Behandlungszeit. Therapeutisch kommt unter anderem auch Ethionamid (Iridocin) in Frage.

Ferner wurde erörtert, ob man heute in Deutschland schon von der BCG-Impfung abgehen und statt dessen die Bevölkerung systematisch mit Hilfe *regelmäßiger Tuberkulinprüfungen* überwachen kann.

BARTMANN, Berlin, regte vergleichende Untersuchungen darüber an. Zusammenfassend kam der Ausschuß zu dem Ergebnis, daß es in der Bundesrepublik zur Zeit noch nicht möglich ist, auf die BCG-Impfung zu verzichten. Die technische Durchführung systematischer Tuberkulinprüfungen größerer Gruppen ist schwierig, da die notwendigen Voraussetzungen organisatorischer und gesetzlicher Art nicht gegeben sind. Eine hierfür gebildete „Tuberkulinkommission" des „Arbeitsausschusses für BCG-Schutzimpfung" wird sich künftig mit diesen Fragen beschäftigen.

Ein anderes Thema von theoretischer und praktischer Bedeutung ist das des *tuberkulösen Erstherds*. Schon früher wurde an der Existenz von Primärherden im Darmbereich und an den Tonsillen insofern gezweifelt, als man sie nicht für obligatorisch hielt. Sie waren nur in einem Teil der Fälle nachzuweisen, und es gab Gründe anzunehmen, daß sie auch ganz fehlen können, d. h., daß die Erreger die Schleimhäute passieren können, ohne auf ihnen Veränderungen zu erzeugen. Zur Zeit wird auch für die Lunge die Möglichkeit in Betracht gezogen, daß der Primärherd fehlen kann. Doch sollte zu diesem Punkt noch von verschiedenen Seiten Stellung genommen werden.

Nach KEUTZER bestehen in den *Statistiken* erhebliche Unterschiede in der Tuberkulosemorbidität der Kinder und Jugendlichen zwischen der Bundesrepublik und anderen Ländern. Es handelt sich offenbar um Differenzen der Begriffsbestimmung. Tuberkuloseinfizierte Kinder ohne krankhaften Röntgenbefund, die jedoch nach allgemeiner Ansicht behandlungsbedürftig sind, werden in vielen Ländern nicht als Tuberkulosekranke registriert, während das in Deutschland wohl durchweg der Fall ist.

SIMON, Aprath, berichtete über *Nomenklaturfragen* zur Tuberkulose des Kindes- und Jugendlichenalters. Er spricht von manifestationsloser Primärtuberkulose, Primärherd, Primärkomplex, Primärkaverne, Bronchiallymphknotentuberkulose mit

---

[1]) Tbk.arzt 17 (1963) 288–290

oder ohne Kavernisierung. Alles dies sind klare Begriffe. Dieser Bereich gehört zum eigentlichen primären Abschnitt. Die großen Verschattungen, die bei der Primärtuberkulose auftreten, kann man als Segment- oder Multisegmentverschattung bezeichnen (französisch "Opacité segmentale") oder, wenn man statt des röntgenologischen einen pathologisch-anatomischen Begriff nimmt, als „Infiltrierung bei Primärtuberkulose". Die Ausdrücke Rundherd und Induration sind klar, ferner auch die Begriffe der hämatogenen und der spähämatogenen Streuung.

Bronchogene Schübe können zu verschiedenen Zeiten auftreten; man kann daher gegebenenfalls von bronchogenen Spätschüben sprechen. – Diese Nomenklatur bedarf jedoch einer gewissen Anpassung an internationale Gepflogenheiten. Es ist auch vorgesehen, sich wegen der Nomenklaturfrage mit der Internationalen Union in Paris in Verbindung zu setzen.

Der Ausschuß wird sich ferner mit den Tuberkulinprüfungen und ihrer Technik befassen. Die Erfahrungen der Kinderärzte auf diesem Gebiet sollten unbedingt an Internisten, Lungenfachärzte und Tuberkulosefürsorgeärzte weitergegeben werden, da die Tuberkulindurchprüfung von Erwachsenen in den kommenden Jahren erhöhte Bedeutung bekommen wird.

Die Wirksamkeit der Hamburg-forte-Salbe als perkutane Pflasterprobe muß dabei besonders beachtet werden, da mehrfache Beobachtungen vorliegen, daß sie in den letzten Jahren in ihrer Wirkung nachgelassen hat.

Der *„Arbeitsausschuß für extrapulmonale Tuberkulose"* (Vorsitzender: Medizinaldirektor Dr. KASTERT, Bad Dürkheim) hat am 30. 10. 1963 das Thema „Extrapulmonale Tuberkulose und Primärtuberkulose" erörtert. Der Begriff „Primärtuberkulose" wird unterschiedlich ausgelegt: UEHLINGER weist darauf hin, daß in den meisten Statistiken nicht unterschieden wird, ob die Streuquelle für die jeweilige extrapulmonale tuberkulöse Manifestation echte Primärtuberkulose oder bereits Metastase ist. Es wurde empfohlen, den Begriff „Primärtuberkulose" durch „Streuquelle" zu ersetzen und in pulmonal und extrapulmonal zu unterteilen. Es sollte angestrebt werden, die klinisch faßbaren, den extrapulmonalen Organtuberkulosen vorausgegangenen Tuberkulosen in größerem Umfang aufzufinden (und vielleicht dann erst die von UEHLINGER vorgeschlagene Unterteilung zu vollziehen).

GIESE fand von 1958–1962 unter 3983 Obduktionen 426 Tuberkulosen; davon hatten 63 (=14,7 %) extrapulmonale Lokalisation. Bei 17 der 63 Fälle bestand gleichzeitig Miliartuberkulose. Bei 80 % der extrapulmonalen Tuberkulosen war gleichzeitig ein Lungenherd vorhanden; in 65 % der Fälle handelte es sich um Primärkomplexe der Lungen und Lungenwurzel, von denen 25 % aktiv waren. Bei 43 % der extrapulmonalen Tuberkulosen waren mehrere Organe befallen (Nebenniere, Darm, seröse Häute außer der Pleura). Die Frage nach der Aktivität kann nur durch histologische Untersuchung beantwortet werden.

Im Arbeitsbereich der Tuberkulosefürsorge ist die Feststellung von Streuquelle und extrapulmonaler Tuberkulose im Einzelfall noch schwieriger. Im Bezirk von BREU ging der Bestand an aktiven extrapulmonalen Tuberkulosen von 310 im Jahre 1953 auf 199 im Jahre 1962 zurück.

MÜLLER, Köln, berichtete über Lymphknotentuberkulosen, die zum größten Teil im Rahmen von Primärkomplex-Tuberkulosen ablaufen und vorwiegend als isolierte Hals-, Hilus- oder Mesenteriallymphknotentuberkulose in Erscheinung treten. Abdominaltuberkulosen sind durch die Ausrottung der Rindertuberkulose selten geworden; auch die Halslymphknotentuberkulosen zeigen in den ersten beiden Lebensjahrzehnten einen deutlichen Rückgang. Generalisierte Prozesse, die früher besonders bei Farbigen und Kriegsgefangenen beobachtet wurden, stehen ebenfalls in Zusammenhang mit der Erstansteckung. In der vorantibiotischen Ära sah man häufig bei Kindern mit miliarer Aussaat generalisierte bösartige Lymphknotentuberkulosen, deren Ausgangspunkt im Bereich einer endothorakalen Primärtuberkulose lag. Bei Lymphknotenerkrankungen im Zusammenhang mit der BCG-Impfung ist die spezifisch-entzündliche Komponente als geringgradig anzusehen. Die Frage nach der Streuquelle läßt sich bei der Lymphknotentuberkulose am häufigsten von allen extrapulmonalen Tuberkulosen klären.

MARTENS sah bei 21 Lymphknotentuberkulosen von Kindern und Jugendlichen 7mal einen Lungenprozeß, 3mal eine Abdominal- und 4mal eine Tonsillentuberkulose. Bei einem Drittel der Fälle war eine pulmonale Primärtuberkulose als Streuquelle nachzuweisen. Primärherde in Tonsillen sind schwierig festzustellen. Bei früheren Untersuchungen fand MARTENS bei 103 Lymphknotentuberkulosen 34 Tonsillenbefunde, die jedoch meist haematogenen Ursprungs waren. Eine Primärtuberkulose im Abdominalbereich sah er zuletzt 1961.

Primärinfektionen des weiblichen Genitale sind nach KRÄUBIG theoretisch möglich, aber nur einmal im Schrifttum beschrieben worden. Bei 30% seiner 233 Patientinnen war eine Pleuritis, bei 9,4% eine Peritonitis, bei 8,1% eine Lungentuberkulose, bei 0,9% eine Nierentuberkulose, bei 2,6% eine Skelettuberkulose und bei 1,3% eine Lymphknotentuberkulose vorausgegangen. Bei 30% der Fälle ließ sich klinisch keine Primärtuberkulose bzw. Streuquelle erfassen. In der Diskussion wurde geklärt, daß sich insbesondere klinisch nicht mit Sicherheit feststellen läßt, ob eine vorausgegangene Pleuritis oder Peritonitis als Primärtuberkulose oder bereits als Metastase anzusehen ist.

Durch die Tuberkulosewelle nach dem 2. Weltkrieg wird sich der relative Anstieg der „Spätmanifestation Urogenitaltuberkulose" noch eine Reihe von Jahren fortsetzen. Die Angaben über „extraurogenitale" tuberkulöse Vorerkrankungen schwanken zwischen 40 und 90%; dabei stehen Lungentuberkulose und Pleuritis an erster und Skelett-Tuberkulose an zweiter Stelle. In fürsorgerischer Hinsicht sollten die Urogenitaltuberkulösen den Kranken mit Lungen- und anderen Organtuberkulosen gleichgestellt werden.

BOSHAMER fand von 1948 bis 63 bei 28% der Patienten mit extrapulmonaler Tuberkulose eine vorangegangene Pleuritis. Das Sektionsgut aus seinem Bereich wies bei insgesamt 426 Tuberkulosen 63 extrapulmonale auf (=14,8%). Am häufigsten befallen waren die 30- bis 60jährigen.

TAUPITZ sah bei 43% von 197 Männern und 59% von 128 Frauen, die seit 1948 in Behandlung standen, verkalkte Hiluslymphknoten und Frühinfiltrate bzw. Spitzennarben. Bei 27% der Männer und 26,3% der Frauen war eine Pleuritis vorausgegangen; 4,5% der Männer und 4,2% der Frauen hatten andere Organtuberkulosen, vor allem im Skelettsystem. Peritonitis war anamnestisch bei 1,5 bzw. 1,2% und Lymphknotentuberkulose bei 0,8 bzw. 1,1% nachzuweisen. 18 bis 19% beider Geschlechter waren ohne vorausgegangene Tuberkulose-Manifestationen. Nach GLOOR und GSELL kommt es bei Pleuritiden ohne Chemotherapie häufiger zu metastatischen Urotuberkulosen als bei medikamentös behandelten. LERCH fand, daß die Literaturangaben über vorausgegangene Pleuritiden bei Skelett-Tuberkulose zwischen 21,7 und 95 % schwanken; bei klinisch faßbaren Pleuritiden liegen die Werte zwischen 23,9 und 38,5 %. Er sah bei 1100 Fällen von 1950 bis jetzt 71 % tuberkulöse Vorerkrankungen; davon waren 2,6 % Pleuritiden, 12 % Lungentuberkulosen, 21 % Hiluslymphknotenprozesse, 7 % Lymphknotentuberkulosen, 1 % Nebenhodentuberkulosen und 4 % sonstige Weichteiltuberkulosen. Die tuberkulösen Vorerkrankungen haben demnach in seinem Beobachtungsgut zugenommen. Er empfiehlt, die protrahiert verlaufenden Lungenprozesse noch sorgfältiger als bisher zu behandeln und glaubt, dadurch die Häufigkeit der Skelett-Tuberkulosen senken zu können.

KASTERT sah von 1958–62 bei 47 % seiner 2747 extrapulmonalen Tuberkulosepatienten Vorerkrankungen von Lunge und Pleura. Die einzelnen Organmanifestationen wiesen dabei interessante Unterschiede auf: bei Hals- und Mesenteriallymphknotentuberkulosen betrugen die Vorerkrankungen im Lungen- und Pleurabereich 37,5 %, bei Genitaltuberkulose der Frau, Urogenitaltuberkulose, Skelettuberkulose und Spondylitis tuberculosa 49–51 %. Eine Ausnahme bildete die Rippen- und Brustwandtuberkulose mit 89 %. KASTERT hält die von UEHLINGER vorgeschlagene Differenzierung zwischen Primärtuberkulose und Metastase bei Fällen, wo der primäre Lungenherd die benachbarte Pleura miterkranken läßt, für nicht mehr möglich.

Es empfiehlt sich, bei Literaturangaben zwischen Untersuchungsergebnissen aus der vorantibiotischen Ära und heutigen Zahlen zu unterscheiden. Die alten Angaben zeigen eine andere Altersverteilung und ein Überwiegen der chronischen Fälle und der Kombinationsfälle mit Lungenerkrankungen und anderen extrapulmonalen Formen.

Im „*Arbeitsausschuß für Genitaltuberkulose der Frau; Tuberkulose und Schwangerschaft*" (Vorsitzender: Professor Dr. KIRCHHOFF, Göttingen) ist im Rahmen der zukünftigen Arbeit die Frage zu diskutieren, ob anhand neuerer Untersuchungsergebnisse sich von den bisherigen Vorstellungen abweichende Gesichtspunkte ergeben, die vor allem die Diagnose und Therapie betreffen. Es interessiert dabei für die Erkennung der Genitaltuberkulose insbesondere die Bedeutung der Membranfiltermethode.

Ein weiteres aktuelles Problem betrifft die Häufigkeit des Eintritts einer Gravidität nach einer behandelten Genitaltuberkulose.

Im Rahmen der Begutachtung wird zum Gesamtthema Tuberkulose und Schwangerschaft zu prüfen sein, welche Indikationen noch heute für eine Schwangerschaftsunterbrechung bestehen.

Auch die Frage des Zeitpunktes der BCG-Impfung der Kinder tuberkulöser Mütter berührt die Arbeit des Ausschusses und sollte mit dem „Arbeitsausschuß für Kindertuberkulose" eingehend besprochen werden.

Schließlich ist eine Stellungnahme zur medikamentösen Empfängnisverhütung bei Frauen mit aktiven oder inaktiven pulmonalen bzw. extrapulmonalen Tuberkulosen erforderlich.

Der „*Arbeitsausschuß für Röntgenschirmbilduntersuchungen und Röntgentechnik*" (Vorsitzender: Professor Dr. FROMMHOLD, Berlin), hatte auf Grund einer Veröffentlichung von Professor Dr. KAPLAN, Frankfurt (Ärztliche Mitteilungen, S. 2448, 1961) ,zu der Frage „Nutzen und Schäden der Röntgenreihenuntersuchungen" Stellung zu nehmen:

1. ist durch diese Veröffentlichung und ähnliche vorausgegangene, scheinbar wissenschaftliche Arbeiten von Nichtmedizinern in der breiten Öffentlichkeit der Eindruck entstanden, daß die Anwendung von Röntgenstrahlen in der Lungendiagnostik so bedenklich sei, daß sie unter allen Umständen vermieden werden müßte. Das Deutsche Zentralkomitee hat allen Anlaß, dieser irrtümlichen Auffassung entgegenzutreten und immer wieder hervorzuheben, daß das Röntgen bei der Mehrzahl aller Lungenerkrankungen vollkommen unentbehrlich ist. Es ist dem Deutschen Zentralkomitee auch keine Arbeit bekannt, in der eindeutig nachgewiesen wird, daß durch die Röntgendiagnostik der Lungen mit den heutigen Apparaturen irgendeine körperliche oder genetische Schädigung gesetzt worden ist. Die erstere wäre vor allem zu der Zeit nachweisbar gewesen, als die Röntgengeräte nicht strahlensicher genug waren, um Einwirkungen ionisierender Strahlen auf den Körper des Untersuchenden, des Personals der Röntgeninstitute und schließlich auch des Patienten völlig auszuschließen. Aber auch unter diesen noch sehr ungünstigen Untersuchungsbedingungen vor 30—40 Jahren ist im Schrifttum keine sichere körperliche Schädigung bewiesen worden. Es kann dabei vor allem auf die Ausführungen von LORENZ in seinem Buch „Strahlenschutz in Klinik und ärztlicher Praxis" hingewiesen werden. Inwieweit genetische Schädigungen eintreten konnten, ist begreiflicherweise aus zeitlichen Gründen nicht beweisbar; denn die Generationen, bei denen dadurch ein Nachteil entstehen würde, sind noch nicht geboren. Auf Grund der exakten Messungen in vielen Instituten ist aber auch die genetische Schädigung völlig unwahrscheinlich.

An und für sich sind die Oberflächendosis-Messungen am Patienten von erheblicher Bedeutung und zwar vor allem in Tuberkulose-Fürsorgestellen, in denen die Röntgenuntersuchung eine wesentliche Rolle spielt. Der erzieherische Wert solcher Apparaturen bei der Durchleuchtung ist besonders hervorzuheben. Dagegen spielt die Patientendosis-Messung bei den Röntgenreihenuntersuchungen sicher keine Rolle.

Die Frage der Verwendung von Bildverstärkern in Tuberkulose-Fürsorgestellen wurde ebenfalls unter dem Gesichtspunkt der Einsparung von ionisierenden Strahlen besprochen. Die Anregung, solche Apparaturen zu beschaffen, ist zweifellos wertvoll, dürfte aber finanztechnisch auf Schwierigkeiten stoßen, nachdem die Mehrzahl der Tuberkulose-Fürsorgestellen heute mit Schirmbildeinrichtungen mit Mittelformat ausgestattet ist.

2. ist auf Grund solcher Veröffentlichungen der Referentenentwurf einer „Verordnung über den Schutz vor Schäden durch Röntgenstrahlen bei der Anwendung auf Mensch und Tier" zu verstehen, der zunächst unter Sachverständigen im Bundesministerium für Gesundheitswesen am 10. 7. 63 in Bad Godesberg besprochen wurde. In Anbetracht der Kritik, die gerade aus medizinischen Erwägungen an der Verordnung geübt wurde, ist eine Umarbeitung des Referentenentwurfes in Aussicht genommen worden. Die grundsätzliche Forderung nach besserer Ausbildung der Studenten der Medizin und der Tierheilkunde im Strahlenschutz wurde allseits ebenso bejaht wie Vorschriften über die Strahlensicherheit der Röntgengeräte. Der in den Strahlenschutzverordnungen gebrauchte Ausdruck „Fachkunde" würde zweifellos besser durch „Sachkunde" ersetzt.

Der Arbeitsausschuß hat den Verordnungsentwurf, der eine Genehmigung für das Betreiben einer Röntgenanlage und den Nachweis von Sachkenntnissen im Strahlenschutz vorschreibt, grundsätzlich gebilligt.

3. Der Ausschuß beschäftigte sich ferner mit Fragen der Aufbewahrungspflicht von Röntgenfilmen, wobei die Auffassung vertreten wurde, daß Röntgenfilme bis zu 30 Jahren aufbewahrt werden müssen. Es wird dabei als selbstverständlich vorausgesetzt, daß technisch unbrauchbar gewordene Filme aus den Archiven entfernt werden können.

4. Für die Schirmbildauswertungen wurde der Standpunkt vertreten, nach Möglichkeit Doppelauswertungen vorzunehmen, weil sonst zu leicht einzelne Befunde übersehen werden. Wo wegen Personalmangels kein 2. Auswerter zur Verfügung steht, wird daran gedacht, durch entsprechende Honorierung niedergelassene Ärzte zur Mitarbeit zu gewinnen. Die Bezahlung der Schirmbildauswertung soll auf der nächsten Sitzung der Länderreferenten für Tuberkulose noch eingehend erörtert werden. Nach Möglichkeit sollen Mittelformate verwendet werden.

5. Im Arbeitsausschuß wurde noch einmal auf die Bedeutung der turnusmäßigen RRU der Studierenden hingewiesen, obwohl anzunehmen ist, daß die Morbidität dieser Bevölkerungsgruppe nicht mehr höher ist als bei der übrigen gleichaltrigen Bevölkerung.

6. Die Veranstaltung eines Internationalen Schirmbildkongresses in Deutschland, die von schwedischer Seite angeregt wurde, kann zur Zeit mit Rücksicht auf den 1965 stattfindenden Internationalen Tuberkulose-Kongreß nicht in Erwägung gezogen werden.

Der Vorsitzende des *Arbeitsausschusses für Milch und Tiertuberkulose,* Professor Dr. TRAUTWEIN, Freiburg, will aus gesundheitlichen Gründen die Leitung des Ausschusses niederlegen. Es besteht die Absicht, den Ausschuß in „Arbeitsausschuß für Beziehungen zwischen Tier- und Menschentuberkulose" umzubenennen, da nach Tilgung der Rindertuberkulose Ende 1962 ein wesentlicher Teil des bisherigen Arbeitsgebietes stark eingeengt worden ist. Dafür spielt die Rolle der „atypischen Mykobakterien" bei Mensch und Tier neuerdings eine gewisse Rolle. Die entsprechenden Forschungen sind in mehreren Laboratorien für Human- und Veterinärmedizin noch im Gange.

Auch in diesem Jahr hatte der „*Arbeitsausschuß für BCG-Schutzimpfung*" (Vorsitzender: Professor Dr. SPIESS, Göttingen) wieder zu der Frage der Notwendigkeit der BCG-Schutzimpfung Stellung zu nehmen. Als Grundlage für eine Stellungnahme muß der Durchseuchungsindex angesehen werden. Zur Zeit liegen nur aus wenigen Ländern bzw. Städten (z.B. Nordrhein-Westfalen, Hannover) eindeutige Angaben über einen Tuberkulinkataster vor. Danach ist bei den Schulanfängern durchschnittlich mit etwa 10% und bei den Schulabgängern mit etwa 25% Tuberkulinreagenten zu rechnen. Nach ausgiebiger kritischer Diskussion wurde auf Grund dieser Situation folgende Empfehlung gefaßt:

„‚Der Arbeitsausschuß für BCG-Schutzimpfung' im Deutschen Zentralkomitee zur Bekämpfung der Tuberkulose hat nach eingehender Erörterung einstimmig beschlossen, weiterhin die BCG-Schutzimpfung für Neugeborene, tuberkulinnegative Schulanfänger und -abgänger, Adoleszenten, Wehrpflichtige und für die im Lebens- oder Arbeitsbereich besonders tuberkulosegefährdeten Personen zu empfehlen.

Darüber hinaus wird dringend angeraten, zumindest bei allen Schülern, Jugendlichen und Wehrpflichtigen Tuberkulinprüfungen durchzuführen und sie bei den nicht BCG-geimpften tuberkulinnegativen Personen jährlich zu wiederholen.

Nicht gegen Tuberkulose schutzgeimpfte Tuberkulinreagenten jeden Alters sollten bei Tuberkulinkonversion (Erstauftreten der Tuberkulinreaktion innerhalb des letzten Jahres) oder bei starker Tuberkulinempfindlichkeit anläßlich der ersten Prüfung der Tuberkulosefürsorge bzw. Röntgenkontrolle zugeführt werden.

Den Regierungen der Länder wird wiederum empfohlen, die Tuberkulose in den Katalog der übertragbaren Krankheiten gem. § 14 des Bundesseuchengesetzes vom 18.7. 1961 aufzunehmen."

Leider sind die aus verschiedenen Bundesländern mitgeteilten Tuberkulinziffern nicht miteinander vergleichbar, weil sie unter recht unterschiedlichen Bedingungen und mit verschiedenen Methoden gewonnen worden sind. Die Tuberkulinkommission des BCG-Ausschusses hat sich dieser Frage besonders angenommen. Vergleichende Untersuchungen über den Aussagewert verschiedener Testmethoden und die Brauchbarkeit verschiedener Lösungsmittel sind im Gange. Eindeutig wurde festgestellt, daß zur Erstellung eines Tuberkulinkatasters die perkutane Tuberkulinprobe allein nicht ausreicht. Ob die von LÜDERS und SPIESS empfohlene verstärkte Tuberkulinsalbe (Tuberkulinsalbe „S") zu besseren Ergebnissen führt, muß an größeren Zahlen geprüft werden. Ebenso ist noch zu prüfen, ob neuere, vereinfachte Methoden der Tuberkulintestung (z.B. Tine-Test-Prinzip, wie es besonders von FREERKSEN befürwortet wird) epidemiologisch zu besseren Ergebnissen führen können.

Eine kritische Aussprache fand zu der Frage statt, ob die allgemeine BCG-Schutzimpfung zugunsten der gezielten aufgegeben werden solle und durch regelmäßige Tuberkulinprüfungen zwecks Aufdeckung der Frischinfizierten ersetzt werden könne. Überwiegend wurde dabei die Ansicht vertreten, daß einerseits die Wirkung der BCG-Schutzimpfung mit etwa 80% über 8,8 Jahre lang eindeutig bewiesen sei, und daß andererseits weder die Durchführbarkeit regelmäßiger Tuberkulinprüfungen noch die regelmäßige Tabletteneinnahme zur präventiven Chemotherapie bei Tuberkulinkonversion gesichert ist. Demgegenüber vertrat FREERKSEN die Ansicht, daß die Wirkungsdauer der BCG-Impfung im allgemeinen weit überschätzt werde, daß die Chemoprophylaxe der Nichtinfizierten nur untergeordnete Bedeutung habe, und daß die Durchführung eines erfolgreichen Tuberkulinisierungsprogrammes in erster Linie ein lösbares organisatorisches Problem sei.

Um in diesem Fragenkomplex zu sicheren Entscheidungen zu kommen, sollen geplante Großversuche in Niedersachsen und Hessen abgewartet werden.

Der *„Arbeitsausschuß für Tuberkulose im Rahmen der Unfallversicherung"* (Vorsitzender: Ministerialrat Dr. med. habil. E. LEDERER, München) befaßte sich im Zusammenhang mit der Superinfektion mit der Frage der *Überprüfung der „Gesichtspunkte zur Nomenklatur bei der Begutachtung der Tuberkulose als Berufskrankheit"*. Er beschloß die Bildung einer kleinen Kommission, die den gesamten Text der seinerzeit (1951) herausgegebenen „Gesichtspunkte" prüfen und verschiedene Begriffe klären soll. In der Grundkonzeption der bisherigen „Gesichtspunkte" wird keine Änderung eintreten; sie sollen aber möglichst klar gefaßt und auf wissenschaftlich absolut gesicherte Grundlagen gestützt werden. Die neue Überschrift wird „Gesichtspunkte zur Nomenklatur bei der Beurteilung und Begutachtung der Tuberkulose als Berufskrankheit" lauten. Die Kommission setzt sich aus den Herren GIESE, HEIN, JENSEN und KAMPELMANN zusammen.

Auf der gleichen Sitzung erörterte der Ausschuß angebliche *Mängel der Sozialleistungen im Rahmen der Unfallversicherung bei der Tuberkulose als Berufskrankheit.* Anlaß gab ein Vortrag von Dr. HEIN auf dem Tuberkulosekongreß in Düsseldorf über „Die wirtschaftliche Situation der Tuberkulose-Kranken", worin im wesentlichen folgende Mängel herausgestellt worden waren:

Niedrigere soziale Leistungen der Unfallversicherung im Vergleich zu den Regelleistungen der Rentenversicherungsträger (RVT), Ablehnung der Kostenübernahme für Heilverfahren durch den RVT schon bei Verdacht auf eine Berufskrankheit, wodurch der Berufskranke bis zur Entscheidung dieser Frage dem Landeswohlfahrtsverband zur Last falle, Streit um die Kostenübernahme, Fehlen eines festen Kostenträgers für Gesundheitsmaßnahmen bei Tuberkulose, erheblich unter den Regelleitungen der RVT stehende Hilfe für Kranke, die auf die Leistungen der Landeswohlfartsverbände angewiesen sind. Inzwischen sind durch das Unfallversicherungs-Neuregelungsgesetz vom 30.4. 1963 – in Kraft getreten am 1.7. 1963 – Verbesserungen des Leistungsrechts und insbesondere auch einige Klarstellungen in der Kostenübernahme (z. B. bei Asylierungsfällen von Silikotuberkulosekranken) zu verzeichnen. Im übrigen muß abgewartet werden, wie sich das UVNG auswirken wird. Es wurde angeregt, evtl. in Zukunft auftretende Mängel dem DZK mitzuteilen.

Nach wie vor hat die *Tuberkulose als Unfall* besondere Bedeutung bei Erkrankung gefährdeter Berufstätiger, die außerhalb des Personenkreises der früheren Ziffer 39 der 5. Berufskrankheiten-Verordnung und jetzigen Ziffer 37 der Liste der 6. BK-VO stehen, weil sie in ihrem Entschädigungsanspruch auch nach der 6. BK-VO auf die Erfüllung der Unfall-Tatbestandsmerkmale angewiesen sind. Herr LEDERER berichtete ausführlich über die bei Tuberkulose als Unfall zu beachtenden Fragen, wobei die Beurteilung des ursächlichen Zusammenhangs sehr wesentlich eine medizinische Frage ist. Obwohl inzwischen ein Urteil des Bundessozialgerichts darüber ergangen ist, unter welchen Voraussetzungen eine Lungentuberkulose die Merkmale eines Arbeitsunfalls erfüllt, und obwohl seit langem höchstinstanzliche Entscheidungen darüber vorliegen, daß es ohne rechtliche Bedeutung ist, ob die Schädigung in einer Eigenart des Betriebes begründet ist oder ob sie dem Versicherten auch außerhalb des Betriebes hätte zustoßen können, treten in der versicherungsmedizinischen Begutachtung der Tuberkulose als Unfall zweifellos noch uneinheitliche Vorstellungen und eine unterschiedliche Handhabung zu Tage. Der Ausschuß wird prüfen, ob es zweckmäßig oder notwendig ist, eine entsprechende Verlautbarung zu erarbeiten, die in erster Linie den mit diesen Fragen nicht so vertrauten ärztlichen Gutachtern zu einer möglichst einheitlichen Begutachtung verhelfen soll. Er wird eine *Verlautbarung über Lungentuberkulose als Arbeitsunfall unter Einbeziehung des Problems Tuberkulose und Trauma* verfassen; ein sachverständiges Gremium wird den Vorentwurf ausarbeiten und dem Gesamtausschuß vorlegen (Vorsitz: Herr UNHOLTZ – Berlin).

Außerdem befaßte sich der Ausschuß mit der Frage der *Beschäftigung der Tuberkulosegenesenen* in Heilstätten und kam zu dem Ergebnis, daß gegen eine Wiederbeschäftigung ehemaliger Tuberkulosekranker in Lungenheilstätten und Krankenhäusern unter Berücksichtigung der dort gebotenen Schonungsmöglichkeiten keine Bedenken bestehen.

Die von SCHARL in seiner Arbeit über den „Nachweis von Mycobacterium tuberculosis in der Umgebung von offentuberkulösen Patienten" (Beitr. z. Klinik der Tuberkulose 1960, S. 170) aufgeworfenen Fragen über *Infektiosität der Tuberkulose in der Ära der tuberkulostatischen Behandlung,* wonach infolge Virulenzminderung der resistenten Stämme die Infektionsgefährdung der Umgebung von Offentuberkulösen außerordentlich gering sei, bedürfen der Überprüfung. Da ihre Klärung über den Rahmen des Ausschusses hinausgeht, wird die Angelegenheit dem „Arbeitsausschuß für Laboratoriumsmethoden" zur Nachprüfung und Weiterbearbeitung überwiesen.

Zum Thema *Morbus Boeck* sind nach Auffassung des Arbeitsausschusses seit seiner letzten Stellungnahme keine neuen wissenschaftlichen Erkenntnisse hinzugekommen, so daß darüber nicht erneut im Ausschuß verhandelt werden muß.

Ein von der IAO (= Internationale Arbeits-Organisation) vorbereitetes internationales Übereinkommen enthält eine Berufskrankheitenliste, in der die *„Asbeststaublungenerkrankung in Verbindung mit Lungentuberkulose"* aufgeführt ist. Anläßlich der dem Ausschuß vorgelegten Frage, ob die Bundesrepublik Deutschland ein solches Übereinkommen ratifizieren kann, wurde an Hand der bisher in der Bundesrepublik vorliegenden Erfahrungen und Schrifttumsangaben festgestellt, daß keinerlei direkte Beziehung der Asbestose zur Lungentuberkulose besteht. Eine sichere Häufung der Tuberkulose bei Asbestose ist nach BOEHME (Bochum) in Deutschland bisher nicht erwiesen und ein ungünstiger Einfluß der Asbestose auf den Verlauf der Tuberkulose nicht beobachtet. Die Verhältnisse liegen hier offenbar anders als bei der Silikose, wo die häufige Verbindung mit Lungentuberkulose augenfällig ist. Jedenfalls ist nach übereinstimmender Auffassung die Häufigkeit der Tuberkulose bei der Asbestose geringer als bei der Silikose. Im Tierversuch übt die Asbestose nach GARDNER keine ungünstige Wirkung auf eine gleichzeitige Tuberkulose aus.

Die Deutschen Berufskrankheiten-Verordnungen beziehen deshalb die Lungentuberkulose bei Asbestose nicht in die Entschädigungspflicht ein. Maßgeblich dafür sind wohl die aus den Untersuchungen WEDLERS (H. W. Wedler: Lungentuberkulose bei Asbestose, Leipzig 1947) gezogenen Schlußfolgerungen gewesen.

Es fehlt aber nicht an Stimmen, die sich für engere Beziehungen zwischen Asbestose und Lungentuberkulose aussprechen. Verwertbare Untersuchungen, d. h. solche nach Beginn der Röntgenära, liegen erst seit 1930 mit recht unterschiedlichen Beurteilungen vor. In Kanada, in den USA und in Frankreich gilt die Kombination Asbestose – Tuberkulose als selten. Etwas häufiger wird sie in der Südafrikanischen Union und z. T. auch in Italien beobachtet. Eine statistisch signifikante, im Vergleich zur übrigen Bevölkerung erhöhte Frequenz der Tuberkulose bei Asbestosekranken wurde in Arbeiten aus England und aus der Sowjetunion festgestellt. Es bleibt offen, durch welche Faktoren (soziale Verhältnisse, Unterschiede der endemischen Tuberkuloseausbreitung, Untersuchungstechnik) diese unterschiedlichen Beobachtungen bedingt sind. Vergleichende übernationale bzw. internationale, nach einheitlichen Gesichtspunkten gewonnene Ergebnisse fehlen. In jüngster Zeit sind zwei weitere Arbeiten zu dieser Frage erschienen. Die Beobachtungen von H. BOHLIG, G. JAKOB und H. MÜLLER („Asbeststaublunge und Tuberkulose – neue Gesichtspunkte zur Entschädigungspflicht", Int. Arch. Gewerbepath. Gewerbehyg. 19, 4, S. 434–449) an einem größeren Asbestose-Krankengut haben seit 1945 ergeben, daß die Tuberkulose-Morbidität der Asbestosekranken z. Z. höher liegt als bisher angenommen worden ist. Zusammenfassend wird gesagt: „Wenn nämlich die beobachteten Kombinationsfälle der Tuberkulose-Morbidität gleicher Altersgruppen der Gesamtbevölkerung gegenübergestellt werden, so zeigt sich, daß die Tuberkulosehäufigkeit bei den Asbestosen keineswegs unter der Tuberkulose-Frequenz der Allgemeinheit gelegen ist, sie jedoch auch nicht signifikant übersteigt. Prolongierte und letale Verläufe sowie die Beobachtung von Chemotherapie-Versagern und vergeblichen Pneumothoraxversuchen zwingen zu der Erkenntnis, daß Asbestose und Tuberkulose sich gegenseitig ungünstig beeinflussen können." Dieser Tatsache müsse im Einzelfalle durch den Gutachter Rechnung getragen werden. Eine entsprechende Ergänzung der Kommentare zu den Berufskrankheiten-Verordnungen wird angeregt.

Demgegenüber macht M. ANSPACH (Dresden) in einer Arbeit über *„Atypische Lokalisation von Asbestoseerkrankungen"* an Hand von 3 Erkrankungsfällen und unter Hinweis auf einen Beobachtungsfall von PUSCHKE („Beitrag zur Diagnose Lungenasbestose", Fortschr. Röntgenstr. 93/799–800, 1960), darauf aufmerksam, daß das Vorkommen vorwiegend auf die Spitzen- und Oberfelder beschränkter asbestotischer Lungenveränderungen eine Tuberkulose vortäuschen könne. Solche atypischen Formen der Asbestose und die Ausdehnung von asbestotischen Veränderungen über die Mittelfelder hinaus sollten Veranlassung sein, einen strengen Maßstab an sog. Kombinationsformen der Tuberkulose und Asbestose zu legen. Trotz ausgedehnter asbestotischer Veränderungen im Bereich der Prädilektionsstellen der Tuberkulose (Spitzen- und Oberfelder) seien bronchopneumonische Veränderungen aufgetreten und keine Stimulierung tuberkulöser Herde erfolgt, was man dahin deuten könne, daß Tuberkulose und Asbestose sich gegenseitig nicht beeinflussen. Bei ausgedehnten silikotischen Veränderungen dieser Art wäre kaum ein Freisein von Tuberkulose zu erwarten.

III. Stand der Tuberkulose-Bekämpfung im Bundesgebiet, in West-Berlin und in Mitteldeutschland

A. Epidemiologie der Tuberkulose

1. Bevölkerungsverhältnisse

Auf Grund der Volkszählung vom 31. 12. 1962 lebten in der Deutschen Bundesrepublik (ohne West-Berlin) 55 073 223 Einwohner, und zwar 26 101 121 Männer und 28 970 112 Frauen. Damit ist der durch die Verluste des 1. und 2. Weltkrieges bedingte hohe Frauenüberschuß in den letzten 10 Jahren von 1 136 : 1 000 auf 1 110 : 1 000 zurückgegangen. Er wird sich mehr und mehr in die älteren Jahrgänge verschieben und durch die bekannte überhöhte Männersterblichkeit in diesen Altersgruppen wieder verstärkt werden.

Die Gliederung der Gesamtbevölkerung nach Alter und Geschlecht ergibt folgendes Bild: (Siehe Abb. 1, 2, 3.)

Die flache Einbuchtung der Bevölkerungspyramide im Bereich der jetzt 65 und mehr Jahre alten Männer wird durch den Anteil der Gefallenen des 1. Weltkriegs verursacht, der unter normalen Sterblichkeitsverhältnissen noch am Leben wäre. Der Einschnitt bei den 40–50jährigen entsteht durch die geburtenschwachen Jahrgänge während und nach dem 1. Weltkrieg, die außerdem die Kriegsverluste des 2. Weltkriegs getragen haben. Die Zäsur bei den 15jährigen ist durch den Geburtenausfall Ende des 2. Weltkriegs bedingt.

In den nächsten Jahren wird die Bevölkerungsgruppe im erwerbsfähigen Alter ungefähr gleich bleiben und die Anzahl der über 65jährigen durch das Nachrücken der stark besetzten Geburtsjahrgänge 1895–1905 steigen.

Der allgemeine Bevölkerungszuwachs im letzten Jahrzehnt betrug 6 351 413 Personen (=11 %) und ist abgesehen von der Rückgliederung des Saarlandes und des vorübergehend unter holländische Verwaltung gekommenen Gebietes auf den Zuwanderungsüberschuß, insbesondere auf den Flüchtlingszustrom aus den sowjetisch besetzten Gebieten Mitteldeutschlands, sowie auf den Geburtenüberschuß und allgemeinen Rückgang der Sterblichkeit zurückzuführen. Die allgemeine Lebenserwartung der Neugeborenen ist nach der Sterbetafel von 1961/62 für Männer auf 67 Jahre, für Frauen auf 72 1/2 Jahre gestiegen, obwohl die Säuglings- und Kleinkindersterblichkeit in Deutschland noch relativ hoch ist und die Sterblichkeit der über 45jährigen Männer – vor allem an bösartigen Tumoren, Herz- und Gefäßkrankheiten – zugenommen hat. Die Unterschiede zwischen der Sterblichkeit der Männer und Frauen in den einzelnen Altersgruppen haben sich damit weiter verstärkt. Bei den zwanzigjährigen Männern ist die Gesamtsterblichkeit durch die vielen Unfälle dreimal höher als bei den gleichaltrigen Frauen. Die 55–60jährigen Männer haben gegenüber den Frauen eine „Übersterblichkeit" von 100 %.

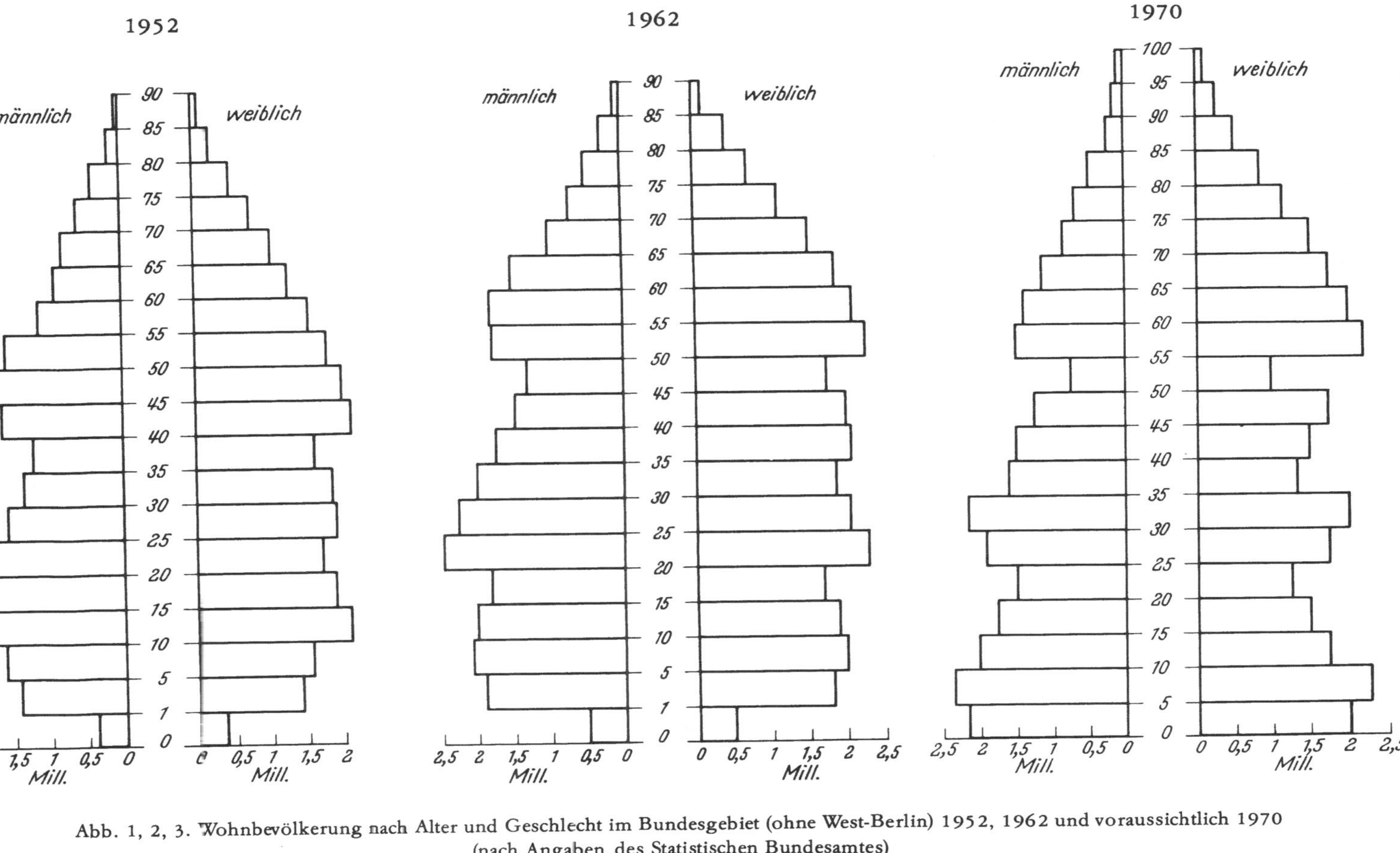

Abb. 1, 2, 3. Wohnbevölkerung nach Alter und Geschlecht im Bundesgebiet (ohne West-Berlin) 1952, 1962 und voraussichtlich 1970 (nach Angaben des Statistischen Bundesamtes)

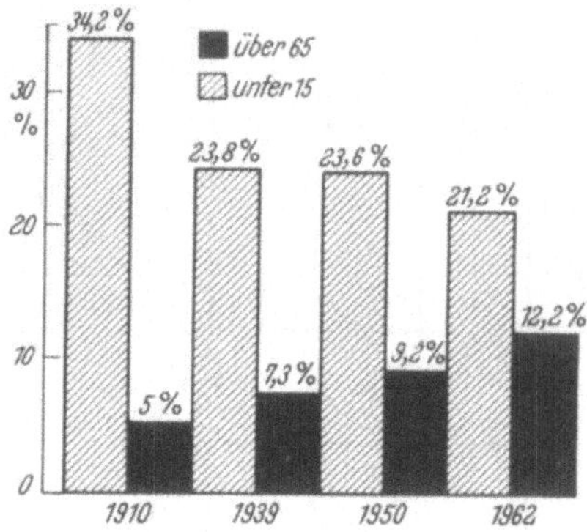

Abb. 4. Prozentualer Anteil der Kinder und de r über 65jährigen an der Bevölkerung in den Jahren 1910, 1939, 1950 und 1962 (nach Angaben des städt. Bundesamtes)

Die Altersgliederung der Bevölkerung wird etwa seit dem 1. Weltkrieg durch eine ständige Verminderung des Anteils der Kinder und eine Zunahme des Anteils der älteren Personen gekennzeichnet.

1910 waren noch 34,2% unter 15 Jahre alt, 1962 nur 21,2%. Im gleichen Zeitraum ist der Anteil der über 65jährigen von 5% (1910) auf 12,2% gestiegen (siehe Abb. 4).

Einzelne Bundesländer weisen Besonderheiten auf, die vor allem durch die unterschiedliche Geburtenhäufigkeit, durch Wanderungsverlust und Zuwanderungsüberschuß und den Altersaufbau selbst bedingt sind (siehe Tab. 1).

Tabelle 1. *Wohnbevölkerung nach Altersgruppen im Bundesgebiet einschließlich Berlin (West) 31. 12. 1962*

Land	Wohnbevölkerung insgesamt am 31. 12. 1962	unter 15 J. %	davon im Alter von 15 – unter 65 J. %	von 65 u. mehr J. %
Schleswig Holstein	2351315	21,4 %	65,3 %	13,3 %
Hamburg	1847495	16,3 %	69,2 %	14,5 %
Niedersachsen	6731562	22,9 %	65,3 %	11,8 %
Bremen	718332	19,6 %	68,3 %	12,1 %
Nordrhein-Westfalen	16194670	22,3 %	67,4 %	10,3 %
Hessen	4936942	21,3 %	67,1 %	11,6 %
Rheinland-Pfalz	3474464	24,6 %	64,6 %	10,8 %
Baden-Württemberg	7990638	23,1 %	66,6 %	10,3 %
Bayern	9731231	22,7 %	66,1 %	11,2 %
Saarland	1096584	25,6 %	65,4 %	9,0 %
West-Berlin	2174013	13,3 %	67,9 %	18,8 %
Bundesgebiet einschließlich Berlin (West)	57 247 246	21,2 %	66,65%	12,15%

Der Anteil der unter 15jährigen liegt in Schleswig-Holstein und Hessen unter dem Bundesdurchschnitt von 21,7 % [1]), in den übrigen Ländern außer den Stadtstaaten darüber, und zwar am stärksten im Saarland (25,6 %) und in Rheinland-Pfalz (24,6 %). Weit darunter bleiben Hamburg mit 16,3 %, Bremen mit 19,6 % und vor allem Berlin (West) mit 13,3 %. Hier wirkt sich außer den niedrigen Geburtenziffern der hohe Anteil älterer Personen aus. Diese Entwicklung wird sich vorerst fortsetzen, weil in den nächsten Jahren nach und nach die relativ schwachen Geburtsjahrgänge vom Ende des 2. Weltkrieges und aus den ersten Nachkriegsjahren in das Heiratsalter kommen, so daß weniger Eheschließungen und weniger Geburten zu erwarten sind.

Über die Bevölkerungsdichte in den Landkreisen des Bundesgebietes wurde im Tuberkulose-Jahrbuch 1961 berichtet und eine graphische Darstellung gegeben. Es wurde deshalb dieses Jahr von einer Erörterung dieser Fragen abgesehen.

[1]) ohne Berlin (West)

Zusammenfassung

(Bevölkerungsverhältnisse)

Am 31. 12. 1962 hatte die Bundesrepublik Deutschland (ohne West Berlin) 55 073 233 Einwohner (26 103 121 Männer und 28 970 112 Frauen) und damit im letzten Jahrzehnt einen Bevölkerungszuwachs von 6 351 413 Personen (=11%).

Die allgemeine Lebenserwartung der Neugeborenen ist für Männer auf 67 Jahre, für Frauen auf 72 1/2 Jahre gestiegen. Der Altersaufbau ist in den einzelnen Bundesländern unterschiedlich; in den Stadtstaaten liegt der Anteil der Kinder weit unter dem Bundesdurchschnitt.

Summary: Population Status

By 31 December 1962 the Federal Republic of Germany (excluding West-Berlin) had 55 073 233 inhabitants (26 103 121 men and 28 970 112 women) and thus an increase in population by 6 351 413 persons (=11%) during the last decade.

The mean life expectancy of newborns increased to 67 years for men and 72 1/2 years for women. The age structure differs in the various federal states (Länder); in city states the proportion of children is far beneath the federal average.

Résumé: Conditions démographiques

Le 31. 12. 1962 la République Fédérale d'Allemagne (sans Berlin-Ouest) avait 55 073 233 habitants (26 103 121 hommes et 28 970 112 femmes), ce qui fait pour la dernière décade une augmentation de la population de 6 351 413 personnes (=11%).

L'espérance de vie moyenne des nouveaux-nés est passée à 67 ans pour les hommes et à 72 1/2 ans pour les femmes. La distribution d'âge est différente dans les différents pays fédéraux; dans les villes-états la part des enfants est loin en-dessous de la moyenne fédérale.

Resumen: Indice demográfico

El 31. 12. 1962 tenia la República Federal Alemana (sin el Berlin Occidental) 55 073 233 habitantes (26 103 121 hombres y 28 970 112 mujeres) y con ello un crecimiento de la población en el último decenio de 6 351 413 personas (=11%).

La duración media de vida ha ascendido en los hombres a los 67 años y en las mujeres a los 72 años. La estructura de edades es diferente en cada uno de los territorios federales; en las ciudades la proporción de niños esta muy por debajo del termino medio de la República Federal.

2. Morbidität

Im vorliegenden Jahrbuch ist bewußt davon Abstand genommen worden, aus den von den Statistischen Landesämtern mitgeteilten Zahlen Schlüsse oder Vergleiche zu ziehen. Nur Änderungen innerhalb der Zahlenangaben für Krankheitsgruppen, Alter und Geschlecht wurden einer kurzen Beurteilung unterzogen. Ferner wurde Wert darauf gelegt, die bildlichen Darstellungen für das Auge des Betrachters möglichst sinnfällig zu gestalten.

a) Bestand der an aktiver Tuberkulose Erkrankten

Am Bestand der an aktiver Tuberkulose Erkrankten läßt sich sowohl die rückläufige Entwicklung als auch die immer noch erhebliche Bedeutung der Tuberkulose erkennen. Es handelt sich um eine dynamische Größe, die von mehreren Faktoren beeinflußt wird. Nicht nur die Anzahl der Neuzugänge, sondern auch die absinkende Sterblichkeitskurve und die Lebensverlängerung der chronisch Tuberkulösen durch chemotherapeutische Maßnahmen wirken sich aus. Aber auch der Diagnosewechsel – soweit er durch Kontrolluntersuchungen notwendig wird – trägt zu Veränderungen bei.

Am 31. 12. 63 betrug der Bestand an aktiver Tuberkulose aller Formen im Bundesgebiet einschließlich Berlin (West) 285 804 Erkrankungsfälle.

Er ist gegenüber dem Vorjahr um 19 657 (=6,7 %) gefallen und entspricht am 31. 12. 63 einem Verhältnis von 493,9 Erkrankten auf 100 000 Einwohner. Die Abnahme bewegt sich in ähnlichen Größenordnungen wie in den Vorjahren, dürfte aber nach Abklingen der Erkrankungswelle aus den Nachkriegsjahren nach und nach geringer werden und nach allgemeinen epidemiologischen Erfahrungen vorläufig eine gewisse Höhe halten. Im letzten Dezennium (1954 bis 1963) ist insgesamt ein Rückgang von 41,2 % zu verzeichnen.

Abb. 5 zeigt das rasche Absinken der aktiven Lungentuberkulosen gegenüber einer mehr zögernden Verminderung der extrapulmonalen Erkrankungen.

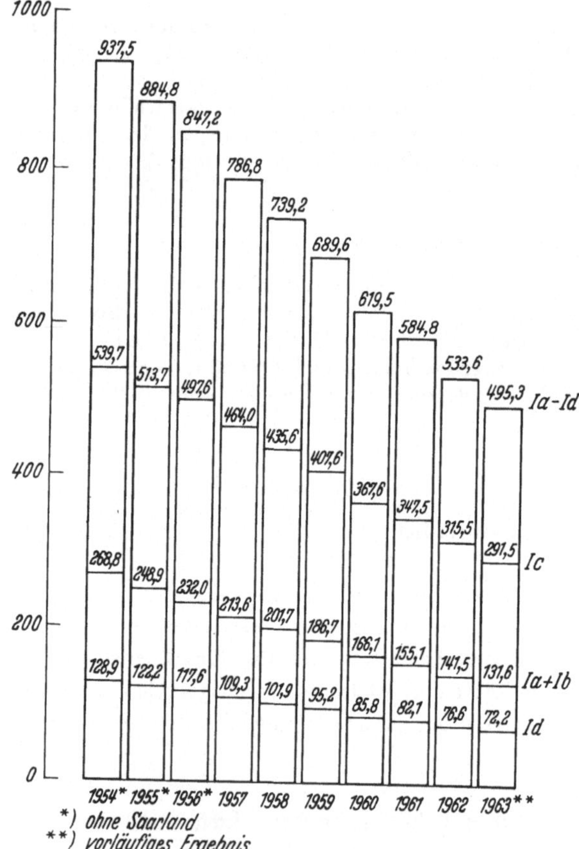

Abb. 5. Bestand an aktiven Tuberkulosen im Bundesgebiet einschließlich Berlin (West) von 1954–1963 auf 100 000 Einwohner

Der Bestand an Offentuberkulösen hat sich innerhalb des Berichtsjahres um 5 128 (= 6,3 %) vermindert und die geschlossenen Lungentuberkulosen sind um 12 388 (= 6,9 %) zurückgegangen. Bei den extrapulmonalen Tuberkulosen ist es mit 2 141 (= 4,9 %) wie im Vorjahr zu der prozentual geringsten Abnahme gekommen.

Auf 100 000 Einwohner bezogen entsprechen die ansteckenden Lungentuberkulosen in der Bundesrepublik einschließlich Berlin (West) (siehe Tab. 2) einem Mittelwert von 131,2. Weit darüber liegen Hamburg (213,9) und Berlin (West) (282,7); etwas höhere Zahlen wurden für Schleswig-Holstein (139,5), Rheinland-Pfalz (143,0) und das Saarland (148,6) errechnet. Die niedrigsten Erkrankungsziffern haben Hessen (91,1) und Baden-Württemberg (109,0).

Tabelle 2. *Bestand der an aktiver Tuberkulose Erkrankten am 31. 12. 1963*

(Nach Angaben des Statistischen Bundesamtes)

Land	Tuberkulose der Atmungsorgane					Tuberkulose anderer Organe	Tuberkulose aller Formen insgesamt
	ansteckend (offen)			nichtansteckend (aktiv geschlossen)	insgesamt		
	mit Bazillennachweis	ohne Bazillennachweis	insgesamt				
Grundzahlen							
Schleswig-Holstein	2 367	947	3 314	8 056	11 370	1 588	12 958
Hamburg	3 135	832	3 967	12 123	16 090	2 261	18 351
Niedersachsen	6 505	1 142	7 647	17 783	25 430	4 864	30 294
Bremen	.	.	942	2 436	3 378	776	4 154
Nordrhein-Westfalen	17 437	3 795	21 232	47 091	68 323	13 852	82 175
Hessen	3 899	661	4 560	10 407	14 967	3 200	18 167
Rheinland-Pfalz	3 665	1 352	5 017	10 362	15 379	3 125	18 504
Baden-Württemberg	7710	1 124	8 834	19419	28 253	5 268	33 521
Bayern	11 288	1 269	12 557	21 541	34 098	4 303	38 401
Saarland	1 292	352	1 644	2 813	4 457	685	5 142
Berlin (West)	6 129	52	6 181	16 184	22 365	1 772	24 137
Bundesgebiet einschl. Berlin (West)	63 427*	11 526	75 895	168 215	244 110	41 694	285 804
Auf 100 000 Einwohner							
Schleswig-Holstein	99,6	39,9	139,5	339,1	478,1	66,8	545,4
Hamburg	169,0	44,9	213,9	653,7	867,6	121,9	989,5
Niedersachsen	95,9	16,8	112,7	262,0	374,7	71,7	446,4
Bremen	.	.	130,0	336,1	466,1	107,1	573,1
Nordrhein-Westfalen	106,6	23,2	129,8	287,8	417,6	84,7	502,3
Hessen	77,9	13,2	91,1	207,9	299,0	63,9	363,0
Rheinland-Pfalz	104,4	38,5	143,0	295,3	438,2	89,0	527,3
Baden-Württemberg	95,1	13,9	109,0	239,5	348,4	65,0	413,4
Bayern	114,6	12,9	127,5	218,8	346,3	43,7	390,0
Saarland	116,8	31,8	148,6	254,3	402,9	61,9	464,8
Berlin (West)	280,3	2,4	282,7	740,3	1 023,0	81,1	1 104,1
Bundesgebiet einschl. Berlin (West)	111,0*	20,2	131,2	290,7	421,9	72,1	493,9

*) Ohne Bremen

An nichtansteckenden Lungentuberkulosen haben die Stadtstaaten (Hamburg 653,7; Bremen 336,1; West-Berlin 740,3) ebenfalls einen Bestand über dem Bundesdurchschnitt von 290,7 auf 100 000 E. gemeldet. Hessen (207,9) und Bayern (218,8) bleiben erheblich darunter. Bei den extrapulmonalen Tuberkulosen liegt der Mittelwert bei 72,1 auf 100 000 Einwohner und wird am stärksten von Hamburg (121,9) und Bremen (107,1) überschritten. Den niedrigsten Wert hat Bayern mit 43,7 : 100 000 E. gemeldet.

Die starken Abweichungen vom Bundesdurchschnitt in Berlin und Hamburg sind durch die besondere Bevölkerungsstruktur mit niedrigen Geburtenziffern und einem hohen Anteil älterer Personen bedingt. Bei kleineren Unterschieden zwischen den

Bundesländern dürfte u.a. auch die verschiedene Art der Beurteilung und statistischen Erfassung eine Rolle spielen.

Die Zusammensetzung des Bestandes nach Alter und Geschlecht wird an den Zahlen vom 31. 12. 62 gezeigt. In den Fürsorgestellen des Bundesgebietes einschließlich Berlin (West) waren 187 999 Männer (695,6 : 100 000) und 117 462 Frauen (388,7 : 100 000) mit *Tuberkulose aller Formen* registriert. Die Relativzahlen ergeben, daß Männer scheinbar häufiger an Tuberkulose erkranken als Frauen (1,8 Männer zu 1,0 Frauen). Das trifft aber nur für die Lungentuberkulose mit einem Verhältnis der Morbiditätsziffern von 2,0 : 1,0 zu. Bei der extrapulmonalen Tuberkulose ist die Morbidität der Männer mit 0,95 : 1,0 etwas geringer als die der Frauen.

α) Aktive Lungentuberkulose (Ia – Ic)

Der Bestand an aktiven Lungentuberkulosen (Ia—Ic) hat am 31. 12. 62 im Bundesgebiet einschließlich West-Berlin 167 908 Männer (621,2 : 100 000) und 93 718 Frauen (310,1 : 100 000) umfaßt.

In Abbildung 6 sind die Bestandsziffern nach Alter und Geschlecht gegliedert. Dabei zeigt sich ein erster Gipfel bei den 5—10jährigen, der vor allem durch Ic-Fälle verursacht wird. Die aufsteigende Kurve verläuft dann bei beiden Geschlechtern annähernd gleich über eine geringe Einbuchtung in der Altersgruppe 10—15 bis zu den 25—30jährigen. Bei den Frauen wird in der Gruppe 30—35 Jahre bereits das Maximum erreicht; dann sinkt die Erkrankungsziffer kontinuierlich bis zu den 55—60-jährigen und hält sich von da ab auf nahezu gleicher Höhe bis in das hohe Alter. Bei den Männern steigt die Kurve stetig bis zu den Höchstwerten in der Altersgruppe der 60—65jährigen an und fällt dann ziemlich rasch zum hohen Alter hin ab. Die Lungentuberkulose ist demnach bei den Männern mehr und mehr zu einer Erkrankung des höheren Lebensalters geworden.

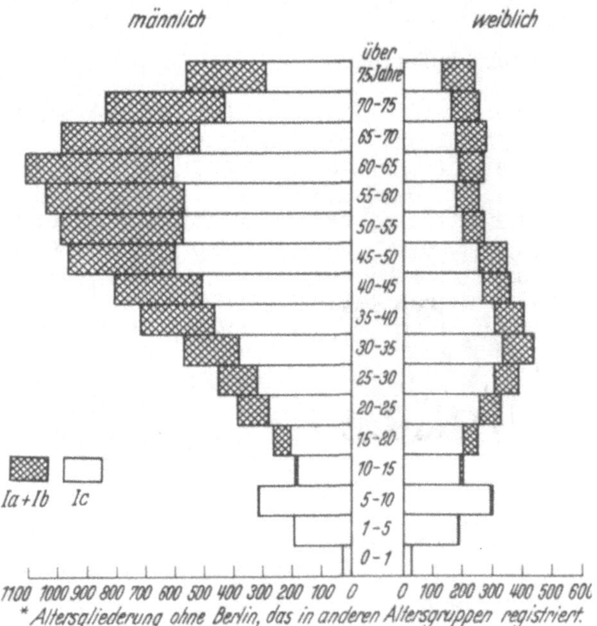

Abb. 6. Bestand an aktiven Lungentuberkulosen im Bundesgebiet (ohne Berlin) am 31. 12. 62 nach Alter und Geschlecht auf je 100 000.

In den Fürsorgestellen des Bundesgebietes einschließlich Berlin (West) war am 31. 12. 62 ein Bestand von 81 023 (141,5 : 100 000 E.) Kranken mit *ansteckungsfähiger Lungentuberkulose* registriert. Davon entfielen 777 Fälle (6,2 : 100 000) auf Kinder bis zu 15 Jahren, 58954 auf Männer (286,8 : 100000) und 21292 auf Frauen über 15 Jahre (88,5 : 100000 jeweils derselben Altersgruppe). Bei den Kindern ist der Anteil beider Geschlechter ungefähr gleich.

Vergleicht man die Bestandszahlen offentuberkulöser Kinder (Ia+Ib) von Bundesländern mit und ohne BCG-Impfung der Neugeborenen, so ergibt sich nach Tab. 3 folgendes Bild:

Tabelle 3. *Bestand an Kindern bis 15 Jahre mit ansteckungsfähiger Lungentuberkulose (Ia + Ib) am 31. 12. 1962 im Bundesgebiet einschl. Berlin*
(absolut und auf je 100000)

Land	0–15jährige		
	absolut	auf 100000	% + Bundesdurchschnitt – (Mittelwert)
Schleswig-Holstein	42	8,4	+ 35,5 %
Hamburg	72	23,9	+ 285,5 %
Niedersachsen	62	4,0	– 35,5 %
Bremen	29	20,6	+ 232,3 %
Nordrhein-Westfalen	250	6,9	+ 11,3 %
Hessen	28	2,7	– 56,5 %
Rheinland-Pfalz	60	7,0	+ 12,9 %
Baden-Württemberg	80	4,3	– 30,6 %
Bayern	54	2,4	– 61,3 %
Saarland	6	2,1	– 66,1 %
Berlin (West)	94	32,5	+ 424,2 %
Bundesgebiet einschl. Berlin (West)	777	6,2	–

In Hamburg, das zwar seit 1942 in steigendem Ausmaß schutzimpft (1953 = 33,3% und 1962 = 88,5% der Neugeborenen), wo aber auch eine besonders ungünstige seuchenhygienische Ausgangslage vorhanden war, ist der Bestand an Kindern mit ansteckungsfähiger Lungentuberkulose noch auffallend hoch. Die Streuungstuberkulosen sind durch den Impfschutz jedoch deutlich vermindert worden und seit 1957 hat es bei den 0–15jährigen keine Todesfälle mehr gegeben.

In Niedersachsen, das 1962 etwa 40% der Neugeborenen geimpft hat, wobei sich die Masse der Impfungen allerdings auf die Gebiete um Braunschweig (seit 1955 85–90% der Neugeborenen) und Hannover konzentrierte, liegt die Bestandsziffer der kindlichen Ia + Ib-Fälle 35% unter dem Bundesdurchschnitt. Die Todesfälle bei Kindern an Tuberkulose aller Formen sind von 9,8 : 100000 im Jahre 1957 auf 0,26 : 100000 1962 zurückgegangen.

31% unter dem Mittelwert bleibt aber auch der Bestand an ansteckungsfähigen Kindern in Baden-Württemberg, obwohl dort kaum mehr als 5% geimpft werden und durch Ministerialerlaß vom 19. 1. 1960 nur die Schutzimpfung von Neugeborenen in der Umgebung von Offentuberkulösen empfohlen wird. Die Todesfälle der 0–15jährigen lagen 1957 bei 12,0 : 100000 und betrugen 1962 0,38 : 100000.

Die niedrigste Bestandsziffer mit 66% unter dem Bundesdurchschnitt hat jedoch das Saarland, in dem die Anzahl der geimpften Säuglinge in früheren Jahren unter 1% blieb und das die BCG-Impfung der Neugeborenen am 1. 1. 1963 in den

Katalog der unter § 14 Bundesseuchengesetz fallenden Impfungen aufgenommen hat. Die Tuberkulose-Sterblichkeit der Kinder lag dort 1957 bei 4,8 : 100 000 und 1962 bei 2,13 : 100 000.

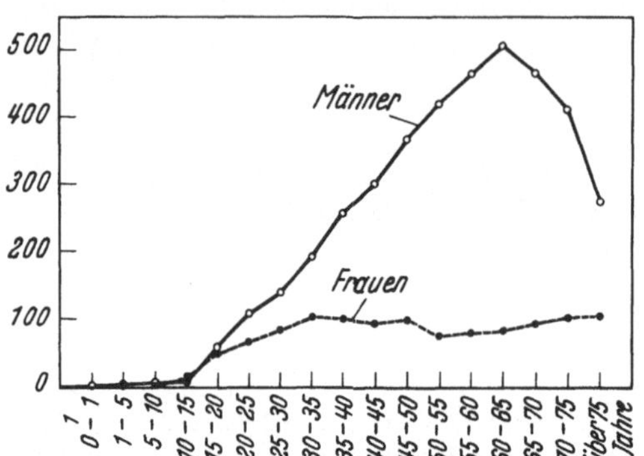

Abb. 7. Bestand an Personen mit ansteckungsfähiger Lungentuberkulose (Ia + Ib) am 31. 12. 1962 im Bundesgebiet (ohne Berlin) auf je 100 000 Männer und Frauen

Wie Abb. 7 zeigt, laufen die Kurven der *ansteckungsfähigen Lungentuberkulosen* etwa vom 30. Lebensjahr ab stark auseinander: die der Männer steigt wie in den Vorjahren steil und gleichmäßig bis zum Höchstwert in der Altersstufe der 60–65jährigen an und sinkt dann rasch nach unten ab. Bei den Frauen liegt das Maximum zwischen dem 30. und 35. Lebensjahr; danach fällt die Kurve geringfügig bis zu den 50- bis 55jährigen ab, um nach erneutem langsamen Anstieg in der Altersgruppe der 70- bis 75jährigen wieder den Höchstwert zu erreichen. Insgesamt 85 % der ansteckungsfähigen Männer und 81 % der Frauen gehören zu den Ia-Fällen.

Der Bestand an *nichtansteckenden aktiven Lungentuberkulosen* betrug am 31. 12. 1962 im Bundesgebiet einschließlich West-Berlin 108 564 Männer (= 401,7 : 100 000) und 72 039 Frauen (= 238,4 : 100 000). Davon entfielen 26 834 Erkrankungsfälle (= 212,5 : 100 000) auf Kinder unter 15 Jahren.

Der gleichmäßig verlaufende Rückgang hat 1962 angehalten, er ist sogar noch etwas ausgeprägter als im Jahre 1961 und betrifft besonders die 25–45jährigen Männer und Frauen. Die Erkrankungshäufigkeit der Kinder, vor allem der 5–10jährigen, ist bei gleichem Anteil beider Geschlechter immer noch relativ hoch; der von dieser Altersgruppe gebildete Gipfel baut sich nur langsam ab. Bei den Männern hat sich das in den Vorjahren beobachtete Maximum in der Altersstufe 40 bis 45 durch das altersmäßige Aufrücken dieser Bevölkerungsgruppe auf 45–50 Jahre verschoben; der Höchstwert liegt nach wie vor bei den 60–65jährigen. Danach sinkt die Kurve wie bei den Ia-Fällen steil nach unten ab.

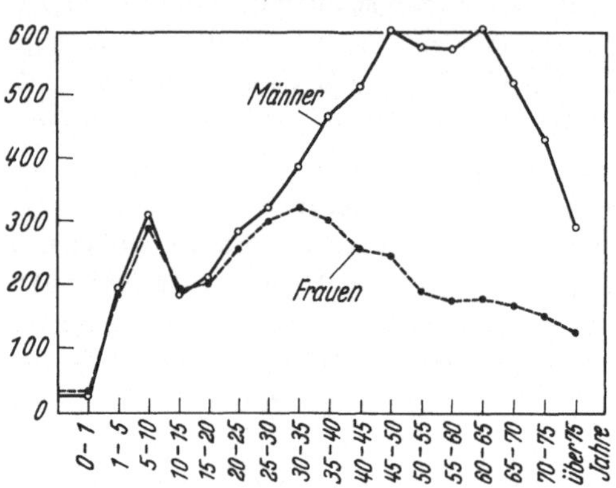

Abb. 8. Bestand an Personen mit nichtansteckender Lungentuberkulose (Ic) am 31. 12. 1962 im Bundesgebiet (ohne Berlin) auf je 100 000 Männer und Frauen

Bei den Frauen ist der Häufigkeitsgipfel von den 25–30jährigen in die Altersgruppe 30–35 aufgerückt; dann kommt es zu einer annähernd gleichmäßigen langsamen Abnahme bis in das hohe Lebensalter (siehe Abb. 8).

β) Aktive extrapulmonale Tuberkulose (I d)

Der Bestand an aktiven extrapulmonalen Tuberkulosen (ETB) ist von 1962 bis 63 im Bundesgebiet einschließlich Berlin (West) um 4,9% und im letzten Dezennium um insgesamt 40,4% zurückgegangen. Das heißt, daß 1953 von 100000 Einwohnern aller Altersgruppen 136 eine ETB hatten und 1963 nur noch 72. Dabei ist – im Gegensatz zu den Lungentuberkulosen – der Anteil der Frauen meist größer als der der Männer; lediglich bei der Skelett-Tuberkulose und in einzelnen Altersgruppen der Urogenitaltuberkulose sind höhere Werte bei den Männern festzustellen.

Am 31. 12. 1963 waren insgesamt 41 694 aktive ETB bei den Gesundheitsämtern gemeldet; davon entfielen 17 254 auf Männer, 20 562 auf Frauen und 3 878 auf Kinder. Bei Frauen kommt es offenbar häufiger zu einer Aussaat mit extrapulmonalem Krankheitssitz. Bei den Jugendlichen unter 15 Jahren ist der Anteil beider Geschlechter ungefähr gleich.

Am 31. 12. 62 lag der Bundesdurchschnitt an aktiver ETB für Männer über 15 Jahre bei 86,9 und für Frauen über 15 Jahre bei 89,4 auf je 100000 E. Er wird verhältnismäßig hoch von Bremen mit 127,3 erkrankten Männern und 128,9 Frauen überschritten; es folgen Hamburg (111,2 und 149,8), Rheinland-Pfalz (116,7 und 118,4) und Nordrhein-Westfalen (99,0 und 103,7). Den niedrigsten Bestand meldete Bayern mit 52,0 Männern und 52,2 Frauen auf je 100000. Die anderen Bundesländer liegen wenig über oder unter den Mittelwerten (siehe Abb. 9).

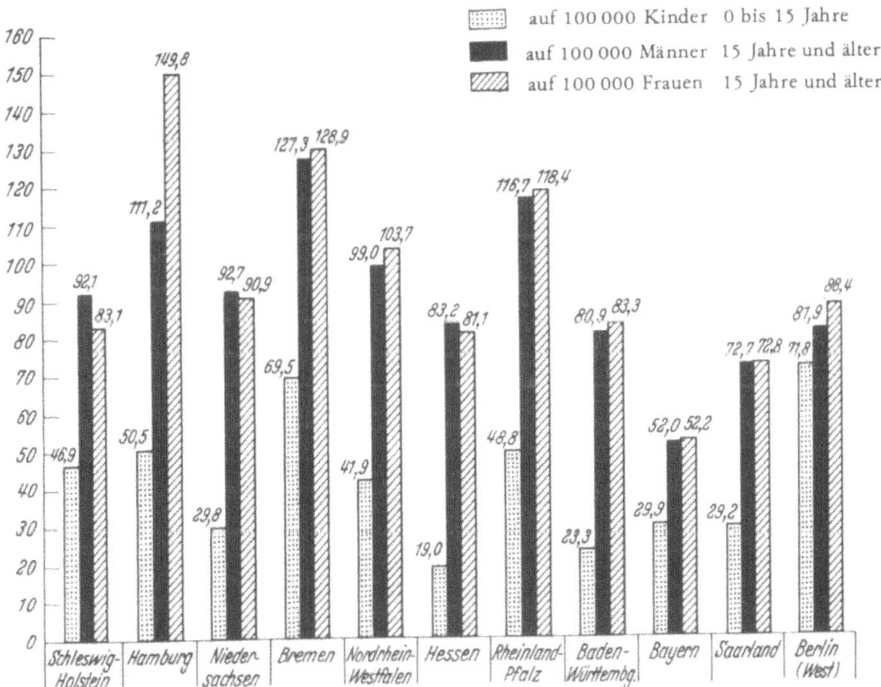

Abb. 9. Bestand an aktiven extrapulmonalen Tuberkulosen nach Altersgruppen in den Bundesländern am 31. 12. 1962

Die Aufgliederung des Bestandes an ETB im Bundesgebiet am 31. 12. 62 nach Alter und Geschlecht zeigt nach Abb. 10 eindeutig, daß der Häufigkeitsgipfel bei Männern und Frauen etwa in der Lebensmitte liegt, während er 1952 noch die 25- bis 30jährigen betroffen hat. Das entspricht der auch bei der Lungentuberkulose zu beobachtenden, immer weiter fortschreitenden Verlagerung des Jugendlichengipfels bei beiden Geschlechtern, vor allem aber bei den Männern, auf mittlere Altersstufen. Bei den einzelnen Organlokalisationen ergeben sich nur geringe Abweichungen. Der Kurvenanstieg und -abfall verläuft bei beiden Geschlechtern – im Gegensatz zur Lungentuberkulose – ungefähr parallel.

Da bereits geringe extrapulmonale Befunde zu irreparablen Organschäden führen können (Ohr, Auge, Gelenke usw.) hat die ETB erhöhte sozialmedizinische Bedeutung; denn der Häufigkeitsgipfel im mittleren Lebensalter macht die nicht mehr arbeitsfähig werdenden Kranken zu Frühinvaliden (KASTERT).

Von der *Knochen- und Gelenktuberkulose* werden Männer etwas häufiger als Frauen befallen und zwar vor allem die 20–40jährigen, während 1952 das Maximum noch bei den 15–25jährigen lag. Gleichzeitig ist es zu einem Rückgang des Bestandes von 140,4 auf 76,3 : 100 000 E. gekommen. Von 100 000 Kindern unter 15 Jahren sind nur noch 10,4 an Knochentuberkulose erkrankt: auch bei den alten Leuten ist der Bestand nur noch unerheblich und betrifft 295 Männer und 413 Frauen (= 20,1 bzw. 18,4 auf je 100 000) über 70 Jahre (Bundesgebiet ohne Berlin).

Bei der *Lymphknotentuberkulose* lag das Erkrankungsmaximum vor einem Jahrzehnt noch bei den 5–15jährigen Kindern; oberhalb von 40 Jahren spielte sie kaum eine Rolle. Der Unterschied zwischen beiden Geschlechtern war geringfügig. Inzwischen ist es zu einem stark ausgeprägten Gipfel bei den 20–30jährigen Frauen (23,4 : 100 000) gekommen. Bestandszahlen für das gesamte Bundesgebiet liegen – wie bei den meisten extrapulmonalen Lokalisationen – von 1952 nicht vor. In Hamburg, Bremen, Hessen und West-Berlin waren am 31. 12. 52 insgesamt 2 600 Fälle mit aktiver Lymphknotentuberkulose gemeldet (29,1 : 100 000): im Verlauf von 10 Jahren haben sie sich bis auf 1 321 (= 13,7 : 100 000 E.) vermindert.

KURZ hat bei vergleichenden Erhebungen von 1958–62 im Stadt- und Landkreis Kempten festgestellt, daß der Bestand an Halslymphknotentuberkulose in dem überwiegend Vieh- und Milchwirtschaft betreibenden Landkreis noch viermal höher ist als in der Stadt, obwohl man einen kontinuierlichen, allerdings nur zögernden Rückgang der Bestandszahlen beobachten kann. Voraussichtlich wird gerade diese Erkrankungsform durch die Tilgung der Rindertuberkulose (31. 12. 62) künftig selten werden.

Bei der *Hauttuberkulose* ist der Bestand kranker Frauen in allen Altersstufen fast doppelt so hoch wie der der Männer. Das höhere Lebensalter wird bevorzugt befallen und der Morbiditätsgipfel liegt bei den 50–70jährigen Frauen (im Bundesgebiet ohne Berlin am 31. 12. 62 = 1432, d. h. 19,4 : 100 000). Vergleicht man die Bestandszahlen einzelner Bundesländer aus dem Jahre 1952 mit denen vom Jahresende 1962, so zeigt sich, daß es hierbei nur zu einer ganz geringen Altersverschiebung gekommen ist, und das Erkrankungsmaximum vor einem Jahrzehnt auch schon die 45–65jährigen betraf. In Bayern waren Ende 1953 1464 (=16,0 : 100 000 E.) Hauttuberkulosen und am 31. 12. 63 insgesamt 580 (= 6,0 : 100 000) Fälle registriert.

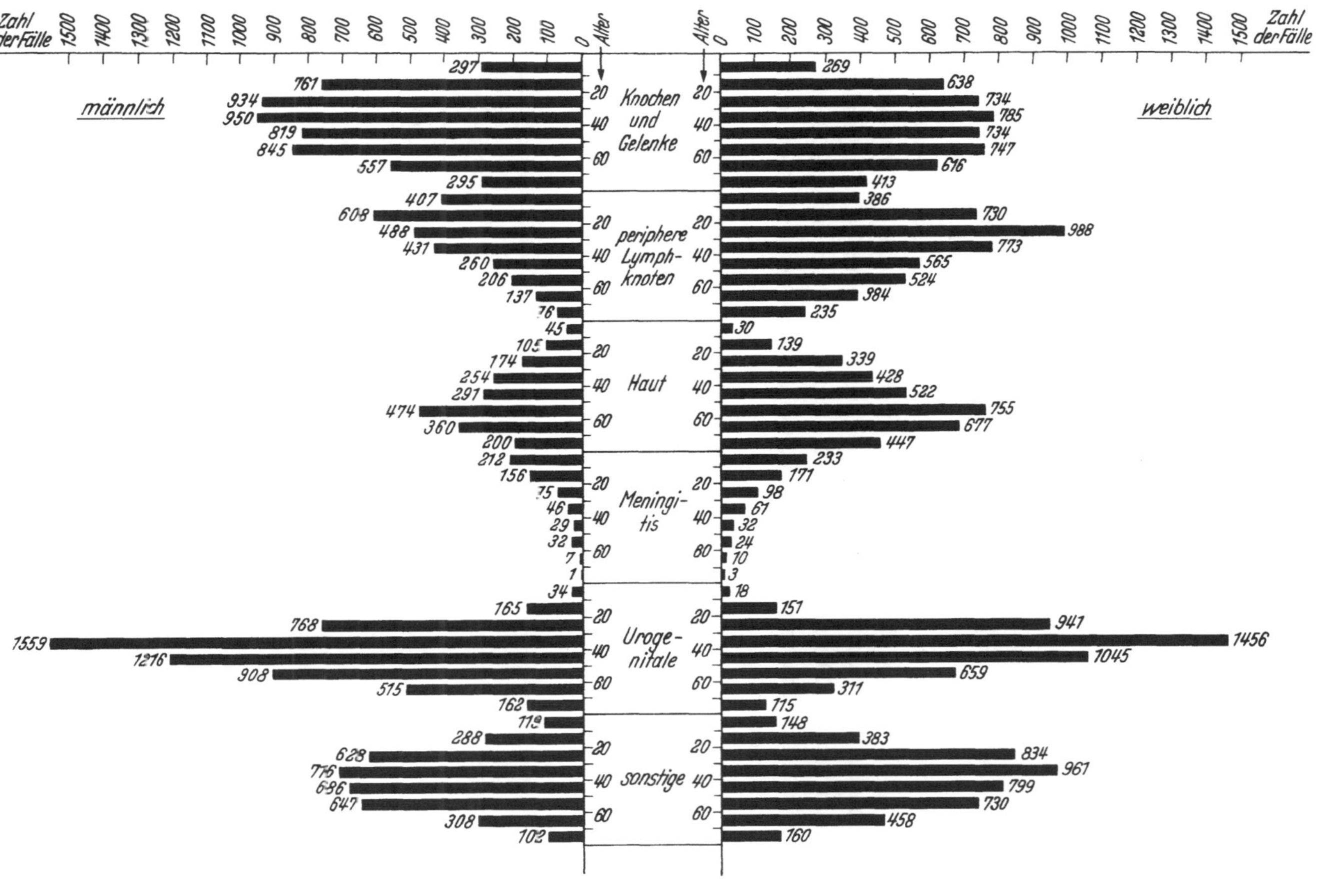

Abb. 10. Bestand der an aktiver extrapulmonaler Tuberkulose Erkrankten im Bundesgebiet am 31. 12. 1962 (ohne West-Berlin)

In Nordbayern ist der Bestand an Lupus-vulgaris-Kranken im Jahre 1963 um 3,9 % zurückgegangen; gleichzeitig hat sich die Anzahl der Rezidive bei Beachtung laufender und ausreichender tuberkulostatischer Maßnahmen deutlich verringert. Stationäre Behandlung ist nur noch bei wenigen ausgedehnten Krankheitsbildern oder zur klinischen Durchuntersuchung auf andere Organmanifestationen notwendig, da die INH-Therapie bei richtiger Dosierung praktisch keine Versager kennt (LEINBROCK). In der Oberpfalz und in Niederbayern hat sich der Bestand im gleichen Zeitraum sogar um 27 % vermindert (FUNK).

Der Gesamtbestand an *tuberkulösen Meningitiden* betrug am 31. 12. 62 1235 Fälle, d.h. 2,2 : 100 000 E.. Der Anteil beider Geschlechter war in allen Lebensaltern annähernd gleich.

Das Maximum stellen die 0–10jährigen Kinder mit einer Bestandsziffer von 5,2 : 100 000; im höheren Lebensalter spielt die Meningitis praktisch keine Rolle mehr.

In Hessen waren am 31. 12. 52 13,3 Meningitis-Fälle auf 100 000 Kinder unter 10 Jahren gemeldet und am Jahresende 1962 4,3 auf 100 000 der gleichen Altersgruppe. Hamburg hatte Ende 1952 7,8 : 100 000 meningitiskranke 0–10jährige und am 31. 12. 62 2,9. Hierin dürfte vor allem eine Auswirkung der geschlossen durchgeführten BCG-Schutzimpfung zu sehen sein. In Bremen fallen Bestandsziffern der Kinder bis zu 10 Jahren am 31. 12. 52 mit 34,1 und Ende 1962 mit 21,5 : 100 000 auf. Der Rückgang in diesen Altersstufen weist demnach in den einzelnen Bundesländern erhebliche Unterschiede auf.

Tab. 4 gibt einen Überblick über den Bestand an tuberkulöser Meningitis bei 0–10jährigen sowie über die Besetzung dieser Altersstufe in den Bundesländern außer Berlin, das andere Altersgruppen registriert.

Tabelle 4. *Bevölkerungszahlen und Bestand der 0–10jährigen Kinder mit Meningitis tuberculosa im Bundesgebiet (ohne Berlin) am 31. 12. 1962*

Land	Bevölkerung von 0–10 Jahren			davon Meningitis tuberculosa	
	männlich	weiblich	insgesamt	absolut	a. 100 000 der 0–10jährigen
Schleswig-Holstein	176 103	166 773	342 876	25	7,3
Hamburg	105 652	100 893	206 545	6	2,9
Niedersachsen	542 398	512 293	1 054 691	39	3,7
Bremen	50 306	47 325	97 631	21	21,5
Nordrhein-Westfalen	1 288 544	1 228 225	2 516 769	162	6,4
Hessen	367 477	348 878	716 355	31	4,3
Rheinland-Pfalz	302 313	287 155	589 468	45	7,6
Saarland	99 462	94 237	193 699	12	6,2
Baden-Württemberg	664 722	635 318	1 300 040	37	2,8
Bayern	786 968	749 936	1 536 904	67	4,4
insgesamt	4 383 945	4 171 033	8 554 978	445	5,2

BRÜGGER ist in Übereinstimmung mit WEINGÄRTNER aufgefallen, daß die Spätmeningitiden jetzt häufiger auftreten als früher und die alte Regel, nach der die Meningitis zum Frühstadium der Tuberkulose gehört, nicht mehr gilt.

Die *Urogenitaltuberkulose* steht an 2. Stelle aller extrapulmonalen Organtuberkulosen. Sie gehört zu den relativ späten Manifestationen und es ist deshalb zu erwarten, daß ihr Anstieg durch die Tuberkulose-Welle nach dem 2. Weltkrieg vielleicht noch fortschreiten wird, zumal die diagnostischen Untersuchungsmethoden bei dieser Erkrankungsform erheblich verbessert worden sind (KIRCHHOFF). In der Altersgruppe der 20—30jährigen sind mehr Frauen erkrankt als Männer; es dürfte sich hierbei zu einem erheblichen Teil um weibliche Genitaltuberkulosen handeln; vom 30. Lebensjahr an überwiegt die Erkrankungshäufigkeit der Männer.

1957, als die Urogenitaltuberkulose erstmals im gesamten Bundesgebiet von den sonstigen Tuberkulosen getrennt erfaßt wurde, war am Jahresende in den Fürsorgestellen der Länder einschl. Berlin (außer Baden-Württemberg) ein Bestand von 7023 Fällen (= 15,0 : 100000) gemeldet; er betraf 15,7 : 100000 Männer und 14,4 : 100000 Frauen. Bis zum 31. 12. 62 kam es im Bundesgebiet einschl. Berlin zu einem leichten Anstieg auf insgesamt 10412 Fälle (=18,2 : 100000), davon 20,4 : 100000 Männer und 16,2 : 100000 Frauen.

Bei den *sonstigen Organtuberkulosen,* zu denen vor allem Augen-, Ohren- und Nebennierenbefunde gehören, ist die Erkrankungsziffer der Frauen in allen Lebensaltern höher. Das Maximum liegt bei den 30—40jährigen Männern und Frauen. Insgesamt waren am 31. 12. 62 im Bundesgebiet einschließlich West-Berlin 13,4 : 100000 Männer und 15,5 : 100000 Frauen erkrankt. Der Gesamtbestand ist von 1957—62 von 23,0 : 100000 auf 14,5 : 100000 zurückgegangen.

b) Bestand an Personen mit inaktiver Tuberkulose

α) Inaktive Lungentuberkulose (IIa)

Die Fürsorgestellen des Bundesgebietes einschl. West-Berlin haben am 31. 12. 1962 insgesamt 643468 Personen registriert, die wegen einer *inaktiven Lungentuberkulose* in Überwachung standen. Diese Zahl dürfte sich noch um annähernd 20000 erhöhen, da von den 20 Gesundheitsämtern Schleswig-Holsteins nur 15 und von den 12 Gesundheitsämtern West-Berlins nur 7 Angaben über IIa-Fälle gemacht haben. Durch Hochrechnung ergibt sich ein Bestand von schätzungsweise 1158 auf 100000 E. oder von rund 1,2%. Die Verhältniszahlen der einzelnen Bundesländer differieren stark; die niedrigsten Werte hat das Saarland mit 791 : 100000, die höchsten Hamburg mit 1879 : 100000 E.

Die Höhe des Bestandes an inaktiven Tuberkulosen hängt naturgemäß nicht nur von der Intensität der Erfassung, sondern auch von der Dauer der fürsorgeärztlichen Überwachung ab, deren zeitliche Unterschiede durch Lebensalter, Ausgangsbefund, Beruf und andere Belastungen bestimmt werden. Durch die Berücksichtigung der individuellen Faktoren jedes einzelnen Falles sowie durch die subjektiv unterschiedlich beurteilte Aktivität oder Inaktivität der Krankheitsbilder und Notwendigkeit der Überwachungsdauer kommt es bereits innerhalb der einzelnen Bundesländer zu erheblich voneinander abweichenden Zahlenangaben, die sich jedoch bei einem fließenden biologischen Geschehen wie der Tuberkulose nicht vermeiden lassen. So hat z.B. in Bayern der Regierungsbezirk Mittelfranken mit 2240,5 : 100000 E. den höchsten und Oberbayern mit 1122,4 : 100000 E. den niedrigsten Bestand an IIa-Fällen registriert. In Baden-Württemberg weist Nordbaden 2 215,4 und Südbaden 1 212,0 inaktive Lungentuberkulosen auf 100 000 Einwohner auf. Ähnliche Unterschiede lassen sich auch in anderen Bundesländern feststellen.

Die epidemiologische Bedeutung der inaktiven Lungentuberkulosen liegt in der relativ hohen Anzahl von Fällen, die eine Verschlechterung erfahren. Nach den auf das Bundesgebiet einschl. West-Berlin hochgerechneten Zahlen von Tab. 8 ist es im Jahre 1962 bei 2617 Kranken der Gruppe IIa zu einer Reaktivierung mit Bakteriennachweis gekommen. Legt man den hochgerechneten Bestand von insgesamt 663 061 IIa-Fällen zugrunde, so haben sich davon 394,7 : 100 000 bzw. 0,4 % erheblich verschlechtert. Rechnet man 840 Verschlechterungen von IIa nach Ib dazu, dann erhöht sich die Gesamtzahl der ansteckungsfähig gewordenen Fälle mit vorher inaktiver Lungentuberkulose auf 3 457 = 521,4 : 100 000 bzw. 0,5 %. 1960 hat die Verschlechterungsquote von IIa nach Ia + b 0,7 % betragen.

Bei 7 391 Kranken, d.h. bei 1114,7 von 100 000 bzw. 1,1 % des Bestandes an IIa-Fällen ist eine aktive geschlossene Lungentuberkulose festgestellt worden. 1960 waren es noch 1,52 %.

Eine aktive extrapulmonale Tuberkulose ist bei 416 Fällen bzw. bei 62,7 : 100 000 oder 0,06 % des IIa-Bestandes nachgewiesen worden. Damit sind auf Grund der auf das gesamte Bundesgebiet hochgerechneten Werte insgesamt 11 264 d. h. 1 698,8 : 100 000 der in den Fürsorgestellen registrierten inaktiven Lungentuberkulosen innerhalb des Jahres 1962 reaktiviert. Für einen IIa-Fall beträgt die Wahrscheinlichkeit eines Rückfalles demnach 1,7 %, während sie 1960 noch 2,3 % betrug.

Ein Vergleich mit den Neuzugängen unterstreicht die wichtige Rolle, welche die inaktiven Tuberkulosen im Krankheitsgeschehen spielen:

1962 wurden 60 525 Neuzugänge mit aktiver Tuberkulose aller Formen registriert; darunter haben sich nach Angaben von 5 Statistischen Landesämtern, die auf das gesamte Bundesgebiet umgerechnet worden sind, 49 599 erstmalig Erkrankte befunden. D.h. aus einer Bevölkerung von 57 247 246 Einwohnern sind 86,6 von 100 000 neu an einer Tuberkulose erkrankt. Im gleichen Zeitraum haben sich aus einer Gruppe von insgesamt 663 061 IIa-Fällen 11 264 (= 1698,8 : 100 000) erheblich verschlechtert. Die Wahrscheinlichkeit, an einer aktiven Tuberkulose zu erkranken, ist demnach für sie 19,6 mal so hoch wie für die bisher *nicht* an Tuberkulose erkrankten Einwohner.

Es ist deshalb nach wie vor erforderlich, die inaktiven Fälle möglichst vollzählig zu erfassen und in regelmäßigen Zeitabständen zu überwachen, um sie soweit wie möglich vor Verschlechterungen zu bewahren und nicht zur Quelle neuer Infektionen werden zu lassen.

Durch Röntgenreihenuntersuchungen wurden 1962 insgesamt 34 271 inaktive Lungentuberkulosen aufgedeckt, davon waren 17 508, d.h. rund die Hälfte oder 31,3 auf 10 000 ausgewertete Aufnahmen unbekannt. Da die Ergebnisse in den einzelnen Bundesländern sehr unterschiedlich sind und z. B. in Nordrhein-Westfalen 33,1, in Baden-Württemberg 71,7 und in Bayern (mit 2. und 3. Durchgängen) 108,1 IIa-Fälle unter 10 000 Aufnahmen gefunden wurden und von Bremen gar keine Angaben vorliegen, kann angenommen werden, daß der tatsächliche Bestand erheblich über den bisher bekannt gewordenen Zahlen liegt.

Tabelle 5. *Bestand an inaktiven Lungentuberkulosen (IIa) am 31. 12. 1962 im Bundesgebiet einschl. Berlin-West*

	unter 15 Jahren männlich	unter 15 Jahren weiblich	über 15 Jahre männlich	über 15 Jahre weiblich	insgesamt	auf 10000 E.
Schleswig-Holstein	1 120	1 036	8 320	6 103	16 579 (22 105)	(940) Angaben nur von 15 statt 20 Gesundheitsämtern
Hamburg	2 714	2 161	16 564	13 267	34 706	1 879
Niedersachsen	7 843	5 252	33 646	25 992	72 733	1 080
Bremen	1 349	1 074	5 101	4 006	11 530	1 605
Nordrhein-Westfalen	–	–	–	–	138 454	855
Hessen	–	–	–	–	42 976	870
Rheinland-Pfalz	3 729	3 742	13 162	9 531	30 164	868
Baden-Württemberg	–	–	–	–	122 967	1 539
Bayern	–	–	–	–	144 991	1 490
Saarland	1 007	965	3 979	2 723	8 674	791
Berlin (West)	–	–	–	–	19 694 (33 761)	(1 553) Angaben nur von 7 statt 12 Gesundheitsämtern
Bundesgebiet einschl. Berlin	17 762	14 230	80 772	61 622	643 468 (663 061)	(1 158)

(eingeklammerte Zahlen sind hochgerechnet)

β) Inaktive extrapulmonale Tuberkulose (IIb)

Die Fürsorgestellen des Bundesgebietes einschl. West-Berlins haben am 31.12. 1962 insgesamt 44864 Überwachungsfälle mit inaktiver extrapulmonaler Tuberkulose gemeldet. (Für 1960 wurden rund 47000 Fälle errechnet). Diese Angaben sind unvollständig, da in Schleswig-Holstein und West-Berlin nicht alle Gesundheitsämter entsprechende Statistiken geführt haben. Durch Hochrechnung ergibt sich ein Bestand von schätzungsweise 45 748 bzw. 79,9 auf 100 000 E. Die tatsächlichen Werte dürften jedoch noch höher liegen, da mit Sicherheit zahlreiche IIb-Fälle nicht oder nicht mehr bekannt sind (s. Tab. 6).

Nach den vorliegenden Angaben von 9 Ländern, die auf das gesamte Bundesgebiet hochgerechnet wurden, sind 1962 108 IIb-Fälle an einer aktiven Lungentuberkulose und 832 IIb-Fälle neu an einer aktiven extrapulmonalen Tuberkulose erkrankt. Damit zeigt die Gruppe der 45 748 inaktiven extrapulmonalen Tuberkulosen eine Verschlechterungsquote von 2,1 %, die gering über der Verschlechterungstendenz der inaktiven Lungentuberkulosen liegt. Die Wahrscheinlichkeit, eine aktive Tuberkulose zu bekommen, ist für die IIb-Fälle 23,7 mal so groß wie für bisher nicht an Tuberkulose erkrankte Personen.

Insgesamt ergeben die Verschlechterungen der inaktiven Tuberkulosen in den letzten 3 Jahren folgendes Bild:

1960 IIa –	Verschlechterungen	nach	Ia–d		2,3 %
IIb –	,,	,,	,,		2,7 %
1961 IIa –	,,	,,	,,		2,3 %
IIb –	,,	,,	,,		3,2 %
1962 IIa –	,,	,,	,,		1,7 %
IIb –	,,	,,	,,		2,1 %

Der dabei auffallende Rückgang dürfte trotz errechneter Werte den tatsächlichen Verhältnissen entsprechen, weil 1962 vollständigere Unterlagen vorlagen als in den Vorjahren, so daß exaktere Zahlen errechnet werden konnten, und weil durch rund 5–6 Mill. Röntgenreihenuntersuchungen pro Jahr die Erfassung unbekannter Fälle intensiver geworden ist.

Zusammenfassung

(Bestand an Tuberkulosekranken)

Ende 1963 waren in der Bundesrepublik 285 824 Kranke mit einer aktiven Tuberkulose registriert, das sind 493,9 : 100 000 E. 75 895 davon waren ansteckungsfähige Lungentuberkulosen.

Aus dem Bestand läßt sich zwar noch ein gewisser Jugendlichengipfel bei der *endothorakalen Tuberkulose* in der Altersstufe 5–10 Jahre nachweisen, bei den Säuglingen nähern sich die Zahlen jedoch dem Nullpunkt. Vom 15. Lebensjahr ab beginnt eine Pyramide, die sich zu den höheren Altersstufen hin verbreitert; bei den Männern setzt sie sich bis zu den 60- bis 65jährigen fort, während bei den Frauen schon in der Altersstufe 30–35 Jahre der Höhepunkt erreicht ist. Mit dem Lebensalter nehmen auch die ansteckenden Tuberkulosen bei beiden Geschlechtern zu. Bei den extrapulmonalen Tuberkulosen besteht noch eine relativ hohe Beteiligung der 0–15 Jahre alten Kinder. Während der Bestand an extrapulmonalen Formen beim weiblichen Geschlecht um 15 % höher ist, überragt die Anzahl der Männer mit pulmonaler Tuberkulose die der

Tabelle 6. *Bestand an inaktiven extrapulmonalen Tuberkulosen (IIb) am 31. 12. 1962 im Bundesgebiet einschl. Berlin-West*

	unter 15 Jahren männlich	unter 15 Jahren weiblich	über 15 Jahre männlich	über 15 Jahre weiblich	insgesamt	auf 100 000 E.
Schleswig-Holstein	87	66	392	491	1 036 (1 381)	(58,7) unvollständig, da nur 15 von 20 Gesundheitsämtern Angaben gemacht haben
Hamburg	87	72	350	499	1 008	54,6
Niedersachsen	413	286	1 910	2 249	4 858	72,2
Bremen	100	111	359	484	1 054	146,7
Nordrhein-Westfalen	–	–	–	–	13 174	81,3
Hessen	–	–	–	–	4 074	82,5
Rheinland-Pfalz	644	525	1 360	1 555	4 084	117,5
Baden-Württemberg	–	–	–	–	7 714	96,5
Bayern	–	–	–	–	6 337	65,1
Saarland	58	69	294	351	772	70,4
Berlin-West	–	–	–	–	753 (1 292)	(59,4) unvollständig, da nur 7 von 12 Gesundheitsämtern Angaben gemacht haben
Bundesgebiet einschl. Berlin-West	1 389	1 129	4 665	5 629	44 864 (45 748	78,4 (79,9)

(eingeklammerte Zahlen sind hochgerechnet)

Frauen um rund das Doppelte, vor allem vom 35.–40. Lebensjahr ab. Am 31.12.1962 waren 643468 inaktive Lungentuberkulosen und 44864 inaktive Tuberkulosen anderer Organe bekannt. Da die inaktiven Fälle Jahr für Jahr eine verhältnismäßig hohe Rückfallquote aufweisen, kommt ihrer Anzahl eine epidemiologische Bedeutung zu.

Summary: Number of Tuberculosis Cases

By the end of 1963 a total of 285804 cases of active tuberculosis were registered in the Federal Republic. This equals 493.9 : 100000 inhabitants. This figure includes 75895 cases of infectious pulmonary tuberculosis.

These cases still show a certain peak in juveniles in *endothoracic tuberculosis* in the age group from 5 to 10 years, however, the figures for infants approach zero. A pyramid widening with increasing age begins as of the age of 15; in men the pyramid continues up to the age of 60–65, while in women the maximum is reached at an age of 30–35. Infectious tuberculoses also increase with age in both sexes. Extrapulmonary tuberculoses still show a comparatively high incidence in children from 0 to 15 years of age. While extrapulmonary types in women are higher only by narrow 5%, the number of men with pulmonary tuberculosis is almost twice as high as that of women, above all after the 35th–40th year of life. Approximately 643468 cases of inactive pulmonary tuberculosis and 44864 cases of inactive tuberculosis of other organs were known on December 31, 1962. Since inactive cases show a comparatively high quota of relapses every year, their number is of epidemiological significance.

Résumé: Nombre de tuberculoses

À la fin de 1963 285804 malades étaient enregistrés dans la République Fédérale pour une tuberculose active, c'est à dire 493,9 : 100000 h. 75895 de ces cas représentaient des tuberculoses pulmonaires contagieuses.

Si sur l'ensemble des tuberculoses on peut encore mettre en évidence une espèce de sommet adolescent pour la *tuberculose endothoracique* dans le groupe d'âge de 5–10 ans, les chiffres se rapprochent toutefois du zéro pour les nourrissons. A partir de la 15e année commence une pyramide qui s'élargit vers les groupes d'âge plus avancés; chez les hommes elle se prolonge jusqu'aux personnes entre 60 et 65 ans, alors que chez les femmes le maximum est déjà atteint dans les groupes d'âge compris entre 30 et 35 ans. Avec l'âge augmentent aussi les tuberculoses contagieuses dans les deux sexes. Parmi les tuberculoses extra-pulmonaires on retrouve encore une proportion relativement élevée d'enfants entre 0–15 ans. Alors que dans le sexe féminin la part des tuberculoses extra-pulmonaires n'atteint à peine 5% de plus, le nombre d'hommes atteints d'une tuberculose pulmonaire dépasse celui des femmes du double, avant tout entre la 35e et la 40e année d'âge. A la date du 31.12.1962 on connaissait environ 643468 cas de tuberculose pulmonaire inactive et 44864 cas de tuberculoses inactives d'autres organes. Comme les cas inactifs montrent chaque année un nombre relativement élevé de récidives, leur nombre a une importance épidémiologique.

Resumen: Numero de enfermos tuberculosos

A finales de 1963 estaban registrados en la República Federal 285804 enfermos de tuberculosis activa, o sea 493,9 : 100000 habitantes. 75895 de los cuales eran contagiosos.

En la relación se encuentra un máximo para la tuberculosis pulmonar en la edad infantil entre los 5–10 años, sin embargo la incidencia en los lactantes es practicamente nula. A partir de los 15 años comienza una piramide que se extiende hasta las edades avanzadas y que se prolonga en los hombres hasta los 60–65 años, mientras que en las mujeres alcanza el máximo a los 30–35 años. El numero de casos contagiosos en ambos sexos aumenta tanbien con la edad. En las formas extrapulmonares de la tuberculosis existe una participación relativamente elevada de los 0–15 años. Mientras que el numero de formas extrapulmonares en las mujeres es solamente en un 5% superior al de los hombres, el de tuberculosis pulmonares en estos sobrepasa en el doble al de aquellas, sobre todo a partir de los 35–40 años. El 31.12. 1962 estaban declarados 643 468 casos de tuberculosis pulmonar inactiva y 44 864 de tuberculosis inactiva de otros organos. Esto tiene importancia epidemiológica, ya que el numero de casos inactivos experimenta un retroceso relativamente elevado de año en año.

c) Neuzugänge der an aktiver Tuberkulose Erkrankten

Auf die Schwierigkeiten bei der zahlenmäßigen Erfassung der Neuzugänge wurde im Tuberkulose-Jahrbuch 1962 ausführlich hingewiesen. Sie würden sich in Zukunft vermindern, wenn alle Gesundheitsämter einheitlich nach der vom Deutschen Zentralkomitee bearbeiteten Neufassung der Erläuterungen zur Führung der Tuberkulosestatistik registrierten.

Tabelle 7. *Neuzugänge* [1] *der an aktiver Tuberkulose Erkrankten im Jahre 1963* nach Angaben des Statistischen Bundesamtes

Land	Tuberkulose der Atmungsorgane					Tuberkulose	
	ansteckend (offen)			nicht ansteckend (aktiv geschlossen)	insgesamt	anderer Organe	aller Formen insgesamt
	mit Bazillennachweis	ohne Bazillennachweis	insgesamt				
Schleswig-Holstein	551	250	801	1 773	2 574	420	2 994
Hamburg	451	123	574	1 470	2 044	319	2 363
Niedersachsen	1 282	416	1 698	3 760	5 458	986	6 444
Bremen	114	37	151	397	548	141	689
Nordrhein-Westfalen	3 894	723	4 617	7 436	12 053	2 282	14 335
Hessen	933	300	1 233	2 335	3 568	816	4 384
Rheinland-Pfalz	905	264	1 169	1 989	3 158	695	3 853
Baden-Württemberg	1 593	373	1 966	5 184	7 150	1 398	8 548
Bayern	2 151	397	2 548	5 127	7 675	1 238	8 913
Saarland	309	38	347	725	1 072	180	1 252
Berlin (West)	1 034	27	1 061	2 142	3 203	327	3 530
Bundesgebiet einschl. Berlin (West)	13 217	2 948	16 165	32 338	48 503	8 802	57 305
Auf 100 000 Einwohner							
Schleswig-Holstein	23,3	10,6	33,9	75,0	108,9	17,8	126,7
Hamburg	24,4	6,6	31,0	79,4	110,4	17,2	127,6
Niedersachsen	19,0	6,2	25,1	55,6	80,7	14,6	95,3
Bremen	15,8	5,1	20,9	55,0	76,0	19,5	95,5
Nordrhein-Westfalen	23,9	4,4	28,4	45,7	74,0	14,0	88,1
Hessen	18,8	6,0	24,8	47,0	71,8	16,4	88,2
Rheinland-Pfalz	25,9	7,6	33,5	56,9	90,4	19,9	110,3
Baden-Württemberg	19,7	4,6	24,4	64,3	88,6	17,3	106,0
Bayern	22,0	4,1	26,0	52,3	78,3	12,6	91,0
Saarland	28,0	3,4	31,5	65,8	97,3	16,3	113,6
Berlin (West)	47,5	1,2	48,7	98,4	147,2	15,0	162,2
Bundesgebiet einschl. Berlin (West)	23,0	5,1	28,1	56,2	84,2	15,3	99,5

[1] Nur Neuzugänge, keine Zugänge von anderen Gruppen

1963 wurden 57 305 Neuzugänge an aktiver Tuberkulose aller Formen im Bundesgebiet einschließlich Berlin (West) gemeldet. Damit ist es – wenn man die uns vorliegenden Angaben der Statistischen Landesämter zugrunde legt – gegenüber dem Vorjahr zu einem Rückgang von rund 5 % gekommen und die Erkrankungshäufigkeit entspricht nunmehr 99,5 : 100 000 E.

Diesem relativ geringen Rückgang stehen in einzelnen Bundesländern vermehrte Neuzugänge an Lungentuberkulose gegenüber. In Rheinland-Pfalz haben die offenen Lungentuberkulosen um 8,4 %, in Baden-Württemberg um 12,8 % und in Berlin um 8,3 % zugenommen. Die geschlossenen Lungentuberkulosen sind in Hessen um 1 %, in Rheinland-Pfalz um 12,7 % und in Baden-Württemberg um 4,1 % angestiegen.

Insgesamt hat sich der Rückgang der Neuzugänge im Bundesgebiet einschl. Berlin (West) in den letzten Jahren mehr und mehr verlangsamt; er betrug von 1962 auf 63 bei den ansteckungsfähigen Lungentuberkulosen 3,7 %, bei den nichtansteckenden 5,5 und bei den extrapulmonalen Tuberkulosen 7,7 %. Vergleicht man die Anzahl der Neuzugänge an Tuberkulose aller Formen von 1959–63, so ergibt sich folgendes Bild (Nach Angaben der Statistischen Landesämter):

1959	77 959 Neuzugänge	=	141,7	:	100 000 E.	
1960	70 919 „	=	127,6	:	„	Rückgang 9,0 %
1961	65 040 „	=	115,8	:	„	„ 8,3 %
1962	60 525 „	=	106,3	:	„	„ 6,9 %
1963	57 305 „	=	99,5	:	„	„ 5,3 %

Bei 16 165 (=28,1 : 100 000 E.) der Neuzugänge im Jahre 1963 handelt es sich um eine ansteckungsfähige Lungentuberkulose (Ia + Ib), 32 338 (= 56,2 : 100 000) hatten eine nichtansteckende Lungentuberkulose und 8 802 (= 15,3 : 100 000) eine extrapulmonale Tuberkulose.

Die Abweichungen einzelner Länder vom Bundesdurchschnitt sind nicht so ausgeprägt wie beim Bestand. Bei der Lungentuberkulose insgesamt (Ia – c) haben Berlin, Hamburg und Schleswig-Holstein die höchsten Erkrankungsziffern. während bei den ansteckungsfähigen Fällen (Ia + b) Berlin, Schleswig-Holstein und Rheinland-Pfalz an der Spitze aller Bundesländer liegen. Bei der extrapulmonalen Tuberkulose fällt die Erkrankungshäufigkeit in Rheinland-Pfalz und Bremen auf, während Berlin unter dem Mittelwert bleibt. Nordrhein-Westfalen, Hessen und Bayern haben bei der aktiven Tuberkulose aller Formen die niedrigsten Werte.

α) Bestätigte Neuzugänge an aktiver Lungentuberkulose (Ia – Ic)

Die Zusammensetzung der Neuzugänge nach Alter und Geschlecht wird an den Zahlen von 1962 dargestellt, die bereits in Altersgruppen gegliedert vorliegen.

1962 wurden in den Fürsorgestellen des Bundesgebietes einschließlich Berlin (West) 60 525 Neuzugänge an *aktiver Tuberkulose aller Formen* registriert [1]), wobei – wie im Bestand – die Erkrankungshäufigkeit der Männer mit 133,2 : 100 000 die

1) Bremen nur Ersterkrankungen ohne Wiedererkrankte und Zuzüge;
Nordrhein-Westfalen Erst- und Wiedererkrankungen sowie Diagnosenübergänge, jedoch ohne Zuzüge.

der Frauen mit 75,9 : 100 000 erheblich übersteigt. Bei der Lungentuberkulose (Ia–c) wird die höhere Morbidität der Männer durch ein Verhältnis der Erkrankungsziffern von 1,99 : 1,0 ausgedrückt. Mit extrapulmonaler Tuberkulose wurden mehr Frauen als Männer gemeldet. Es ist zu beachten, daß die Aufgliederung der Neuzugänge nach Geschlecht ohne die 0–15jährigen in Bayern berechnet werden mußte, die dort nicht in männlich und weiblich getrennt geführt werden.

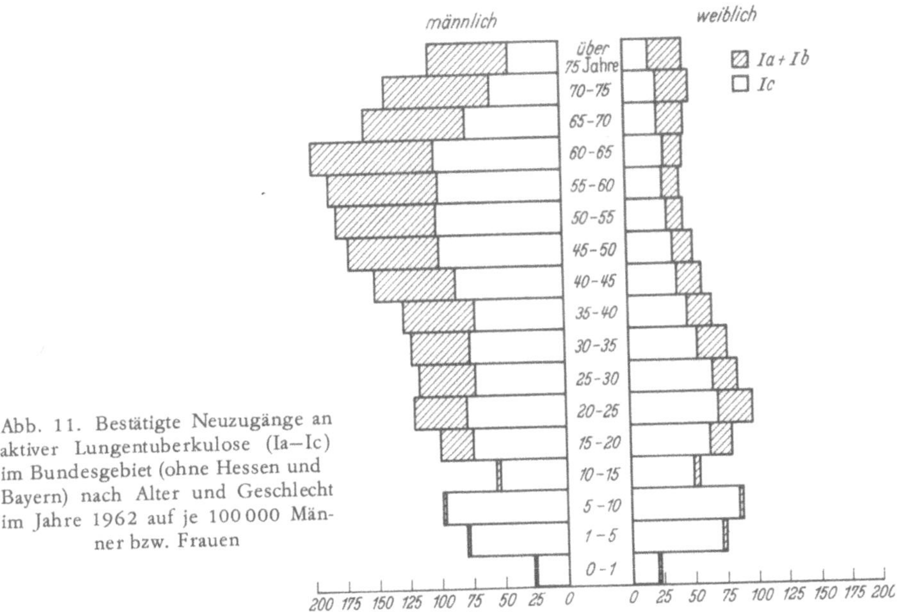

Abb. 11. Bestätigte Neuzugänge an aktiver Lungentuberkulose (Ia–Ic) im Bundesgebiet (ohne Hessen und Bayern) nach Alter und Geschlecht im Jahre 1962 auf je 100 000 Männer bzw. Frauen

In Abb. 11, 12 und 13 sind die Neuzugänge der Länder mit alters- und geschlechtsgegliederter Statistik zusammengefaßt. Ohne Hessen und Bayern, die anders registrieren, handelt es sich dabei um 9 Bundesländer mit insgesamt 42 377 700 Einwohnern, so daß die Angaben als repräsentativ für das Bundesgebiet angesehen werden können.

In Abb. 11 wird die Alters- und Geschlechtsgliederung der Neuzugänge an *aktiver Lungentuberkulose* dargestellt. Dabei fällt in Übereinstimmung mit den Bestandszahlen ein erster Gipfel bei den 5–10jährigen auf, der fast völlig zu Lasten der Ic-Fälle geht. Bis zur Altersgruppe der 15–20jährigen ist die Erkrankungshäufigkeit bei beiden Geschlechtern annähernd gleich; dann kommt es zu einem starken Überwiegen bei den Männern. Ihre Erkrankungskurve steigt langsam bis zur Altersgruppe der 35–40jährigen an, zeigt vom 40. Lebensjahr ab einen rascheren Zuwachs und erreicht bei stetiger Zunahme der ansteckungsfähigen Fälle ihr Maximum in der Altersstufe 60–65. Bei den Frauen liegt der Höchstwert bereits bei den 20–25jährigen; dann sinkt die Erkrankungskurve allmählich bis zur Gruppe der 55–60 Jahre alten ab und zeigt im höheren Lebensalter nochmals einen geringfügigen, aber doch deutlich feststellbaren Anstieg, der auch hier ausschließlich durch die Zunahme ansteckungsfähiger Fälle bedingt wird. Die offene Lungentuberkulose hat demnach – wie auch bereits am Bestand gezeigt werden konnte – wachsende Bedeutung für das höhere Lebensalter bekommen.

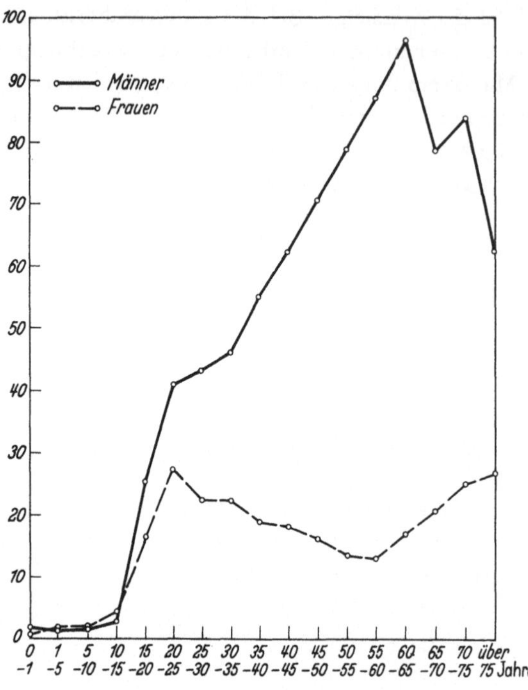

Abb. 12. Bestätigte Neuzugänge an Personen mit ansteckungsfähiger Lungentuberkulose (Ia + Ib) im Jahre 1962 im Bundesgebiet (ohne Hessen und Bayern) auf je 100 000 Männer bzw. Frauen

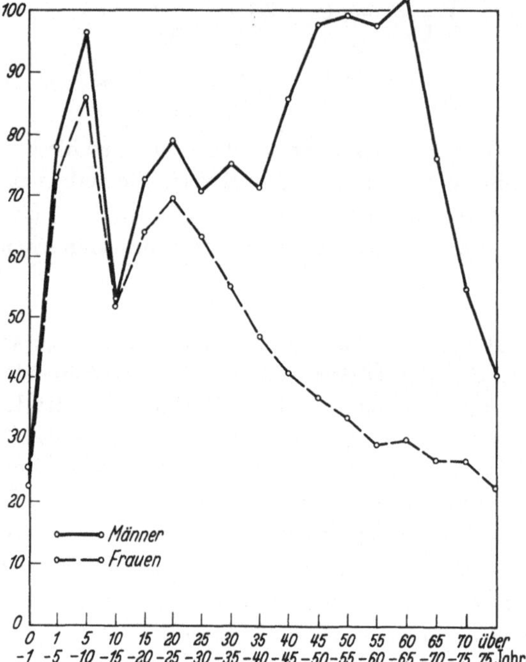

Abb. 13. Bestätigte Neuzugänge an Personen mit nicht ansteckender Lungentuberkulose (Ic) im Jahre 1962 im Bundesgebiet (ohne Hessen und Bayern) auf je 100 000 Männer bzw. Frauen

Nach Angaben der Statistischen Landesämter wurden in der Bundesrepublik einschl. West-Berlin 16 778 Neuzugänge an *ansteckungsfähigen Lungentuberkulosen* d. h. 13 682 Ia- und 3 096 Ib-Fälle, verzeichnet. Die Morbiditätsziffer betrug für Männer

36,9 : 100 000 (Ia) und 8,2 : 100 000 (Ib), für Frauen 12,5 : 100 000 (Ia) und 3,0 : 100 000 (Ib).

Abb. 12 zeigt, daß die Erkrankungshäufigkeit der Kinder unter 15 Jahren an ansteckungsfähiger Lungentuberkulose mit insgesamt 238 Fällen nur noch eine geringe Rolle spielt. Der Anteil beider Geschlechter ist zunächst annähernd gleich und geht erst vom 25. Lebensjahr ab stark auseinander: die Kurve der Männer steigt steil und gleichmäßig bis zum Höchstwert bei den 60–65jährigen und sinkt unter Bildung eines kleineren Zwischengipfels in der Altersstufe 70–75 nach unten ab. Bei den Frauen liegt das Maximum bereits zwischen dem 20. und 25. Lebensjahr. Die Kurve fällt dann allmählich bis zu den 55–60jährigen ab. Nach erneutem Anstieg ab 60 Jahren erreicht sie bei den über 75 Jahre alten fast wieder ihren Höchstwert. Die meisten Neuzugänge an ansteckungsfähiger Lungentuberkulose, d.h. 81,9% der Männer und 80,8% der Frauen, gehören zu den Ia-Fällen.

Die Neuzugänge an *nichtansteckender Lungentuberkulose* während des Jahres 1962 sind in Abb. 13 dargestellt. Es wurden insgesamt 34 209 Ic-Fälle mit einer Erkrankungshäufigkeit von 72,5 : 100 000 für Männer und 43,5 : 100 000 für Frauen gemeldet. Die Neuzugänge bei den Kindern unter 15 Jahren sind mit 69,4 : 100 000 immer noch verhältnismäßig hoch und erreichen bei den 5–10jährigen Knaben einen Höchstwert, der danach nur noch von den 60–65 Jahre alten Männern übertroffen wird. Das Maximum an Neuzugängen stellen die 45–65jährigen Männer, danach sinkt die Kurve steil nach unten ab. Der Häufigkeitsgipfel der 5–10jährigen Mädchen liegt über den Werten aller anderen weiblichen Altersgruppen. Bei den Frauen beginnt ein kontinuierlich abfallender Verlauf bereits bei 20–25 Jahren. Vergleicht man die Neuzugangskurven von ansteckender und nicht ansteckender Lungentuberkulose, so fällt vor allem die höhere Erkrankungshäufigkeit an Ic-Fällen in der ersten Lebenshälfte auf.

β) Bestätigte Neuzugänge an aktiver extrapulmonaler Tuberkulose (Id)

Abb. 14 zeigt die Gliederung der Neuzugänge an extrapulmonaler Tuberkulose im Jahre 1962 nach Alter und Geschlecht. Während bei den Kindern und Jugendlichen unter 15 Jahren der Anteil beider Geschlechter gleich ist, nimmt vom 15. Lebensjahr an die Erkrankungshäufigkeit der Frauen stärker zu als die der Männer und ist in der Altersgruppe der 30–35jährigen mit 23,8 Neuzugängen auf 100 000 Männer und 31,6 : 100 000 gleichaltrige Frauen am ausgeprägtesten. Dann kommt es rasch zu einem Ausgleich; bei den 35–40 Jahre alten wurden je 26 Neuzugänge auf 100 000 Männer bzw. Frauen gemeldet. Bis zur Altersgruppe 55–60 liegen die Relativwerte bei den Männern etwas höher als bei den Frauen und vom 60. Lebensjahr ab bis ins Greisenalter ist es umgekehrt.

Die Verteilung der Neuzugänge auf die einzelnen Organlokalisationen zeigt bis auf geringe Abweichungen die gleichen Verhältnisse wie beim Bestand, siehe Abb. 15.

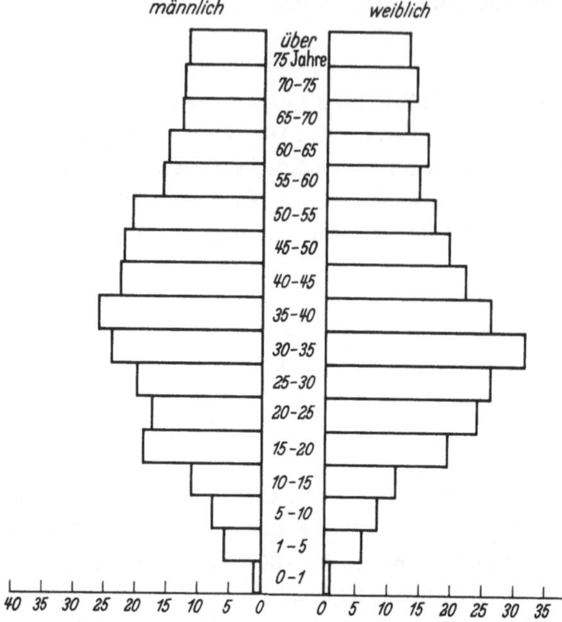

Abb. 14. Bestätigte Neuzugänge an aktiver extrapulmonaler Tuberkulose (Id) im Bundesgebiet einschl. Berlin nach Alter und Geschlecht im Jahre 1962 auf je 100 000 Männer und Frauen derselben Altersgruppe. (ohne Hessen und Bayern)

Der relativ hohe Anteil der 30—40jährigen Männer an den Knochentuberkulosen fällt bei den Neuzugängen besonders auf. Die peripheren Lymphknotentuberkulosen der über 70 Jahre alten Frauen nehmen offensichtlich weiter zu. Die Neuzugänge betragen bei ihnen etwa das 3½fache von den Werten der gleichaltrigen Männer; beim Bestand stehen die Zahlen im Verhältnis 3 : 1. Bei den Neuzugängen an Meningitis fallen die Erkrankungen von 7 Männern über 70 Jahre auf. Die Neuzugänge der 0—10jährigen an Urogenitaltuberkulose weichen erheblich von den Bestandszahlen ab: Dem Bestand von 34 Knaben und 18 Mädchen stehen 1 männlicher Neuzugang und 6 weibliche Neuzugänge gegenüber. Doch ist die Anzahl zu gering, um irgendwelche Schlüsse zu gestatten. In den höheren Altersgruppen entsprechen die Werte der Neuzugänge denen des Bestandes.

Die Häufigkeitsgipfel der Neuzugänge haben sich bei fast allen Organlokalisationen in den letzten 3 Jahren um mindestens 1 Altersgruppe nach oben verschoben.

Insgesamt wurden 1962 nach Angaben der Statistischen Landesämter 9 538, (d. h. 16,7 : 100 000 E.) Neuzugänge an extrapulmonaler Tuberkulose registriert.

Zusammenfassung

(Neuzugänge an aktiver Tuberkulose)

1963 wurden im Bundesgebiet einschl. Berlin (West) 57 305 Neuzugänge an aktiver Tuberkulose aller Formen, d. h. 99,5 : 100 000 E., registriert. Bei 16 165 Kranken (28,1 : 100 000 E.) handelte es sich um eine ansteckungsfähige Lungentuberkulose, bei 32 338 (56,2 : 100 000 E.) um eine nichtansteckende Lungentuberkulose und bei 8 802 (15,3 : 100 000 E.) um eine extrapulmonale Tuberkulose. Insgesamt wurden rund 5 % weniger Fälle als im Vorjahr gemeldet; der Rückgang hat sich damit weiter verlangsamt. Das Bild der Neuzugänge entspricht in etwa dem des Bestandes mit Ausnahme der geschlossenen endothorakalen Tuberkulose (Ic), wo der Jugendlichengipfel bei den Neuzugängen besonders deutlich ausgeprägt ist. Auch bei den Neuzugängen fällt die Verschiebung in höhere Altersstufen auf.

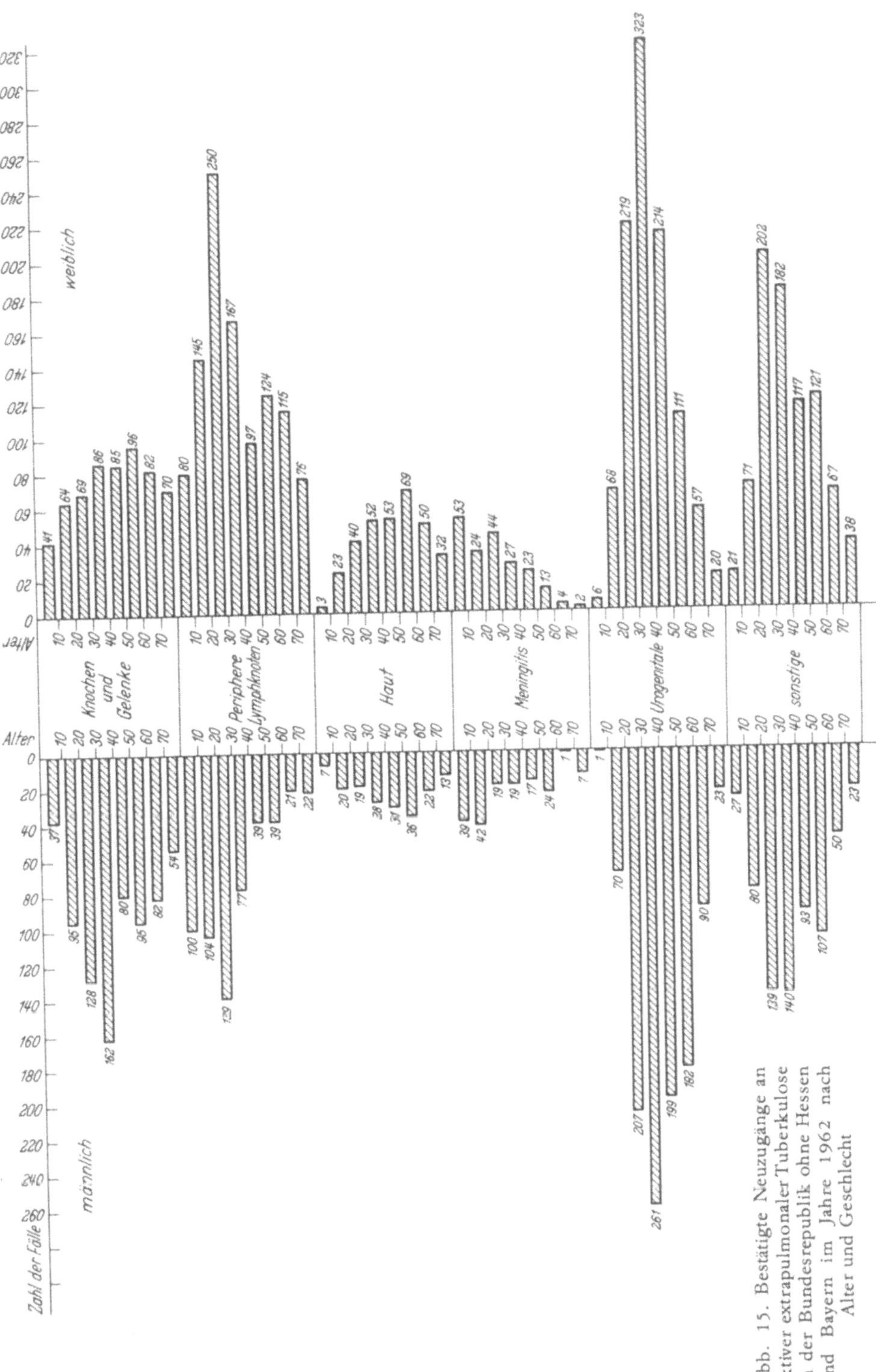

Abb. 15. Bestätigte Neuzugänge an aktiver extrapulmonaler Tuberkulose in der Bundesrepublik ohne Hessen und Bayern im Jahre 1962 nach Alter und Geschlecht

Summary: New Cases of active Tuberculosis

57 305 new cases of active tuberculosis of all types were registered in the Federal Republic including Berlin (West) during 1963, which equals 99.5 : 100 000 inhabitants. This includes 16 165 (28.1 : 100 000 inhabitants) cases of infectious pulmonary tuberculosis, 32 338 (56.2 : 100 000 inhabitants) cases of non-infectious pulmonary tuberculosis, and 8 802 (15.3 : 100 000 inhabitants) cases of extrapulmonary tuberculosis. This constitutes an overall decrease about 5 % as compared to the previous year, showing a further retardation in regression. The new cases present approximately the same aspect of distribution as the old cases, except for closed andothoracic tuberculosis (Ic), which shows a particularly distinct peak in juveniles among the new cases. The shift towards higher age groups is also remarkable among the new cases.

Résumé: Nouveaux cas de tuberculose active

Au cours de l'année 1963 on a enregistré sur le territoire fédéral y compris Berlin (Ouest) 57 305 cas nouveaux de tuberculose active, c'est à dire 99,5 : 100 000 h. (tuberculoses de toutes formes). Chez 16 165 (28,1 : 100 000 h.) il s'agissait d'une tuberculose pulmonaire contagieuse, chez 32 338 (57,6 : 100 000 h.) d'une tuberculose pulmonaire non contagieuse et chez 8 802 (15,3 : 100 000 h.) d'une tuberculose extrapulmonaire. En tout 5 % ont été enregistrés de moins par rapport à l'année précédente; ceci constitue un nouveau ralentissement de la récession. L'ensemble des cas nouveaux correspond à peu près à la distribution des cas connus à l'exception de la tuberculose endothoracique fermée (Ic) où le sommet des adolescents est particulièrement prononcé chez les cas nouveaux. Chez les cas nouveaux on rencontre aussi un net déplacement vers les groupes d'âge avancé.

Resumen: Casos nuevos de tuberculosis activa

En 1963 fueron registrados en la República Federal (incluido el Berlin Occidental) 57 305 nuevos enfermos de tuberculosis activa en todas sus formas, o sea 99,5 : 100 000 hab. En 16 165 enfermos (28,1 : 100 000 hab.) se trataba de una tuberculosis pulmonar contagiosa, en 32 338 (56,2 : 100 000 h.) de una tuberculosis pulmonar cerrada y en 8 802 (15,3 : 100 000 h.) de una tuberculosis extrapulmonar. En conjunto fueron registrados 5 % menos que en el año anterior, la regresión de casos nuevos por consiguiente ha disminuido. El cuadro de los enfermos nuevos corresponde aproximadamente al de los existentes, con la excepción de las tuberculosis intratoracales cerradas (Ic), donde existe una marcada incidencia en los jovenes. Tambien en los casos nuevos destaca el deslizamiento a las edades avanzadas.

d) Übergangsfälle aus anderen statistischen Gruppen (transitive Fälle)

Eine sachgerechte Beurteilung der Tuberkulose-Situation und der epidemiologischen Entwicklung ist nur möglich, wenn außer der Anzahl von Bestand und Neuzugängen die Verschiebungen zwischen den Diagnose-Gruppen, d. h. die Übergangsfälle, berücksichtigt werden. Sie sind an dem dynamischen Geschehen innerhalb des Bestandes beteiligt, der sich aus Neu- und Wiedererkrankungen, Besserungen und Verschlechterungen, Ausscheiden aus der Überwachung durch Ausheilung, vorzeitiges Entweichen oder Tod zusammensetzt und dadurch ständigen

Veränderungen unterworfen ist. Während die statistische Erfassung von Bestand und Neuzugängen ausschließlich quantitative Bewertungen gestattet, bringt das von BLITTERSDORF (Tuberkulosearzt 3, (1949) 13) erarbeitete Schema verlaufsmäßige, d. h. qualitative Änderungen zum Ausdruck und ist damit ein Fortschritt in Richtung auf die auch vom Deutschen Zentralkomitee angestrebte klinisch-epidemiologische Betrachtungsweise. Weitere Aufschlüsse würde eine Altersgliederung der Übergangsfälle ermöglichen, die vielleicht in kleinem Rahmen durchführbar und wünschenswert ist, damit entsprechende Rückschlüsse auf größere Gruppen gezogen werden können.

In Tab. 8 sind die Diagnosenübergänge nach dem Schema von Blittersdorf im Jahre 1962 dargestellt. Ihr liegen die statistischen Angaben von 9 Bundesländern mit 44041551 Einwohnern (ohne Rheinland-Pfalz und Bayern) zugrunde, die auf die Gesamtbevölkerung der Bundesrepublik umgerechnet wurden. Danach ist es aus den Gruppen Ic – IIb zu 11034 Verschlechterungen im Sinne einer ansteckungsfähigen Lungentuberkulose (Ia + Ib) und zu 457 Übergängen aus den Gruppen IIc – III nach Ia + Ib gekommen, wobei berücksichtigt werden muß, daß es sich bei letzteren klinisch und dementsprechend auch statistisch um Neuerkrankungen handelt, da IIc – III nicht tuberkulosekranke Personen umfassen. Der Bestand an Ia + Ib-Fällen setzte sich demnach 1962 zu 21 % aus Neuzugängen, zu 14 % aus Übergangsfällen bzw. Verschlechterungen und zu 65 % aus „altem" Bestand zusammen. Der größte Teil der Übergangsfälle stammte aus der Gruppe Ic; insgesamt 4,1 % des Bestandes an geschlossenen Lungentuberkulosen sind 1962 ansteckungsfähig geworden.

Die Gruppe Ic weist die meisten Besserungen und Verschlechterungen und damit die umfangreichsten Veränderungen auf. 1962 haben sich 7597 Id – IIb-Fälle zu einer aktiven nichtansteckenden Lungentuberkulose verschlechtert; bei 2359 exponierten und exponiert gewesenen Personen, unentschiedenen Diagnosen und nichttuberkulösen Erkrankungen der Atmungsorgane wurde eine geschlossene Lungentuberkulose nachgewiesen. Den größten Anteil an den Verschlechterungen stellten dabei die inaktiven Lungentuberkulosen; andererseits sind 20 377 Diagnosenübergänge im Sinne einer Besserung von Ia+Ib nach Ic erfolgt. Im Bestand von 180603 geschlossenen Lungentuberkulosen waren demnach 19 % Neuzugänge, 4,2 % Verschlechterungen und 1,3 % Übergänge aus den Gruppen IIc – III sowie 11 % Besserungen von ansteckungsfähigen Lungentuberkulosen enthalten; d. h. den 19 % Neuzugängen standen insgesamt 16,5 % Diagnoseübergänge gegenüber. 64,5 % waren „alter" Bestand.

416 IIa- und 832 IIb-Fälle haben sich 1962 zu einer aktiven extrapulmonalen Tuberkulose verschlechtert; außerdem sind 166 IIc – III-Fälle an einer extrapulmonalen Tuberkulose erkrankt. Sie machen zusammen 3,2 % des Id-Bestandes aus, während die Neuzugänge 22 % betragen. Auf den „alten" Bestand entfallen demnach rund 75 %. 8576, d.h. 19,5 % des Bestandes konnten im gleichen Zeitraum als gebessert in die Gruppe der inaktiven extrapulmonalen Tuberkulosen umgeschrieben werden.

Insgesamt wurden 82757 Besserungen, 21508 Verschlechterungen und 3898 Erkrankungen von Exponierten, unentschiedenen und nichttuberkulösen Fällen registriert. 1364 Befunde, die zunächst als aktiv oder inaktiv tuberkulös angesehen wurden, konnten in die Gruppen IIc – III abgeschrieben werden.

Tabelle 8. *Blittersdorfsches Schema der Diagnosenübergänge im Jahre 1962**)

nach \ von	Ia	Ib	Ic	Id	IIa	IIb	IIc	IId	III	Summe	Verschlechterungen	Diagnosenübergänge von IIc-III nach Ia–IIb	Besserungen
Ia		1629	5801	69	2617	19	120	86	138	10479	10135	344	–
Ib	X		1660	22	840	6	40	39	34	2641	2528	113	–
Ic	15434	4943		123	7391	83	1331	582	446	30333	7597	2359	20377
Id	X	X	165		416	832	74	57	35	1579	1248	166	–
IIa	X	X	53804	X		X	X	890	X	54694	–	890	53804
IIb	X	X	X	8576	X		X	26	X	8602	–	26	8576
IIc	X	X	X	X	X	X		178	195	373			
IId	10	12	68	X	83	X	172		58	403			
III	64	49	642	69	342	25	181	751		2123			
Summe	15508	6633	62140	8859	11689	965	1918	2609	906	111227	21508	3898	82757

*) Auf die Bevölkerung der Bundesrepublik umgerechnete Angaben von 9 Bundesländern.

Der prozentuale Anteil der Verschlechterungen an den Gesamtzugängen zu den einzelnen Diagnosegruppen ist in den letzten Jahren nur wenig zurückgegangen. Während die nach Ia+Ib umgeschriebenen inaktiven Tuberkulosen (IIa und IIb) 1957 noch 13,5 % der Gesamtzugänge an ansteckungsfähigen Lungentuberkulosen betrugen, waren sie 1962 mit etwa 12,3 % beteiligt. Bei den Ic-Fällen ist es in den letzten fünf Jahren zu einem Rückgang der Verschlechterungen von 12,2 auf 11,6 % und bei den extrapulmonalen Tuberkulosen (Id) von 13,3 auf 11,2 % der Gesamtzugänge gekommen.

Auf die Verschlechterungsquoten der inaktiven Tuberkulosen wurde S. 38 ff. hingewiesen.

Zusammenfassung

(Übergangsfälle aus anderen statistischen Gruppen)

Die Berücksichtigung der Übergangsfälle aus anderen statistischen Gruppen ist neben den Angaben über Neuzugänge und Bestand für die epidemiologische Beurteilung der Tuberkulose unerläßlich. Nach Umrechnung der Zahlen von 9 Bundesländern auf die Gesamtbevölkerung der Bundesrepublik haben 1962 11 034 Verschlechterungen aus den Gruppen Ic – IIb und 457 Erkrankungen Exponierter, unentschiedener und nichttuberkulöser Fälle zu einer ansteckungsfähigen Lungentuberkulose (Ia + Ib) geführt. Am Bestand der geschlossenen Lungentuberkulose sind insgesamt 9 956 und am Bestand der extrapulmonalen Tuberkulose 1 414 Verschlechterungen von IIa und IIb und Diagnosenübergänge von IIc–III beteiligt. Andererseits sind 20 377 Besserungen ansteckungsfähiger Lungentuberkulosen nach Ic registriert worden.

Summary: Transition Cases from other statistical Groups

Beside the data on newly reported and known cases, it is indispensable for the epidemiological assessment of tuberculosis to consider transition cases from other statistical groups. According to the conversion of the figures of 9 federal states (Länder) to the total population of the Federal Republic, 11 034 deteriorated cases from groups Ic–IIb and 437 new cases of exposed, nonconfirmed and non-tuberculous cases led to infectious pulmonary tuberculosis (Ia and Ib). 9 956 deteriorations from IIa and IIb and transitions of diagnosis from IIc – III are included in the known cases of closed pulmonary tuberculosis and 1 414 of them are included in the known extrapulmonary cases. On the other hand, 20 377 improved cases of infectious pulmonary tuberculosis were registered in Ic.

Résumé: Cas de transition à partir d'autres groupes statistiques

Pour l'évaluation épidémiologique de la tuberculose il est indispensable de tenir compte des cas de transition à partir d'autres groupes statistiques à côté des indications sur les cas nouveaux et les tuberculoses connues. Après transposition des chiffres provenant de 9 pays fédéraux sur la totalité de la population de la République Fédérale on constate qu'en 1962 11 034 aggravations des groupes Ic–IIb et 457 affections de personnes exposées, non déterminées et non tuberculeuses ont conduit à une tuberculose pulmonaire contagieuse (Ia + Ib). L'ensemble des tuberculoses pulmonaires fermées compte en tout 9 956 et l'ensemble des tuberculoses extrapulmonaires 1 414 aggravations de IIa et IIb et transitions de diagnostic de IIc–III. D'autre part on a enregistré 20 377 améliorations de tuberculoses pulmonaires contagieuses après un stade Ic.

Resumen: Casos de transición de otros grupos estadísticos

La consideración de los casos de transición de otros grupos estadisticos es indispensable, al lado de los datos sobre casos nuevos y antiguos, para el dictamen epidemiológico de la tuberculosis. Segun calculo de las cifras de 9 territorios federales sobre la población total de la República Federal, en 1962 se habian producido 11 034 empeoramientos en los grupos Ic–IIb y 457 casos de expuestos no tuberculosos habian conducido a una tuberculosis pulmonar contagiosa (Ia + Ib). En los casos de tuberculosis pulmonar cerrada han participado 9 956 agravamientos de IIa y IIb y cambios de diagnostico de IIc–III. En los casos de tuberculosis extrapulmonar han participado 1 414 agravamientos y cambios de diagnostico de IIc–III. Por otra parte se han registrado 20 377 mejorias de tuberculosis pulmonar abierta a Ic.

e) Exponierte und exponiert gewesene Personen (IIc)

In den Fürsorgestellen der 11 Bundesländer wurden 1962 518 161 infektionsgefährdete Personen aus der Umgebung von Offentuberkulösen registriert. Da in Schleswig-Holstein nur 15 von 20 und in Berlin nur 7 von 12 Gesundheitsämtern entsprechende Angaben gemacht haben, dürfte sich diese Anzahl durch Hochrechnung noch um 16 227 auf schätzungsweise 534 388 erhöhen. Der Bundesmittelwert liegt dann bei 933 auf 100 000 E.; er wird von den Stadtstaaten, in denen bei im allgemeinen höherer Tuberkulose-Morbidität bessere Möglichkeiten für genaue Umgebungsuntersuchungen bestehen als in den Flächenstaaten, am höchsten überschritten. Die niedrigste Anzahl von Exponierten hat Hessen mit 508 : 100 000 E, siehe Tab. 9.

In den 5 Bundesländern, die eine Altersgliederung der IIc-Fälle vorgenommen haben, beträgt der Anteil der Kinder unter 15 Jahren insgesamt 35 %. (Anteil der 0–15jährigen an der Gesamtbevölkerung am 31. 12. 62 = 28 %). Die hohe Quote jugendlicher Exponierter dürfte dadurch bedingt sein, daß ein Teil der Offentuberkulösen in Familien mit Kindern lebt, die besonders sorgfältig erfaßt und auch nach Wegfall der Infektionsquelle noch längere Zeit überwacht werden. Wie ja überhaupt die Höhe des IIc-Bestandes abhängig ist von der Intensität der Umgebungsuntersuchungen, dem Personalbestand bei den Gesundheitsämtern und der Dauer der Überwachungszeit.

Die Erläuterungen zur Führung der Tuberkulosestatistik in den Gesundheitsämtern, deren Neufassung z. Zt. in Bearbeitung ist, unterscheiden eine Gefährdung innerhalb einer Wohngemeinschaft durch Familienmitglieder oder Mitbewohner, besonders für Kinder; außerhalb der Wohngemeinschaft durch Verwandte (Großeltern), Freunde und Bekannte (Verlobte), am Arbeitsplatz, in der Schule und anderen Einrichtungen für die Betreuung von Kindern und Jugendlichen (BSeuchG §§ 47 u. 48) und durch Kontakt mit tuberkulösen Tieren.

Nach dem Blittersdorfschen Schema (siehe Tab. 8) sind 1962 1565 Exponierte und exponiert Gewesene, d.h. 292,9 : 100000 IIc-Fälle, an einer aktiven Tuberkulose erkrankt. Im gleichen Zeitraum wurden 60 525 (d.h. 106,3 : 100 000 E.) Neuzugänge an aktiver Tuberkulose gemeldet, so daß sich für die IIc-Fälle eine 2,8 mal höhere Erkrankungshäufigkeit ergibt als für die Gesamtbevölkerung. Wenn man jedoch berücksichtigt, daß es sich auf Grund der Angaben von 5 Bundesländern nur bei rund 82 % der Neuzugänge um Ersterkrankungen gehandelt hat,

Tabelle 9. *Exponierte und exponiert gewesene Personen (IIc) in der Bundesrepublik 1962*
(nach den Länderstatistiken)

	unter 15 Jahren männlich	unter 15 Jahren weiblich	unter 15 Jahren insgesamt	a. 100000 E. unter 15 Jahren	über 15 Jahre männlich	über 15 Jahre weiblich	über 15 Jahre insgesamt	a.100000 E. über 15 Jahre	IIc-Fälle insgesamt	auf 100000 E.
Schleswig-Holstein *)	1709	1586	3295	655	3827	4462	8289	448	11584	493
Hamburg	3291	3213	6504	2160	10692	13464	24156	1562	30660	1660
Niedersachsen	16134	10764	26898	1744	18322	23927	42249	814	69147	1027
Bremen	1539	1234	2773	1967	3204	3087	6291	1090	9064	1262
Nordrhein-Westfalen	–	–	–	–	–	–	–	–	141047	871
Hessen	–	–	–	–	–	–	–	–	25071	508
Rheinland-Pfalz	7401	7398	14799	1728	7583	11788	19371	740	34170	983
Baden-Württemberg	–	–	–	–	–	–	–	–	73297	917
Bayern	–	–	–	–	–	–	–	–	100638	1034
Saarland	900	916	1816	646	1653	2701	4354	534	6170	563
Berlin**)	–	–	–	–	–	–	–	–	17313	796
Bundesrepublik	30974	25111	56085	1547	45281	59429	104710	831	518161	905

*) Zahlen unvollständig, da nur 15 von 20 Gesundheitsämtern Angaben machten
**) „ „ „ „ 7 „ 12 „ „ „

dann ist das Erkrankungsrisiko der Umgebungsgefährdeten sogar 3,3mal so hoch wie das der Allgemeinheit. Gegenüber dem Vorjahr ist es – wahrscheinlich durch die intensivere Erfassung und Überwachung, die auch in den lückenloseren Zahlenangaben der Bundesländer zum Ausdruck kommt – um etwa 28% gesunken.

Zusammenfassung

(Exponierte und exponiert gewesene Personen)

1962 wurden etwa 534388 exponierte und exponiert gewesene Personen (933 : 100000 E.) in den Fürsorgestellen des Bundesgebietes einschl. West-Berlin überwacht; etwa 35% davon waren Kinder unter 15 Jahren.

1565 (= 292,9 : 100000) der Umgebungsgefährdeten sind an einer aktiven Tuberkulose erkrankt. Das Erkrankungsrisiko ist für sie demnach etwa 3,3mal so hoch wie für die übrige Bevölkerung.

Summary: Exposed and previously exposed Persons

During 1962, approximately 534388 exposed and previously exposed persons (933 : 100000 inhabitants) were controlled by the Public Health Service of the Federal Republic and West-Berlin, including approximately 35% children under the age of 15.

Active tuberculosis was found in 1565 (= 292.9 : 100000) contacts. Accordingly, the tuberculosis hazard for contacts is approximately 3.3 times as high as for the remainder of the population.

Résumé: Personnes exposées ou ayant été exposées

En 1962 environ 534388 personnes exposées ou ayant été exposées (933 : 100000 h.) ont été surveillées par les dispensaires du territoire fédéral y compris Berlin-Ouest; environ 35% de ces personnes étaient des enfants en-dessous de 15 ans.

1565 (=292,9 : 100000 h.) des personnes menacées par leur entourage ont été atteintes d'une tuberculose active. Le risque de morbidité est donc pour ces personnes 3,3 fois plus élevé que pour le reste de la population.

Resumen: Personas sometidas al contagio

En 1962 fueron reconocidas 534388 personas que estaban o habian sido expuestas al contagio (933 : 100000 h.) en los dispensarios de asistencia social de la República Federal (incluido el Berlin Occidental); aproximadamente 35% de las cuales eran niños menores de 15 años.

1565 (= 292,9 : 100000 h.) habian enfermado de una tuberculosis activa. El peligro de contagio es por consiguiente 3,3 veces mas elevado que para el resto de la población.

3. Tuberkulose-Mortalität

a) Tuberkulose-Sterbefälle und Sterbeziffern

Im Jahre 1963 sind im Bundesgebiet einschl. West-Berlin 8239 Personen an Tuberkulose aller Formen gestorben, d.h. 14,3 : 100000 E. Damit ist es nach dem 2. Weltkrieg erstmalig wieder zu einer geringfügigen Sterblichkeitszunahme von

234 Fällen absolut oder 0,2 : 100 000 E. innerhalb eines Jahres gekommen, nachdem bereits seit 1959 nur noch ein Rückgang von insgesamt 2,3 : 100 000 E. zu beobachten war.

Die Sterbefälle betrafen 6 235 Männer (= 22,9 : 100 000) mit einer Zunahme von 202 Fällen bzw. 0,4 : 100 000 und 2 004 Frauen (= 6,6 : 100 000) mit einer Zunahme von 32 Fällen (bei relativ gleich gebliebener Sterbeziffer). Die Sterblichkeit ist demnach beim männlichen Geschlecht 3,5mal größer als beim weiblichen; sie wird zu 94 % durch die Lungentuberkulose verursacht, denn nur 492 Personen (0,9 : 100 000 E.) verstarben an extrapulmonaler Tuberkulose (1962 = 578 bzw. 1,0 : 100 000 E.).

In West-Berlin liegt die Sterblichkeit an Tuberkulose mit 25,2 : 100 000 E. auf Grund der überalterten Bevölkerung an der Spitze aller Bundesländer. Damit setzt sich dort ein Anstieg fort, der bei der Tuberkulose-Sterblichkeit insgesamt seit 1961 zu beobachten ist, in den Altersgruppen der 45–50- und 70–75jährigen Männer aber schon seit 1959 bzw. 1958 in Erscheinung tritt. Bei den Frauen im höheren Lebensalter ist die kontinuierliche Zunahme während der letzten Jahre nicht so deutlich ausgeprägt. Siehe Tab. 10. –

Tabelle 10. *Tuberkulose-Sterblichkeit der 45– über 75jährigen Männer und Frauen in Berlin-West von 1953–1962 auf 100 000 E.*

	45 – 50		50 – 55		55 – 60		60 – 65		65 – 70		70 – 75		0–75 und älter insgesamt	
	m	w	m	w	m	w	m	w	m	w	m	w	m	w
1953	55,7	17,3	84,4	10,6	100,6	14,5	106,8	21,0	123,1	35,7	112,5	33,6	51,6	18,7
1954	42,7	11,5	76,5	12,4	91,8	14,4	123,7	13,9	140,6	30,2	127,7	31,2	50,9	16,8
1955	48,7	15,5	76,1	14,8	86,9	16,2	122,3	19,6	147,8	29,2	152,7	33,3	56,7	17,7
1956	44,3	14,0	62,3	9,2	80,4	11,6	115,5	13,2	114,6	27,8	140,8	33,9	48,7	15,6
1957	36,3	15,8	57,8	10,7	77,2	15,0	108,2	18,7	76,9	20,9	110,3	23,9	43,9	15,3
1958	30,8	8,6	57,7	8,9	76,7	8,8	84,4	14,6	100,5	19,0	93,6	20,6	38,8	11,5
1959	27,8	7,9	54,3	11,3	80,3	8,7	107,8	13,7	110,7	15,8	104,1	31,6	41,7	12,6
1960	37,5	14,0	64,6	8,0	91,2	7,8	71,3	9,2	104,3	11,4	109,2	22,6	43,6	12,4
1961	43,5	11,2	56,2	7,3	52,2	13,6	91,2	8,3	99,8	18,4	111,8	24,4	36,8	12,1
1962	44,8	14,0	56,1	12,4	68,5	10,9	79,4	12,8	77,4	10,1	131,3	22,5	39,7	12,0

Den tiefsten Stand unter dem Bundesmittelwert hat die Tuberkulose-Sterbeziffer von Hessen mit 9,7 : 100 000 E.

Abb. 16 zeigt den Rückgang der Tuberkulose-Mortalität im Laufe des letzten Jahrzehnts. Während 1953 im Bundesgebiet (ohne West-Berlin) 10 594 (= 21,6 : 100 000) Personen an Tuberkulose aller Formen gestorben sind, waren es 1963 nur noch 7 660 (= 13,8 : 100 000 E.). D.h. seit Beginn der chemotherapeutischen Ära ist es zu einem Abfall der Sterblichkeitskurve – bezogen auf 100 000 E. – um 36,1 % gekommen. Der Rückgang ist jedoch bei beiden Geschlechtern mit verschiedener Intensität verlaufen; bei den Männern ist es zu einer Abnahme von 26,3 %, bei den Frauen aber von 54,9 % gekommen.

Setzt man die Tuberkulose-Sterblichkeit mit der allgemeinen Sterblichkeit in der Bundesrepublik in Beziehung, dann betrug der Anteil der Tuberkulose-Sterbefälle an der Gesamtmortalität 1953 1,96 % und 1962 nur noch 1,2 %.

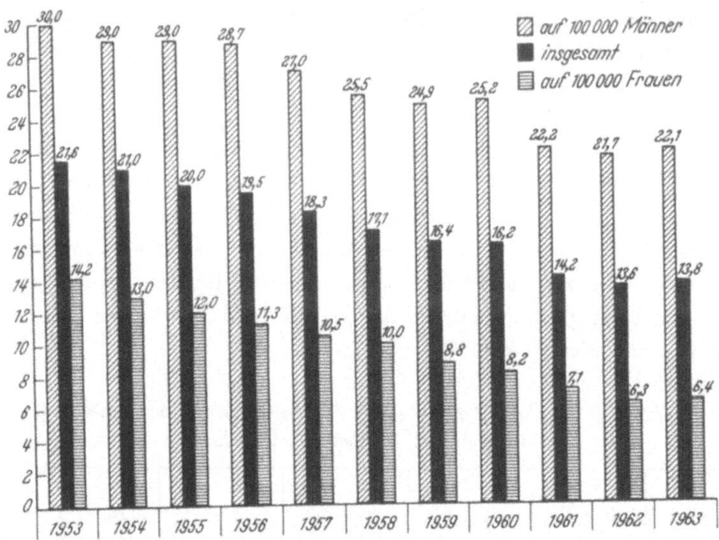

Abb. 16. Sterblichkeit an Tuberkulose im Bundesgebiet ohne West-Berlin von 1953—1963 auf je 100 000 (nach Angaben des Statistischen Bundesamtes)

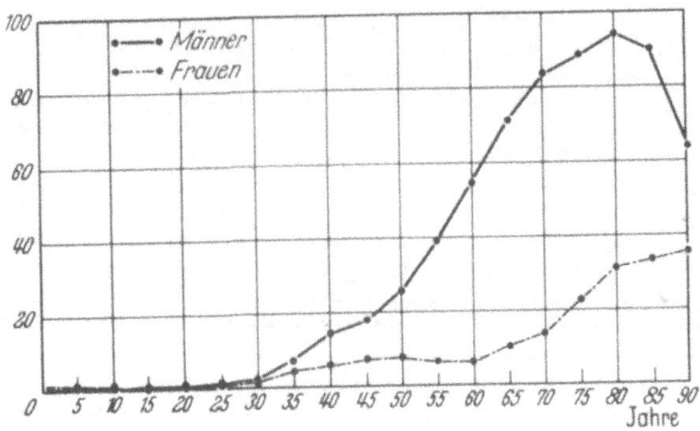

Abb. 17. Tuberkulose-Sterblichkeit im Bundesgebiet einschl. West-Berlin im Jahre 1962 nach Alter und Geschlecht (auf je 100 000 der gleichen Altersgruppe)

In Abb. 17 wird die Altersgliederung der an Tuberkulose verstorbenen Männer und Frauen im Bundesgebiet einschl. West-Berlin nach den Angaben von 1962 dargestellt, da die aufgegliederten Sterblichkeitsziffern von 1963 noch nicht vorliegen.

Bei den Kindern und Jugendlichen unter 20 Jahren spielt die Tuberkulose-Sterblichkeit mit 0,3 – 1,0 : 100 000 der gleichen Altersstufe (insgesamt 98 Todesfälle) praktisch keine Rolle mehr. Mit dem 20. Lebensjahr setzt eine langsame Zunahme ein, die bei Männern und Frauen bis zur Altersgruppe der 30—35jährigen etwa parallel verläuft. Von da an beginnt bei den Männern ein zunächst allmählicher, vom 45. Lebensjahr an jedoch steiler Kurvenanstieg, der bei den 80jährigen seinen Höhepunkt erreicht und dann scheinbar wieder nach unten abfällt. Bei den Frauen kommt es in der Altersstufe der 45—50jährigen zu einem ersten, ganz schwach ausgeprägten Gipfel, in der Folge verläuft die Kurve zunächst auf fast gleicher Höhe weiter. Erst vom 60. Lebensjahr ab beginnt ein deutlicher Anstieg; er ist sehr viel weniger steil als der bei den Männern und setzt sich bis in das höchste Lebensalter ohne Abfall nach unten fort.

Vergleicht man die Alterskurve der Tuberkulose-Sterblichkeit beider Geschlechter von 1952 und 1962 (siehe Abb. 18), dann fällt zunächst die erhebliche Sterblichkeitsabnahme in allen Altersklassen auf. Besonders ausgeprägt ist der Rückgang bei den Kindern und Jugendlichen unter 20 Jahren und der völlige Abbau des Jugendlichengipfels bei den 25—30jährigen beiderlei Geschlechts. Die typische Sterbekurve nach Lebensaltern der früheren Jahrzehnte hat sich in den 3 ersten Lebensdekaden völlig gewandelt. Erst nach dem 30. Lebensjahr nehmen die Kurven von 1952 und 1962 bei beiden Geschlechtern einen annähernd parallelen Verlauf. Der Höchstwert hat sich bei den Männern von der Altersstufe 70—75 auf 75—80 Jahre verlagert. Der Kurvenabfall ist danach weniger steil als 1952. Die insgesamt niedriger verlaufende Sterblichkeitskurve der Frauen steigt im Greisenalter noch etwas an. Siehe Abb. 18.

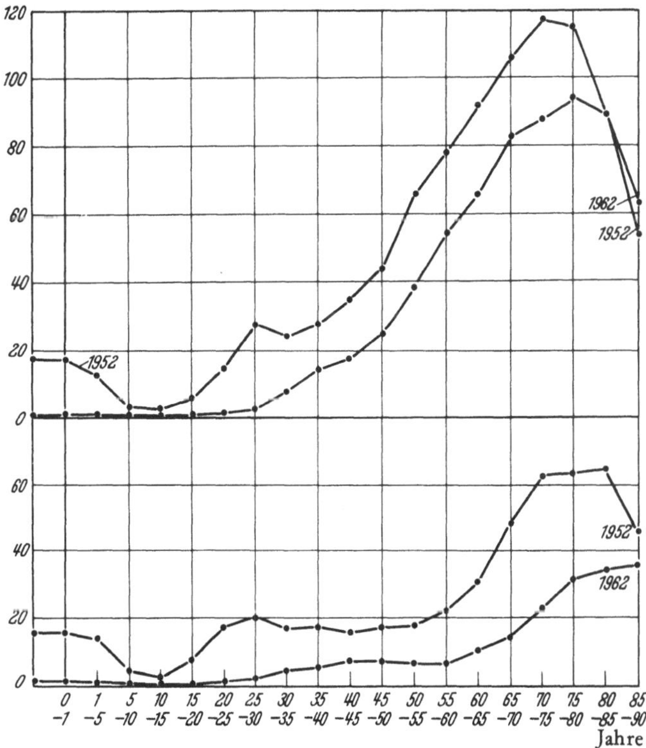

Abb. 18. Sterblichkeit an Tuberkulose im Bundesgebiet einschl. West-Berlin in den Jahren 1952 und 1962 (auf je 100000 der gleichen Altersgruppe)

b) Die Sterblichkeit der Offentuberkulösen an Lungentuberkulose.

Die angegebenen Mortalitätsziffern sagen aus, wieviele Personen aus der Gesamtbevölkerung – bezogen auf 100000 jeder Altersgruppe – an Tuberkulose gestorben sind. Sie gestatten jedoch keine Beurteilung, ob die Tuberkulose häufig oder selten tödlich verläuft; den niedrigen Sterblichkeitsziffern können hohe Morbiditätsziffern zugrunde liegen, wenn es sich um eine chronische Erkrankung mit langer Überlebensdauer und nur seltenem letalen Ausgang handelt. Exakte Aussagen über die Tuberkulose-Situation und den Erfolg therapeutischer Maßnahmen sind deshalb nur möglich, wenn außer Bestand und Mortalität auch die Letalität der Tuberkulösen zur Bewertung herangezogen wird.

Da der größte Teil der Tuberkulose-Sterbefälle durch eine Lungentuberkulose verursacht wird und vorausgesetzt werden kann, daß es sich dabei fast ausschließlich um Kranke aus dem Bestand an Ia- und Ib-Fällen handelt, läßt sich die Sterbequote der Offentuberkulösen aus dem Verhältnis der Verstorbenen zum Bestand am Jahresende einschließlich der Verstorbenen errechnen. 1963 gab es im Bundesgebiet einschließlich Berlin (West) nach den berichtigten Bestandszahlen des Statistischen Bundesamtes 75895 Ia- und Ib-Fälle; an Lungentuberkulose gestorben sind während des Berichtsjahres 7747 Personen. Daraus ergibt sich für die Offentuberkulösen eine Letalität von 9,3 %.

Vergleicht man diesen Prozentsatz mit den Sterbequoten der ansteckungsfähigen Lungentuberkulosen im letzten Jahrzehnt, so zeigt sich, daß es nach Einführung der INH-Therapie zu einem raschen Rückgang von 10,2 % (1950) auf 6,3 % (1953) gekommen ist. Dann hat wieder eine kontinuierliche Zunahme eingesetzt und die Tuberkulose-Letalität ist von Jahr zu Jahr leicht gestiegen (1955 = 7,0 %; 1957 = 7,6 %; 1959 = 7,8 %; 1961 = 8,2 %; 1963 = 9,3 %). Das heißt nicht, daß sich die Prognose der offenen Lungentuberkulose verschlechtert hat. Es wirkt sich vielmehr der erhebliche Abbau des Bestandes an Ia/b-Fällen (Ia+Ib 1953 = 150531; 1963 = 75895) durch den allgemeinen Rückgang der Tuberkulose und die zögernde Abnahme der Sterbefälle an Lungentuberkulose (1953 = 9774; 1963 = 7747) durch die Verschiebung in das höhere Lebensalter aus.

c) Tuberkulose-Sterblichkeit und Beruf

Der Zusammenhang zwischen Tuberkulose-Sterblichkeit und Beruf ist im Rahmen einer größeren Erhebung über Beruf und Todesursache vom Statistischen Bundesamt erörtert worden [1]). Diese Untersuchung stützt sich auf eine 1955 im gesamten Bundesgebiet (ohne Saarland und Berlin) durchgeführte Sonderauszählung der Sterbefälle von 15–65jährigen männlichen Erwerbspersonen, in der Beruf, Alter und Todesursache kombiniert wurden. Nach Berechnung der standardisierten Verteilung der Todesursachen nach Berufen wurden die Erwartungswerte mit der tatsächlichen Verteilung der Todesursachen nach Beruf und Stellung im Beruf verglichen. Dabei ergab sich für Steingewinner und -verarbeiter (einschl. Keramiker), Glasmacher, Lederhersteller und Fellverarbeiter (insbesondere Schuh-

[1]) Bevölkerung und Kultur, Reihe 7, Gesundheitswesen, Sonderbeitrag: Beruf und Todesursache (Ergebnis einer Sonderauszählung 1955)

hersteller), Metallfeinbauer in abhängiger Stellung, graphische Berufe (insbesondere Drucker) sowie Gesundheitsdienst- und Körperpflegeberufe (z.B. Friseure), eine erhöhte Sterblichkeit an Tuberkulose. Bei Ärzten tritt keine Abweichung vom Erwartungswert nach oben auf. Die Autoren nehmen an, daß sich die berufsbedingte erhöhte Infektionsgefahr und die eingehendere Beobachtung des eigenen Gesundheitszustandes in ihren Auswirkungen auf die Häufigkeitsverteilung der Todesursachen ausgleichen. Bei künstlerischen Berufen (vor allem bei selbständigen Musikern) sowie bei Schneidern und Nähern wird die höhere Sterblichkeit an Tuberkulose durch die körperliche Konstitution, die bei Berufswahl und Krankheitsanfälligkeit eine Rolle spielen kann, erklärt; bei Künstlern und Personen ohne nähere Berufsangabe könnte außerdem die wirtschaftliche Lage in Betracht kommen. Bei den Bauberufen weisen die Selbständigen, vor allem zwischen dem 35. und 45. Lebensjahr, insbesondere auch Maurer, einen erhöhten Anteil an Tuberkulose-Sterbefällen auf, während bei den Abhängigen ein niedriger Anteil festzustellen ist.

Auffallend gering ist die Anzahl der Tuberkulose-Sterbefälle bei Berufsgruppen, die schon durch Schirmbild-Einstellungsuntersuchungen und RRU während der Berufstätigkeit eine gewisse Auslese erfahren. Es handelt sich dabei um Erzieher, Lehrer, Seelsorger, Rechts- und Sicherheitswahrer, Verwaltungs- und Büroberufe, Ingenieure, Techniker, Nahrungs- und Genußmittelhersteller sowie Fleischer.

Die Tuberkulose-Sterbeziffern der nicht oder nicht mehr berufstätigen Männer sind verständlicherweise erheblich erhöht, da Erwerbstätige mit schwerer Tuberkulose infolge der langen Krankheitsdauer zumeist invalidisiert werden und bereits aus dem Arbeitsprozeß ausgeschieden sind, wenn der Sterbefall eintritt. Während insgesamt etwa 22 Sterbefälle von Erwerbspersonen auf 10 Sterbefälle von Nichterwerbspersonen im Alter von 15–65 Jahren kommen, ist die Relation bei Tuberkulose 12 : 10.

Zusammenfassung

(Tuberkulose-Mortalität)

Im Jahre 1963 sind im Bundesgebiet einschließlich Berlin (West) 8 239 Personen an Tuberkulose aller Formen gestorben, d.h. 14,3 : 100 000 E. Damit ist es im Berichtsjahr zu einem Anstieg der Sterblichkeit von 234 Fällen (= 0,2 : 100 000 E) gekommen. Die Mortalität ist beim männlichen Geschlecht 3,5mal größer als beim weiblichen; sie wird zu 94% durch die Lungentuberkulose verursacht. Nur 492 Personen (0,9 : 100 000 E) verstarben an extrapulmonaler Tuberkulose. Der Anteil der Tuberkulose-Sterbefälle an der Gesamtmortalität betrug 1963 1,2%. Die Letalität der Offentuberkulösen ist von 8,4 (1962) auf 9,3 (1963) angestiegen.

Summary: Tuberculosis Mortality

During 1963, 8 239 persons died of tuberculosis of all types in the Federal Republic including Berlin (West), i.e. 14.3 : 100 000 inhabitants. This constitutes an increase in mortality by 234 cases (= 0.2 : 100 000 inhabitants) during the reporting period. In the male sex, mortality is 3.5 times higher than in the female sex; in 94% mortality is caused by pulmonary tuberculosis. Only 492 persons (0.9 : 100 000 inhabitants) died of extrapulmonary tuberculosis. The percentage of deaths due to tuberculosis in the overall mortality amounted to 1.2% during 1963. The lethality of cases of open tuberculosis increased from 8.4 (1962) to 9.3 (1963).

Résumé: Mortalité tuberculeuse

Au cours de l'année 1963 8 239 personnes sont mortes sur le territoire fédéral y compris Berlin (Ouest) d'une tuberculose de toute forme, c'est à dire 14,3 : 100 000 h. Au cours de l'année en cause la mortalité a donc augmenté de 234 cas (= 0,2 : 100 000 h.). Dans le sexe mâle la mortalité est 3,5 fois plus élevée que dans le sexe féminin; elle est due à la tuberculose pulmonaire dans 94 % des cas. Seulement 492 personnes (0,9 : 100 000 h.) sont mortes d'une tuberculose extra-pulmonaire. La part de la mortalité tuberculeuse dans la mortalité générale était en 1963 de 1,2 %. La létalité des tuberculoses ouvertes est montée de 8,4 (1962) à 9,3 (1963).

Resumen: Mortalidad tuberculosa

En el año 1963 han fallecido de tuberculosis 8 239 personas en la Repúplica Federal (incluido el Berlin Occidental), o sea 14,3 : 100 000 h. Con ello se ha producido en el citado año un ascenso de la mortalidad de 234 casos (= 0,2: 100 000 habitantes). La cual es 3,5 veces mas elevada en el sexo masculino que en el femenino; y es ocasionada en un 94 % por la tuberculosis pulmonar. Solamente 492 personas (0,9: 100 000 h.) murieron a consecuencia de tuberculosis extrapulmonares. La partcipación de mortalidad tuberculosa en la mortalidad total represento un 1,2 % en el año 1963. La letalidad de las tuberculosis abiertas ha subido de 8,4 % (1962) a 9,3 % (1963).

4. Tiertuberkulose

Mit der Tilgung der Rindertuberkulose im Deutschen Bundesgebiet, die am 31. Dezember 1962 abgeschlossen werden konnte, ist in erster Linie die milchhygienische Seite des früher schwerwiegenden Problems geschwunden. Über das weitere Freibleiben der Rinderbestände von Tuberkulose wird seitens der Veterinär-Dienststellen sorgfältig gewacht. In Bezug auf die Milch und ihre Produkte kann aber eindeutig erklärt werden, daß für die Bevölkerung keinerlei Gefahr mehr besteht. Eine gewisse Gefährdung geht heute nur noch von solchen Menschen aus, die als Chronisch-Tuberkulöse entdeckt werden und „Dauerausscheider" des Typus bovinus sind. Daß es solche Fälle noch gibt, geht daraus hervor, daß bei den landwirtschaftlichen Berufsgenossenschaften gelegentlich immer noch Anzeige über das Vorliegen einer Berufskrankheit infolge von Infektion mit Typus bovinus erstattet wird.

Da seitens der Tierärzte festgestellt worden ist, daß in manchen Gebieten die Geflügeltuberkulose verhältnismäßig häufig vorkommt, und da in einzelnen Krankheitsfällen auch Übertragungen auf den Menschen mit klinischer Erkrankung beschrieben wurden, richtet sich das Augenmerk der Veterinär- und Humanmediziner neuerdings auf die Bekämpfung der Geflügeltuberkulose. Diese Art der Erkrankung spielt offensichtlich auch eine Rolle bei tuberkulösen Infektionen in Schweinebeständen.

Um einen Überblick über die Verbreitung von pathogenen Mycobacterien unter Haustieren zu erlangen, wurde eine Umfrage bei den Veterinär-Dienststellen der Bundesländer veranstaltet. Das Ergebnis ist in Tab. 11 wiedergegeben. Bei erstmaligen derartigen Umfragen sind die Antworten immer unterschiedlich, weil in den einzelnen Ländern nach verschiedenen Grundsätzen registriert wird. Es wurden

Tabelle 11. *Tuberkulose bei lebenden und Schlacht-Tieren in der Bundesrepublik 1963* (nach Angaben der Bundesländer)

LAND	Rinder						Schweine			Geflügel		Schafe	Ziegen
	lebende			Schlachtvieh			Schlachtvieh			Bestände	Tiere		
	unter-sucht	davon Tuber-kulin-positiv	= ‰	Gesamt-Zahl	davon Tbk.pos.	= ‰	Gesamt-zahl	davon Tbk.pos.	= ‰	Tbk.pos.	Tbk.pos.	Tbk.pos.	Tbk.pos.
Schleswig-Holstein	Anfang 1962 noch Generalisationsformen, ab Ende 1963 fast ausschließlich Primärkomplexe im Respirationstrakt					0,61	Fast nur Primärkomplexe i. Digestionstrakt		0,75				
Hamburg	alle	1 Bestand		nur Primärkomplexe	80	0,8	meist Primäraffekt d. Darmes	1 200					
Niedersachsen	alle Bestände		5	1962 =	Rinder 521 Kälber 16	1,2 0,12		7019	1,5				
Nordrhein-Westfalen	150 000 Bestände	57 Bestände = 427 Tiere		keine Angaben, da das Schlachtvieh des Ruhrgebiets zumeist aus landwirtschaftl. Betrieben außerhalb des Landes stammt									
Hessen	1961 1962 1963	=1 577 Tiere = 817 ,, = 312 ,,					1931 995 (1962) jedoch auch meist aus anderen Bundesländern importiert	4995	= 2,6				5
Rheinland-Pfalz	96 053 Bestände	34 Bestände	0,35	Rinder 17 697 Kälber 6 666	32 ø	1,8 ø	nur April 64 94 283	272	2,9				
Baden-Württemberg	1 598 440 Tiere	13 954 Tiere	9						15 bis 20	bis zu 50 %	bis zu 7 %		
Bayern	Rinderbestände fast ausnahmslos tuberkulosefrei				Pferde Kälber	2,9 0,8 0,04			5,0			0,1 ‰	2,6 ‰
Saarland	–	–	–	Rinder 29 364 Kälber 14 277	144 4	4,9 0,28	164 029	184	1,1				

Tabelle 12. *Ergebnisse von Typenbestimmungen bei Rindern und Schweinen 1962/63, nach Angaben der Bundesländer.*

	RINDER			SCHWEINE		
	Typendifferenzierung bei .... Tieren	davon		Typendifferenzierung bei ..... Tieren	davon	
		Mycobact.var.bovis	Mycobact.avium		Mycobact.var.bovis	Mycobact.avium
Schleswig-Holstein	36	27 = 75%	9 = 25%	80	9 = 11,25%	71 = 88,75%
Hamburg				bei 1 200 tuberkulösen Schweinen fast ausschließlich Mycobacterium avium		
Niedersachsen	untersuchtes Material von tuberkulösen Rindern und Schweinen zu einem erheblichen Teil Typus avium					
Hessen	untersuchtes Material von tuberkulösen Rindern und Schweinen zu einem erheblichen Teil Typus avium					
Rheinland-Pfalz	17	3	7 = 41%	25		19 = 76%
Baden-Württemberg	10 143 Reagenten	1 032 = 10,2%	8 815 = 86,9%			

Angaben über die Erkrankungsform (Primärkomplexe) und über die Zahl der geprüften Tiere bzw. Bestände gemacht. Baden-Württemberg berichtet neben den Schlachtviehbefunden und den Nachbeobachtungen bei Rindern auch über Geflügeltuberkulose, Bayern auch über Tuberkulose bei Schafen, Ziegen und Pferden. Es wird versucht werden, über den „Arbeitsausschuß für Beziehungen zwischen Tier- und Menschentuberkulose" künftig eine einheitliche Berichterstattung zu erzielen, damit erkennbar wird, inwieweit die Tuberkulose bei Haustieren außer den Rindern noch eine Rolle für die menschliche Gesundheit spielt.

In Tab. 12 sind Ergebnisse von Typenbestimmungen bei Rindern und Schweinen verzeichnet, über die ebenfalls nur ein lückenhafter Bericht vorliegt. Es ist aber sicher nicht unwesentlich, daß die tuberkulösen Schweine vorwiegend mit Mycobacterium avium infiziert werden.

Zusammenfassung

(Tiertuberkulose)

Die Frage der Rindertuberkulose ist nach deren Tilgung von untergeordneter Bedeutung, dagegen bedarf die Beobachtung anderer Haustiere nach wie vor großer Aufmerksamkeit, insbesondere die Verbreitung des Mycobacterium avium bei Tier und Mensch.

Summary: Animal Tuberculosis

Due to the extinction of cattle tuberculosis, this problem is of secondary importance, whereas strict control of other domestic animals is still required, in particular with regard to the spreading of Mycobacterium avium in animal and man.

Résumé: Tuberculose animale

Après son éradication la question de la tuberculose bovine n'est plus que d'une importance secondaire, par contre il faut toujours suivre attentivement la tuberculose d'autres animaux domestiques, particulièrement l'expansion de Mycobacterium avium chez l'homme et chez l'animal.

Resumen: Tuberculosis animal

El problema de la tuberculosis del ganado vacuno ha perdido interes desde su desaparición, sin embargo continua mereciendo la mayor atención la observación de los animales domesticos, en especial la propagación del Mycobacterium avium en los animales y en el hombre.

5. Die Tuberkulose in Mitteldeutschland

Nach der Stagnation der Neuzugänge und Sterbefälle im Jahre 1962, die wohl vor allem durch die intensivierte Erfassung der Neuzugänge durch Röntgenreihenuntersuchungen verursacht war, ist es 1963 zu einem weiteren zahlenmäßigen Rückgang in den mitteldeutschen Tuberkulose-Statistiken gekommen.

Der *Bestand* an aktiver Tuberkulose ist 1963 weiter abgesunken und hat mit 151 306 = 881 auf 100 000 E. seit 1958 (1 127 auf 100 000 E.) seinen bisher niedrigsten Stand erreicht (BRD einschließlich West-Berlin 1958 = 402 010, d.h. 739

auf 100000 E., 1963 = 285804, d.h. 493,9 auf 100000 E.); auch die Übergänge von inaktiver zu aktiver Tuberkulose haben um 595 von 42 : 100000 (1962) auf 38 : 100000 (1963) noch etwas abgenommen (BRD 1962 etwa 21 : 100000 E.). Die *Tuberkulosesterblichkeit,* deren Rückgang von 1961 auf 1962 fast zum Stillstand gekommen war, hat sich von 14,2 (1962) auf 12,3 : 100000 (1963) vermindert. (BRD einschließlich West-Berlin 1963 = 14,3 auf 100000 E.) Die *Neuzugänge,* bei denen von 1961 (119 : 100000 E.) auf 1962 (120 : 100000 E.) eine leichte Zunahme zu beobachten war, sind 1963 auf 114 : 100000 E. zurückgegangen. (BRD einschließlich West-Berlin 1961 = 111,9; 1962 = 106,3; 1963 = 99,5 : 100000 E.). Die vorübergehende Zunahme ging im wesentlichen zu Lasten der Erstregistrierung von nichtansteckender Lungentuberkulose, deren Anzahl vor allem bei Männern der Altersklasse zwischen 20 und 25 und bei den über 40jährigen angestiegen war. MASUHR [1]) führt das bei den Jüngeren auf die Musterungsuntersuchungen und auf die seit 1.1. 1962 zur Pflicht gewordenen Röntgenreihenuntersuchungen (1962 = 381000 Personen mehr als im Vorjahr) zurück sowie auf die Tendenz, Erstbefunde bei Personen mit Vergleichsschirmbildern lieber zunächst als aktiv anzusehen und die Schirmbilder auf Grund der bisherigen Erfahrungen vorsichtiger und gründlicher auszuwerten. Es ist denkbar, daß durch diese intensivierte Erfassung 1962 zahlreiche Tuberkulosen als Neuzugänge gebucht worden sind, die bei unveränderter früherer Arbeitsweise erst 1963 und später registriert worden wären, so daß durch Vorwegnahme dieser Neuzugänge im Jahre 1962 zukünftig ein umso stärkerer Rückgang zu erwarten ist. Diese Frage wird sich jedoch erst in den nächsten Jahren beantworten lassen. Die leichte Erhöhung der Neuzugangsziffern bei älteren Frauen (MASUHR [3]) entspricht den Beobachtungen, die in der Bundesrepublik von 1961 auf 1962 gemacht worden sind.

Bei den extrapulmonalen Tuberkulosen ist 1963 nur ein geringfügiger Rückgang der Neuzugangsziffern zu verzeichnen und bei der Urogenitaltuberkulose ist – wohl im Zusammenhang mit den hohen Erkrankungsziffern an Lungentuberkulose in den Nachkriegsjahren und dem inzwischen abgelaufenen 10–12jährigen Intervall zwischen Primärinfektion und manifester Urogenitaltuberkulose – ein Stillstand eingetreten.

Über den natürlichen Durchseuchungsgrad der Bevölkerung lassen sich durch die zahlreichen BCG-Impfungen und Wiederimpfungen der Kinder und Jugendlichen sowie durch die geringe Zahl von Allergietestungen bei Erwachsenen keine allgemeingültigen Aussagen machen. Das gleiche gilt für die Anzahl der Chroniker, die MAHSUR [1]) auf etwa 15000 schätzt, weil sie nicht gezählt werden können, solange noch eine für alle verbindliche Definition fehlt. Damit erhebt sich zugleich die Frage nach Isolierungsmöglichkeiten, die nicht nur die Infektionsquelle ausschalten, sondern gleichzeitig dem Patienten ein Zuhause bieten. Einen gangbaren Weg sieht MASUHR in der Errichtung von Feierabendheimen für ansteckend Tuberkulöse und ihre Ehegatten, in denen selbstverständlich eine Heimordnung eingehalten werden muß, die Freizeit aber völlig nach individuellen Neigungen gestaltet werden kann. WOLF und BOLDT [2]) haben über die bisherigen Erfahrungen mit dem vor 2 Jahren eröffneten Feierabendheim Schönwolde im Bezirk Schwerin berichtet.

---

1) Mschr. Tbk. Bekpf. 10 (1963) 277–299
2) Mschr. Tbk. Bekpf. 1/3 (1964) 112–116
3) Mschr. Tbk. Bekpf. 10/12 (1964) 324–331

Tabelle 13. *Neuzugänge, Sterbefälle und Bestand an aktiver Tuberkulose im Jahre 1963 in Mitteldeutschland einschließlich Ost-Berlin*

Altersgruppen	absolute Zahlen						auf 10 000 Lebende jeder Altersgruppe					
	Neuzugänge an akt. Lung. Tbk.		Sterbefälle an Tbk.		Bestand an akt. Lung. Tbk.		Neuzugänge an akt. Lung. Tbk.		Sterbefälle an Tbk.		Bestand an akt. Lung. Tbk.	
	männl.	weibl.	männl.	weibl.	männl.	weibl.	männl.	weibl.	männl.	weibl.	männl.	weibl.
unter 1 J.			3	1					0,52	0,18		
1 bis „ 5 J.	111	134	2	–	436	455	0,55	0,70	0,30	–	2,1	2,3
5 „ „ 10 J.			–	1					–	0,17		
10 „ „ 15 J.												
15 „ „ 20 J.	284	234	–	1	962	1 008	6,1	5,1	–	0,22	21,0	22,6
20 „ „ 25 J.	695	492	7	5	3 926	3 444	10,2	7,3	1,03	0,75	58,3	52,0
25 „ „ 30 J.	722	531	13	24	5 419	4 881	11,2	8,5	2,02	3,83	82,0	75,9
30 „ „ 35 J.	1 146	651	20	26	11 630	8 927	13,0	6,0	4,03	4,84	129,6	82,6
35 „ „ 40 J.			36	22					9,41	4,01		
40 „ „ 45 J.	555	319	46	24	5 787	4 157	16,0	5,6	13,24	4,22	160,7	70,4
45 „ „ 50 J.	514	270	44	20	5 087	2 817	18,6	5,9	15,95	4,39	201,4	67,3
50 „ „ 55 J.	2 100	761	110	50	21 495	7 172	21,1	5,3	23,75	7,01	219,5	50,3
55 „ „ 60 J.			193	34					36,28	4,73		
60 „ „ 65 J.	1 279	466	277	49	12 647	3 572	25,5	7,0	55,27	7,32	250,9	53,6
65 „ „ 70 J.			252	84					69,29	14,80		
70 „ „ 75 J.			199	89					73,76	20,39		
75 „ „ 80 J.	1 981	1 181	186	90	18 108	8 694	20,9	7,9	101,16	31,14	190,1	75,4
80 „ „ 85 J.			96	45					104,26	31,25		
85 J. und darüber			44	9					113,20	13,63		
zusammen	9 387	5 039	1 528	574	85 497	45 127	12,1	5,4	19,68	6,11	109,8	48,0
insgesamt	14 426		2 102		130 624							

Zusammenfassung

(Die Tuberkulose in Mitteldeutschland)

Seit Inkrafttreten der Verordnung zur Verhütung und Bekämpfung der Tuberkulose ist die Erfassung der Tuberkulösen weiter intensiviert worden. Dadurch ist es zu einem verlangsamten Rückgang der Neuzugangsziffern sowie von Bestand und Sterblichkeit gekommen. 1963 betrugen die Neuzugänge 19566 (114 auf 100000 E.). Der Bestand ist auf 151306 Tuberkulosekranke (881 je 100000 E.) und die Mortalität auf 12,3 je 100000 E. gesunken.

Summary: Tuberculosis in Central Germany

Since the Regulation on the Prevention and Control of Tuberculosis has become effective, the detection of tuberculosis cases has been further intensified. This accounts for a retarded regression in the figures of new cases as well as in old cases and mortality. During 1963, new cases amounted to 19566 (114 per 100000 inhabitants). Old cases have decreased to 151306 tuberculosis patients (881 per 100000 inhabitants) and mortality decreased to 12.3 per 100000 inhabitants.

Résumé: La tuberculose en Allemagne Centrale

Depuis la mise en vigueur de la loi sur la prévention et la lutte contre la tuberculose l'enregistrement des tuberculeux a été intensifié encore davantage. Cela a entraîné un ralentissement de la récession des chiffres de cas nouveaux, des cas connus et de la mortalité. En 1963 le chiffre de cas nouveaux s'élevait à 19566 (114 sur 100000 h.). Le chiffre de cas connus est tombé à 151306 tuberculeux (881 sur 100000 h.) et la mortalité à 12,3 par 100000 habitants.

Resumen: La tuberculosis en alemania central

Desde la puesta en vigor de la ley para prevención y lucha de la tuberculosis se ha intensificado el hallazgo de tuberculosos. Con ello se ha producido un descenso lento del número de casos nuevos, así como de los ya existentes y de la mortalidad. En 1963 la cifra de casos nuevos fué de 19566 (114 por 100000 habitantes). La cifra de casos antiguos ha descendido a 151306 (881 por 100000) y la mortalidad a 12,3 pour 100000 habitantes.

B. Stand der Abwehrmaßnahmen

1. Öffentliche Tuberkulosefürsorge

a) Tätigkeit der Tuberkulosefürsorgestellen

Wenn Jahr für Jahr in wenigen Tabellen über Zahl und Leistung der *öffentlichen Tuberkulosefürsorge* berichtet wird, so kommt dabei der Inhalt dieser für die Bekämpfung der Tuberkulose so wichtigen Arbeit zu kurz.

Bei einer geschichtlichen Betrachtung können wir Ausführungen von TETZNER in Nr. 2 des „Liegestuhls" von 1964 folgen, in denen es heißt: „Im Mai 1899 tagte in Berlin ein Kongreß zur Bekämpfung der Tuberkulose als Volkskrankheit mit über 2000 Teilnehmern. Von hier aus gingen Anregungen in alle Welt, so daß kurz hintereinander die Gründung von Fürsorge- und Auskunftsstellen für Tuberkulöse erfolgte. In Halle/Saale wurde am 15. 6. 1899 durch die Initiative eines medizinischen Laien, des Stadtrates PÜTTER, mit der Einrichtung einer ersten Fürsorgestelle in Deutschland begonnen, in Belgien und Frankreich wurden kurz danach ähnliche Einrichtungen, die Dispensaires, geschaffen. Sinn und Zweck einer Tuberkulosefürsorgestelle war es, für die Behandlung und soziale Betreuung der Tuberkulosekranken zu sorgen. 1905 gab es 45 solcher Fürsorgestellen, heute sind es in der Bundesrepublik [1]) einschließlich Westberlin 557 Haupt- und 273 Nebenstellen, in denen 661 Ärzte beschäftigt sind. Die Tuberkulosefürsorgestellen bilden einen festen Bestandteil der mit dem Gesetz über die Vereinheitlichung des Gesundheitswesens vom 3. 7. 1934 eingeführten Gesundheitsämter, die in Deutschland teils als staatliche, teils als kommunale Einrichtungen betrieben werden. Ihre Ausgestaltung ist durch § 61 der 3. Durchführungsverordnung vom 30. 3. 1935 zum Vereinheitlichungsgesetz vorgeschrieben, ihr Zweck ist die *Bekämpfung der Tuberkulose als Volksseuche.* Dazu gehören die Feststellung der Erkrankungsfälle, ihre exakte Diagnose, die Vermittlung der Heilbehandlung, die gesundheitliche und wirtschaftliche Überwachung der Kranken vor und nach einer stationären Heilbehandlung, Umgebungsuntersuchungen, die Vermittlung wirtschaftlicher Unterstützung nach dem Bundessozialhilfegesetz vom 30. 6. 61 und die Durchführung vorgeschriebener Desinfektionsmaßnahmen nach dem Bundesseuchengesetz vom 18. 7. 61. Eine Behandlung in den Fürsorgestellen ist dagegen untersagt. Sie ist auch, im Hinblick auf die große Anzahl niedergelassener Fachärzte, in keinem Falle mehr erforderlich.

Diese heute durch Gesetze festgelegte Form der staatlich gelenkten Tuberkulosebekämpfung hat sich erst im Laufe der Jahrzehnte entwickelt. Bei der Gründung der ersten Fürsorgestellen standen nur Auskultation und Perkussion der Lungen für die Diagnostik zur Verfügung; nach der Entdeckung des Krankheitserregers kam hierzu – auch heute noch etwas zögernd angewandt – die Untersuchung der Körperabscheidungen auf Tuberkulosebakterien und etwa von 1910 ab die Anwendung des Röntgenverfahrens, ohne das heute eine geregelte und zuverlässige Tuberkulosefürsorge undenkbar wäre. Ergänzende Blutuntersuchungen und die oft erforderliche Typenbestimmung der Bakterien erfordern zusätzliche Laboratoriumseinrichtungen, die eine gut eingerichtete Fürsorgestelle heute selbst besitzt oder ohne Schwierigkeiten am gleichen Orte in Anspruch nehmen kann. In dieselbe Richtung gehen Bestrebungen zur Verbesserung der Röntgeneinrichtungen, zu denen nach Lage der neuzeitlichen Tuberkulosebekämpfung ein Schirmbildgerät gehören sollte und möglichst auch eine Schichtbildapparatur. Wo diese fehlt, muß der Fürsorgearzt ein fremdes Gerät benützen können, da Schichtbilder zur genauen Diagnostik, vor allem bei Begutachtungen, oft unerläßlich sind.

Diese Entwicklung hat den *Umbau der Fürsorgestelle von* einer *Beratungsstelle für kranke und wirtschaftlich schwache Menschen* (gesundheitlich verursachte Wohlfahrtspflege) *zu einer neuzeitlichen Fachuntersuchungsstelle und Seuchenbekämpfungszentrale* zur Folge gehabt. Die Einschaltung der Behörden ist anfänglich seitens der Ärzteorganisationen mit Mißtrauen betrachtet worden, weil man eine Bevormundung der niedergelassenen Ärzte befürchtet hat. Das ist aber keinesfalls der Sinn der möglichst vollständigen Einrichtung, sondern die Tuberkulosefürsorge hat primär nur Ziele der Seuchenbekämp-

[1]) Ohne Bayern, das keine Zahlen angegeben hat.

fung und sekundär den Zweck, niedergelassene Ärzte ihres Wirkungsbereiches sachlich und sozialmedizinisch zu beraten. Wo gegenseitiges menschliches Vertrauen besteht, kann es bei der Bewältigung der öffentlichen Aufgaben kaum Schwierigkeiten geben, zumal die niedergelassenen Ärzte mit den gesetzlichen Bestimmungen, deren Durchführung in die Tätigkeit der Fürsorgestellen integriert ist, meist nicht vertraut sind und sie als „soziale Therapie" gerne den behördlichen Einrichtungen überlassen. Das gilt vor allem für Maßnahmen, die nach dem Sozialhilfegesetz für die Kranken ergriffen werden können.

Durch das *Bundesseuchengesetz,* das *Bundessozialhilfegesetz* und die *Rentenneuregelungsgesetze* sind in der Bundesrepublik Voraussetzungen geschaffen worden, die es ermöglichen, den Kampf gegen die immer noch verbreitete Tuberkulose so zu führen, daß man hoffen kann, die „Krankheit als Volksseuche" innerhalb dieses Jahrhunderts überwinden zu können.

1. Wenn in Tab. 14 die Fürsorgestellen in *Haupt- und Nebenstellen* getrennt sind, so zeigt sich darin eine grundsätzliche Differenzierung der praktischen Durchführung der Tuberkulosefürsorge: In den größten Städten (Berlin und Hamburg) ist die Fürsorge bei den einzelnen Gesundheitsämtern der Stadtteile dezentralisiert, aber schon in Großstädten wie München und Stuttgart wird die Fürsorge von *einer* Stelle aus bewerkstelligt. Für die letztgenannte Arbeitsmethode spricht die Möglichkeit, alle Einrichtungen, namentlich in der Röntgendiagnostik, an *einer* Stelle betreiben zu können, während die Dezentralisierung arbeits- und einrichtungsmäßig durch die Aufteilung sicher aufwendiger ist. Rein ärztlich gesehen muß man sagen, daß der Arzt in der Seuchenbekämpfung, wenn er höchste Wirksamkeit erreichen will, möglichst nahe an den Kranken herankommen muß, daß ihm nicht nur dessen Person, sondern auch seine Umgebung, seine Familie, seine sozialen Verhältnisse vertraut sein sollten. Diese Kenntnisse schwächen sich ohne Zweifel mit der Entfernung vom Wohnort des Kranken ab, sie können nur durch den Eindruck Dritter, vor allem der Gesundheitsfürsorgerinnen, vermittelt werden. Man wird daher keine der beiden Arbeitsmethoden als alleingültig ansehen dürfen, sondern in Städten mit guten Verkehrsverhältnissen der zentralen, in ganz großen Städten und auf dem Lande der dezentralisierten Einrichtung den Vorzug geben. Da bei der dezentralisierten Methode bei *einzelnen* Kranken noch keine genaueren Untersuchungen im ersten Arbeitsgang vorgenommen werden können, die *Mehrzahl* der Fälle aber diagnostisch zureichend geklärt wird, können notwendige ergänzende Untersuchungen an einer zentralen bestausgestatteten Stelle stets nachgeholt werden.

Im Hinblick auf die Versorgung der einzelnen Kranken empfiehlt sich auf alle Fälle die Dezentralisation, so daß der Fürsorgearzt und die Gesundheitsfürsorgerin den Überblick über die von ihnen betreuten Bezirke behalten. Die Festlegung von Höchst- und Mindestzahlen des einer Tuberkulosefürsorgestelle zugeteilten Personenkreises ist nicht zu empfehlen, da die örtlichen Verhältnisse zu verschieden sind. Im allgemeinen kann man sagen, daß eine geordnete Tuberkulosefürsorge in Bezirken über 200000 Einwohner die Fähigkeit eines Arztes überfordert; ebenso dürften Bezirke von über 15000 Einwohnern die Kraft der Fürsorgerin überfordern, wenn sie, wie es fast überall der Fall ist, neben der Tuberkulosefürsorge auch noch andere Gebiete der Gesundheitsfürsorge zu bearbeiten hat. Die Spezialfürsorge für Tuberkulose hat sich in Deutschland nicht bewährt. Von den Ärzten und Fürsorgerinnen muß verlangt werden, daß sie nicht nur eine gewisse Kenntnis der

Tabelle 14. *Zahl der Fürsorgestellen und ihr Personal im Jahre 1962 (entnommen aus den Länderstatistiken)*

LAND	Fürsorgestellen 1962		Tuberkulose-Fürsorgeärzte		1 Tbk.-Fürsorgearzt auf .... Einwohner		Zahl der Fürsorgerinnen 1962			1 Fürsorgerin auf .... Einwohner	
	Haupt-stellen	Neben-stellen	1961	1962	1961	1962	Allgemein	Tuberk.-Fürsorge	zusammen	1961	1962
Schleswig-Holstein	29	18	45	49	51 700	47 986	141	19	160	14 800	14 696
Hamburg	18	2	23	23	80 000	80 325	11	68	79	22 700	23 386
Niedersachsen	111	9	144	129	45 600	52 182	557	46	603	—	11 163
Bremen	3	—	7	7	100 000	102 619	97	20	117	6 400	6 140
Nordrhein-Westfalen	205	173	258	260	61 800	62 287	1 630	38	1 668	9 600	9 709
Hessen	45	19	49	48	97 500	102 853	202	28	230	20 600	21 465
Rheinland-Pfalz	53	9	37	43	92 200	80 801	198	7	205	17 500	16 949
Baden-Württemberg	67	40	59	56	132 600	142 690	349	37	386	21 700	20 701
Bayern	—	—	65	—	145 600	—	—	—	—	12 700	—
Saarland	14	3	11	11	97 500	99 689	57	4	61	16 500	17 977
Bundesgebiet	545 *)	273 *)	698	626 *)	77 000	72 431 *)	3 242 *)	267 *)	3 509 *)	—	12 922 *)
West-Berlin	12	—	36	35	61 200	62 115	—	116	116	19 300	18 741
Bundesgebiet einschl. West-Berlin	557 *)	273 *)	734	661 *)		71 885 *)	—	383 *)	3 625 *)	—	13 107 *)

*) ohne Bayern

Krankheitsbefunde der in ihrem Bezirk wohnenden Tuberkulosekranken besitzen, sondern auch über deren soziale Verhältnisse im Bilde sind. Das gilt vor allem für Wohnung, Beruf und Lebensweise der ansteckend Tuberkulösen, soweit sie sich nicht in stationärer Behandlung befinden. Bei Kranken, die zu Hause sind, vor allem auch bei Offentuberkulösen, sind die in ihrer unmittelbaren Umgebung lebenden Personen besonders zu beachten. Bei alten Leuten aus der Umgebung Kranker ist festzustellen, ob sich unter ihnen kein unerkannter Ausscheider von Krankheitserregern befindet; bei Kindern und Jugendlichen sind die erforderlichen Tuberkulinprüfungen, BCG-Schutzimpfungen und laufende Röntgenkontrollen zu veranlassen. Dazu kommt die Überwachung einer exakten Desinfektion, bei der es meist mehr auf die Erziehung zu hygienischem Verhalten als auf die Wirksamkeit der einzelnen Desinfektionsmittel ankommt.

Am 31.12. 1962 waren im Bundesgebiet*) einschl. West-Berlin 661 Fürsorgeärzte (=1 Fürsorgearzt auf 71 885 E.) und 3 625 Gesundheitsfürsorgerinnen (=1 Fürsorgerin auf 13 107 E.) vorhanden.

2. Tabelle 15 gliedert die in der Tuberkulosefürsorge tätigen Ärzte in hauptamtlich bzw. nebenamtlich tätige *Lungenfachärzte,* ferner in hauptamtlich im öffentlichen Gesundheitsdienst und nebenamtlich als Tuberkulose-Fürsorgeärzte tätige *Nichtlungenfachärzte.*

Die Anzahl in den einzelnen Kategorien ist je nach den Ländern außerordentlich verschieden. Hamburg, Baden-Württemberg, Bayern und das Saarland haben vorwiegend nur Lungenfachärzte als Fürsorgeärzte eingestellt, während vor allem in Schleswig-Holstein, Niedersachsen, Nordrhein-Westfalen, Hessen und Rheinland-Pfalz auch zahlreiche Nichtlungenfachärzte hauptamtlich im öffentlichen Dienst beschäftigt sind. Im großen ganzen gesehen wird man die Beschäftigung von Lungenfachärzten als Tuberkulose-Fürsorgeärzte bevorzugen, darf aber nicht übersehen, daß die Tätigkeit der hauptamtlich im öffentlichen Gesundheitsdienst arbeitenden Ärzte, die sich mit den Fragen der Tuberkulosebekämpfung auf sozialhygienischem Gebiet besonders befaßt haben und entsprechend ausgebildet sind, der von Lungenfachärzten durchaus gleichwertig sein kann. Unter den Lungenfachärzten findet sich immer eine gewisse Anzahl, die infolge eigener Erkrankung persönliche Erfahrungen in der Erkennung und Behandlung der Tuberkulose erworben hat, auf anderen Fachgebieten (Kinderheilkunde, Orthopädie usw.) mitunter aber nicht dieselbe Erfahrung besitzt wie diejenigen, die im öffentlichen Gesundheitsdienst auch Aufgaben der Kinder- und Krüppel-Fürsorge zu bearbeiten haben.

Das soziale Verständnis für die Gesamtzahl der Tuberkulosekranken und die Kenntnis der gesetzlichen Bestimmungen für die Betreuung aller von der Gesundheitsfürsorge erfaßten Personen sind gegebenenfalls beim hauptamtlich im öffentlichen Gesundheitsdienst tätigen Arzt umfassender als bei den nebenamtlich in der Fürsorge tätigen Fach- und Nicht-Fachärzten für Lungenkrankheiten.

Es kommt ohne Zweifel in dieser Beziehung der Erfahrung und Befähigung des einzelnen Arztes die größte Bedeutung zu und nicht so sehr auf die Bezeichnung „Facharzt für Lungenkrankheiten" an. Dagegen ist die Lage von entscheidendem Wert, die der Tuberkulosefürsorge nach Raum und Zeit innerhalb eines Gesundheitsamtes zugemessen wird. Vom Leiter des Amtes muß verlangt werden, daß er

*) ohne Bayern, das keine Zahlen angegeben hat.

Tabelle 15. *Ärzte in den Fürsorgestellen 1962 (nach Länderstatistiken)*

LAND	Gesamtzahl der in den Fürsorgestellen tätigen Lungen- und Nichtlungenfachärzte	Lungenfachärzte						Lungenfachärzte insgesamt Sp. 4 und Sp. 7	Nichtlungenfachärzte						Nichtlungenfachärzte insgesamt (Sp. 11 u. 14)
		Hauptamtlich als Ärzte des öffentl. Gesundheitsdienstes tätig			Nebenamtlich als Tuberkulose-Fürsorgeärzte tätig				Hauptamtlich als Ärzte des öffentl. Gesundheitsdienstes tätig			Nebenamtlich als Tuberkulose-Fürsorgeärzte tätig			
		ausschl. a. Tbk.-Fs.-Ärzte	nicht ausschl. a. Tbk.-Fs.-Ärzte	zusammen Sp. 2 und 3	hauptber. in freier Praxis	Hauptber. in Heilst. und Krkhs.	zusammen Sp. 5 und 6		ausschl. a. Tbk.-Fs.-Ärzte	nicht ausschl. a. Tbk.-Fs.-Ärzte	zusammen Sp. 9 und 10	hauptber. in freier Praxis	hauptber. in Heilst. und Krkhs.	zusammen Sp. 12 und 13	
	1	2	3	4	5	6	7	8	9	10	11	12	13	14	15
Schleswig-Holstein	49	9	2	11	2	6	8	19	1	28	29	—	1	1	30
Hamburg	23	18	1	19	—	—	—	19	1	1	2	—	2	2	4
Niedersachsen	129	9	6	15	27	28	55	70	1	50	51	5	3	8	59
Bremen	7	7	—	7	—	—	—	7	—	—	—	—	—	—	—
Nordrhein-Westfalen	260	29	28	57	10	12	22	79	5	172	177	1	3	4	181
Hessen	48	11	4	15	12	13	25	40	3	4	7	—	1	1	8
Rheinland-Pfalz	43	17	1	18	1	7	8	26	3	14	17	—	—	—	17
Baden-Württemberg	56	47	5	52	2	2	4	56	—	—	—	—	—	—	—
Bayern	—	—	—	—	—	—	—	—	—	—	—	—	—	—	—
Saarland	11	4	3	7	1	—	1	8	—	2	2	1	—	1	3
Bundesgebiet[1])	626	151	50	201	55	68	123	324	14	271	285	7	10	17	302
West-Berlin	35	15	—	15	3	—	4	19	11	2	13	2	1	3	16
Bundesgebiet einschl. West-Berlin	661	166	50	216	58	68	127	343	25	273	298	9	11	20	318

[1]) ohne Bayern

nach wie vor der Bekämpfung der Tuberkulose als der verbreitetsten einheimischen Infektionskrankheit größtes Verständnis entgegenbringt: Er hat sich daher bei dem Arbeitgeber – sei das der Staat oder eine Kommune – tatkräftig dafür einzusetzen, daß die ärztliche Besetzung der Fürsorgestelle nicht vernachlässigt wird und die erforderliche Anzahl von Gesundheitsfürsorgerinnen vorhanden ist, denen es ermöglicht werden muß, stets lebendigen Kontakt mit dem von ihnen betreuten Kreis der Bevölkerung zu halten. Das bedeutet, daß die Fürsorgerin ihrer Ausbildung entsprechend nicht vorwiegend als Schreibkraft oder Statistikerin eingesetzt wird, sondern für Hausbesuche und die Betreuung der Besucher der Fürsorgestellen. In besonders umfangreichen Betrieben besteht sonst die Gefahr einer gewissen Erstarrung mit der Neigung zu allzu schematischem Vorgehen. Der Fürsorgearzt kann das weitgehend verhüten, indem er die Bedeutung seiner ärztlichen Aufgabe immer in den Vordergrund stellt und trotz der Mechanisierung mancher Untersuchungsmethoden für einen lebendigen Kontakt nicht nur mit den Patienten, sondern auch mit den praktizierenden Ärzten sorgt. Die Erledigung der notwendigen statistischen Arbeiten wird am besten einer geschulten Hilfskraft übertragen, die nicht nur darüber zu wachen hat, daß die Statistik der „Neuzugänge" lückenlos geführt wird, sondern auch den „Bestand" feststellt, indem jährlich ein „Aktensturz" vorgenommen wird. Wenn dadurch mitunter ein plötzlich verändertes „Endergebnis" entsteht, so ist das immer noch besser, als wenn bestimmte Fehler Jahr für Jahr „fortgeschrieben" werden. Als Beispiel kann dabei an die Säuglinge erinnert werden, bei denen im ersten Lebensjahr einmal Tuberkulosebakterien aus dem ausgeheberten Mageninhalt gezüchtet wurden. Manchmal wird weder daran gedacht, daß diese Kinder im Falle der Genesung rasch bakterienfrei werden, noch daß sie älter werden und damit in eine andere Altersgruppe aufrücken. Bei der in Deutschland üblichen und zweifellos zweckmäßigen statistischen Morbiditätsberechnung sollten diese Fehler so rasch wie möglich ausgerottet werden.

In Anbetracht der erfolgreichen Chemotherapie wird immer wieder zu leicht vergessen, daß der Krankenbestand an Tuberkulösen nach wie vor sehr hoch ist, und daß auch der Zugang an Tuberkulosekranken noch weit höher liegt als bei allen anderen ansteckenden Krankheiten, die wir hinsichtlich ihrer Gesamtwirkung auf die Volksgesundheit zu befürchten haben. Unter Nichtbeachtung des Umstandes, daß sich das Angriffsfeld der Tuberkulose durch die weitgehende Umgliederung der Bevölkerung, vor allem durch den Zug zum Ein- und Zweikindersystem in wenigen Jahrzehnten grundlegend geändert hat, blicken nicht nur die Laien, die in einem Wohlstandsstaat ohnehin wenig empfänglich für ungünstige Nachrichten sind, sondern auch Ärzte wie hypnotisiert auf die großartigen Erfolge der Chemotherapie und verkennen, daß wir in unserem Volkskörper noch ein ungeheures Reservoir haben, aus dem erneute Tuberkuloseausbrüche möglich sind.

Der teilweise erhebliche Personalmangel in den Fürsorgestellen, die Auffassung, daß man mit den „Massenuntersuchungsmethoden" (Tuberkulinkataster, BCG-Schutzimpfung und Röntgenreihenuntersuchungen) der „im Gehen" befindlichen Epidemie rasch ein Ende bereiten kann, die verbesserte fachärztliche Versorgung und die weitgehend gehobene Wirtschaftslage haben dazu beigetragen, die Furcht vor der Tuberkulose zu vertreiben. Eine Krankheit aber, vor der die Bevölkerung keine Angst mehr hat, ist schwerer zu bekämpfen als eine gefürchtete Krankheit.

3. Aus Tabelle 16 sind die Leistungen in den Fürsorgestellen abzulesen: Die Zahl der Erstuntersuchungen ist von 155/10000 Einw. auf 142,1 zurückgegangen. Dies wird, im ganzen gesehen, dem Rückgang an „Neuzugängen" entsprechen. Die Unterschiede in den einzelnen Bundesländern dürften mit der Intensität der „Ermittlungstätigkeit", vielleicht teilweise auch mit der Sorgfalt der Durchführung der Meldepflicht in Beziehung stehen, nicht aber mit einem unterschiedlichen Anfall an Tuberkulosekranken. Die Zahl der Erstuntersuchungen pro Arzt hängt wiederum von dem Arztsystem ab, das die Bundesländer eingeführt haben; daraus erklären sich so große Unterschiede wie zwischen Hamburg, Bremen und Baden-Württemberg einerseits sowie Niedersachsen und Nordrhein-Westfalen andererseits. Ähnlich wird es sich bei der Zahl der Erstuntersuchungen verhalten, die auf eine Fürsorgerin entfallen: Man kann sagen, daß diese Zahlen ihren Aussagewert nach einmaliger Feststellung verloren haben, solange keine grundsätzlichen organisatorischen Veränderungen in einem Bundesland vorgenommen worden sind.

Aus der Spalte „Neuzugänge Ia bis Id auf 100 Erstuntersuchungen" ist abzulesen, wie groß der Kreis der Personen ist, die im Zusammenhang mit der Feststellung *eines* Tuberkulosekranken zur Untersuchung bestellt und in der Fürsorgestelle zum ersten Mal untersucht worden sind. Mit dieser Erhebung sinkt die Ziffer der „krank Befundenen" im Verhältnis zur Zahl der „erstmals Untersuchten". Man muß danach annehmen, daß in Bremen und Baden-Württemberg die meisten Umgebungsuntersuchungen getätigt worden sind. In allen anderen Bundesländern bestehen in dieser Beziehung keine allzu großen Unterschiede. Schleswig-Holstein, Hamburg, Nordrhein-Westfalen, Baden-Württemberg und Bayern weisen die höchsten Zahlen von Kontrolluntersuchungen auf 10000 des Bestandes der Ia bis Id-Fälle auf: Teilweise hängt das damit zusammen, daß in diesen Ländern die Tuberkulosefürsorge seit langer Zeit gut eingespielt ist, zum Teil vielleicht auch damit, daß es sich um Fachfürsorge handelt, und schließlich damit, daß für die Vorzuladenden die Reisemöglichkeit bzw. die Möglichkeit, die Fürsorgestelle aufzusuchen, günstiger ist als in manchen anderen Gebieten. Die Grundsätze für die Durchführung von Kontrolluntersuchungen sind jedenfalls im ganzen Bundesgebiet dieselben. In Gegenden, wo viele Städte sind, bzw. in den Stadtstaaten, kommt auch in Betracht, daß dort die Gelegenheit zu Nachuntersuchungen bei niedergelassenen Lungenfachärzten erheblich günstiger ist als in rein ländlichen Gegenden.

Umfragen bei einzelnen vom Zentralkomitee ausgewählten Fürsorgestellen haben hinsichtlich der Kontrolluntersuchungen die in Tab. 17 verzeichneten Ergebnisse gehabt. Es wurde dabei ermittelt, wie viele Ia (= bakteriologisch offene)-Fälle in den aufgezählten Fürsorgestellen bekannt sind, wie viele dieser Kranken als „Chroniker", d.h. als therapeutisch voraussichtlich nicht mehr wesentlich beeinflußbare Patienten zu gelten haben, wie viele im Laufe des Kalenderjahres 1963 von „geschlossenen" zu „offenen" Lungentuberkulosen geworden sind, und wie viele Monate vor der Verschlechterung die letzte Kontrolluntersuchung stattgefunden hat. Es verbietet sich zunächst, für die dabei gewonnenen Zahlen eine „Hochrechnung" auf das Bundesgebiet vorzunehmen; die Tabelle soll aber auch für andere, vom DZK bisher nicht befragte Stellen eine Anregung zu ähnlichen Erhebungen geben, vor allem in der Richtung, wie viele der von ihnen statistisch geführten Offentuberkulösen (Ia) als chronisch Kranke zu bewerten sind und wie viele nur in der Nummer Ia geführt werden, weil bei Ihnen eine nur gelegentliche oder ganz kurze Zeit dauernde Bak-

Tabelle 16. *Erstuntersuchungen aller Art absolut und auf 10 000 Einwohner und im Vergleich zum Personal der Fürsorgestellen im Jahre 1962* (nach den Länderstatistiken)

LAND	Erst-untersuchungen	Erstuntersuchungen auf 10 000 Einw.		.. Erstuntersuchungen auf 1 Arzt		.. Erstuntersuchungen auf 1 Fürsorgerin **)		Neuzugänge Ia–Id auf 100 Erstunters.		Kontrolluntersuchungen 1962		Kontrolluntersuchungen 1958***)
	1962	1961	1962	1961	1962	1961	1962	1961	1962	absolut	auf 10 000 d. Bestandes Ia–Id	auf 10 000 d. Bestandes Ia–Id
Schleswig-Holstein	44 934	179	191,1	925	917	265	281	8,9	7,2	77 198	522,6	550
Hamburg	48 563	239	262,9	1 910	2 111	540	615	7,8	6,0	102 929	532,8	170
Niedersachsen	89 538	142	133,0	650	694	–	148	8,3	7,0	143 522	442,3	440
Bremen	14 324	209	199,4	2 080	2 046	134	122	6,3	4,1	20 766	429,0	510
Nordrhein-Westfalen	162 597	118	100,4	730	625	113	97	8,0	10,0	333 990	624,2	350
Rheinland-Pfalz	49 397	193	142,2	1 780	1 149	337	241	5,9	7,3	62 845	304,9	410
Hessen	63 233	159	128,1	1 550	1 317	327	275	6,1	7,1	83 181	436,3	310
Baden-Württemberg	165 958	218	207,7	2 900	2 964	453	430	5,4	5,0	194 088	553,5	560
Bayern	129 864	145	133,5	2 150	–*)	185	–*)	7,5	7,1	213 418	518,4	490
Saarland	14 111	73	128,7	740	1 283	120	231	17,5	9,1	14 751	289,2	360
Bundesgebiet	782 519	155	142,1	1 200	1 043****)	–	185****)	7,3	7,7	1 246 688	408,1	–
West-Berlin	25 240	133	116,1	820	721	258	218	7,5	14,0	77 080	296,1	280

*) Zahlen von Bayern liegen nicht vor
**) Fürsorgerinnen und in der Fürsorge tätige Krankenschwestern
***) siehe Tuberkulose-Jahrbuch 1959, Seite 168
****) ohne Bayern

Tabelle 17. *Kontrolluntersuchungsergebnisse von 6 ausgewählten Fürsorgestellen*

Fürsorgestelle		1 Bestand an Ia-Fällen am 31. 12. 1963	2 Wie viele Ia-Fälle sind Chronisch-Kranke?	3 Wie viele Kranke sind nur statistisch Ia?	4 Wie viele in Überwachung befindliche Kranke mußten 1963 von Ic nach Ia überführt werden?	5 Letzte Nachuntersuchung vor der Entdeckung der Verschlechterung nach Z. 4: Monate bis:					
						2	4	6	8	10	12 u. darüber
Augsburg	210 500 E.	340	228	112	32	2	12	15			3
Hamburg-Eimsbüttel	114 821 E.	188	56	2	29	4	6	16			3
Lauterbach	44 400 E.	28	7	1	2						2
Ludwigsburg	260 300 E.	231	86 44 stationär 42 zu Hause	48	22	2	9	11			
München	1 157 300 E.	1 899	608	127	104	17	37	17			33
Stuttgart	640 500 E.	772	343	256	91	9	44	22			16
insgesamt	2 427 821 E.	3 458 = 1,4%	1 414 = 40,9%	546 = 15,8%	280	34	108	81			57

terienausscheidung festgestellt wurde, die nach wenigen Wochen infolge der eingeleiteten Therapie aufhörte, so daß die Patienten nach den vom DZK gegebenen Richtlinien „frühestens nach 1 Jahr" in die Gruppe der geschlossenen Tuberkulösen (Ic) überführt werden können.

Die letztgenannte Kategorie hat im wesentlichen klinische oder individualmedizinische Bedeutung, während die „Chroniker" höchstes seuchenhygienisches Interesse beanspruchen. Ihre Betreuung ist eine Hauptaufgabe der Tuberkulosefürsorge.

Eine weitere Umfrage bei einigen Fürsorgestellen hat sich mit der Frage befaßt: Woran sind die in der Tuberkulosefürsorgestelle bekannt gewesenen und als „Abgang durch Tod" gekennzeichneten Kranken gestorben. Das Ergebnis ist in Tab. 18 festgehalten. Daraus ist ersichtlich, daß von 453 den 4 Fürsorgestellen bekannt gewordenen Todesfällen aus ihrer Klientel 108 = 23,8% an Tuberkulose und 76,2% an nichttuberkulösen Erkrankungen gestorben sind. Auch für diese Tabelle soll auf eine „Hochrechnung" verzichtet werden, es kann aber angenommen werden, daß die gewonnenen Zahlen als eine Art „Mikrozensus" Allgemeingültigkeit für das Bundesgebiet haben, da die Todesfälle immerhin aus einer Gesamtzahl von 27428 Kranken resultieren. Die Todesursachen stimmen, abgesehen von den „Unfalltodesursachen" im ganzen mit den Todesursachen alternder Menschen überein. Aus der Aufstellung Tab. 19 geht hervor, daß von den 108 an Tuberkulose Verstorbenen sich 24 im Alter unter 50 Jahren, 84 dagegen im Alter über 50 Jahren befunden haben: Also auch die Tuberkulose kann unter die Todesursachen alternder Menschen eingereiht werden, ein Umstand, auf den vor allem die Ärzte in der Praxis immer wieder hingewiesen werden müssen, und der, da es sich bei diesen Toten in der Mehrzahl um offene Lungentuberkulosen handeln dürfte, wiederum ein besonderes Interesse im Rahmen der Seuchenbekämpfung beansprucht.

4. Über die Zahl und Art der Laboratoriumsuntersuchungen im Rahmen der Tuberkulosefürsorge gibt Tab. 20 Auskunft: Unterschiede in den Angaben der einzelnen Untersuchungsstellen sind durch die örtlichen Gegebenheiten bedingt. Viele Gesundheitsämter haben selbst gut ausgestattete Laboratorien oder können die Laboratorien von Universitäten oder staatlichen und städtischen Untersuchungsämtern benützen, anderen stehen bescheidenere eigene Einrichtungen zur Verfügung, in denen nur einfache Blutuntersuchungen und bakteriologische Überprüfungen möglich sind. Trotzdem können die in Säule 6, 7 und 8 wiedergegebenen Relativzahlen im ganzen als befriedigend angesehen werden. Die niedrigen Zahlenangaben von Hamburg sind darauf zurückzuführen, daß dort wahrscheinlich die anderwärts, vor allem in den großen Krankenanstalten oder bei niedergelassenen Fachärzten durchgeführten Untersuchungen nicht mitgezählt worden sind.

5. Von Tuberkulinproben wird ebenfalls reger Gebrauch gemacht, zum Teil in dem Bestreben, dadurch eine nicht unbedingt erforderliche Anwendung von Röntgenstrahlen bei Kindern zu vermeiden.

Dabei ist wegen der mancherorts unglücklicherweise hochgespielten Strahlenfurcht, gegen die schon im Jahrbuch 1962 Stellung genommen wurde, nicht ganz selten die Frage zu entscheiden, ob ein exponiert gewesenes Kind auch bei negativer Tuberkulinreaktion einer Röntgenuntersuchung unterzogen werden soll. Zunächst wird man sich fürsorgeärztlich mit einer Wiederholung der perkutanen und allenfalls einer intrakutanen Tuberkulinreaktion nach 4 bis 6 Wochen begnügen, dann aber, falls nachgewiesenermaßen eine erhebliche Exposition bestanden hat, die Rönt-

Tabelle 18. *Umfrageergebnisse von 4 Fürsorgestellen über die Todesursachen der 1963 verstorbenen Tuberkulosekranken*

Fürsorgestelle	Überwachte Tuberkulose-Kranke (Ia bis IIb)	1963 verstorbene Tuberkulose-Kranke		an Tuberkulose		an Unfällen		an Herz- und Kreislauferkrankungen		an Apoplexia		an Tumoren (Bronchial-Carcinom)		an sonstigen Erkrankungen	
		m	w	m	w	m	w	m	w	m	w	m	w	m	w
Augsburg	7841	110	44	18	4	5	3	16	14	6	3	28 (8	5 2)	37	15
Hamburg-Eimsbüttel	3461	52	15	16	5	1	1	6	1	2	0	7 (6	1 0)	20	7
Lauterbach/Hessen	342	11	4	6	2	1	0	1	1	0	0	1	0	2	1
Stuttgart	15784	155	62	44	13	4	2	30	14	11	3	32 (10	15 4)	34	15
insgesamt	27428	328	125	84	24	11	6	53	30	19	6	68	21	93	38

Tabelle 19

Von den Verstorbenen waren:													
unter 50 Jahre alt:		14	10	7	3	2	1	3	0	10	2	11	6
	zus.	24		10		3		3		12		17	
über 50 Jahre alt:		70	14	4	3	51	29	16	6	58	19	82	32
	zus.	84		7		80		22		77		114	

Tabelle 20. *Laboratoriumsuntersuchungen der Tuberkulosefürsorgestellen 1962* (nach den Länderstatistiken 1962)

LAND	Sputum-unter-suchung.	Kehl-kopf-abstriche	Magen-saft-unters.	Tier-versuche	Kultur-versuche	Sputumuntersuchungen bezogen auf			Blutsen-kungen	Blut-bilder	Tuberku-linproben (i. d. Fürs.-stellen)	Urin-unter-suchung. auf TB.
						Ia+Ib Bestand	Ia–Ic Bestand	Ia–Ic Neuzug.				
Schleswig-Holstein	11 327	395	23	366	58	3,0	0,9	4,1	18 110	1 302	30 609	38
Hamburg	4 003	3 423	29	1 370	41	1,0	0,2	1,5	13 479	469	60 039	–
Niedersachsen	27 723	595	310	1 426	711	3,3	1,0	4,7	37 929	4 491	198 276	126
Bremen	4 634	508	21	1 489	18	4,1	1,2	7,9	2 808	2 212	25 675	–
Nordrhein-Westfalen	61 507	6 477	81	3 333	388	2,7	0,8	4,5	113 557	20 891	458 891	82 100
Hessen	9 996	1 237	40	529	29	2,0	0,6	2,8	9 726	860	10 616**)	329
Rheinland-Pfalz	13 414	15	21	3 689	298	2,4	0,8	4,7	22 652	1 548	115 850	3 435
Baden-Württemberg	16 223	2 389	204	4 301	498	1,8	0,5	2,4	22 968	1 507	82 806	–
Bayern	36 890	767	84	9 770*)		2,8	1,0	4,6	25 795	2 128	139 275	–
Saarland	2 736	–	–	29	22	1,6	0,6	2,5	1 292	91	38 361	54
Bundesgebiet	188 453	15 808	813	16 532	11 833	2,5	0,8	4,8	268 316	35 499	1 160 398	–
West-Berlin	17 099	8 847	96	8 958	5	2,6	0,7	5,4	10 403	431	3 545	259

*) Kultur- und Tierversuche
**) ohne jugendärztliche Untersuchungen

Tabelle 21. *Röntgenleistungen der Tuberkulose-Fürsorgestellen 1961 und 1962* (nach den Länderstatistiken)

LAND	Sprechstunden-durchleuchtungen (Erst- u. Kontroll-untersuchungen		Großaufnahmen		Durch-leuchtungen pro Großaufnahmen		Reihen-durchleuchtungen außerhalb der Sprechtage		Schichtaufnahmen		Schirmbild-aufnahmen im Mittelformat im Rahmen der Tbk.-Fürs.-St.		gezielte RRU mit Schirm-bildaufn. außerh. v. Röntgenk.
	1961	1962	1961	1962	1961	1962	1961	1962	1961	1962	1961	1962	1962
Schleswig-Holstein	71 494	54 623	17 596	22 712	4,1	2,4	12 989	12 691	2 800	5 220	61 687	67 090	13 312
Hamburg	49 178	40 411	29 499	28 794	1,6	1,4	42 786	81 551	8 839	8 479	60 834	61 672	11 522
Niedersachsen	154 965	131 432	42 122	36 823	3,7	3,6	28 383	20 135	8 109	6 324	93 999	108 198	48 401
Bremen	40 841	35 564	9 146	8 357	4,5	4,3	59 129	—	721	3 273	—	—	70 537
Nordrhein-Westfalen	327 607	272 544	161 975	130 288	2,0	2,1	50 349	45 129	13 270	15 953	220 136	234 441	245 785
Hessen	113 140	95 773	17 148	16 625	6,6	5,8	7 837	—	1 055	1 032	50 367	40 291	6 722
Rheinland-Pfalz	—	110 850	—	17 968	—	6,2	—	15 943	—	1 076	—	23 764	21 524
Baden-Württemberg	296 868	360 046	59 206	72 258	5,0	5,0	33 656	20 640	12 718	—	67 497	98 476	—
Bayern	368 792	343 282	30 858	34 335	11,9	10,0	67 573	50 090	1 874	1 954	56 944	57 547	107 695
Saarland	22 710	21 632	1 763	1 767	12,9	12,2	1 681	3 556	218	156	8 363	11 489	8 576
Bundesgebiet	—	1 466 157	—	369 927	—	4,0	—	249 735	—	43 467	—	702 968	534 074
West-Berlin	75 944	47 725	22 758	23 804	3,3	2,0	2 060	2 352	8 687	9 129	37 232	44 036	78 902
Bundesgebiet einschl. Berlin	—	1 513 882	—	393 731	—	3,8	—	252 087	—	52 596	—	747 004	612 976

genuntersuchung anschließen und nicht auf eine Methode verzichten, die mit großer Sicherheit darüber aussagt, ob auf die Ansteckungsgefährdung eine endothorakale Erkrankung gefolgt ist. Ein anderes Vorgehen kann u. U. als Kunstfehler ausgelegt werden. Für Intrakutanreaktionen steht der einfach zu handhabende „Tinetest" zur Verfügung, der in den Fürsorgestellen vorrätig gehalten werden sollte. Über seine Anwendung müssen nach den in Deutschland gültigen Gesetzen die Sorgeberechtigten unterrichtet werden, da mit der Intrakutanreaktion eine „Körperverletzung" verbunden ist (Artikel 2 Abs. 2 Satz 1 Grundgesetz).

6. Tab. 21 unterrichtet über Anzahl und Art der Röntgenuntersuchungen. In den letzten Jahren ist es gelungen, die Fürsorgestellen zunehmend mit 4-Ventilapparaten und zusätzlich mit Schirmbildgeräten auszustatten. Zum Teil ist das in Auswirkung des § 47 des Bundesseuchengesetzes geschehen, nach dem sich bestimmte Personengruppen einer Pflicht-Röntgenuntersuchung zu unterziehen haben. Die Bewältigung dieser zusätzlichen Aufgaben war nur mit Hilfe leistungsfähiger Apparaturen möglich. Die Ergebnisse der Schirmbilder im Format 10 x 10 cm entsprechen diesen Forderungen weitgehend (BREU):

Durch die Verbesserung der technischen Einrichtungen ist es auch gelungen, das Verhältnis von Großaufnahme zu Durchleuchtung in den meisten Bundesländern günstiger als bisher zu gestalten. In Schleswig-Holstein, Hamburg und Nordrhein-Westfalen kommen auf eine Großaufnahme nur noch 1,4 bis 2,4 Durchleuchtungen. Das bedeutet eine erhebliche Einsparung an ionisierender Strahlung, die im Interesse der Lungendiagnostik angewandt werden muß. Durch Verbesserung des Verfahrens ist die Anzahl der Schirmbildaufnahmen im Mittelformat von 360466 (1958) auf 612976 (1963) gestiegen.

Außerdem werden mehr Schichtaufnahmen gemacht, obwohl eine größere Anzahl von Fürsorgestellen keine eigene Apparatur hat. Bei Begutachtungsfällen sind Schichtaufnahmen obligatorisch, da die Übersichtsaufnahme manche wesentlichen Veränderungen in den Lungen nicht wiederzugeben vermag.

Ein Überblick über die Fortschritte der Lungendiagnostik in den Fürsorgestellen zeigt, daß die Röntgendiagnostik unerläßlich ist und durch kein anderes diagnostisches Verfahren ersetzt werden kann. Jeder sachkundige Arzt weiß aber auch, daß die diagnostische Arbeit am Röntgenapparat nur ein Teil seiner Bemühungen um den Kranken sein kann und daß die Röntgenstrahlen ebenso wie viele pharmazeutische Präparate „dosiert" angewendet werden müssen. Immerhin kann festgestellt werden, daß auch im vergangenen Kalenderjahr keine wissenschaftlich begründete medizinische Arbeit erschienen ist, die Körperschädigungen durch die Röntgendiagnostik der Lungen nachgewiesen hat; ebenso ist in keiner Arbeit der Nachweis erbracht worden, daß es infolge schwieriger oder häufiger Röntgenuntersuchungen z. B. bei kleinen Kindern oder Pneumothoraxträgern durch Rückwirkung auf die Gonaden zu Schädigungen des Erbgutes gekommen ist. Die Maßnahmen zur Wahrung eines wirksamen Strahlenschutzes sind so erheblich verbessert worden, daß auch in Zukunft keine genetischen Schädigungen zu befürchten sind.

Zusammenfassung

(Tätigkeit der Tuberkulosefürsorgestellen)

Die öffentliche Tuberkulosefürsorge ist 1963 nach Art und Umfang mit derselben Intensität wie in früheren Jahren betrieben worden:

1. Es konnten noch keine Einschränkungen auf dem Gebiet der Tuberkulosefürsorge gewagt werden, da Bestand und Neuzugänge an Tuberkulosekranken im Bundesgebiet immer noch hoch sind;
2. Die technischen Einrichtungen sind auch im Berichtsjahr weiter ausgebaut worden; der Personalstand hat sich kaum verändert;
3. Die Überwachung der chronisch Offentuberkulösen, deren Anzahl besonders im höheren Lebensalter zunimmt, wird neben der Erfassung der Kranken immer mehr zur Hauptaufgabe der Fürsorgestellen.

Summary: Activities of the Tuberculoses Welfare Centres

In 1963, public tuberculosis control was carried outwith the same intensity as to type and extent as in earlier years:

1. Tuberculosis control could not be reduced, due to the fact that the number of old and new tuberculosis cases in the Federal Republic is still high;

2. Technical equipment was further expanded during the reporting period; the change in the number of personnel is negligible;

3. Beside the registering of new cases, the control of chronically open tuberculosis cases, the number of which is increasing particularlyin higher age groups, is becoming more and more the main task of the control authorities.

Résumé: Activité de dispensaires pour tuberculeux

Au cours de l'année 1963 la lutte antituberculeuse à l'échelon public a été de la même nature et de la même intensité qu'au cours des années précédentes:

1. On n'a pas encore osé de restrictions dans le domaine de la lutte contre la tuberculose, parce que les cas connus et les cas nouveaux de tuberculose restent à un chiffre élevé sur le territoire fédéral;

2. Les installations techniques ont été développées davantage au cours de l'année en cause ici; le personnel n'a guère subi de changements;

3. La surveillance des tuberculeux bacillaires chroniques, dont le nombre augmente spécialement aux âges avancés devient, à côté de l'enregistrement des malades, l'objet principal des dispensaires.

Resumen: Actividad de los dispensarios tuberculosos

En el año 1963 se ha proseguido la Lucha Oficial Antituberculosa en la misma forma y medida que en los años anteriores:

1. No se ha podido arriesgar a hacer limitaciones en la campaña de asistencia social a la tuberculosis, debido a que la cantidad de casos nuevos y existentes de tuberculosis en la República Federal es todavia elevada;

2. En el citado año se han ampliado las instalaciones tecnicas; la plantilla de personal apenas se ha modificado;

3. La función principal de los centros de Asistencia Social es al lado de la asimilación de los enfermos, la vigilancia de las tuberculosis cronicas abiertas, cuya frecuencia aumenta especialmente en las edades avanzadas.

Tabelle 22. *RRU im Bundesgebiet einschließlich Berlin (West) im Jahre 1962*

	Schleswig-Holstein	Hamburg	Niedersachsen	Bremen	Nordrhein-Westfalen	Hessen	Rheinland-Pfalz	Baden-Württemberg	Bayern	Saarland	Berlin*)	Bundesgebiet einschl. Berlin
RRU-Gesetz seit:	1947	–	1948	–	–	–	–	1953	1953	–	–	
Zahl der ausgew. Aufnahmen	286 819	120 083	1 247 873	–	1 033 632	435 419	134 940	939 215	993 714	89 574	310 485	5 591 754
Zahl der Nachuntersuchungen	4 507	2 845	26 433	–	27 320	12 233	3 431	27 871	26 217	785	10 837	142 479
Befunde: ansteckende Lg. Tbk	58	11	1 923	–	}	101	40	}	552	27	161	}
davon unbekannt	56	8	1 505	–	}	78	33	}	426	26	148	}
a. 10 000 Aufnahm.	2,0	0,7	12,1	–	}	1,8	2,4	}	4,3	2,9		}
geschlossene Lungen-Tbk	88	138	941	–	Ia—c 1 007	389	91	Ia—c 1 492	1 471	135	773	Ia—c 9398
davon unbekannt	88	119	631	–	Ia—c 856	270	74	1 178	1 104	127	584	Ia—c 7311
a. 10 000 Aufnahm.	3,1	9,9	5,1	–	8,3	6,2	5,5	12,5	11,1	14,2	18,8	13,1
inaktive Lg. Tbk	1 158	1 134	3 866	–	3 421	2 859	683	6 736	10 746	325	3 343	34 271
a. 10 000 Aufnahm.	40,4	94,4	31,0	–	33,1	65,7	50,6	71,7	108,1	36,3	107,7	61,3
heilstättenbedürf. Lungen-Tbk	112	74	1 139	–	583	229	104	773	724	60	keine Angaben	3 798***)
a. 10 000 Aufnahm.	3,9	6,2	9,1	–	5,6	5,3	7,7	8,2	7,3	6,7		6,8
Geschwulst-verdächtige	4	2	294	–	282	–	19	169**)	keine Angaben	1	39	810
verdächtige Herzbefunde	–	5	1 530	–	1 270	–	290	520**)	keine Angaben	70	–	3 685

*) Bei den RRU in Berlin handelt es sich um 3 verschiedene Bevölkerungsgruppen, die in dieser Übersicht zusammengefaßt werden:
I. Gruppe: unausgewählte Bevölkerungsteile; II. Gruppe: Personen mit wiederholter obligatorischer RRU; III. Gruppe: RRU aus unterschiedlicher Veranlassung, auch Kontrollen. **) nur Teilangaben ***) ohne Berlin

b) Röntgenreihenuntersuchungen

In Organisation und Durchführung der Röntgenreihenuntersuchungen hat sich im Berichtsjahr 1963 keine grundsätzliche Änderung ergeben. Die besonders gute Ausstattung der Schirmbildzentrale für Niedersachsen in Hannover muß aber hervorgehoben werden. Dementsprechend hat Niedersachsen auch den höchsten Anteil an Röntgenreihenuntersuchungen und damit – außer dem Saarland, wo nur ausgewählte Bevölkerungsgruppen untersucht worden sind – auch die höchste Befundzahl. Durchweg wird über den großen Personalmangel geklagt, der die praktische Durchführung selbst in Ländern mit gesetzlich vorgeschriebenen RRU erheblich erschwert. Im Regierungsbezirk Südwürttemberg – Hohenzollern sind versuchsweise die Tuberkulosefürsorgeärzte bei der Auswertung der Schirmbilder herangezogen worden. Dies Verfahren ist im Sinne eines Gesamtüberblicks über die Tuberkuloselage in den einzelnen Kreisen zwar zu begrüßen, stellt aber selbstverständlich eine nicht unerhebliche zusätzliche Belastung der Fürsorgeärzte dar.

Tab. 22 gibt wie in jedem Jahr einen Gesamtüberblick über die Leistungen der „Schirmbildtrupps". Wenn in Nordrhein-Westfalen und in Baden-Württemberg eine getrennte Auszählung der Fälle ansteckender Lungentuberkulose unterblieben ist, so liegt dem eine gewisse Absicht zugrunde, da die endgültige Eingruppierung der neu entdeckten Kranken erst bei den Nachuntersuchungen in den Fürsorgestellen erfolgt.

Bei Berechnung der Untersuchungen, in diesem Fall der ausgewerteten Schirmbilder, pro Kopf der 15 Jahre und älteren Bevölkerungsgruppen zeigt sich, daß Hamburg, Nordrhein-Westfalen und Rheinland-Pfalz in ihren Ergebnissen den übrigen Ländern nachstehen, während Schleswig-Holstein, Niedersachsen, Baden-Württemberg und Berlin über 15 % der zur Untersuchung aufgerufenen Bevölkerungsgruppe erreichen. In Hamburg ist das mit Rücksicht auf die auch heute noch

Tabelle 23. *Ergebnisse der RRU im Bundesgebiet einschl. West-Berlin im Jahre 1962*

	Zahl der ausgewerteten RRU-Aufnahmen	Aufnahmen p. H. Bevölkerung über 15 Jahre	Nachuntersuchungen	ermittelte unbekannte Ia–Ic-Fälle	unbekannte Ia–Ic-Fälle auf 100 Nachuntersuch.
Schleswig-Holstein	286819	15,5 %	4507	144	3,2 %
Hamburg	120083	7,8	2845	127	4,5
Niedersachsen	1247873	24,0	26433	2136	8,1
Bremen	–	–	–	–	–
Nordrhein-Westfalen	1033632	8,2	27320	856	3,1
Hessen	435419	11,2	12233	348	2,8
Rheinland-Pfalz	134940	5,2	3431	107	3,2
Baden-Württemberg	939215	15,3	27871	1178	4,2
Bayern	993714	13,2	26217	1530	5,8
Saarland	89574	11,0	785	153	19,5
Berlin	310485	16,5	10837	732	6,8
Bundesgebiet einschl. Berlin	5591754	12,5 %	142479	7311	5,1

ungünstige Ausgangslage bedauerlich. Die dortige Gesundheitsbehörde hat sich große Mühe gegeben, mehr Röntgenreihenuntersuchungen vorzunehmen, ihr Vorhaben ist aber nicht geglückt.

Wie Tab. 23 zeigt, sind die Prozentsätze der bei den Untersuchungen festgestellten Lungentuberkulosen so unterschiedlich, daß eine einheitliche Linie nicht erkannt werden kann: Niedersachsen steht trotz guter Organisation und seit Jahren durchgeführten Untersuchungen noch an zweithöchster Stelle, während Schleswig-Holstein, wo es gelungen ist, in verhältnismäßig kurzen Abständen „Durchgänge" vorzunehmen, recht günstige Zahlen aufweist, ebenso Baden-Württemberg. Die Zahlen von Hessen und Rheinland-Pfalz sind nicht ohne weiteres vergleichbar, da dort die Untersuchungen auf einer weniger geschlossenen Grundlage ausgeführt werden. Berlin, wo immerhin 16,5 % der aufgerufenen Bevölkerung geröntgt werden konnten, hat mit 6,8 % unbekannten Lungentuberkulosen einen erwartungsgemäß hohen Befundanfall, was bei Hamburg, wenn dort Volksröntgenuntersuchungen durchgeführt würden, sicher auch der Fall wäre.

Wenn man die Ergebnisse der RRU in den letzten 5 Jahren tabellarisch darstellt, erhält man folgendes Bild:

Kalenderjahr	Untersuchter Bevölkerungsanteil	ermittelte unbekannte Lungentuberkulosefälle
1958	6 Millionen	9000
1959	5,8 „	9000
1960	5,5 „	7800 abgerundete
1961	6 „	8100 Zahlen
1962	5,6 „	7300

Man kann nicht behaupten, daß diese Zahlen belanglos wären, sie sind auch mit den von gegnerischer Seite wiederholt herangezogenen mathematischen Berechnungsmethoden nicht wegzudiskutieren. Durch die Zeitabstände, in denen die Untersuchungen erfolgen, mag für die Seuchenbekämpfung nicht ganz das erreicht werden, was mit ihnen angestrebt wird; aber es ist sicher, daß durch die Frühentdeckung der Erkrankungen in sehr vielen, man kann sagen in den meisten Fällen, eine frühzeitige und damit aussichtsreichere Behandlung einsetzen kann, so daß neben den sozialmedizinischen vor allem auch individualmedizinische Ziele in hohem Maß erreicht werden.

Zusammenfassung

(Röntgenreihenuntersuchung)

Ohne wesentliche Änderung der Verfahren sind in den letztvergangenen 5 Jahren in der Bundesrepublik jährlich 5 bis 6 Millionen Menschen der über 15 Jahre alten Bevölkerung durch Röntgenreihenuntersuchungen erfaßt worden; dabei wurden Jahr für Jahr über 7000 bis 9000 vorher unbekannte Tuberkulosekranke entdeckt. Außer diesen aktiven Lungentuberkulosen sind 1962 34271 Fälle von inaktiver Lungentuberkulose namhaft gemacht worden.

Summary: Serial X-ray Examinations

With no substantial changes in method, annually 5 to 6 million persons above the age of 15 underwent serial X-ray examinations in the Federal Republic during the past 5 years. Every year, these examinations disclosed over 7 000 to 9 000 previously unknown cases of tuberculosis. Aside from these cases of active pulmonary tuberculosis, 34 271 cases of inactive pulmonary tuberculosis were diagnosed during 1962.

Résumé: Examens radiologiques systématiques

Sans modification notable des procédés en usage au cours de ces dernières 5 années 5 à 6 millions de personnes parmi la population au-dessus de 15 ans ont été saisies chaque année par l'examen radiologique systématique dans la République Fédérale; ces mesures ont permis de découvrir chaque année 7000 à 9000 malades atteintes d'une tuberculose précédemment inconnue. En dehors de ces tuberculoses pulmonaires actives on a trouvé en 1962 34 271 cas de tuberculose pulmonaire inactive.

Resumen: Reconocimientos radiologicos seriados

En los ultimos cinco años han sido sometidas anualmente, 5 a 6 millones de personas por encima de los 15 años, a reconocimientos radiológicos seriados en la República Federal; con ello fueron descubiertas cada año mas de 7 000 a 9 000 tuberculosis anteriormente desconocidas. Aparte de estas tuberculosis activas, en el año 1962 se dieron a conocer 34 271 casos de tuberculosis inactivas.

c) Die BCG-Schutzimpfung

Der Arbeitsausschuß für BCG-Schutzimpfung hat schon 1961 (s. Jahrbuch 1961 S. 15) die BCG-Schutzimpfung der Neugeborenen, Schulanfänger, Schulabgänger, Adoleszenten und Wehrpflichtigen nachdrücklich empfohlen; diese Empfehlung ist 1962 erneut an die medizinische Presse herausgegeben worden. Sie beruhte auf der Ermittlung der zur Zeit in Deutschland vorliegenden Ergebnisse der Tuberkulinkataster. Es ist allerdings wahrscheinlich, daß die Durchseuchungsquote in den kommenden Jahren bei Kindern bis zur Schulentlassung erheblich absinken wird. Maßgebend dafür ist die erfolgreiche Bekämpfung der Rindertuberkulose und die bessere Erfassung und Betreuung der als Infektionsquellen bekannten Offentuberkulösen. Trotzdem muß betont werden, daß noch eine erhebliche Lücke klafft: Die sehr eingehenden Erhebungen über die möglichen Infektionsquellen bei Kindern in der Kinderheilstätte Wangen im Allgäu (BRÜGGER) haben 1963 ergeben, daß die Infektionsquellen nur in 34% der Erkrankungsfälle ermittelt werden konnten, obwohl unter den Kindern viele erst im Kleinkindesalter waren. Bei 650 Erhebungen hat sich in 192 Fällen eine häusliche (intradomiziliäre) und in 32 Fällen eine außerhäusliche (extradomiziliäre) Ansteckungsquelle nachweisen lassen, bei 426 Kindern ist aber der Ansteckungsweg unbekannt geblieben.

Unter diesen Umständen war es nur folgerichtig, wenn in Hamburg (ATMER) die geschlossene Durchführung der BCG-Schutzimpfung eingeführt worden ist: Hamburg ist neben Westberlin das Bundesland, in dem pro Kopf der Bevölkerung die meisten Offentuberkulösen leben. Niedersachsen und Nordrhein-Westfalen sind die beiden Länder, in denen schon seit Jahren, und zwar mit steigenden Zahlen, schutzgeimpft wird. In Bremen, Bayern und Baden-Württemberg wurden bislang nur

Schutzimpfungen bei Kindern vorgenommen, die sich im Umkreis von Tuberkulosekranken befunden haben. In Baden-Württemberg ist diese Maßnahme von der Regierung ausdrücklich empfohlen worden. Dagegen haben sich nicht alle Landesregierungen entschließen können, die BCG-Schutzimpfung unter die Impfungen aufzunehmen, bei denen im Falle einer Schädigung, die man bei keiner Impfung von vornherein völlig ausschließen darf, nach § 14 Bundesseuchengesetz ein Aufopferungsanspruch des Geschädigten an den Staat besteht. Die Länder Hamburg, Niedersachsen, Nordrhein-Westfalen, Hessen, Rheinland-Pfalz, Bayern und Saarland haben die Einreihung der BCG-Schutzimpfung unter die im § 14 vorgesehenen, vom Staate als erforderlich anerkannten Impfverfahren vorgenommen.

Im Laufe der Jahre 1963 und 1964 hat sich eine lebhafte wissenschaftliche Diskussion darüber ergeben, *ob man der allgemeinen BCG-Schutzimpfung* oder aber *einem Volkstuberkulinkataster mit Frühbehandlung der Tuberkulinkonvertoren* den Vorzug geben soll. Das Deutsche Zentralkomitee hat zu dieser Frage keine endgültige Stellung genommen, weil die Verhältnisse in den einzelnen Ländern zu unterschiedlich sind, und weil bei der augenblicklich gespannten personellen Lage in der Gesundheitsverwaltung die praktische Durchführung eines Volkstuberkulinkatasters auf große Schwierigkeiten stoßen würde. Im Sommer 1964 ist die Angelegenheit auch vom Innenministerium Baden-Württemberg aufgegriffen worden. Es wurde dort empfohlen, zunächst die gesetzlich vorgeschriebenen Tuberkulinproben mit vergleichender Anwendung der von FRESENIUS hergestellten verstärkten Tuberkulinsalbe nach SPIESS durchzuführen. Die Konvertoren werden wie bisher der Obhut der Tuberkulosefürsorge anvertraut, für die tuberkulinnegativen Kinder wird vor der Schulentlassung die freiwillige BCG-Schutzimpfung vorgesehen – eine Maßnahme, die auch für die Bundeswehr dringend zu empfehlen ist und die beim Bundesgrenzschutz (NOLTE) schon seit Jahren mit gutem Erfolg angewendet wird.

Tabelle 24. *BCG-Schutzimpfung im Bundesgebiet einschließlich West-Berlin in den Jahren 1962 und 1963* (nach den Länderstatistiken)

	BCG-Schutzimpfung (ohne Neugeborenen-Impfung)		Nur Neugeborenen-Impfung	
	1962	1963	1962	1963
Schleswig-Holstein	420	–	6238	–
Hamburg	3453	6538	24210 = 88,5%	27367 = 95%
Niedersachsen	22502	75253	49239	65313
Bremen	–	51	–	2245
Nordrhein-Westfalen	38301	54797	139920 = 51%	166498 = 56%
Hessen	617	1397	3901	7888
Rheinland-Pfalz	11876	16351	20756	27279
Baden-Württemberg	181*)	214*)	6178*)	7718*)
Bayern	–	–	–	–
Saarland	10**)	9065	15**)	7261
Berlin	–	706	17601	21501 = 83%

*) Nur Zahlen der BCG-Impfzentrale beim Bad. Landesverband f. Mütter- u. Säuglingsfürsorge in der Kinderklinik Karlsruhe.

**) Dabei wurden nach Angaben des Statistischen Landesamtes zweifellos nicht alle von niedergelassenen Kinderfachärzten durchgeführten BCG-Schutzimpfungen erfaßt.

Tab. 24 zeigt die Anzahl der BCG-Impfungen, die in den Jahresgesundheitsberichten der Bundesländer für 1962 und 1963 gemeldet wurden. Wie man sieht, besteht eine steigende Tendenz zur Vornahme von BCG-Schutzimpfungen, die wahrscheinlich auch auf die Empfehlungen des Zentralkomitees zurückzuführen ist.

Auf den Erfolg der Neugeborenenschutzimpfung wurde im „Ärzteblatt für Baden-Württemberg" 1965, Heft 3, hingewiesen. Danach sind in Hamburg, wo die Neugeborenen schutzgeimpft werden, seit 1957 keine Tuberkulosetodesfälle im Kindesalter mehr vorgekommen, während in Baden-Württemberg die Sterblichkeitskurve im Kindesalter nur langsam abfällt; außerdem waren dort die Auswirkungen der tuberkulösen Streuung in Form von extrapulmonalen Tuberkulosen (Id-Fälle) häufiger als in Hamburg, obwohl die Anzahl der Infektionsquellen in Hamburg wesentlich größer ist als in Baden-Württemberg. Wenn die Schutzimpfung auch nicht als einzige Ursache der günstigen Verläufe angesehen werden darf, so ist sie doch sicher wesentlich daran beteiligt und darf nicht vernachlässigt werden.

Zusammenfassung

(Die BCG-Schutzimpfung)

Das Deutsche Zentralkomitee zur Bekämpfung der Tuberkulose hat in den letzten Jahren wiederholt durch Bekanntmachungen in der medizinischen Presse die BCG-Schutzimpfung von Neugeborenen, Schulanfängern, Schulabgängern, Adoleszenten und Wehrpflichtigen empfohlen. Die Anzahl der durchgeführten Impfungen ist deshalb im Steigen; in Hamburg hat die Zahl der schutzgeimpften Neugeborenen 90% überschritten. Es hat den Anschein, daß die Schutzimpfung dort trotz im ganzen ungünstiger Seuchenlage der Kindersterblichkeit ein Ende gesetzt hat und die Anzahl der Streuungstuberkulosen (extrapulmonale Tuberkulose einschließlich Miliartuberkulose und Meningitis tuberculosa) auffallend niedrig geworden ist.

Summary: BCG Vaccination

During the past years, the German Central Anti-Tuberculosis Committee repeatedly recommended immunization with Calmette-Guerin bacilli of newborn babies, children starting or leaving school, adolescents, and compulsory military service personnel, through publications in the medical press. Thus the number of immunizations is increasing; in Hamburg the total of immunized newborns exceeded 90%. It seems that immunization has put an end to infant mortality there, despite the overall unfavorable epidemiological situation and that the incidence of dispersive tuberculoses (extrapulmonary tuberculoses including miliary tuberculosis and tuberculous meningitis) has decreased remarkably.

Résumé: La vaccination préventive au BCG

Le Comité Central Allemand pour la Lutte contre la Tuberculose a recommandé à plusieurs reprises au cours de ces dernières années par des publications dans la presse médicale la vaccination au BCG des nouveaux-nés, des écoliers, à l'entrée et à la sortie d'école, des adolescents et des conscrits. Le nombre des vaccinations exécutées est en augmentation par suite de ces recommandations; à Hambourg le nombre des nouveaux-nés vaccines a depassé 90%. Il semble qu'on ait là réussi à supprimer la mortalité infantile par la vaccination malgré une situation épidémiologique défavorable et que le nombre des tuberculoses de dispersion (tuberculose extra-pulmonaire, y compris la tuberculose miliaire et la méningite tuberculeuse) soit devenu remarquablement plus bas.

Resumen: La Vacunación BCG

El Comite Central Aleman para la lucha de la tuberculosis ha recomendado repetidamente en los ultimos años, a traves de comunicaciones en la prensa profesional la vacunación BCG de los recien nacidos, de los escolares, de los adolescentes y los reclutas. Por eso asciende el numero de las vacunaciones; en Hamburgo lacifra de los recien nacidos vacunados ha sobrepasado el 90%. Parece ser que alli, a pesar de las condiciones epidemiológicas desfavorables, la vacunación ha hecho desaparecer la mortalidad infantil y ha disminuido de una manera marcada el numero de tuberculosis diseminadas (tuberculosis extra pulmonares, incluida la tuberculosis miliar y las meningitis tuberculosas).

d) Der Tuberkulinkataster

Das einzige Bundesland, das seit Jahren auf Grund gesetzlicher Vorschriften (Gesetz vom 19.10. 53 über Röntgenreihenuntersuchungen und Tuberkulinproben) regelmäßige Tuberkulinkataster durch Perkutanprobe mit der Hamburger forte-Salbe durchführt, ist Baden-Württemberg. Wegen erheblicher Belastung der Gesundheitsbehörden mit anderweitigen Aufgaben ist dort aber in den letzten Jahren keine zusammenfassende Erhebung mehr erfolgt: Man hat sich damit begnügt, bei neu entdeckten Tuberkulinreagenten die erforderlichen praktischen Fürsorgemaßnahmen durchzuführen. Es wurde aber betont, daß die positiven Tuberkulinreaktionen vom Wohnort abhängige, unterschiedliche Bedeutung haben können, wenn in manchen Gemeinden zahlreiche Kinder aus der Ostzone erfaßt wurden, die dort bereits BCG-schutzgeimpft worden sind (MATTHÄUS). Dasselbe trifft natürlich auch in den Bundesländern zu, die seit Jahren teilweise, oder wie in Hamburg, bei über 90% der Neugeborenen BCG-Schutzimpfungen durchführen. Hamburg hat daher angegeben, daß bei schutzgeimpften Kindern 53,3% der Schulanfänger Tuberkulin-positiv reagierten, während dieser Prozentsatz bei den nicht schutzgeimpften Schulanfängern nur 5,6 betrug. In Bremen, das keine BCG-Schutzimpfung vornimmt, haben 4,9% der Schulanfänger positive Tuberkulinreaktionen gehabt; in Rheinland-Pfalz 5,0, in Westberlin 3,6%. Nordrhein-Westfalen teilt für Schulanfänger und Entlaßschüler eine Quote von insgesamt 16,2% positiven Reagenten mit. Die recht niedrige Zahl von Westberlin zeigt, daß dort durch energische Bekämpfung der besonders schweren Nachkriegsepidemie der erwartete Rückgang eingetreten ist.

1964 soll ein Großversuch in Südniedersachsen und Nordhessen anlaufen, der voraussichtlich – da intrakutane Testungen vorgenommen werden – einen ziemlich genauen Einblick in die augenblickliche Durchseuchungslage sowohl in städtischen als auch in rein ländlichen Gebieten vermitteln wird.

Tabelle 26 bringt die Ergebnisse der Tuberkulintestungen 1962 in Schleswig-Holstein, Hamburg, Niedersachsen, Nordrhein-Westfalen, Hessen und Rheinland-Pfalz, die nach dem Jahresgesundheitsbericht als Vorproben für die BCG-Schutzimpfung im Jahre 1962 vorgenommen wurden. Wie der Überblick zeigt, sind die Zahlen bei den 6 bis 14 Jahre alten Kindern in Schleswig-Holstein, Niedersachsen, Nordrhein-Westfalen und Rheinland-Pfalz etwa gleich hoch, während die zusätzlichen Intrakutanproben nach MANTOUX erheblich differieren, wobei allerdings die Zahl der Proben in Schleswig-Holstein absolut so niedrig ist, daß sie nicht zu Vergleichszwecken herangezogen werden kann.

Tabelle 25. *Reihen-Tuberkulinuntersuchungen im Bundesgebiet einschl. West-Berlin im Jahre 1963*

LAND	Klein-kinder	davon positiv	Schul-anfänger	davon positiv	4. Schul-jahr	davon positiv	7. bzw. 8. Schuljahr	davon positiv
Hamburg *)	–	BCG-geimpft	8765	53,3 %	–	–	–	–
		nicht ,,	40958	5,6 %				
Bremen	–	–	3575	176 = 4,9 %	1 144	142 = 12,4 %	–	–
Nordrhein-Westfalen	86	2	92330**)	14963 = 16,2 %	–	–	–	–
Rheinland-Pfalz	13 181	417 = 3,1%***)	40569	2034 = 5,0 %	22982	1920 = 8,4 %	22021	2448 = 11,1 %
Berlin	–	–	39652****)	1430 = 3,6 %	–	–	–	–

*) 6–20jährige
**) Schulanfänger und Entlaßschüler
***) ohne Koblenz und Worms mit Zusammen 1 711 untersuchten Kleinkindern
****) 5–19jährige nicht BCG-geimpfte

Tabelle 26. *Tuberkulinproben bei Kindern von 0–14 im Jahre 1962* (aus den Länderstatistiken)

	MORO–PROBE						MENDEL–MANTOUX	
	bei 0– unter 6 Jhr.	davon positiv	6–14 Jahre	davon positiv	ins-gesamt	davon positiv	bei 0–14 Jahre	davon positiv
Schleswig-Holstein	706	64 = 9,0 %	4 708	507 = 10,7 %	5 414	571 = 10,5 %	149	40 = 37,2 %
Hamburg	–	–	52969	6958 = 13,3 %	–	–	–	–
Niedersachsen	2585	202 = 7,9 %	27051	2902 = 10,7 %	29636	3 104 = 10,6 %	5 089	963 = 18,9 %
Nordrhein-Westfalen	69	–	60 702	5632 = 9,2 %	60771	5632 = 9,2 %	44 278	4084 = 9,2 %
Hessen	–	–	–	–	8 381	2 319 = 21,7 %	1 474	609 = 41,3 %
Rheinland-Pfalz	4520	571 = 12,6 %	27 389	3 258 = 11,8 %	31 909	3 829 = 12,0 %	13 607	1 468 = 10,7 %
Saarland	22	20 = 90,9 %	2	2 = 100,0 %	24	22 = 91,7 %	–	–

Zusammenfassung

(Der Tuberkulinkataster)

Erhebungen über den Durchseuchungsgrad der Kinder in der Bundesrepublik stehen zur Zeit noch im Beginn. Nach den mitgeteilten Zahlen reagieren von den Schulanfängern 9 bis 12% positiv auf Tuberkulin, wobei aber sicher auch ein gewisser Prozentsatz schutzgeimpfter Kinder miterfaßt worden ist. Die Anzahl der positiven Reagenten bei nicht Schutzgeimpften liegt nach Tab. 25 wahrscheinlich zwischen 3 und 6%.

Summary: The Tuberculin Register

At presant, investigations into the degree of contamination among children in the Federal Republic are still in the initial phase. According to figures received, 9 to 12 % of the children starting school show a positive tuberculin reaction, however, it can be assumed with certainty that this includes a certain percentage of immunized children. According to Table 25, positive reactions of non-immunized persons probably amount to between 3 and 6 %.

Résumé: Le catastre de la tuberculine

Des relevés sur le degré d'infection des enfants dans la République Fédérale sont encore aux stades initiaux actuellement. D'après les chiffres communiqués 9 à 12% des enfants réagissent positivement à la tuberculine lors de l'entrée à l'école; toutefois il est certain que ce pourcentage comprend aussi une certaine proportion d'enfants vaccinés par le BCG. Le nombre de sujets réagissant positivement est probablement compris entre 3 et 6% c'après le tableau 25.

Resumen: El catastro tuberculinico

En la República Federal estan todavia en comienzo los resultados sobre el grado epidemiológico de los ninos. Segun datos suministrados del 9 al 12% de los niños al comienzo de laedad escolar reaccionan positivamente a la tuberculina, entre los cuales se encuentran seguramente tambien un cierto numero de niños vacunados. El numero de reaciones positivas para los no vacunados esta probablemente entre el 3 y 6%.

2. Heilbehandlung

a) Stationäre und ambulante Behandlung

Nach Angaben des Statistischen Bundesamtes standen Ende 1962 im Bundesgebiet einschließlich Berlin (West) 258 Fachkrankenanstalten mit 38777 planmäßigen Betten für die Behandlung von Tuberkulosekranken zur Verfügung. Die Länderstatistiken weisen laut Tab. 27 19 Häuser bzw. 1282 Betten mehr aus, vermutlich weil die Versorgungskrankenhäuser mit überwiegender Bettenanzahl für Tuberkulöse von ihnen als Tuberkulose-Fachkrankenanstalten erfaßt, in den Bundesstatistiken aber gesondert aufgeführt werden. Als Fachkrankenanstalten werden Anstalten nur für Behandlung von Lungentuberkulose, gelegentlich auch Lungenkrebs sowie für extrapulmonale und Kindertuberkulose bezeichnet, die eine selb-

Tabelle 27. *Planmäßige Tuberkulose-Betten 1962 und 1963*) (nach Länderstatistiken)*

	Tuberkulose-Anstalten				Allgemeine Krankenanstalten			
	Zahl der Tuberkuloseanstalten und Heime		Zahl der planmäßigen Betten		Zahl der allgem. u. sonstigen Krankenh. m. Tuberk.Betten		Zahl der Tuberkulosebetten dieser Krankenhäuser	
	Erwachsene	Kinder	Erwachsene	Kinder	Erwachsene	Kinder	Erwachsene	Kinder
Schleswig-Holstein	11 (10)	4 (3)	2144 (1921)	553 (528)	14 (16)	3 (4)	568 (364)	47 (38)
Hamburg	–	–	–	–	3 (3)	3 (2)	157 (159)	65 (56)
Niedersachsen	32 (31)	4 (3)	5209 (4748)	455 (345)	33 (31)	6 (7)	1186 (1482)	109 (139)
Bremen	2 (2)	1 (1)	298 (182)	95 –	8 (3)	2 –	267 (44)	20 (25)
Nordrhein-Westfalen	47 (44)		5258 (5183)	1189 (873)	149 (142)		3214 (3147)	497 (382)
Hessen	28 (24)	4 (4)	3420 (3396)	400 (400)	21 (23)		381 (403)	
Rheinland-Pfalz	12 (12)	2 (1)	1504 (1489)	257 (204)	37 (31)		621 (576)	134 (133)
Baden-Württemberg	72 (68)	8 (9)	7950 (7845)	1216 (1205)	56 (40)	2 (12)	1642 (1208)	162 (190)
Bayern	34 (33)	7 (6)	7094 (6851)	1110 (1055)	33 (32)	12 (10)	489 (748)	278 (150)
Saarland	3 (2)	1 (1)	313 (242)	121 (115)	5 (7)	1 (2)	150 (181)	44 (60)
Berlin-West	5 (5)		1473 (1606)		13 (13)		154 (493)	(120)
Bundesgebiet	277 (259)		40059 (38188)		401 (378)		10678 (10198)	

*) Angaben für 1963 in Klammern

Tabelle 28. *Zahl der in stationäre und ambulante Behandlung überwiesenen Personen in den Jahren 1962 und 1963 (nach den Länderstatistiken)*

LAND	Stat. Behandlung		a. 100 000 Einw. 1963	in % des Bestandes Ia – Id	ambul. Behandlung		Behandlung gesamt		stat. Behandlung in %	
	1962	1963			1962	1963	1962	1963	1962	1963
Schleswig-Holstein	2 857	2 548	107,8	19,7	807	869	3 664	3 417	78,0	74,6
Hamburg	1 487	1 425	76,8	7,8	2 763	2 137	4 250	3 562	35,0	40,0
Niedersachsen	7 618	6 433	95,1	21,2	5 545	5 405	13 163	11 838	57,9	54,3
Bremen	872	2 174	301,5	52,3	212	272	1 084	2 446	80,4	88,9
Nordrhein-Westfalen	22 410	20 584	126,4	25,0	11 556	11 374	33 966	31 958	66,0	64,4
Hessen	5 983	5 377	108,1	29,6	615	825	6 598	6 202	90,7	86,7
Rheinland-Pfalz	5 797	5 668	162,2	30,6	1 492	1 330	7 289	6 998	79,5	81,0
Saarland	747	684	62,1	13,3	483	281	1 230	965	60,7	70,9
Baden-Württemberg	6 215	6 358	78,8	18,5	1 706	1 298	7 921	7 656	78,5	83,0
Bayern	–	–	–	–	–	–	–	–	–	–
West-Berlin	–	2 319	106,5	9,6	–	2 281	–	4 600	–	50,4
Bundesrepublik	53 986 *)	53 570**)	112,1**)	21,7**)	25 179 *)	26 072**)	79 165 *)	79 642**)	68,2 *)	67,3**)

*) ohne Bayern und Berlin

**) ohne Bayern

ständige Wirtschaftseinheit darstellen. Nach den Länderstatistiken dienten 199 von ihnen mit 33 190 Betten der Behandlung von Erwachsenen und 31 Anstalten mit 5 396 Betten der Behandlung von Kindern. In 52 Häusern mit 7 920 Betten wurden Erwachsene und Kinder betreut. Gegenüber 1961 ist der Bettenbestand damit ungefähr gleich geblieben. Für 1963 sind von den Statistischen Landesämtern jedoch nur 259 Tuberkulose-Fachanstalten mit 38 188 Betten für Kinder und Erwachsene gemeldet worden, so daß es zu einem Rückgang der Bettenanzahl um etwa 1,5 % gekommen ist.

In den Fachabteilungen von 401 (1962) bzw. 378 (1963) allgemeinen Krankenhäusern standen außerdem 10 678 (1962) bzw. 10 198 (1963) Tuberkulosebetten zur Verfügung. Wenn man die Angaben der Statistischen Landesämter zugrunde legt, belief sich die Anzahl der Tuberkulose-Betten 1962 auf insgesamt 50 737 (1963 = 48 386), so daß – bezogen auf den Bestand an aktiven Tuberkulosen – 1 Bett auf 6 Kranke entfiel, (1951 = 1 : 7,4; 1959 = 1 : 6,3; 1963 = 1 : 5,9). 1953 waren im Bundesgebiet 68 894 Tuberkulose-Betten vorhanden; demnach ist es im letzten Jahrzehnt zu einem Rückgang von 30 % gekommen, während sich der Bestand an Kranken mit aktiver Tuberkulose im gleichen Zeitraum um rund 40 % vermindert hat.

Nach den Länderstatistiken sind 1962 (ohne Angaben von Bayern und Berlin) 53 986 Kranke in stationäre und 25 179 in ambulante Behandlung überwiesen worden; 1963 waren es 53 570 bzw. 26 072 Patienten, (ohne Bayern, siehe Tab. 28).

Nach den Angaben von 5 Bundesländern ist der stationären Einweisung von etwa 96 % und der ambulanten Überweisung von rund 90 % der Patienten Folge geleistet worden. In den angegebenen Zahlen fehlen außerdem die Kranken, die sich bei Jahresbeginn bereits in stationärer Behandlung befunden haben. Um einen genaueren Überblick über den Patientendurchgang in den bundesdeutschen Heilstätten und Tuberkulose-Abteilungen zu bekommen, müssen auch die Angaben der Kostenträger berücksichtigt werden. Von der Bundesversicherungsanstalt für Angestellte ist 1963 über 19 662 abgeschlossene stationäre Behandlungen wegen Tuberkulose berichtet worden. Von der Rentenversicherung der Arbeiter und der Knappschaftlichen Rentenversicherung liegen für 1963 noch keine Zahlen vor; für 1961 sind von ihnen 69 807 abgeschlossene stationäre Heilmaßnahmen gemeldet worden. Bei vorsichtiger Schätzung läßt sich auf Grund der für 1963 angegebenen rund 50 000 Tuberkulose-Betten annehmen, daß pro Bett im Durchschnitt jährlich 2 stationäre Heilbehandlungen durchgeführt werden.

Zusammenfassung

(Stationäre und ambulante Behandlung)

Im Bundesgebiet einschließlich Berlin (West) standen Ende 1963 48 386 Betten für die Behandlung von Tuberkulosekranken zur Verfügung; davon entfielen 38 188 Betten auf Heilstätten und Tuberkuloseanstalten und 10 198 auf Fachabteilungen in allgemeinen und sonstigen Krankenhäusern. 6 018 Betten waren für die Behandlung von Kindern vorgesehen.

Nach Angaben der Statistischen Landesämter sind im Berichtjahr 53 570 Kranke stationär und 26 072 ambulant behandelt worden; sie umfassen etwa 21,7 % des gemeldeten Bestandes an aktiven Tuberkulosen.

Summary: Hospital and Outpatient Treatment

By the end of 1963, the Federal Republic including Berlin (West) had provided 48 386 hospital beds for the treatment of tuberculous patients, including 38 188 in sanatoriums and tuberculosis hospitals and 10 198 in special departments and other hospitals. 6 018 beds were set aside for the treatment of children.

According to the bureaux of statistics of the federal states (Länder), 53 570 patients received hospital treatment and 26 072 received outpatient treatment; they account for approximately 21,7% of the total registered tuberculosis cases.

Résumé: Traitement stationnaire et ambulatoire

Dans la République Féderale y compris Berlin (Ouest) on trouvait à la fin de 1963 48 386 lits pour le traitement des tuberculeux; parmi ces lits 38 188 appartenaient à des sanatoria et cliniques pour tuberculeux et 10 198 à des services spécialisés dans des hôpitaux généraux ou autres. 6 018 lits étaient prévus pour le traitement des enfants.

D'après les indications des services de statistique des différents pays 53 570 malades ont été traités à l'hôpital et 26 072 d'une façon ambulatoire au cours de l'année du présent rapport; ils comprennent environ 21,7% de l'ensemble des tuberculoses actives enregistrées.

Resumen: Tratamiento hospitalario y ambulatorio

A finales de 1963 en la República Federal (incluido el Berlin Occidental), estaban 48 386 camas a disposición para el tratamiento de tuberculosos; de las cuales 38 188 correspondian a sanatorios y hospitales antituberculosos y 10 198 a departamentos especiales en hospitales generales. 6 018 camas estaban previstas para niños. Segun datos de las oficinas estatales en el citado año se trataron 53 570 estacionados y 26 072 ambulatorios; que corresponden al 21,7% aproximadamente de los casos registrados de tuberculosis activa.

b) Heilbehandlungstätigkeit der Träger der gesetzlichen Rentenversicherung

Über die Heilbehandlungstätigkeit der Träger der gesetzlichen Rentenversicherung 1963 liegen noch keine Angaben vor. In Band 16 der „Statistik der deutschen Rentenversicherungen der Arbeiter und der Angestellten" hat der Verband Deutscher Rentenversicherungsträger ausführlich über „Die Gesundheitsmaßnahmen in der gesetzlichen Rentenversicherung im Jahre 1961" und damit auch über die Behandlung und Bekämpfung der Tuberkulose berichtet. Danach sind von den Rentenversicherungen der Arbeiter und der Angestellten und der Knappschaftlichen Rentenversicherung im Jahre 1961 für Versicherte, Rentner und Nichtversicherte 106 433 Heilbehandlungen wegen Tuberkulose bewilligt worden. Sie machten bei Versicherten und Rentnern 13,0%, bei nichtversicherten Erwachsenen 84,4% und bei Kindern 42,1% der für alle Krankheiten bewilligten Heilbehandlungen aus. Abgeschlossen wurden insgesamt 85 699 stationäre Heilbehandlungen wegen Tuberkulose.

Bei Männern wurden 41 919 (= 85 %) stationäre Heilbehandlungen wegen Tuberkulose der Atmungsorgane und 7 513 (= 15 %) wegen Tuberkulose anderer Organe, bei Frauen 18 280 (= 70 %) wegen Tuberkulose der Atmungsorgane und 7 836

(= 30 %) wegen Tuberkulose anderer Organe, bei Kindern 4 155 (= 41 %) wegen Tuberkulose der Atmungsorgane und 5 996 (= 59 %) wegen Tuberkulose anderer Organe durchgeführt. Wie in der Morbiditätsstatistik tritt auch hier der erhebliche Überhang der Männer bei den Erkrankungen an Lungentuberkulose in Erscheinung, wobei das Verhältnis der männlichen zu den weiblichen Erwerbspersonen 1961 1,67 : 1 betragen hat. Auffallend ist ferner die Verlagerung des Anteils extrapulmonaler Tuberkulosen vor allem bei den Kindern; bei ihnen wurden fast doppelt so viele stationäre Behandlungen wegen extrapulmonaler Tuberkulose abgeschlossen wie wegen Lungentuberkulose. Auch wenn man berücksichtigt, daß in den Statistiken der deutschen Rentenversicherungsträger die exsudativen Pleuritiden zu den extrapulmonalen Tuberkulosen gezählt werden, bleibt eine Diskrepanz bestehen. 1954 betrug die Anzahl der abgeschlossenen stationären Heilbehandlungen wegen Tuberkulose noch insgesamt 120 292. Davon entfielen bei Kindern 4 544 (= 81 %) auf Lungen- und Kehlkopftuberkulose und 1 060 (= 19 %) auf Tuberkulose anderer Organe. D. h. der Anteil tuberkulöser Erkrankungen der Atmungs- und der anderen Organe an den Gesamttuberkulosen entsprach der allgemeinen Lage. Der jetzige Überhang von Heilverfahren wegen extrapulmonaler Tuberkulose in den Statistiken des Jahres 1961 erklärt sich aus dem Rückgang endothorakaler Erkrankungsformen und wahrscheinlich auch aus dem Umstand, daß viele Kinder mit der Diagnose „Hiluslymphknotentuberkulose" ambulant chemotherapeutisch behandelt werden.

Tab. 29 und 30 liefern einen Beitrag zu dem in letzter Zeit in den Vordergrund gerückten Problem der disziplinarischen Schwierigkeiten in den Heilstätten und der Häufung vorzeitiger Kurabbrüche. Die Behandlung der Lungentuberkulose endete bei Männern in 6,5 v. H. und bei Frauen in 5,9 v. H. aller Fälle durch eigenmächtigen Kurabbruch, bei 5 % der Männer und 5,7 % der Frauen gegen ärztlichen Rat und bei 7,6 % der Männer und 1,7 % der Frauen disziplinarisch. D. h. bei 19,1 % Männern und 13,3 % Frauen wurde der Heilstättenaufenthalt ohne Berücksichtigung der therapeutischen Erfordernisse vorzeitig abgebrochen. Im Zusammenhang mit der veränderten seelischen Einstellung zur eigenen Erkrankung und dem mangelnden Verantwortungsgefühl für die eigene Gesundheit wirkt sich bei den Männern auch der allgemein angestiegene Alkoholkonsum ursächlich aus. Bei eigenmächtigen und vorzeitig gegen ärztlichen Rat erfolgten Kurabbrüchen der Frauen dürften häusliche Schwierigkeiten, – vor allem mangelnde Versorgung der Kinder – die in den Großfamilien früherer Jahrzehnte durch das Zusammenleben mit älteren weiblichen Angehörigen kaum aufgetreten sind, eine erhebliche Rolle spielen. Diese Annahme stützt sich auf die Beobachtung, daß der Anteil verheirateter bzw. geschiedener Frauen mit Kindern an den eigenmächtigen bzw. vorzeitigen Kurbeendigungen besonders groß ist. Disziplinarische Entlassungen sind bei Frauen relativ selten, während die geschiedenen Männer den höchsten Prozentsatz dabei stellen. Insgesamt 63,5 v. H. Männern und 73,3 v. H. Frauen haben die stationäre Heilbehandlung regulär beendet. 3,8 % (m) bzw. 2,9 % (w) sind gestorben.

65–68 % der Männer und 68–72 % der Frauen wurden lt. Tab. 31 und 32 gebessert aus der stationären Behandlung wegen Lungentuberkulose entlassen; die Besserungschancen nahmen dabei fast gleichmäßig mit steigendem Alter ab. Aber selbst bei den über 60jährigen haben noch 55–58 % Männer und 60–62 % Frauen eine Besserung erreicht. Nach Angaben der Rentenversicherung der Arbeiter und der Knappschaftlichen Rentenversicherung blieb der Befund bei 24–25 v. H. Män-

Tabelle 29. *Familienstand und Entlassungsform der Männer mit Tuberkulose der Atmungsorgane im Jahre 1961*
(aus: Band 16 der „Statistik der deutschen Rentenversicherungen der Arbeiter und der Angestellten“)

Familienstand	Heilbehandlungen insgesamt	Die Heilbehandlung endete: regulär	durch eigenmächtigen Abbruch	vorzeitig gegen ärztlichen Rat	disziplinarisch	durch Verlegung	durch Tod	regulär	durch eigenmächtigen Abbruch	vorzeitig gegen ärztlichen Rat	disziplinarisch	durch Verlegung	durch Tod
		Anzahl						Anteil — vH					
1	2	3	4	5	6	7	8	9	10	11	12	13	14
Rentenversicherung der Arbeiter													
ledig, ohne Kinder	8 139	4 544	511	254	1 043	1 563	224	56	6	3	13	19	3
ledig, mit Kindern	219	108	23	6	32	43	7	49	10	3	15	20	3
verheiratet, ohne Kinder	10644	6 722	659	569	514	1 503	677	63	6	5	5	14	7
verheiratet, 1 Kind	5 283	3 340	406	300	375	737	125	63	8	6	7	14	2
verheiratet, 2 Kinder	3 555	2 091	298	262	271	554	79	59	8	7	8	16	2
verheiratet, 3 und mehr Kinder	3 205	1 781	380	264	245	469	66	56	12	8	8	14	2
geschieden, getrennt lebend, ohne Kinder	1 520	659	157	62	261	283	98	43	10	4	17	19	7
geschieden, getrennt lebend, mit Kindern	624	248	74	21	133	122	26	40	12	3	21	20	4
verwitwet, ohne Kinder	1 190	608	66	41	58	221	196	51	6	3	5	19	16
verwitwet, mit Kindern	250	116	26	13	18	54	23	47	10	5	7	22	9
Zusammen	34629	20217	2 600	1 792	2 950	5 549	1 521	58	8	5	9	16	4
Rentenversicherung der Angestellten													
ledig	1 217	1 107	12	41	57	–	–	91	1	3	5	–	–
verheiratet	4 082	3 759	55	166	102	–	–	92	1	4	3	–	–
verwitwet	166	152	3	8	3	–	–	91	2	5	2	–	–
geschieden	220	183	4	11	22	–	–	83	2	5	10	–	–
Zusammen	5 685	5 201*)	74	226	184	–	–	92*)	1	4	3	–	–
Knappschaftliche Rentenversicherung													
ledig, ohne Kinder	190	136	6	4	17	21	6	72	3	2	9	11	3
ledig, mit Kindern	5	4	–	–	–	1	–	80	–	–	–	20	–
verheiratet, ohne Kinder	557	434	20	16	6	45	36	78	4	3	1	8	6
verheiratet, 1 Kind	360	270	12	23	15	32	8	75	3	7	4	9	2
verheiratet, 2 Kinder	214	178	4	14	3	11	4	83	2	7	1	5	2
verheiratet, 3 und mehr Kinder	202	149	12	15	10	12	4	74	6	7	5	6	2
geschieden, getrennt lebend, ohne Kinder	21	8	4	1	1	7	–	38	19	5	5	33	–
geschieden, getrennt lebend, mit Kindern	3	2	–	–	1	–	–	67	–	–	33	–	–
verwitwet, ohne Kinder	45	28	6	–	–	6	5	62	13	–	–	13	12
verwitwet, mit Kindern	8	5	1	–	–	2	–	62	13	–	–	25	–
Zusammen	1 605	1 214	65	73	53	137	63	76	4	5	3	8	4

*) einschließlich Verlegungen und Sterbefälle

Tabelle 30. *Familienstand und Entlassungsform der Frauen mit Tuberkulose der Atmungsorgane im Jahre 1961*
(aus: Band 16 der „Statistik der deutschen Rentenversicherungen der Arbeiter und der Angestellten“)

Familienstand	Heil-behand-lungen ins-gesamt	Die Heilbehandlung endete											
		regulär	durch eigen-mächtiger Abbruch	vorzeitig gegen ärztlichen Rat	diszi-plinarisch	durch Ver-legung	durch Tod	regulär	durch eigen-mächtigen Abbruch	vorzeitig gegen ärztlichen Rat	diszi-plinarisch	durch Ver-legung	durch Tod
		Anzahl						Anteil – vH					
1	2	3	4	5	6	7	8	9	10	11	12	13	14
		Rentenversicherung der Arbeiter											
ledig, ohne Kinder	3 592	2 595	155	127	68	560	87	*72*	*4*	*4*	*2*	*16*	*2*
ledig, mit Kindern	285	166	38	14	23	41	3	*58*	*13*	*5*	*8*	*15*	*1*
verheiratet, ohne Kinder	3 532	2 454	347	316	77	570	168	*62*	*9*	*8*	*2*	*15*	*4*
verheiratet, 1 Kind	1 275	828	136	105	24	158	24	*65*	*11*	*8*	*2*	*12*	*2*
verheiratet, 2 Kinder	850	543	86	91	18	101	11	*64*	*10*	*11*	*2*	*12*	*1*
verheiratet, 3 und mehr Kinder	708	419	98	58	23	93	17	*59*	*14*	*8*	*3*	*13*	*3*
geschieden, getrennt lebend, ohne Kinder	407	278	24	20	16	54	15	*68*	*6*	*5*	*4*	*13*	*4*
geschieden, getrennt lebend, mit Kindern	276	172	27	15	9	44	9	*62*	*10*	*6*	*3*	*16*	*3*
verwitwet, ohne Kinder	1 366	864	57	60	15	210	160	*63*	*4*	*4*	*1*	*16*	*12*
verwitwet, mit Kindern	317	215	16	17	3	43	23	*68*	*5*	*5*	*1*	*14*	*7*
Zusammen	13 008	8 534	984	823	276	1 874	517	*66*	*8*	*6*	*2*	*14*	*4*
		Rentenversicherung der Angestellten											
ledig	2 488	2 398	11	61	18	–	–	*96*	–	*3*	*1*	–	–
verheiratet	1 852	1 712	27	103	10	–	–	*92*	*1*	*6*	*1*	–	–
verwitwet	331	313	1	15	2	–	–	*95*	–	*4*	*1*	–	–
geschieden	181	173	1	5	2	–	–	*96*	–	*3*	*1*	–	–
Zusammen	4 852	4 596*)	40	184	32	–	–	*95**)	*1*	*4*	–	–	–
		Knappschaftliche Rentenversicherung											
ledig, ohne Kinder	35	32	1	–	–	2	–	*91*	*3*	–	–	*6*	–
ledig, mit Kindern	2	2	–	–	–	–	–	–	–	–	–	–	–
verheiratet, ohne Kinder	108	72	17	9	–	7	3	*67*	*16*	*8*	–	*6*	*3*
verheiratet, 1 Kind	70	35	11	14	1	5	4	*50*	*16*	*20*	*1*	*7*	*6*
verheiratet, 2 Kinder	62	37	10	7	1	6	1	*60*	*16*	*11*	*2*	*9*	*2*
verheiratet, 3 und mehr Kinder	51	31	8	5	1	5	1	*61*	*15*	*10*	*2*	*10*	*2*
geschieden, getrennt lebend, ohne Kinder	2	2	–	–	–	–	–	–	–	–	–	–	–
geschieden, getrennt lebend, mit Kindern	2	1	–	–	–	1	–	–	–	–	–	–	–
verwitwet, ohne Kinder	77	47	5	5	1	10	9	*61*	*6*	*6*	*2*	*13*	*12*
verwitwet, mit Kindern	11	6	3	2	–	–	–	*55*	*27*	*18*	–	–	–
Zusammen	420	265	55	42	4	36	18	*63*	*13*	*10*	*1*	*9*	*4*

*) einschließlich Verlegungen und Sterbefälle

Tabelle 31. *Entlassungsalter und medizinisches Entlassungsurteil bei Männern mit Tuberkulose der Atmungsorgane*
(aus: Band 16 der „Statistik der deutschen Rentenversicherungen der Arbeiter und der Angestellten")

Altersgruppe (Jahre)	Heil-behandlungen insgesamt	un-veränder	gebessert	ver-schlechtert	verstorben an Tuberkulose	verstorben aus anderen Gründen	reine Be-obachtung	un-verändert	gebessert	ver-schlechtert	verstorben an Tuberkulose	verstorben aus anderen Gründen	reine Be-obachtung
		Anzahl						Anteil – vH					
1	2	3	4	5	6	7	8	9	10	11	12	13	14
					Rentenversicherung der Arbeiter								
15 – 19	1 169	27	1 088	28	1	2	23	2	93	3	–	–	2
20 – 24	3 110	676	2 320	67	9	5	33	22	75	2	–	–	1
25 – 29	3 176	652	2 361	77	17	5	64	21	74	2	1	–	2
30 – 34	3 413	849	2 369	79	38	14	64	25	69	2	1	1	2
35 – 39	2 931	798	1 944	56	37	16	80	27	66	2	1	1	3
40 – 44	2 384	616	1 593	55	38	13	69	26	67	2	2	–	3
45 – 49	3 097	790	2 044	78	54	31	100	25	66	3	2	1	3
50 – 54	4 396	1 135	2 884	107	100	52	118	26	66	2	2	1	3
55 – 59	4 533	1 056	2 984	118	185	69	121	23	66	3	4	1	3
60 und älter	6 420	1 552	3 719	187	518	324	120	24	58	3	8	5	2
Zusammen	34 629	8 151	23 306	852	997	531	792	24	67	2	3	2	2
					Rentenversicherung der Angestellten								
15 – 19	299	13	223	5	–	–	58	4	75	2	–	–	19
20 – 24	503	24	383	2	–	–	94	5	76	–	–	–	19
25 – 29	344	19	255	3	2	–	65	5	74	1	1	–	19
30 – 34	442	41	301	5	5	–	90	9	68	1	1	–	21
35 – 39	475	48	321	5	5	–	96	10	68	1	1	–	20
40 – 44	425	59	268	7	7	1	83	14	63	2	2	–	19
45 – 49	524	60	352	6	13	3	90	11	67	1	2	1	18
50 – 54	609	87	368	10	25	14	105	14	61	2	4	2	17
55 – 59	681	90	441	12	27	10	101	13	65	2	4	1	15
60 und älter	1 383	217	765	37	151	69	144	16	55	3	11	5	10
Zusammen	5 685	658	3 677	92	235	97	926	11	65	2	4	2	16
					Knappschaftliche Rentenversicherung								
15 – 19	40	3	35	2	–	–	–	8	87	5	–	–	–
20 – 24	75	18	57	–	–	–	–	24	76	–	–	–	–
25 – 29	92	20	67	3	1	–	1	22	73	3	1	–	1
30 – 34	142	32	103	3	1	–	3	23	72	2	1	–	2
35 – 39	164	39	118	3	2	1	1	23	72	2	1	1	1
40 – 44	179	45	130	2	2	–	–	25	73	1	1	–	–
45 – 49	169	40	116	6	3	–	4	24	69	3	2	–	2
50 – 54	229	61	158	4	3	1	2	27	69	2	1	–	1
55 – 59	199	47	136	7	7	2	–	23	68	4	4	1	–
60 und älter	316	89	174	10	26	14	3	28	55	3	8	5	1
Zusammen	1 605	394	1 094	40	45	18	14	25	68	2	3	1	1

Tabelle 32. *Entlassungsalter und medizinisches Entlassungsurteil bei Frauen mit Tuberkulose der Atmungsorgane*
(aus: Band 16 der „Statistik der deutschen Rentenversicherungen der Arbeiter und der Angestellten")

Altersgruppe (Jahre)	Heilbehandlungen insgesamt	unverändert	gebessert	verschlechtert	verstorben an Tuberkulose	verstorben aus anderen Gründen	reine Beobachtung	unverändert	gebessert	verschlechtert	verstorben an Tuberkulose	verstorben aus anderen Gründen	reine Beobachtung
		Anzahl						Anteil – vH					
1	2	3	4	5	6	7	8	9	10	11	12	13	14
Rentenversicherung der Arbeiter													
15 – 19	774	105	648	11	3	2	5	*14*	*84*	*1*	–	–	*1*
20 – 24	1 655	268	1 342	24	5	1	15	*16*	*81*	*2*	–	–	*1*
25 – 29	1 709	383	1 263	23	13	5	22	*23*	*74*	*1*	*1*	–	*1*
30 – 34	1 632	377	1 166	34	26	8	21	*23*	*71*	*2*	*2*	*1*	*1*
35 – 39	1 487	333	1 071	28	26	4	25	*22*	*72*	*2*	*2*	–	*2*
40 – 44	1 051	226	739	20	34	6	26	*22*	*70*	*2*	*3*	*1*	*2*
45 – 49	996	232	689	19	29	8	19	*23*	*69*	*2*	*3*	*1*	*2*
50 – 54	950	215	639	22	38	12	24	*23*	*67*	*2*	*4*	*1*	*3*
55 – 59	811	177	554	20	26	11	23	*22*	*68*	*3*	*3*	*1*	*3*
60 und älter	1 943	419	1 172	36	175	106	35	*22*	*60*	*2*	*9*	*5*	*2*
Zusammen	13 008	2 735	9 283	237	375	163	215	*21*	*71*	*2*	*3*	*1*	*2*
Rentenversicherung der Angestellten													
15 – 19	589	29	447	2	–	–	111	*5*	*76*	–	–	–	*19*
20 – 24	976	92	681	3	1	–	199	*10*	*70*	–	–	–	*20*
25 – 29	622	89	414	6	3	–	110	*14*	*67*	*1*	–	–	*18*
30 – 34	456	69	304	3	5	–	75	*15*	*67*	*1*	*1*	–	*16*
35 – 39	537	66	360	8	12	1	90	*12*	*67*	*2*	*2*	–	*17*
40 – 44	369	47	253	8	4	–	57	*13*	*69*	*2*	*1*	–	*15*
45 – 49	400	39	287	4	9	1	60	*10*	*72*	*1*	*2*	–	*15*
50 – 54	289	40	178	4	9	–	58	*14*	*62*	*1*	*3*	–	*20*
55 – 59	200	34	117	4	14	–	31	*17*	*59*	*2*	*7*	–	*15*
60 und älter	414	55	249	8	38	13	51	*13*	*60*	*2*	*9*	*3*	*13*
Zusammen	4 852	560	3 290	50	95	15	842	*12*	*68*	*1*	*2*	–	*17*
Knappschaftliche Rentenversicherung													
15 – 19	20	2	18	–	–	–	–	*10*	*90*	–	–	–	–
20 – 24	30	6	24	–	–	–	–	*20*	*80*	–	–	–	–
25 – 29	45	9	36	–	–	–	–	*20*	*80*	–	–	–	–
30 – 34	54	9	42	3	–	–	–	*17*	*78*	*5*	–	–	–
35 – 39	50	13	36	–	–	1	–	*26*	*72*	–	–	*4*	–
40 – 44	30	9	19	–	–	1	1	*30*	*64*	–	–	*3*	*3*
45 – 49	30	10	17	1	2	–	–	*33*	*57*	*3*	*7*	–	–
50 – 54	41	6	32	1	1	–	1	*15*	*79*	*2*	*2*	–	*2*
55 – 59	23	3	18	–	1	–	1	*13*	*79*	–	*4*	–	*4*
60 und älter	97	22	60	1	7	5	2	*23*	*62*	*1*	*7*	*5*	*2*
Zusammen	420	89	302	6	11	7	5	*21*	*72*	*1*	*3*	*2*	*1*

Tabelle 33. *Die Reinausgaben der gesetzlichen Rentenversicherung für Maßnahmen zur Erhaltung, Besserung und Wiederherstellung der Erwerbsfähigkeit bei Erkrankungen an Tuberkulose*
(aus: Band 16 der „Statistik der deutschen Rentenversicherungen der Arbeiter und der Angestellten“)

Reinausgaben (DM)										Landesversicherungsanstalten und Sonderanstalten
Durchführung der Heilbehandlung			Übergangsgeld bei Heilbehandlung	Durchführung der Berufsförderung		Übergangsgeld bei Berufsförderung	Durchführung nachgehender Maßnahmen	Durchführung von allgemeinen oder Einzelmaßnahmen nach §§ 1305 u. 1306 RVO §§ 84 u. 85 AVG § 97 Abs. 1 u. 2 RKG	Reinausgaben weniger Reineinnahmen durch Ersatzleistungen von anderen Kostenträgern	
Stationäre Behandlung in eigenen und fremden Heilstätten	Stationäre Dauerbehandlung	Ambulante Heilbehandlung		Stationäre Berufsförderung in eigenen und fremden Behandlungsstätten	Ambulante Berufsförderung					
233 246 201	23 390 107	1 437 481	64 814 498	2 928 778	496 709	1 714 423	2 039 687	3 582 175	296 484 634	1961 Rentenversicherung der Arbeiter
225 550 508	20 338 161	730 654	44 576 753	1 908 992	348 821	1 100 728	4 032 899	4 895 008	285 894 987	1960
168 585 685	20 299 039	1 538 484	32 969 223	1 065 683	263 895	725 842	2 332 905	53 991 060	260 503 067	1959
62 606 464	5 763 645	219 298	10 880 036	140 855	81 530	137 314	5 496 037	449 916	77 358 386	1961 Rentenversicherung der Angestellten
60 615 871	5 754 921	272 938	8 882 523	86 036	75 721	103 835	2 190 963	472 412	76 769 614	1960
60 133 127	7 284 280	514 472	7 682 255	51 611	39 339	69 339	173 494	288 384	73 739 398	1959
8 568 585	546 736	38 531	3 701 504	53 604	17 672	59 524	62 121	13 060	12 239 822	1961 Knappschaftliche Rentenversicherung
8 536 031	483 892	69 867	3 364 446	25 038	9 470	25 928	65 134	7 287	11 342 072	1960
5 625 827	450 717	108 782	2 151 929	3 492	6 270	6 232	37 692	3 444 671	11 571 587	1959
304 421 250	29 700 488	1 695 310	79 396 038	3 123 237	595 911	1 911 261	7 597 845	4 045 151	386 082 842	1961 Rentenversicherung insgesamt
294 702 410	26 576 974	1 073 459	56 823 722	2 020 066	434 012	1 230 491	6 288 996	5 374 707	374 006 673	1960
234 344 639	28 034 036	2 161 738	42 803 407	1 120 786	309 504	801 413	2 544 091	57 724 115	345 814 052	1959

Tabelle 34. *Die stationären Heilbehandlungen wegen Tbc nach der Diagnose bei der Entlassung und der Altersgruppe* (aus: Geschäftsbericht der BfA über das Rechnungsjahr 1963)

Altersgruppe (Jahre)	Tbc der Atmungsorgane		Pleuritis exsudativa		Knochen- und Gelenktbc.		Hirnhauttbc.		Haut- und Lymphknotentbc.		Augentbc.		Urotbc.		Genitaltbc.		Sonstige Tbc.		Keine Tbc.		Insgesamt	
	Anzahl	v.H.	Anzahl	v.H.	Anzahl	v.H.	Anzahl	v.H.	Anzahl	v.H.	Anzahl	v.H.	Anzahl	v.H.	Anzahl	v.H.	Anzahl	v.H.	Anzahl	v.H.	Anzahl	v.H.
1	2	3	4	5	6	7	8	9	10	11	12	13	14	15	16	17	18	19	20	21	22	23
Männer																						
15 bis 19	314	4,2	88	17,0	12	4,2	11	20,4	11	8,1	16	7,3	12	2,5	2	1,7	6	8,9	17	8,4	489	5,1
20 bis 29	1 110	14,9	176	34,0	66	23,2	13	24,1	48	35,6	50	22,7	57	12,1	20	16,5	19	28,4	75	37,1	1 634	17,2
30 bis 39	1 122	15,0	86	16,6	47	16,6	17	31,5	28	20,7	59	26,8	148	31,4	30	24,8	6	8,9	40	19,8	1 583	16,6
40 bis 49	1 190	16,0	57	11,0	43	15,1	4	7,4	9	6,7	40	18,2	114	24,2	24	19,8	17	25,4	17	8,4	1 515	15,9
50 bis 59	1 832	24,6	62	12,0	44	15,5	7	12,9	16	11,9	40	18,2	96	20,3	31	25,6	4	6,0	34	16,9	2 166	22,7
60 und älter	1 884	25,3	49	9,4	72	25,4	2	3,7	23	17,0	15	6,8	45	9,5	14	11,6	15	22,4	19	9,4	2 138	22,5
Insgesamt	7 452	100,0	518	100,0	284	100,0	54	100,0	135	100,0	220	100,0	472	100,0	121	100,0	67	100,0	202	100,0	9 525	100,0
Frauen																						
15 bis 19	565	9,9	130	18,8	34	9,1	22	20,9	57	10,8	36	9,9	22	5,0	7	2,6	34	15,4	21	6,9	928	10,3
20 bis 29	1 852	32,5	343	49,5	99	26,5	38	36,2	171	32,4	98	26,9	92	21,0	90	34,1	77	34,8	118	38,4	2 978	33,2
30 bis 39	1 064	18,7	85	12,3	73	19,5	24	22,9	110	20,9	73	20,1	130	29,7	95	36,0	43	19,5	73	23,8	1 770	19,7
40 bis 49	932	16,4	70	10,1	63	16,8	8	7,6	69	13,1	59	16,2	98	22,4	55	20,8	33	14,9	42	13,7	1 429	15,9
50 bis 59	694	12,2	44	6,3	33	8,8	9	8,6	50	9,5	58	15,9	63	14,4	15	5,7	22	10,0	36	11,7	1 024	11,4
60 und älter	585	10,3	21	3,0	72	19,3	4	3,8	70	13,3	40	11,0	33	7,5	2	0,8	12	5,4	17	5,5	856	9,5
Insgesamt	5 692	100,0	693	100,0	374	100,0	105	100,0	527	100,0	364	100,0	438	100,0	264	100,0	221	100,0	307	100,0	8 985	100,0
Kinder																						
bis 14	946	–	41	–	43	–	41	–	52	–	8	–	6	–	–	–	5	–	10	–	1 152	–

nern und 21 v. H. Frauen unverändert und zwar vorwiegend vom 35. Lebensjahr ab. Bei den Versicherten der Rentenversicherung der Angestellten betrugen die unveränderten Entlassungsbefunde 11 (männlich) bzw. 12 (weiblich) %. Verschlechterte Befunde fanden sich bei Männern und Frauen in allen Altersstufen zwischen 1 und 3 %; darüber lagen lediglich die 15–19 und 55–59jährigen Männer mit 5 bzw. 4 % und die 30–34jährigen Frauen aus der Knappschaftlichen Rentenversicherung mit 5 %. Die absoluten Zahlen sind jedoch zu niedrig, um daraus Schlüsse zu ziehen. Die Todesfälle betrugen bis zum 45. Lebensjahr 1 bis höchstens 3 %; im höheren Lebensalter schwankten sie im Rahmen von Zufälligkeiten zwischen 4 und 11 %. Von 17077 Männern und 5923 Frauen mit Bakteriennachweis bei der Aufnahme konnten 54 % (m) bzw. 63 % (w) negativ entlassen werden.

6 v. H. Männern und 5 v. H. Frauen waren Dauerbehandlungsfälle.

Nach Tab. 33 haben die stationären Heilbehandlungen im Rahmen der gesetzlichen Rentenversicherung 1961 einen Betrag von 304,4 Mill. DM erfordert; für die stationären Dauerbehandlungen von Offentuberkulösen mit nicht mehr beeinflußbaren Befunden sind 29,7 Mill. DM ausgegeben worden. Für Maßnahmen der Berufsförderung, die den Tuberkulosekranken die Wiedereingliederung in die soziale Gemeinschaft und das Berufsleben ermöglichen und über deren Einrichtungen im Tuberkulose-Jahrbuch 1962 ausführlich berichtet wurde, sind 3,7 Mill. DM aufgebracht worden.

Mit insgesamt 386 Mill. DM hat die gesetzliche Rentenversicherung, in der 80 % der Bevölkerung versichert sind, den größten Teil der finanziellen Leistungen für die Behandlung und Bekämpfung der Tuberkulose getragen. Damit haben sich die Ausgaben seit 1959 im Zusammenhang mit dem Anstieg der allgemeinen Lebenshaltungskosten um 10 % erhöht, obwohl die Anzahl der abgeschlossenen stationären Heilbehandlungen im gleichen Zeitraum um 5 % zurückgegangen ist.

Von der Bundesversicherungsanstalt für Angestellte liegt bereits der Geschäftsbericht über das Rechnungsjahr 1963 vor, in dem Angaben über die von ihr durchgeführten Gesundheitsmaßnahmen veröffentlicht werden. Danach wurden 19662 stationäre Heilbehandlungen von tuberkulosekranken Versicherten und deren Angehörigen abgeschlossen. 664, d. h. 3,4 % aller behandlungsbedürftigen Tuberkulösen waren Asylierungsfälle. Bei der Aufschlüsselung der Tuberkulose-Heilbehandlungen nach Diagnose und Altersgruppe fällt vor allem die Altersverschiebung bei den lungentuberkulosekranken Männern auf: die über 60jährigen stellten mit 25,3 % den größten Anteil, bei den Frauen dagegen die 20–29 Jahre alten mit 32,5 % (s. Tab. 34).

Ähnliche Verhältnisse zeigen sich bei der Knochen- und Gelenktuberkulose mit einem Höchstbefall der 60 und mehr Jahre alten Männer und der 20–29jährigen Frauen. Die Höchstzahl der Pleuritis exsudativa-Fälle lag bei beiden Geschlechtern in der Altersgruppe der 20–29jährigen und entspricht damit der Verschiebung der kindlichen Primärinfektion in das frühe Erwachsenenalter. Von 54 Männern mit Meningitis tuberculosa waren 17 30–39 Jahre alt, von 105 meningitiskranken Frauen gehörten 38 zu den 20–29jährigen. Von 1152 Kindern im Alter bis zu 15 Jahren, die sich in einem stationären Heilverfahren befanden, hatten 41 eine Meningitis tuberculosa.

Die Urotuberkulose betraf vor allem die 30–39 und 50–59jährigen Männer und die 30–39jährigen Frauen und umfaßt mit 593 männlichen und 702 weiblichen

Kranken sowie 6 Jugendlichen unter 15 Jahren insgesamt 6,6 % aller stationären Tuberkulosefälle.

Von den 121 wegen einer Genitaltuberkulose behandelten Männern waren 30 (= 24,8 %) 30—39 Jahre und 31 (= 25,6 %) 50—59 Jahre alt. 148 (= 31,4 %) der 472 urotuberkulösen Männer gehörten zu den 30—39jährigen und 114 (= 24,2 %) zu den 40—49jährigen. Damit standen die stationären Heilbehandlungen wegen Genital- oder Urotuberkulose bei Männern in einem Verhältnis von 1 : 3,9.

Von den 264 genitaltuberkulösen Frauen stellten die 20—29jährigen mit 90 Kranken 34,1 % aller Fälle bei 92 Urotuberkulosen in der gleichen Altersgruppe (= 21,0 % aller Fälle). Bei den 30—39jährigen Frauen stehen den 95 (= 36,0 %) Genitaltuberkulosen sogar 130 (= 29,7 %) Urotuberkulosen gegenüber. Insgesamt entspricht das Verhältnis der weiblichen Genital- zu den Urotuberkulosen einer Relation von 1 : 1,7.

Es ist bemerkenswert, daß vorzugsweise Frauen im hauptfortpflanzungsfähigen Alter an Genitaltuberkulose erkranken, zumal bekannt ist, daß die Krankheit oft erst Jahre nach der Streuung in die Genitalorgane entdeckt wird. Außerdem fällt auf, daß die Anzahl der stationären Behandlungen wegen Urotuberkulose bei Männern von 1962 bis 1963 um 64 gestiegen ist.

Tabelle 35 mit einem Überblick über die Behandlungsergebnisse weist bei der Lungentuberkulose von Männern aller Altersstufen eine Letalität von 4,1 % auf. Von den Frauen sind 2,3 % verstorben.

Bei der extrapulmonalen Tuberkulose liegt die Letalität der Männer zwischen 0,4 und 1,3 % und nur bei der Hirnhauttuberkulose beträgt sie 5,5 %. Für Frauen liegen die Hundertsätze zwischen 0,2 und 0,9; Hirnhauttuberkulose 10,5 %.

Wie die Aufstellung zeigt, wurden die Heilverfahren im Jahre 1963 von 61,3 % Männern und 71,1 % Frauen planmäßig durchgeführt.

Bei 3,2 % der Männer und 0,6 % der Frauen kam es zu disziplinarischer Entlassung oder eigenmächtigem Kurabbruch.

Tbc-Heilbehandlungen nach der Entlassungsform (ohne Kinder)

Entlassungsform	Männer		Frauen	
	Anzahl	v. H.	Anzahl	v. H.
1	2	3	4	5
Heilbehandlung planmäßig durchgeführt	5 719	61,3	6 159	71,0
Heilbehandlung planmäßig durchgeführt, aber gestört durch undiszipliniertes Verhalten	21	0,2	5	0,1
Gegen ärztlichen Rat entlassen	345	3,7	234	2,7
Mit ärztlicher Einwilligung vorzeitig entlassen	482	5,2	273	3,1
Disziplinarisch entlassen	281	3,0	41	0,5
Eigenmächtiger Kurabbruch	16	0,2	13	0,1
Direkt verlegt	1 507	16,2	1 251	14,4
Bis zur Einberufung zum nächsten Heilverfahren entlassen	508	5,4	521	6,0
Gestorben	444	4,8	181	2,1
Insgesamt	9 323	100,0	8 678	100,0

Tabelle 35. *Tbc-Heilbehandlungen nach Krankheitsformen und Behandlungsergebnis (ohne Kinder)* (aus: Geschäftsbericht der BfA über das Rechnungsjahr 1963)

Krankheitsbezeichnung	Heil-be-hand-lungen ins-gesamt	Medizinisches Entlassungsurteil											
		un-ver-ändert	ge-bessert	ver-schlech-tert	verstorben an Tbc	verstorben aus anderen Gründen	Beob-achtung	un-ver-ändert	ge-bessert	ver-schlech-tert	verstorben an Tbc	verstorben aus anderen Gründen	Beob-achtung
		Anzahl						Anteilzahlen v.H.					
1	2	3	4	5	6	7	8	9	10	11	12	13	14
Männer													
Tbc der Atmungsorgane	7452	1401	5315	230	308	104	94	18,8	71,3	3,1	4,1	1,4	1,3
Pleuritis exsudativa	518	34	468	6	2	5	3	6,6	90,3	1,1	0,4	1,0	0,6
Knochen- und Gelenktbc.	284	46	216	1	3	8	10	16,2	76,1	0,3	1,1	2,8	3,5
Hirnhauttbc.	54	6	41	1	3	1	2	11,1	75,9	1,9	5,5	1,9	3,7
Haut- und Lymphknotentbc.	135	8	124	–	1	1	1	6,0	91,9	–	0,7	0,7	0,7
Augentbc.	220	26	192	2	–	–	–	11,8	87,3	0,9	–	–	–
Urotbc.	472	85	364	3	6	–	14	18,0	77,1	0,6	1,3	–	3,0
Genitaltbc.	121	8	109	–	–	–	4	6,6	90,1	–	–	–	3,3
Sonstige Tbc.	67	5	57	2	–	1	2	7,4	85,1	3,0	–	1,5	3,0
Insgesamt	9323	1619	6886	245	323	120	130	17,4	73,8	2,6	3,5	1,3	1,4
Frauen													
Tbc der Atmungsorgane	5692	953	4395	125	130	23	66	16,7	77,2	2,2	2,3	0,4	1,2
Pleuritis exsudativa	693	46	642	3	1	1	–	6,6	92,6	0,4	0,2	0,2	–
Knochen- und Gelenktbc.	374	61	301	1	2	1	8	16,3	80,5	0,3	0,5	0,3	2,1
Hirnhauttbc.	105	19	67	6	11	–	2	18,1	63,8	5,7	10,5	–	1,9
Haut- und Lymphknotentbc.	527	31	486	4	1	3	2	5,9	92,2	0,7	0,2	0,6	0,4
Augentbc.	364	51	306	6	–	–	1	14,0	84,1	1,6	–	–	0,3
Urotbc.	438	80	334	4	4	1	15	18,3	76,3	0,9	0,9	0,2	3,4
Genitaltbc.	264	26	234	–	–	–	4	9,9	88,6	–	–	–	1,5
Sonstige Tbc.	221	14	199	–	2	–	6	6,3	90,1	–	0,9	–	2,7
Insgesamt	8678	1281	6964	149	151	29	104	14,8	80,3	1,7	1,7	0,3	1,2

Zur Durchführung der Tuberkulose-Heilverfahren standen im Berichtsjahr 4 eigene Sanatorien zur Verfügung. Die Zahl der Pflegetage hat sich gegenüber 1962 wie folgt entwickelt:

Sanatorium	Überwiegende Indikation	Pflegetage 1963	Pflegetage 1962	Erhöhung bzw. Minderung gegenüber dem Vorjahr in v. H.
Wehrawald Todtmoos/Schwarzwald	Lungentuberkulose (chirurgisch)	70083	72723	·/. 3,6
Schwarzwaldheim Schömberg/Calw	Lungentuberkulose (konservativ)	53691	55181	·/. 2,7
Föhrenkamp Mölln/Lauenburg	Lungentuberkulose (chirurgisch)	4185	53017	–
Haus Tanneck Mölln/Lauenburg	Lungentuberkulose (konservativ)	41034	39295	+ 4,4
Zusammen		168993	220216	·/. 23,3

In der Heilstätte Tanneck in Mölln/Lauenburg ist die Bettenzahl verringert worden; die chirurgische Heilstätte Föhrenkamp in Mölln/Lauenburg wurde stillgelegt.

1963 wurden in 87 Fällen berufsfördernde Maßnahmen für Tuberkulose-Kranke eingeleitet und in 130 Fällen abgeschlossen sowie 734 Anträge auf Gewährung von Übergangsgeld während ambulanter Tuberkulose-Behandlung gem. § 21 a Abs. 6 b AVG bewilligt. Insgesamt hielt der leichte Rückgang der Anträge auf Maßnahmen wegen Tuberkulose auch im Berichtsjahr weiter an.

Für stationäre und ambulante Heilmaßnahmen von tuberkulosekranken Versicherten, deren Angehörigen und Hinterbliebenen wurden 1963 insgesamt DM 69765732,– von der Bundesversicherungsanstalt für Angestellte aufgebracht.

Über die Gesamtausgaben für Renten wegen Tuberkulose können keine Angaben gemacht werden, da die Rentenauslagen für alle laufenden Renten wegen Berufsunfähigkeit oder Erwerbsunfähigkeit zusammen ausgewiesen werden und der Anteil der Tuberkulose-Renten an dem Bestand von 2026546 laufenden Renten auch nicht annähernd geschätzt werden kann.

Sonstige Leistungen wie Übergangsgeld, Berufsförderung usw. bei tuberkulosekranken Versicherten, Angehörigen und Hinterbliebenen haben 1963 einen Aufwand von DM 15781042,– erforderlich gemacht, außerdem wurden DM 120173,– an Zuschüssen für die Tuberkuloseforschung und DM 131490,– an Zuschüssen für die allgemeine Tuberkulosebekämpfung ausgegeben.

Andererseits erhielt die Bundesversicherungsanstalt für Angestellte im Jahre 1963 Erstattungen für stationäre Dauerbehandlung nach dem Gesetz über die Tuberkulose-Hilfe in Höhe von DM 7495617,– und Ersatzleistungen von anderen Kostenträgern in Höhe von DM 1725800,–. Damit hat die Bundesversicherungsanstalt für Angestellte ohne Berücksichtigung der Rentenleistungen im Jahre 1963 insgesamt DM 85798437,– für die Behandlung und Bekämpfung der Tuberkulose aufgebracht.

Zusammenfassung

(Heilbehandlungstätigkeit der Träger der gesetzlichen Rentenversicherung)

Im Jahre 1961 wurden von der gesetzlichen Rentenversicherung 106433 stationäre Heilbehandlungen wegen Tuberkulose bewilligt und 85699 abgeschlossen. 44,9% Männer und 48,1% Frauen hatten eine frische Erkrankung; bei rund der Hälfte aller Fälle handelte es sich um eine Wiederholungskur mit mehr oder weniger langer Anamnese. 65–68% der Männer und 68–72% der Frauen wurden mit gebessertem Lungenbefund aus der stationären Behandlung entlassen. 6 v. H. Männern und 5 v. H. Frauen waren Dauerbehandlungsfälle.

Insgesamt 386 Mill. DM sind von der gesetzlichen Rentenversicherung für die Behandlung und Bekämpfung der Tuberkulose ausgegeben worden.

1963 wurden 19662 stationäre Heilbehandlungen von tuberkulosekranken Versicherten der Bundesversicherungsanstalt für Angestellte und deren Angehörigen abgeschlossen; 3,4% davon waren Asylisierungsfälle. 61,3% Männer und 71,1% Frauen haben die Heilverfahren planmäßig durchgeführt. Bei 3,2 v. H. Männern und 0,6 v. H. Frauen kam es zu disziplinarischer Entlassung oder eigenmächtigem Kurabbruch. Die Anzahl der Pflegetage in den 4 BfA-eigenen Tuberkulose-Sanatorien ist 1963 um 23,3% zurückgegangen. Für stationäre und ambulante Heilmaßnahmen, Übergangsgeld, Berufsförderung und sonstige Leistungen im Rahmen der Tuberkulose-Bekämpfung hat die Bundesversicherungsanstalt für Angestellte 1963 DM 76577020,— aufgewendet.

Summary: Treatments provided by the Old Age Social Insurance Institutions

During 1961, the Old Age Social Insurance approved 106433 hospital treatments for tuberculosis and terminated 85699. The disease was new in 44.9% of the men and 48.1% of the women; approximately 50% of the total involved a repeated treatment and histories varying in length. 65–68% of the men and 68–72% of the women were discharged from hospital with improved pulmonary findings. 6% of the men and 5% of the women required permanent treatment.

The Old Age Social Insurance spent a total of 386.0 million DM for the treatment of tuberculosis and for the anti-tuberculosis campaign.

During 1963, the hospital treatment of 19662 tuberculous patients insured by the "Federal Institution of social Insurance for Employees" and their dependents was terminated; 3.4% thereof had to be isolated. 61.3% of the men and 71.1% of the women have carried out their treatment according to plan. A discharge for disciplinary reasons or willful discontinuation of cure occurred in 3.2% of the men and 0.6% of the women. During 1963, the number of treatment days in the four tuberculosis sanatoriums owned by the "Federal Institution of social Insurance for Employees" has decreased by 23.3%. An amount of DM 76577020.— was expended by the "Federal Institution of social Insurance for Employees" for inpatient and outpatient curative procedures, financial assistance during periods of transition, vocational promotions, and other benefits within the scope of the tuberculosis program during 1963.

Résumé: Activité thérapeutique des chargés de l'assurance légale des rentes

Au cours de l'année 1961 l'assurance légale des rentes a autorisé 106433 traitements stationnaires pour tuberculose et 85699 traitements ont été réalisés. 44,9% des hommes et 48,1% des femmes étaient atteints d'une affection fraîche; dans environ la moitié des cas il s'agissait d'une cure de répétition avec une anamnèse plus ou moins longue. 65–68% des hommes et 68–72% des femmes présentaient à la sortie du traitement stationnaire un état pulmonaire amélioré. 6% des hommes et 5% des femmes étaient en traitement permanent.

L'assurance légale des renten a dépensé en tout 386,0 millions de DM pour le traitement et le lutte contre la tuberculose.

En 1963 ont été réalisés 19 662 traitements stationnaires d'assurés tuberculeux pris en charge par l'institut fédéral d'assurance des employés ou de membres de leurs familles; 3,4 % de ces cas devaient entrer dans un asyle. 61,3 % des hommes et 71,1% des femmes ont suivi complètement le plan thérapeutique prévu. 3,2 % des hommes et 0,6 % des femmes ont été renvoyés pour des raisons disciplinaires ou ont interrompu la cure de leur propre chef. Le nombre de jours d'hospitalisation dans les sanatoria de tuberculeux appartenant à l'institut d'assurance a diminué de 23,3% en 1963. L'institut d'assurance des rentes a dépensé en 1963 DM 76 577 020,— pour ses assurés causé par des traitements stationnaires et ambulatoires, des indemnisations transitoires, la formation professionnelle et d'autres dépenses dans le cadre de la lutte contre la tuberculose.

Resumen: Actividades sanitarias del seguro obligatorio de invalidez

En el año 1961 fueron concedidos 106 433 tratamientos hospitalarios para tuberculosos por el seguro obligatorio de invalidez y 85 699 fueron concluidos por el mismo. 44,9 % de hombres y 48,1 % de mujeres tenian un proceso reciente, en casi la otra mitad de los casos se trataba de una recaida para una anamnesis mas o menos larga. 65—68 % de los hombres y 68—72 % de las mujeres fueron dados de alta mejorados. 6 % de los hombres y 5 % de las mujeres eran casos de tratamiento permanente.

El seguro obligatorio de invalidez ha suministrado en conjunto 386 millones de marcos para la lucha y tratamiento de la tuberculosis.

En el año 1963 fueron cerrados por la compañia federal del seguro para empleados 19662 tratamientos hospitalarios de asegurados tuberculosos; 3,4 % de ellos eran casos de asilo. 61% de hombres y 71% de mujeres realizaron el tratamiento planeado. 3,2 % de hombres y 0,6 % de mujeres fueron dados de alta por causa disciplinaria o se interrumpio el tratamiento por propia voluntad. El número de dias de tratamiento en los cuatro sanatorios antituberculosos de la compañia federal del seguro de empleados ha ascendido en 1963 en un 23,3 %. La compañia federal del seguro para empleados ha suministrado en 1963 76 577 020,— marcos para tratamientos ambulatorios y hospitalarios, préstamos, ayuda profesional y otras prestaciones en rama de la lucha antituberculosa.

c) Heilbehandlungstätigkeit im Rahmen der Kriegsopferversorgung

Neben der Sozialhilfe nach dem Bundessozialhilfegesetz und der Sozialversicherung einschließlich der Sonderfürsorgen für Bahn, Post, Grenzschutz und Beamtenversorgung ist die Kriegsopferversorgung einschließlich der Wehrmachtsfürsorge nach dem Bundesversorgungsgesetz der dritte Schwerpunkt in dem System der sozialen Sicherheit, das an der erfolgreichen Behandlung und Bekämpfung der Tuberkulose beteiligt ist. Laut Auskunft des Bundesministeriums für Arbeit und Sozialwesen beziehen z. Zt. noch rund 85 000 Wehrmachtsangehörige eine Rente wegen Tuberkulose. Von 640 800 schwerbeschädigten Versorgungsberechtigten waren nach Angaben der Landesversorgungsämter 1963 41 410 wegen einer Tuberkulose 50 % und mehr erwerbsgemindert. Vor einem Jahrzehnt dürften es über 20 % mehr gewesen sein; genaue Ermittlungen sind jedoch nicht möglich, weil die Tuberkulose-Fälle damals noch nicht in allen Bundesländern von den anderen Versehrten getrennt erfaßt worden sind. In den Stadtstaaten Hamburg, Bremen und Berlin hat sich ihre Anzahl im letzten Jahrzehnt um insgesamt 8,4 % vermindert; in Nordrhein-Westfalen ist von 1955 bis Ende 1963 ein Rückgang von 60 %, in Hessen seit 1953 von 28 % und in Rheinland-Pfalz und Bayern von je 22 % erfolgt, siehe Abb. 19.

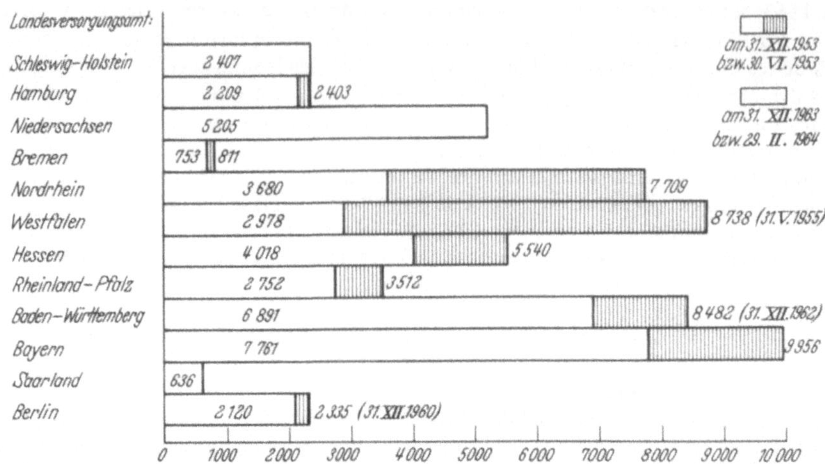

Abb. 19. Anzahl der tuberkulosekranken Versorgungsberechtigten mit 50% und mehr MdE 1953 und 1963 bzw. 1964

Im Verhältnis zu der Gesamtzahl der versorgungsberechtigten Schwerbeschädigten, die am 31. 12. 63 ermittelt worden sind, ist die Anzahl der tuberkulosekranken Schwerbeschädigten mit 6,5% zwar nur gering, sie umfaßt jedoch rund 15% des Bestandes an aktiven Tuberkulosen im Bundesgebiet einschl. West-Berlin.

Von den Landesversorgungsämtern werden 4 versorgungseigene Tuberkulose-Krankenhäuser unterhalten, in denen 1963 1 883 Patienten behandelt wurden. Dazu gehören in Niedersachsen das Versorgungs-Krankenhaus Unterstedt mit 209 Betten für pulmonale und extrapulmonale Tuberkulose, in Baden-Württemberg die im Herbst 1963 nach größeren Umbauten neu eröffnete Versorgungsheilstätte Rötenbach mit 90 Betten zur konservativen Behandlung der Lungentuberkulose und in Bayern die Versorgungskrankenhäuser Berchtesgaden und Wöllershof mit 318 bzw. 320 planmäßigen Betten zur konservativen und chirurgischen Behandlung der Tuberkulose. In Unterstedt wurden 1963 61 896 Pflegetage bei durchschnittlichen Selbstkosten von 38,30 DM pro Bett und Tag abgerechnet. In den beiden bayerischen Versorgungskrankenhäusern handelt es sich um 200 734 Pflegetage bei durchschnittlichen Selbstkosten von DM 28,50 bzw. DM 31,39 pro Bett und Tag.

Außerdem sind in 49 Vertragsheilstätten (25 davon in Baden-Württemberg) mit insgesamt 1 543 Betten 2 424 Patienten behandelt worden. Für 1963 wurden 261 679 Pflegetage abgerechnet; die durchschnittlichen Pflegesätze lagen zwischen DM 18,65 und 27,–.

In den meisten Landesversorgungsämtern werden die Kosten der Tuberkulose-Heilbehandlungen nicht gesondert ausgewiesen; lediglich die Landesversorgungsämter Rheinland-Pfalz und Saarland haben DM 224.364,94 bzw. DM 1.183.398,91 für die stationäre Behandlung von tuberkulosekranken Versorgungsberechtigten im Jahre 1963 angeben können.

Auch für die Versorgungsrenten sowie die Kosten von ambulanten Gesundheitsmaßnahmen und sonstigen Leistungen auf Grund der Kriegsopferfürsorge für tuberkulosekranke Versorgungsberechtigte, deren Angehörige und Hinterbliebene ist es nicht möglich, Gesamtsummen zu nennen, weil die Leistungen für Tuberkulose im Rahmen der Haushaltspläne nicht gesondert geführt werden.

Zusammenfassung

(Heilbehandlungstätigkeit im Rahmen der Kriegsopferversorgung)

1963 waren 41410 versorgungsberechtigte Beschädigte wegen einer Tuberkulose 50% und mehr erwerbsgemindert. Für ihre Behandlung stehen in der Bundesrepublik 4 Versorgungskrankenhäuser mit 937 Betten und 49 Vertragsheilstätten mit 1 543 Betten zur Verfügung, in denen 1963 insgesamt 4 307 Kuren von Versorgungsberechtigten durchgeführt wurden.

Summary: Treatments administered within the Scope of the War Victims Program

During 1963, 41410 invalids entitled to pensions were 50% or more disabled due to tuberculosis. For their treatment, the Federal Republic owns 4 rehabilitation hospitals with 937 beds and 49 contract sanatoriums with 1 543 beds, where a total of 4 307 cures was administered to invalids entitled to pensions during 1963.

Résumé: Activité thérapeutique dans le cadre des soins aux mutilés de guerre

En 1963 41410 sinistrés ayant le droit d'entretien présentaient une invalidité de 50 % et plus à la suite d'une affection tuberculeuse. La République Fédérale dispose pour leur traitement de 4 hôpitaux spéciaux avec 937 lits et de 49 sanatoria contractuels avec 1 543 lits où 4 307 cures d'assurés tout compris ont été réalisées en 1963.

Resumen: Actividad sanitaria en rama de ayuda a las Victimas de guerra

En el año 1963 tenían una disminución de la capacidad laboral de alrededory sobre el 50%, debido a tuberculosis, 41410 mutilados de guerra. En la república federal están a disposición para su tratamiento cuatro hospitales de inválidos y 49 sanatorios a contrato, con 937 camas, en los cuales se realizaron en conjunto en 1963 4 307 tratamientos.

d) Heilbehandlungstätigkeit der gesetzlichen Unfallversicherungen

(Berufsgenossenschaft für Gesundheitsdienst und Wohlfahrtspflege, Fleischerei-Berufsgenossenschaft, landwirtschaftliche Berufsgenossenschaften, Gemeindeunfallversicherungsverbände und Eigenunfallversicherungen)

Einen erheblichen finanziellen Beitrag zur Tuberkulose-Bekämpfung leistet Jahr für Jahr die gesetzliche Unfallversicherung. Es handelt sich dabei um Versicherungsleistungen für Ärzte, Heil- und Pflegepersonen sowie medizinisch-technische Assistentinnen, Laboranten, Tierpfleger und andere Beschäftigte in staatlichen und kommunalen Untersuchungsstellen, die mit Offentuberkulösen oder infektiösem Material in Berührung kommen und an einer Tuberkulose erkranken. Aber auch Tierärzte, Landwirte und Fleischer können durch krankes Vieh in Ausübung ihres Berufes eine Tuberkulose erwerben.

257 Ärzten, Heil- und Pflegepersonen ist im Jahre 1963 von den Gemeinde- und Eigenunfallversicherungsträgern, den Ausführungsbehörden für Unfallversicherung der Länder sowie der Berufsgenossenschaft für Gesundheitsdienst und Wohlfahrtspflege eine Tuberkulose als Berufserkrankung anerkannt worden. Insgesamt wurden

Tabelle 36. *Leistungen der gesetzlichen Unfallversicherung im Jahre 1963 für Tuberkulose als Berufskrankheit*

	Ambulante Behandlung	Heilanstaltspflege	Häusliche Pflege	Berufsfürsorge	Verletzten-Rente	Abfindungen an Erkrankte	Sterbegeld	Witwen- und Witwerrenten	Waisenrenten	Elternrenten	Abfindungen an Hinterbliebene	Witwenbeihilfen	Ausgaben insgesamt:
Berufsgenossenschaft für Gesundheitsdienst und Wohlfahrtspflege	92038,82	877676,54	9100,–	10925,22	2199712,30	–	1714,85	162406,60	58439,40	–	–	500,–	3412513,73
Gemeindeunfallversicherungsverbände, Eigenunfallversicherungen[1]) und Ausführungsbehörde für die Unfallversicherung d. Freistaates Bayern	156561,22	774674,11	15300,–	–	3501536,18	4853,52	4914,16	363660,49	91860,31	2219,20	5787,98	–,–	4921367,17
Landwirtschaftliche Berufsgenossenschaften	47213,49	386310,25	3106,46	9112,38	329056,74	–	2659,–	19021,40	4605,90	–	–	103,50	801189,12
Fleischerei-Berufsgenossenschaften	keine Angaben		–	–	98667,80	–	280,–	insgesamt 19578,60		–	–	–	118526,40

[1]) ohne Hamburg

406 neue Tuberkulose-Fälle gemeldet, während es sich 1953 noch um 1623 Neuzugänge gehandelt hat.

Die Fleischerei-Berufsgenossenschaft hat auf Grund der praktisch ausgerotteten Rindertuberkulose 1963 nur noch 12 neue Fälle erfaßt; von den Landwirten liegen keine genauen Zahlen für Tuberkulose als Berufskrankheit vor.

Tab. 36 gibt einen Überblick, was für Leistungen 1963 aufgebracht werden mußten. Die Angaben sind jedoch unvollständig, da nur 11 von insgesamt 19 landwirtschaftlichen Berufsgenossenschaften die Aufwendungen für Tuberkulose gesondert ausgewiesen haben. Etwa 2,4 Mill. DM hat allein die stationäre und ambulante Behandlung erfordert, an die Verletzten sind 6,1 Mill. DM und an Hinterbliebene 721791,– DM Rente gezahlt worden. Insgesamt sind 1963 von den gesetzlichen Unfallversicherungen rund 9,3 Mill. DM für Tuberkulose als Berufskrankheit ausgegeben worden.

Zusammenfassung

(Heilbehandlungstätigkeit der gesetzlichen Unfallversicherungen)

Die gesetzlichen Unfallversicherungen haben 1963 9,3 Mill. DM für die Behandlung und Berentung der Tuberkulose als Berufskrankheit aufgebracht. 257 Ärzten, Heil- und Pflegepersonen wurde im Berichtsjahr eine Tuberkulose als Berufserkrankung anerkannt. Die Fleischerei-Berufsgenossenschaft hat auf Grund der praktisch ausgerotteten Rindertuberkulose nur noch 12 neue Tuberkulosefälle erfaßt.

Summary: Treatments provided by the Social Accident Insurance Institutions

During 1963, the Social Accident Insurance Institutions spent 9,3 million DM for the treatment and social pensions of persons with tuberculosis as a vocational disease. In 257 physicians and members of the nursing staff, tuberculosis was diagnosed as a vocational disease during the reporting period. Due to the fact that tuberculosis is almost extinct in cattle, the Employers' Liability Insurance Association of Butchers (Fleischerei-Berufsgenossenschaft) recorded only 12 new cases of tuberculosis.

Résumé: Activité thérapeutique des assurances légales contre les accidents

Les assurances légales contre les accidents ont dépensé en 1963 9,3 millions de DM pour le traitement et les rentes de tuberculeux résultant de la tuberculose en tant que maladie professionnelle. 257 médecins et membres du personnel infirmier ont reçu au cours de l'année du rapport présent la confirmation d'une tuberculose comme maladie professionnelle. En raison de l'éradication pratiquement complète de la tuberculose bovine l'association professionnelle des bouchers n'a reconnu que 12 cas nouveaux de tuberculose.

Resumen: Actividades sanitarias del seguro obligatorio de accidentes

Los seguros obligatorios de accidentes han aportado en 1963 9,3 millones de marcos para el tratamiento y pensiones para tuberculosis como enfermedad profesional. A 257 médicos y personal sanitario les fué reconocida una tuberculosis, en el citado año, como enfermedad profesional. La compañia aseguradora del ramo de carniceros ha registrado solamente 12 casos de tuberculosis, como consecuencia de la práctica desaparición de la tuberculosis en el ganado vacuno.

3. Sozialhilfe bei Tuberkulose

Von

Min.-Rat C. P. SPAHN und Reg.-Rat E. DONATH, Bundesministerium des Innern

Die statistischen Berichte des Jahres 1963 enthalten zum ersten Male für den Zeitraum eines Kalenderjahres Angaben über die nach den Vorschriften des Bundessozialhilfegesetzes gewährte Tuberkulosehilfe. In den folgenden Ausführungen wird der Versuch unternommen, einiges über den Aussagewert dieser Berichte hinsichtlich der Auswirkungen des Bundessozialhilfegesetzes darzulegen. Sie stützen sich bei den Bundes- und Länderzahlen im allgemeinen auf die Veröffentlichungen des Statistischen Bundesamtes: Reihe 1 „Öffentliche Fürsorge 1961", Reihe 1 „Sozialhilfe, Kriegsopferfürsorge 1962" und „Die neue Jahresstatistik über die Sozialhilfe: Ergebnisse über den Aufwand 1963" in Wirtschaft und Statistik 1964 S. 473 sowie auf ergänzende Angaben des Statistischen Bundesamtes. Die Zahlen für die Bereiche einzelner Träger der Sozialhilfe verdanken wir der Freundlichkeit der für die Tuberkulosehilfe zuständigen Beamten dieser Behörden und der Arbeitsgemeinschaft zur Bekämpfung der Tbk im Lande Rheinland-Pfalz in Speyer. Da diese Zahlen Arbeitsstatistiken entstammen, sind sie häufig nicht aufeinander abgestimmt; soweit uns dies erkennbar war, haben wir durch Anmerkungen zu den Tabellen und im laufenden Text auf Unterschiede aufmerksam gemacht. Aus diesen Unterlagen kann kein geschlossenes Bild der Entwicklung gewonnen werden; sie lassen aber mancherlei Überlegungen Raum über das Gewicht der Tuberkulosehilfe und ihrer einzelnen Leistungsgruppen. Um in gewissem, wenn auch sehr bedingtem Rahmen Vergleiche zu ermöglichen, sind für die Angaben aus 1963 der auf die Einwohnerzahl des betreffenden Gebietes bezogene pro-Kopf-Aufwand am Ende der Tabelle und die Verhältniszahl bezogen auf den Gesamtaufwand der Tuberkulosehilfe im gleichen Lande, bei Tabelle 42 auch die Verhältniszahl Ernährungszulage: Hilfe zum Lebensunterhalt ergänzend angeführt. Ab 1963 wird auch eine Jahresstatistik der Empfänger von Sozialhilfe geführt, die die Zahl der Empfänger von Tuberkulosehilfe — getrennt nach Empfängern außerhalb von Anstalten und in Anstalten — sowie ihr Alter und Geschlecht ausweist. Die Ergebnisse für 1963 liegen noch nicht vor. (Siehe Tabelle 37).

Schon der Bruttoaufwand von annähernd 150 Millionen DM jährlich läßt erkennen, daß die Sozialhilfe einen beträchtlichen Anteil an den Maßnahmen zur Bekämpfung der Tuberkulose hat. Dies gilt auch für die einzelnen Leistungsgruppen, wenn auch nicht immer im gleichen Maße, wie die folgende Aufgliederung erkennen läßt: (Siehe Tabelle 38).

Die Kosten der *Heilbehandlung* sind, bezogen auf das Bundesgebiet, von 1961 bis 1963 von 24,9% des Gesamtaufwandes auf 21,9% zurückgegangen, d.h. um 3% oder um rund 1/8 ihres Anteils am Gesamtaufwand. Der Bestand an offener Tuberkulose der Atmungsorgane ist von 1961 (87150) bis 1963 (75895) um etwa 13% zurückgegangen; die Neuzugänge betrugen 1963 (16165) 7,5% weniger als 1961 (17472). Der Rückgang der Aufwendungen für die Heilbehandlung hat mit dem Rückgang der Erkrankungsfälle und des Bestandes an Kranken naturgemäß nicht Schritt gehalten, ist sogar erheblich geringer. Er ist aber um so beachtlicher, als

Tabelle 37.

Bruttoaufwand – in Tausend DM –	1961	1962	1963	1963 DM je Einw.
Baden-Württemberg	16192	15705	16347	2.02
Bayern	18396	14903	15889	1.61
Berlin	14992	14547	16132	7.40
Bremen	3223	3160	3232	4.46
Hamburg	6193	5999	5965	3.22
Hessen	14064	15129	15003	3.00
Niedersachsen	18954	14801	23384	3.45
Nordrhein-Westfalen	44381	41624	40582	2.48
Rheinland-Pfalz	6226	6376	3557*)	1.01
Saarland	2741	2548	2609	2.36
Schleswig-Holstein	6699**)	5698	6083	2.56
insgesamt:	152060	140492	148783	
(je Einw.)	(2,69)	(2,45)	(2,57)	

*) Als Folge einer Umstellung des Abrechnungsverfahrens sind Leistungen in Höhe von etwa 3 Mio DM nicht im Rechnungsjahr 1963 sondern erst 1964 in Ausgabe gestellt worden.
**) Der Aufwand 1961 enthält eine höhere Zahlung für zurückliegende Zeit, die erst nach der Beendigung eines Rechtsstreites in Ausgabe gestellt werden konnte.

Tabelle 38.

Leistungsgruppe – in Tausend DM –	1961	1962	1963	1963 DM je Einw.
Heilbehandlung	37.798 (24,9%)	33.313 (23,7%)	32.537 (21,9%)	0,56
Hilfe zur Eingliederung in das Arbeitsleben	1.153 (0,8%)	1.175 (0,8%)	2.999 (2,0%)	0,05
Wirtschaftliche Hilfe	110.825 (72,9%)	103.990 (74,0%)	107.037*) (71,9%)	1,85
			5,002**) (3,4%)	0,09
Vorbeugende Hilfe	2.284 (1,5%)	2.014 (1,4%)	1.208 (0,8%)	0,02

*) Hilfe zum Lebensunterhalt § 51 BSHG
**) Sonderleistungen § 56 BSHG.

während des Vergleichszeitraumes in allen Ländern die Pflegesätze erhöht worden sind. Der Rückgang war keineswegs allgemein; in einigen Gebieten ist sogar eine Erhöhung des Aufwandes für die Heilbehandlung eingetreten, wie folgende Tabelle zeigt:

Tabelle 39.

Kosten der Heilbehandlung – in Tausend DM –	1961	1962	1963	Anteil am Gesamtaufwand der TH	1963 DM je Einw.
Baden-Württemberg	–	–	6.007.0	(36,7 %)	0,74
Württemberg	3.207.6	2.769.4	3.808.4		
Nordbaden	1.427.9	1.333.8	1.206.4		
Südbaden	1.091.1	1.030.7	950.1		
Hohenz. Lande	68.9	50.6	41.7		
Bayern		–	5.245.0	(33,0 %)	0,53
Unterfranken	688.5	531.8	384.4		
Bremen	442.6	455.9	412.6	(12,8 %)	0,57
Berlin	1.726.5	919.1*)	1.819.3	(11,3 %)	0,83
Hamburg	–	–	923.0	(15,5 %)	0,50
Hessen	3.750.9	3.360.2	3.851.0	(25,7 %)	0,77
Niedersachsen	–	–	3.336.0	(14,3 %)	0,49
Landessozialamt	3.029.0	2.030.0	2.226.0		
Nordrhein-Westfalen	–	–	7.097.0	(17,5 %)	0,43
Rheinland	4.255.9	3.781.9	3.724.4		
Westfalen-Lippe	5.187.0	5.388.0	4.222.0		
Rheinland-Pfalz	–	–	1.832.0	(51,5 %)	0,52
Saarland	442.9	510.9	565.0	(21,6 %)	0,51
Schleswig-Holstein	1.828.0	1.797.3	1.449.1	(23,8 %)	0,61

*) Abfall aus buchungstechnischen Gründen.

Der Anstieg der Aufwendungen des Württembergischen Landesfürsorgeverbandes wird außer auf Pflegesatzerhöhungen vor allem auf die Erfolge einer Intensivierung der Röntgenreihenuntersuchungen im württembergischen Landesteil zurückgeführt, die die Zahl der Neuzugänge an ansteckungsfähiger Tuberkulose der Atmungsorgane im Lande Baden-Württemberg von 1743 (1962) auf 1966 (1963) ansteigen ließ. Beachtlich ist auch die Zunahme in mehreren bayerischen Bezirken.

Als Grund für den Rückgang der Aufwendungen wird mitunter, so in Rheinland-Pfalz, auch eine Verkürzung der Verweildauer angegeben. Von gewissem Einfluß dürften ferner administrative Vorgänge gewesen sein. Dies gilt vor allem von einer im Laufe des Jahres 1961 erreichten Übereinkunft zwischen den Rentenversicherungs- und den Unfallversicherungsträgern über die Erstattung von Aufwendungen bei Berufskrankheiten. Vor dieser Einigung mußten die Landesfürsorgeverbände die Heilbehandlung gewähren, wenn eine Berufskrankheit in Frage kam, da die Rentenversicherungsträger nach der Ausschlußvorschrift des § 1244a Abs. (7) RVO den Rechtsanspruch verneinten und die Unfallversicherungsträger erst nach der Feststellung der Kausalität zur Leistung bereit waren. Seitdem die Unfallversicherungsträger vollen Ersatz der Aufwendungen zugesagt haben, erhalten die rentenversicherten Patienten die Heilbehandlung auch dann von ihrem Rentenversicherungsträger, wenn es sich möglicherweise um eine Berufskrankheit handelt. Seither wird diesen Personen die Heilbehandlung folglich nicht mehr vom Träger der Sozialhilfe gewährt. Für den Rückgang der Aufwendungen für die Heilbehandlung war fernerhin von Bedeutung, daß den Unterhaltshilfeempfängern seit dem Inkrafttreten des Bundessozialhilfegesetzes die Heilbehandlung wegen Tuberkulose als Krankenversorgung nach § 276 LAG gewährt wird. Tatsächlich gewährt der überörtliche Träger der Sozialhilfe auch diese Krankenversorgung nach den für die Tuberkulosehilfe geltenden Vorschriften. Der Aufwand, der zu einem Viertel vom Bundesausgleichsamt getragen wird, wird in der Jahresstatistik der Sozialhilfe gesondert erfaßt; er betrug 1963 996000 DM.

Die *Hilfe zur Eingliederung in das Arbeitsleben* stieg von 0,8 % des Gesamtaufwands auf 2,0 %. Auch diese Entwicklung verlief keineswegs in allen Bezirken gleichmäßig, wie aus dem folgenden Zahlenbild zu ersehen ist:

Tabelle 40.

Hilfe zur Eingliederung in das Arbeitsleben – in Tausend DM –	1961	1962	1963	Anteil am Gesamtaufwand der TH	1963 DM je Einw.
Baden-Württemberg	–	–	171.0	(1,1 %)	0,02
Nordbaden	23.2	15.3	6.5		
Südbaden	4.3	4.8	104.9*)		
Württemberg	86.0	67.0	60.0		
Bayern	–	–	69.0	(0,4 %)	0,01
Berlin	83.6	62.5	66.2	(0,4 %)	0,03
Bremen	40.0	35.1	50.0	(1,5 %)	0,07
Hamburg	–	–	25.0	(0,4 %)	0,01
Hessen	120.7	102.1	66.7	(0,4 %)	0,01
Niedersachsen	–	–	252.0	(1,4 %)	0,04
Landessozialamt	160.5	164.0	193.1		
Nordrhein-Westfalen	–	–	231.0	(0,5 %)	0,01
Rheinland	202.7	197.2	112.8		
Westfalen-Lippe	35.5	63.8	118.0		
Rheinland-Pfalz	–	–	95.0**)	(2,7 %)	0,03
Saarland	8.6	3.0	6.4	(0,2 %)	0,01
Schleswig-Holstein	67.3	91.9	131.4	(2,2 %)	0,06

*) Hierin ist ein Betrag von 85 000 DM für eine Rehabilitationseinrichtung enthalten.
**) für 9 Monate.

In Bayern, Berlin und Hessen betrug der Aufwand – in nahezu gleichen Beträgen – 0,4 % des Gesamtaufwands ebenso wie in Hamburg 0,4 %, in Nordrhein-Westfalen 0,5 %, mit einem pro-Kopf-Betrag von 1 Pf., Hamburg 3 Pf. Im Saarland lag der Aufwand mit 0,2 % verhältnismäßig niedriger, doch betrug auch hier der pro-

Kopf-Betrag 1 Pf. Etwas stärkere Bedeutung hat die Eingliederungshilfe offenbar in Niedersachsen mit 1,4 % (4 Pf.), in Bremen mit 1,5 % (7 Pf.), in Schleswig-Holstein mit 2,2 % (6 Pf.) und in Rheinland-Pfalz, wo seit langer Zeit eine Arbeitsgemeinschaft für berufliche Rehabilitation sich des betreuten Personenkreises intensiv annimmt, die 2,7 % (4 Pf. bereinigt) erreichte. Die Statistik läßt nicht erkennen, wieweit die Ausgaben auf Hilfe zur Schulbildung entfallen und wieweit auf Berufsförderung. Die Ausgaben für Hilfe zur Schulbildung dürften nicht voll in Erscheinung treten, da sie bei der stationären Behandlung wohl in der Regel im Pflegesatz abgegolten werden.

In den meisten Bezirken war im Laufe der 3 Jahre eine Abnahme der Ausgaben festzustellen, was einerseits damit begründet wird, daß vorrangig leistungspflichtige Träger sich in steigendem Maße dieser Aufgabe zuwenden, andererseits auch damit, daß potentielle Rehabilitanden sich durch die günstige Lage des Arbeitsmarktes zur vorzeitigen, untrainierten Arbeitsaufnahme verleiten ließen, was sowohl im Hinblick auf die notwendige Sicherung des Heilerfolges wie auch mangels Krisenfestigkeit in der übernommenen Erwerbstätigkeit bedenklich erscheinen muß. Die geringe Höhe der Zahlen läßt auch deswegen eine Beurteilung der Tendenz nicht zu, weil kostspielige Einzelfälle sich verhältnismäßig stark auswirken. Für diejenigen Träger, die 1963 die Hilfe zur Eingliederung in das Arbeitsleben gesteigert haben, ist der Anstoß hierzu wohl von der Ausarbeitung von Musterrichtlinien durch die Bundesarbeitsgemeinschaft der überörtlichen Träger der Sozialhilfe ausgegangen. Diese Musterrichtlinien sind im Gemeinsamen Ministerialblatt 1964 S. 384 veröffentlicht; in ihnen ist unter anderem der Grundsatz festgelegt worden, daß in jedem Einzelfall zu prüfen ist, ob Eingliederungsmaßnahmen erforderlich sind.

Von besonderer Bedeutung im Rahmen der Tuberkulosehilfe ist die *Hilfe zum Lebensunterhalt* mit mehr als 70 % des Gesamtaufwands im Bundesdurchschnitt. Leider läßt sich nicht ermitteln, wie groß der Kreis der Empfänger dieser Hilfe ist, da diese nicht getrennt für die einzelnen Leistungsgruppen der Tuberkulosehilfe nachgewiesen werden. Die früheren Angaben über die Zahl der Parteien und der in der offenen Tuberkulosehilfe laufend unterstützten Personen sind fortgefallen. Der Träger der Sozialhilfe gewährt zwar nicht in allen Fällen, in denen er Heilbehandlung gewährt, zugleich auch Hilfe zum Lebensunterhalt; Anspruch auf Heilbehandlung haben auch Empfänger mittlerer und höherer Einkommen — die Netto-Einkommensgrenze beträgt 500 DM zuzüglich 100 DM je Familienangehörigen; der Einsatz des übersteigenden Einkommens ist nur in angemessenem Umfange zuzumuten —, während die Hilfe zum Lebensunterhalt nur Personen ohne Einkommen oder mit geringem Einkommen zusteht, da der Kranke und seine Familienangehörigen ihr Einkommen für ihren Lebensunterhalt grundsätzlich voll einzusetzen haben. Ein nur geringes Einkommen haben aber auch viele Personen, die Leistungen aus Anlaß ihrer Erkrankung an Tuberkulose, insbesondere die Heilbehandlung, von einer anderen Stelle erhalten. Hierauf beruht es, daß der Träger der Sozialhilfe einer großen, wenn auch unbekannten Zahl von Kranken und deren Familienangehörigen ergänzend zu anderen Sozialleistungen Hilfe zum Lebensunterhalt gewährt, vor allem zusätzlich zum Übergangsgeld; es handelt sich dabei um Familien mit großer Kinderzahl oder um Empfänger besonders geringen Arbeitsentgelts. Es würde wohl sehr nützlich sein, wenn einmal untersucht würde, wie groß der Kreis der Tuberkulosekranken ist, der Hilfe zum Lebensunterhalt ergänzend zu anderen Sozialleistungen erhält. Für die vorliegende Untersuchung habe ich folgende Angaben erhalten: Der Landschaftsverband Westfalen-Lippe hat für 1961 und 1962 für die stationäre Behandlung 1910 bzw. 1610 Fälle ermittelt, für die Hilfe zum Lebensunterhalt dagegen 6622 Parteien bzw. 5298 Parteien. Das Landessozialamt Schleswig-Holstein gewährte 1961 bis 1963 in 287 (am 1. 1.), 197 bzw. 123 Fällen (jeweils 31. 12.) Heilbehandlung, aber 2463 (6119), 2397 (7841) bzw. 2139 (5273) Parteien (in Klammern: Personen, jeweils am 31. 12.) wirtschaftliche Hilfe. Die Arbeitsgemeinschaft in Speyer hat zu Lasten des Landessozialamtes Rheinland-Pfalz Heilbehandlung 1961 für 1560 Personen, 1962 für 1533 Personen und 1963 für 1539 Personen gewährt, laufende Hilfe zum Lebensunterhalt aber nur für 834, 609 und 920 Personen. Getrennt hiervon hat die Arbeitsgemeinschaft ermittelt, daß Ernährungsbeihilfen, Ersatzkräfte oder Bekleidungsbeihilfen in 3916, 3424 bzw. 3903 Fällen bewilligt worden sind. Unter den Empfängern laufender Hilfe zum Lebensunterhalt scheinen sich demnach in Rheinland-Pfalz nur wenige Bezieher von Übergangsgeld befunden zu haben; dies muß in aller Regel 150% des Regelsatzes erreicht oder überschritten haben.

Bei dem Vergleich der Aufwendungen von 1963 mit denen der Vorjahre muß man berücksichtigen, daß die wirtschaftliche Hilfe im Sinne des Tuberkulosehilfegesetzes nunmehr aufgeteilt ist in Hilfe zum Lebensunterhalt (§ 51 BSHG) und Sonderleistungen (§ 56 BSHG). Weitere Leistungen, die zur wirtschaftlichen Hilfe gerechnet wurden, gehören heute nicht mehr zum Begriff der Tuberkulosehilfe, wie z. B. Ausbildungshilfe und Krankenhilfe für die Familienangehörigen des Kranken, wenn auch der Träger der Tuberkulosehilfe zur Gewährung solcher Leistungen zuständig geblieben ist (§ 100 Abs. 2 BSHG). Zahlenmäßig ist ihre Bedeutung offenbar nicht allzu groß. Der Landschaftsverband Rheinland, um einige Beispiele zu nennen, hat 1963 hierfür 338000 DM, das Landessozialamt Niedersachsen 74000 DM ausgegeben, also Beträge, die sich zum Aufwand der Tuberkulosehilfe wie 1,6 bzw. 0,4 : 100 verhalten. Im folgenden bleiben diese Aufwendungen unberücksichtigt. Zu Vergleichszwecken sind in der Tabelle 38 für 1963 neben der Hilfe zum Lebensunterhalt auch die Sonderleistungen berücksichtigt.

Die Entwicklung des Aufwands der wirtschaftlichen Hilfe bzw. (für 1963) der Hilfe zum Lebensunterhalt zeigt folgendes Zahlenbild: (Siehe Tabelle 41).

Wie aus der Tabelle 38 zu ersehen ist, sind die Aufwendungen der wirtschaftlichen Hilfe von 1961 bis 1963 (Hilfe zum Lebensunterhalt und Sonderleistungen) von 110825 DM auf 112093 DM, also nur um etwa 1,3% angestiegen, während zwischen den Richtsätzen 1961 und den Regelsätzen 1963 im Bundesdurchschnitt ein Unterschied von rund 22% (in Hessen 38%) besteht. Die erwartete Steigerung des Aufwandes ist im Rahmen der Tuberkulosehilfe somit ausgeblieben. Es ist schwer, hierfür die Gründe zu nennen, da zweifellos mehrere Faktoren im Spiel sind, die in den einzelnen Bereichen ein unterschiedliches Gewicht haben.

Zunächst ist darauf zu verweisen, daß die Zahlen der Parteien (Personen) weiter zurückgegangen sein müssen. Daß dies nicht überall der Fall war, zeigt das Beispiel Rheinland-Pfalz. Das Land Bremen schätzt den Rückgang während der drei Jahre auf 15–20%. Die oben bereits genannten Zahlen für Schleswig-Holstein ergeben einen Rückgang von 13,1% der Parteien und 13,8% der Personen. Der Landschaftsverband Rheinland hatte am Jahresende 1961, 1962 und 1963 jeweils einen Bestand von 8094 (17917), 7338 (16351) und 7395 (16773) Parteien (Personen), was einer Abnahme von 9 (6) % entspricht. Das Saarland gibt für 1961 = 1562 Parteien mit 2568 Personen und für 1962 = 958 Parteien mit 2069 Personen bekannt, für diese beiden Jahre also eine Abnahme der Parteienzahl von 39% und der Personenzahl von 19%. Die bereits angeführten Zahlen von Westfalen-Lippe mit 6222 Parteien für 1961 und 5298 für 1962 lassen ebenfalls eine Abnahme von 15% erkennen. Soweit sich aus diesen Angaben überhaupt Rückschlüsse ziehen lassen, scheinen die Fallzahlen in der wirtschaftlichen Hilfe in stärkerem Maße zurückgegangen zu sein als bei der Heilbehandlung. Der Vergleich des Rückgangs der Parteien- und Personenzahlen mit dem geringen Anstieg der Aufwandszahlen belegt, daß die Aufwendungen sich im Einzelfall fühlbar erhöht haben müssen.

Es kann wohl angenommen werden, daß der Rückgang wesentlich auf wirtschaftliche Gründe zurückzuführen ist. Die günstige Beschäftigungslage führt nach

Tabelle 41.

Kosten der wirtschaftlichen Hilfe — in Tausend DM —	1961	1962	1963**)	Anteil am Gesamtaufwand der TH	1963 DM je Einw.
Baden-Württemberg	—	—	9.751.0	(59,7%)	1,20
Württemberg*)	5.632.2	5.817.2	5.619.8		
Nordbaden*)	2.596.0	2.433.5	2.400.0		
Südbaden*)	1.374.7	1.680.5	1.688.3		
Hohenz. Lande*)	67.4	46.7	42.6		
Bayern	—	—	9.801.0	(61,7%)	1,00
Oberbayern	2.158.7	2.064.2	2.446.4		
Niederbayern	914.0	753.7	1.068.2		
Oberfranken	416.0	513.0	402.0		
Mittelfranken	938.4	970.6	1.327.1		
Unterfranken*)	647.0	472.6	514.8		
Schwaben	816.5	784.0	1.030.5		
Berlin	12.688.9	13.191.6	14.003.7	(86,8%)	6,41
*Bremen**)	2.538.5	2.467.3	2.644.8	(81,8%)	3,65
Hamburg	—	—	4.848.0	(81,3%)	2,61
Hessen	10.028.1	11.490.3	10.273.8	(68,5%)	2,05
Niedersachsen	—	—	17.086.0	(73,1%)	2,52
Landessozialamt***)	11.316.0	8.142.0	12.846.0		
Nordrhein-Westfalen	—	—	31.196.0	(76,9%)	1,91
Rheinland*)	16.506.8	15.225.5	17.288.2		
Westfalen-Lippe*)	16.984.9	15.379.3	13.908.4		
Rheinland-Pfalz	—	—	1.450.0	(40,7%)	0,41
*Saarland**)	1.854.6	1.741.3	1.791.6	(68,7%)	1,62
Schleswig-Holstein	3.234.5	2.768.4	4.191.0	(68,9%)	1,76

*) jeweils ohne Aufwendungen zur Verbesserung der Wohnverhältnisse.
**) Hilfe zum Lebensunterhalt.
***) ohne Sonderleistungen.

einigen Berichten dazu, daß die Zahl der Familienangehörigen, die mangels ausreichenden Einkommens einen Anspruch auf Hilfe zum Lebensunterhalt haben, beachtlich zurückgegangen ist; nach anderen Berichten finden Genesene jetzt schneller eine Arbeit mit voller Entlohnung. Möglicherweise ist auch die Notwendigkeit, ergänzende Leistungen zum Übergangsgeld zu gewähren, geringer geworden, da die Lohnerhöhungen eine Erhöhung des Übergangsgeldes nach sich gezogen haben. Aus einigen Bezirken wird darauf verwiesen, daß einer beachtlichen Zahl ehemaliger Empfänger der Hilfe zum Lebensunterhalt diese Leistungen beim Ablauf der zweijährigen Übergangsfrist nach sehr viel strengeren Maßstäben als in der Zeit vor dem Tuberkulosehilfegesetz entzogen worden sind; hierzu sei bemerkt, daß in anderen Bezirken bis zum Inkrafttreten des Tuberkulosehilfegesetzes die Gewährung von Tuberkulosehilfe mit der Beendigung des Heilverfahrens eingestellt worden war.

Tabelle 42.

Ernährungszulagen – in Tausend DM –	1961	1962	1963	Anteil am Gesamtaufwand der TH/der Hilfe zum Lebensunterhalt	1963 DM je Einw.
Baden-Württemberg	–	–	2.150.0	(22,0/13,2%)	0,27
Württemberg	1.282.9	1.225.2	1.133.0		
Nordbaden	802.2	680.4	648.8		
Südbaden	418.4	426.3	359.3		
Hohenz. Lande	19.8	14.0	10.1		
Bayern	–	–	2.059.0	(21,0/13,0%)	0,21
Oberbayern	763.4	604.9	655.4		
Niederbayern	403.7	302.6	301.0		
Oberfranken	80.0	87.0	56.0		
Mittelfranken	440.3	420.0	404.5		
Unterfranken	150.2	108.6	105.2		
Schwaben	277.5	259.9	285.0		
Berlin	3.867.5	3.527.0	3.394.2	(24,2/21,0%)	1,55
Bremen	579.0	521.3	437.1	(16,5/13,5%)	0,60
Hamburg	–	–	851.0	(17,5/14,3%)	0,46
Hessen	2.421.4	2.628.2	2.565.7	(25,0/17,1%)	0,51
Niedersachsen	–	–	3.155.0	(18,5/13,5%)	0,46
Landessozialamt	2.988.0	2.138.0	2.371.0		
Nordrhein-Westfalen	–	–	3.449.4	(11,1/8,15%)	0,21
Rheinland	2.332.8	1.921.9	2.011.5		
Westfalen-Lippe	1.492.0	1.498.7	1.437.9		
Rheinland-Pfalz	–	–	174.0	(12,0/4,9%)	0,05
Saarland	533.7	517.4	368.9	(20,8/14,3%)	0,34
Schleswig-Holstein	–	–	801.0	(19,1/13,2%)	0,34
Bundesdurchschnitt				(18,1/13,0%)	0,34

Innerhalb der Hilfe zum Lebensunterhalt gibt das Institut den *Ernährungszulagen* die Möglichkeit der Anpassung an die individuellen Bedürfnisse. Eine Übersicht über den Aufwand für Ernährungszulagen gibt einen Eindruck davon, in welchem Umfange Leistungen für den Lebensunterhalt zusätzlich zu dem anderthalbfachen Regelsatz oder bei entsprechendem Einkommen auch ohne regelsatzmäßige Leistung zu gewähren waren.

Aus dieser Tabelle ergibt sich, daß der Aufwand für Ernährungszulagen im Vergleichszeitraum etwas gesunken ist. In Anbetracht der Steigerung der Richtsätze (Regelsätze) innerhalb des gleichen Zeitraumes muß das als gerechtfertigt angesehen werden. Wenn von den Zahlen für Rheinland-Pfalz – wegen der erwähnten Umstellung in der Abrechnung – abgesehen wird, lag nur Nordrhein-Westfalen unter dem Bundesdurchschnitt. Gerade hier kann sich die Tatsache ausgewirkt haben, daß Familienangehörige mehr als früher hinreichendes Einkommen finden. In 6 Ländern machte der Aufwand für Ernährungszulagen mehr als ein Fünftel oder fast ein Fünftel des Aufwandes der Hilfe zum Lebensunterhalt insgesamt aus, davon in Hessen ein Viertel, in Berlin fast ein Viertel.

Über die Aufwendungen zur *Verbesserung der Wohnverhältnisse* gibt folgende Aufstellung Auskunft:

Tabelle 43.

Ausgaben zur Verbesserung der Wohnverhältnisse – in Tausend DM –	1961	1962	1963	1963 DM je Einw.
Baden-Württemberg	–	–	186.0	0,02
Württemberg	147.7	93.8	93.0	
Nordbaden	20.2	19.0	22.0	
Südbaden	29.0	51.0	68.6	
Hohenz. Lande	4.4	1.7	2.4	
Bayern	–	–	186.0	0,05
Oberbayern	119.9	238.4	198.3	
Niederbayern	13.3	23.2	24.4	
Oberfranken	26.0	55.0	39.0	
Mittelfranken	83.1	94.6	70.3	
Unterfranken	69.0	26.5	42.2	
Schwaben	108.8	110.0	102.8	
Berlin	28.3	38.7	61.7	0,03
Bremen	16.2	13.8	30.3	0,04
Hamburg	–	–	99.0	0,05
Hessen	1.390.7*)	1.603.2	534.0	0,11
Niedersachsen	–	–	366.0	0,05
Landessozialamt	90.0	146.0	236.0	
Nordrhein-Westfalen	–	–	1.368.0	0,08
Westfalen-Lippe	416.2	743.8	847.8	
Rheinland-Pfalz	–	–	127.0	0,04
Saarland	0.1	7.4	3.7	0,00
Schleswig-Holstein	255.1**)	94.3	158.4	0,07
Bundesdurchschnitt				0,06

*) Hierin 840 882 DM für die Schaffung von Einrichtungen zur Unterbringung betreuungsbedürftiger Genesener.

**) Hierin globale Förderung eines größeren Bauvorhabens.

Für einige Bezirke ist eine wesentliche Erhöhung der Ausgaben zu verzeichnen. In Bayern wurde während des Vergleichszeitraums damit begonnen, Darlehen an Wohnungsbaugenossenschaften zu vergeben, die sich verpflichten, eine entsprechende Zahl von Wohnungen für Tuberkulosekranke zur Verfügung zu stellen. In Niedersachsen läuft ein Plan zur Sanierung der Wohnverhältnisse an. Die Zahl für Hessen fällt um so mehr ins Gewicht, als dort bei langfristigen Darlehen zur Wohnraumerstellung nur noch der Kapitaldienst für die auf dem Kapitalmarkt aufgenommenen Hypotheken in Ausgabe gestellt wird.

Die Zahlen für Berlin enthalten nicht den Bedarf für Neubauwohnungen. Für die Errichtung zweckgebundener Neubauwohnungen wurden im Rahmen des § 56 Abs. 2 Nr. 1 BSHG in den Jahren 1961–1963 aufgewendet: 580000 DM, 1980000 DM und 80000 DM; im Jahre 1963 wurden außerdem Verpflichtungen von insgesamt 1980000 DM zu Lasten des Trägers der Sozialhilfe eingegangen.

Kleine Zahlen lassen nicht den Schluß zu, daß keine Anstrengungen zur Verbesserung der Wohnverhältnisse unternommen würden. In mehreren Bereichen bemüht man sich, Tuberkulosekranke vor allem in geeigneten Altbauwohnungen unterzubringen, nicht nur weil die Aufwendungen hierfür geringer sind, sondern auch weil die Mietbelastung den künftigen Einkommensverhältnissen besser entspricht. Diese Tätigkeit läßt sich in der Jahresstatistik der Sozialhilfe nicht erfassen. In Bayern, Hessen, Nordrhein-Westfalen und Rheinland-Pfalz sind Sondermittel im Rahmen des sozialen Wohnungsbaus über die allgemeinen Wohnungsbauförderungsmittel hinaus zur Verfügung gestellt; Baden-Württemberg, Berlin, Hessen und Niedersachsen stellen durch Auflagen an die Bewilligungsstellen sicher, daß öffentliche Mittel bevorzugt zur Beseitigung solcher Wohnungsnotstände eingesetzt werden, und auch in Bremen und im Saarland wird bei der zentralen Verteilung der Mittel die Wohnraumversorgung der Tuberkulosekranken berücksichtigt. Je wirksamer diese Maßnahmen sind, um so weniger bedarf es eines Eingreifens der Sozialhilfe.

Die *Beihilfen zur Haltung von Ersatzkräften im Haushalt oder Kleinbetrieb* (§ 56 Abs. 1 Nr. 1 BSHG) haben eine beachtliche Bedeutung erlangt. Der Aufwand 1963 betrug 1541000 DM, d. h. 3 Pf. je Einwohner im Bundesgebiet, erreichte in Niedersachsen (402000 DM) und Bremen (46000 DM) 6 Pf. je Einwohner.

Wesentlich zurückgegangen ist die Bedeutung der *vorbeugenden Hilfe.* Der Aufwand 1963 betrug 501000 DM, d.h. 1 Pf. je Einwohner im Bundesgebiet, lag in Hessen und Schleswig-Holstein bei 3 Pf. je Einwohner, in Berlin bei 2 Pf. und entsprach nur in Niedersachsen und Baden-Württemberg dem Bundesdurchschnitt.

Abgesehen davon, daß in allen Ländern die Hilfe zum Lebensunterhalt den weit überwiegenden Teil des Aufwandes verbraucht hat und daß an zweiter Stelle die Heilbehandlung folgt, muß als Ergebnis der Untersuchung festgestellt werden, daß Schwerpunkte und Akzente recht unterschiedlich gelagert sind. Schon, daß der Anteil der Hilfe zum Lebensunterhalt am Gesamtaufwand zwischen 59,7 % und 86,8 %, der der Heilbehandlung zwischen 36,7 % und 11,3 % schwankt (die Zahlen für Rheinland-Pfalz blieben wegen der Buchungsumstellung hierbei außer Betracht), zeigt, wie sehr das Ausmaß, in dem Sozialhilfe in Anspruch genommen wird, abhängig ist von dem Umfang der Tätigkeit vorverpflichteter Stellen. Je höher in einem Bezirk der Anteil der kranken- und rentenversicherten Bevölkerung ist, um so geringer muß der Aufwand des Sozialhilfeträgers sein, was in besonderem Maße die Aufwendungen für die Heilbehandlung betrifft. Nicht nur die Sorge für den nicht sozialversicherten Teil der Bevölkerung, sondern auch die Verpflichtung zum vorläufigen Eingreifen in ungeklärten Fällen und zur Gewährung ergänzender Hilfe zu den Leistungen anderer Sozialhilfeträger, soweit dies aus fürsorgerischen oder sozialhygienischen Gründen geboten ist, bestimmen Aufgabe und Arbeit der überörtlichen Träger der Sozialhilfe; dies erfordert eine große Fähigkeit der Anpassung, laufende Fühlungnahme mit den übrigen Trägern von Maßnahmen zur Bekämpfung der Tuberkulose und intensive Zusammenarbeit mit den örtlichen Trägern der Sozialhilfe und den Gesundheitsämtern.

Zusammenfassung

(Sozialhilfe bei Tuberkulose)

Die Träger der Sozialhilfe gewähren denjenigen Kranken und ihren Familienangehörigen, die nicht bereits durch andere Sozialleistungsträger, insbesondere Träger der Rentenversicherung, in ausreichendem Maße geschützt sind, die zur Überwindung der Krankheit und ihrer Folgen erforderliche Hilfe.

1963 erreichten die Aufwendungen der Träger der Sozialhilfe für Tuberkulosehilfe annähernd 150000000 DM. Diese verteilen sich auf die vom Gesetz vorgesehenen 4 Leistungsgruppen folgendermaßen: 32,5 Millionen DM für Heilbehandlung, 3 Millionen DM für Hilfe zur Eingliederung in das Arbeitsleben, 112 Millionen DM für Hilfe zum Lebensunterhalt und 1,2 Millionen DM für vorbeugende Hilfe.

Durch die gesetzlichen Bestimmungen soll sichergestellt werden, daß kein Einwohner der Bundesrepublik eine zur Heilung seiner Tuberkulose notwendige Maßnahme aus wirtschaftlichen Gründen zu unterlassen braucht und daß wirtschaftliche Nachteile als Folge der Erkrankung nach Möglichkeit vermieden werden.

Summary: Social Aid for Tuberculosis

The institutions ot social aid grant assistance necessary for the treatment of the disease and the prevention of sequelae to those patients and their dependents who are not yet protected by other branches of social assistance to a sufficient degree, in particular by invalidity or old-age insurance.

In 1963 the expenses of the institutions of the social aid for tuberculous patients amounted to approximately 150000000 DM. This sum was paid according to the four groups of assistance provided by the law in the following manner: 32.5 million DM for curative treatment, 3 million DM for rehabilitation and re-incorporation into professional life, 112 million DM for financial assistance to living expenses, and 1.2 million DM for preventive measures.

These legal regulations are meant to assure that no inhabitant of the Federal Republic is prevented by financial reasons from getting every therapeutic kind of treatment required to cure his tuberculosis and that economical disadvantages resulting from the disease are avoided as far as possible.

Résumé: Assistance sociale au tuberculose

Les institutions d'assistance sociale accordent aux malades, et à leurs familles, qui ne sont pas déjà suffisamment protégés par d'autres organismes sociaux, en particulier par les organismes d'assurance-rentes, l'aide nécessaire pour surmonter la maladie et ses conséquences.

Les dépenses des institutions d'assistance sociale antituberculeuse se sont élevées en 1963 à 150000000 DM environ. Ce montant se répartit comme suit sur les 4 groupes de prestation prévus par la loi: thérapie curative 32,5 millions de DM; aide à l'incorporation dans la vie professionnelle 3 millions de DM; aide de subsistance 112 millions de DM et aide préventive 1,2 million de DM.

Le but des dispositions légales est d'assurer qu'aucun habitant de la République fédérale ne soit obligé de renoncer pour des raisons économiques à une mesure indispensable à la guérison de sa tuberculose et d'éviter des désavantages économiques consécutifs à la maladie.

Resumen: Ayuda social en tuberculosis

Son portadores de la ayuda social aquellos enfermos y sus familiares, que no están protegidos por otras rentas sociales, especialmente los seguros de rentas, y que necesitan de esta ayuda para combatir y vencer la enfermedad.

En el año 1963 alcanzaron las expensas para los portadores de ayuda social antituberculosa unos 150 000 000 DM. Esta suma se repartió de acuerdo a la distribución legal prevista en 4 grupos: 32,5 millones para tratamiento curativo, 3 millones para ayuda en la reintroducción en una vida de trabajo, 112 millones para la ayuda de manutención de vida y 1,2 millones para ayuda preventiva.

Por las determinaciones legales debe ser bien seguro, que ningún habitante de la República Federal Alemana deba recurrir a medidas de necesidad por un eventual tratamiento de una tuberculosis, y que las consecuencias desfavorables desde el punto de vista económico subsiguientes a la enfermedad deben ser en lo posible disminuídas.

4. Sonderarten der Sozialhilfe bei Tuberkulose

a) Tuberkulosehilfe der Deutschen Bundesbahn im Jahre 1963

Der allgemeine Rückgang der Tuberkulose kommt auch in den Statistiken der Deutschen Bundesbahn zum Ausdruck. Die Anzahl der Neuerkrankungen ist 1963 zwar nicht mehr so stark wie in den Vorjahren gefallen, aber die Sterbefälle haben sich weiter erheblich verringert. Auch ist im Berichtsjahr kein Kind an Tuberkulose verstorben.

Neue Tuberkulose-Fälle: (in Klammern die Vergleichszahlen des Vorjahres)

	Männer	*Frauen*	*Kinder*	*Zusammen*
Ia) ansteckende Lungentuberkulose mit positivem Bazillenbefund	146 (176)	55 (75)	14 (19)	215 (270)
Ib) ansteckende Lungentuberkulose ohne positiven Bazillenbefund	79 (73)	26 (24)	11 (9)	116 (106)
Ic) aktive nicht ansteckende (geschlossene) Tuberkulose innerhalb des Brustkorbs	403 (389)	145 (152)	171 (182)	719 (723)
Id) extrapulmonale aktive Tuberkulose	105 (102)	63 (76)	23 (43)	191 (221)
insgesamt	733 (740)	289 (327)	219 (253)	1241 (1320)
das sind weniger als im Vorjahr.	0,9%	11,6%	13,4%	6,0%

Dabei ist zu beachten, daß die Ia- und Ib-Fälle praktisch als eine Gruppe betrachtet werden müssen.

Die insgesamt 22286 Überwachungsfälle am Ende des Jahres 1962 haben sich 1963 um 2,8% auf 21651 Fälle verringert.

1465 (2293) Männer
439 (576) Frauen
610 (840) Kinder

konnten infolge Gesundung im Laufe des Berichtsjahres aus der Überwachung ausscheiden.

Im gleichen Zeitraum sind an Tuberkulose gestorben:

	während stationärer Behandlung	zu Hause	Zusammen
Männer	88 (66)	67 (116)	155 (182)
Frauen	30 (33)	27 (41)	57 (74)
Kinder	– (1)	– (38)	– (39)
		insgesamt	212 (295)

das sind 28,1% weniger als im Vorjahr.

Abbildung 20 zeigt, daß die Neuzugänge im letzten Dezenium um 77% und die Todesfälle um 41% zurückgegangen sind.

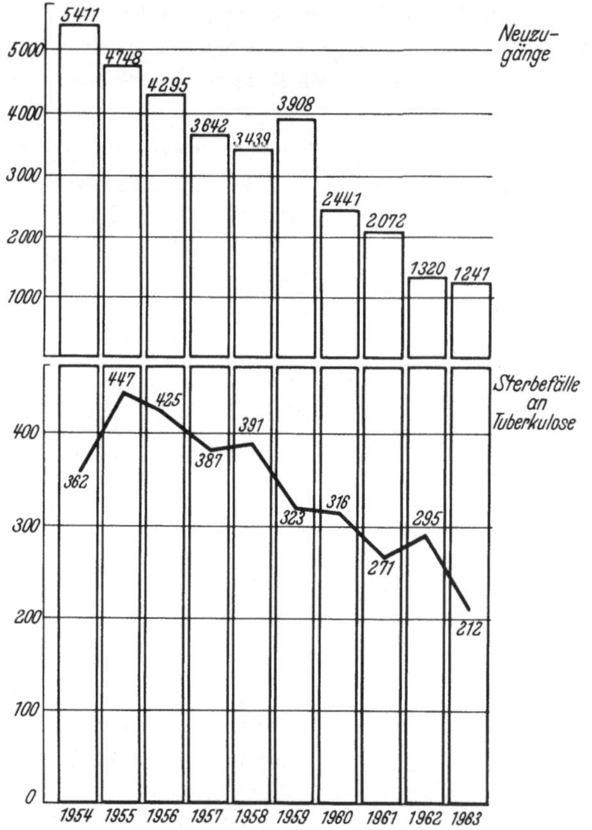

Abb. 20

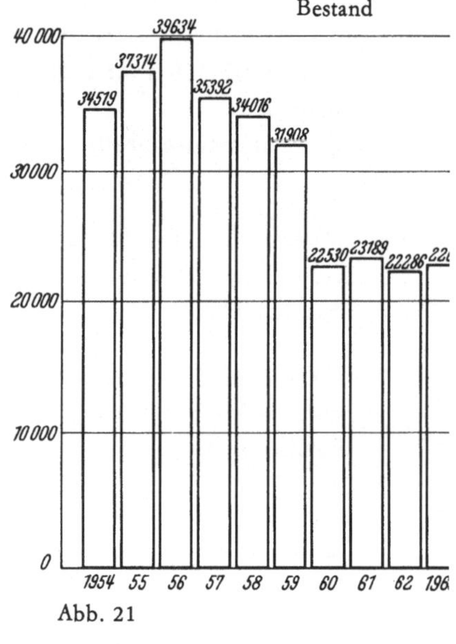

Abb. 21

Abb. 20 und 21. Tuberkulose-Bestand, Neuzugänge und Todesfälle bei Bediensteten der Deutschen Bundesbahn 1954–1963

Der Bestand ist in der gleichen Zeit um 34 % gefallen, während sich der Personalstand der Deutschen Bundesbahn mit 491 510 Bediensteten 1954 und 474 900 im Jahre 1963 zahlenmäßig nur geringfügig verändert hat.

Von 2927 Anträgen auf stationäre Behandlung wurden im Berichtsjahr 2 601 bewilligt; 232 wurden abgelehnt, weil keine stationären Heilmaßnahmen erforderlich waren, die Zuständigkeit bei einem anderen Kostenträger lag oder der Antrag sich anderweitig erledigte. Über 105 Anträge war noch nicht entschieden. Im Vergleich zum Vorjahr (3 051 bewilligte Anträge) ist demnach die Anzahl der Heilbehandlungen 1963 um 14,7 % gesunken.

Es wurden belegt die

a) *Tuberkulose-Heilstätten und -kliniken der Bundesbahn-Versorgungsanstalt (B VA)*

Friedrich-Hilda-Genesungsheim, Badenweiler	mit 121	Betten
Heilstätte Stadtwald, Melsungen	„ 170	„
Schwarzwald-Sanatorium, Schömberg	„ 202	„
Kinderheilstätte Elisabethenberg, Waldhausen bei Schorndorf (Wttbg.)	„ 100	„
zusammen	593	„
(1962	615	„)

b) *Vertragsheilstätten:*

Sanatorium Wolfgang, Davos-Wolfgang (Schweiz)	mit 20	Betten
Sanatorium Agra, Agra bei Lugano (Schweiz)	„ 20	„
zusammen	40	„
(1962	166	„)

Für Festigungskuren hat das St. Josefshaus, Bad Lippspringe, der Heil- und Kurfürsorge 30 Betten überlassen. In sonstigen (meist heimatnahen) Heilstätten und Tuberkulose-Krankenhäusern wurden etwa 250 Betten belegt.

Insgesamt befanden sich
zu Beginn des Berichtsjahres 926 Tuberkulosekranke und
am Ende des Berichtsjahres 857 Tuberkulosekranke in
stationärer Behandlung.

641 (658) Dauerbehandlungsfälle waren in häuslicher Pflege und
44 (49) Dauerbehandlungsfälle in Krankenhäusern, Heilstätten oder Tuberkulose-Heimen untergebracht.

Um Schwierigkeiten bei der Unterbringung von Schnelleinweisungen zu vermeiden, hat die Hauptverwaltung der BVA im März 1963 angeordnet, daß das Schwarzwald-Sanatorium, die Heilstätte Stadtwald und das Friedrich-Hilda-Genesungsheim je 2 Betten für Schnelleinweisungen frei halten.

Während die Patienten in den ersten Monaten des Berichtsjahres bis zu 6 Wochen nach Genehmigung des Kurantrages auf ihre Einberufung warten mußten, waren gegen Ende des Jahres keine oder nur noch geringe Wartezeiten zu verzeichnen.

Wie bereits im Vorjahr berichtet, soll das Friedrich-Hilda-Genesungsheim anderen Aufgaben zugeführt werden. Der Vorstand der BVA wird 1964 über die künftige Zweckbestimmung entscheiden.

Die Kinderheilstätte Elisabethenberg konnte trotz reduzierter Bettenzahl nicht voll belegt werden. 1964 werden die Betten um weitere 10 auf 90 verringert. Der Vorstand der BVA beabsichtigt, die Heilstätte in ein Kinder-Kurheim mit Belegung durch das Bundesbahnsozialwerk umzuwandeln. Das Sanatorium Agra der Stiftung Deutsche Heilstätten in der Schweiz soll bis Ende 1965 als Tuberkulose-Heilstätte bestehen bleiben und dann für die Behandlung anderer Krankheiten eingerichtet werden.

Von dem Ermächtigungsrecht nach § 129 Bundessozialhilfegesetz (BSHG) machte der Vorstand zunächst keinen Gebrauch. Vom 1. 1. 1964 an sollte die Tuberkulosehilfe zu Lasten der Deutschen Bundesbahn entfallen für ehemalige Angestellte und Arbeiter, die wegen Erreichens der Altersgrenze, Berufs- oder Erwerbsunfähigkeit aus dem Dienst der Deutschen Bundesbahn ausgeschieden sind. Dagegen äußerte das Bundesbahnsozialwerk begründete Bedenken, die den Vorstand der Deutschen Bundesbahn veranlaßten, die Tuberkulosehilfe im bisherigen Umfang weiterzuführen.

Zur Bekämpfung der Tuberkulose (ohne Maßnahmen der Berufsförderung und der ambulanten Behandlung) haben aufgewendet:

Deutsche Bundesbahn (einschließlich der Mittel für Tuberkulosefürsorge des Bundesbahnsozialwerks)	DM 9538000,–*)	(DM 9053000,–)
Bundesbahn-Versicherungsanstalt	DM 5362000,–	(DM 5608000,–)
Bundesversicherungsanstalt für Angestellte	DM 118000,–	(DM 100000,–)
zusammen	DM 15018000,–	(DM 14761000,–)

Es sind demnach 257000,– DM mehr Ausgaben als 1962 entstanden.

Außerdem hat die BVA für Berufsförderung und ambulante Behandlung von Tuberkulosekranken sowie an sonstigen Kosten noch DM 210000,– (DM 323000,–) aufgewendet.

Von den Aufwendungen entfallen auf:

Stationäre Behandlung	DM 9411000,–	(DM 9647000,–)
Übergangsgeld, Schongeld und sonstige Kosten	DM 957000,–	(DM 961000,–)
BSW		
Vor- und Nachfürsorge	DM 1097000,–	(DM 806000,–)
Hilfe zum Lebensunterhalt	DM 2148000,–	(DM 1927000,–)
Vorbeugende Maßnahmen (Kindererholungskuren)	DM 214000,–	(DM 265000,–)
Verwaltungs- und Personalkosten der Fürsorge	DM 1191000,–	(DM 1155000,–)
zusammen	DM 15018000,–	(DM 14761000,–)

Trotz der ständig sinkenden Zahl der Tuberkulosekranken sind die Kosten als Folge laufender Lohn- und Preissteigerungen weiter angestiegen. Insgesamt haben

*) Darin ist noch eine Forderung des BSW von rund DM 300000,– an die BD enthalten.

die Aufwendungen für tuberkulosekranke Bundesbahnbedienstete im Jahre 1963 DM 15018000,– betragen.

Jahr	DM
1954	12 065 611,--
1955	12 134 340,--
1956	12 586 793,--
1957	13 436 376,--
1958	13 383 662,--
1959	13 422 739,--
1960	15 048 592,--
1961	17 920 000,--
1962	15 084 000,--
1963	15 018 000,--

0 5 Mill. 10 Mill. 15 Mill.

Abb. 22. Gesamtleistungen der Deutschen Bundesbahn für die Tuberkulosebekämpfung 1954–63

b) Tuberkulosehilfe der Deutschen Bundespost im Jahre 1963

Über Aufbau und Durchführung der Tuberkulose-Hilfe für erkrankte und erkrankt gewesene Bedienstete der Deutschen Bundespost haben wir in den Tuberkulose-Jahrbüchern seit 1957 berichtet; wir verweisen auf die entsprechenden Kapitel.

Das vorliegende Zahlenmaterial gestattet einen Überblick über die Entwicklung der Krankenbestandszahlen und der für sie aufgewendeten Kosten (s. Abb. 23 und Abb. 24, Tab. 44).

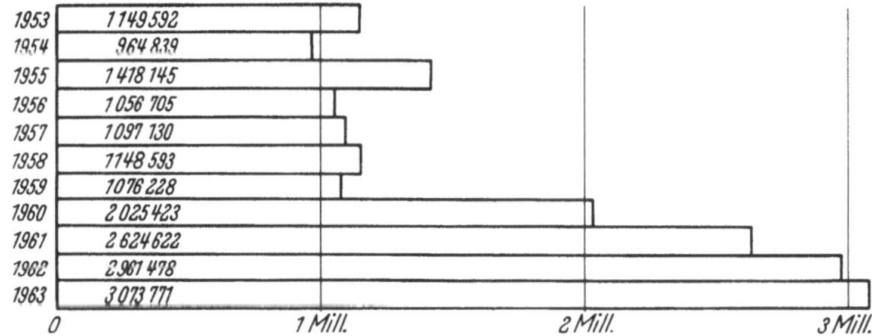

Abb. 23. Gesamtleistungen für tuberkulosekranke Postbedienstete in den Jahren 1953–63

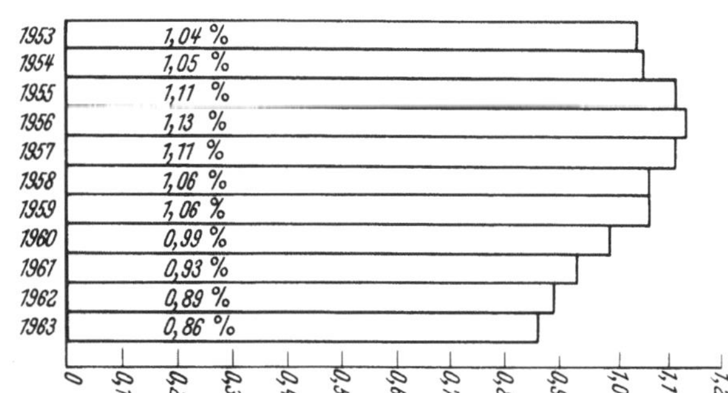

Abb. 24. Prozentsatz der Tuberkulosekranken, bezogen auf das gesamte Bundespost-Personal

Tabelle 44. *Tuberkulosekranke Postbedienstete und die dafür aufgewendeten Leistungen in den Jahren 1953—1963*

Jahr	zu Beginn des Jahres Erkrankte	am Schluß des Jahres Erkrankte	Abnahmen	Personalstand am Schluß des Jahres	Zugänge im Laufe des Jahres	%-Satz an Tuberkulose-Kranken auf das Personal bez.	Krankenhaus und Heilstättenbehandlung	ambulante u. sonst. Tuberkulose-Behandlung	Leistungen der wirtschaftl. Hilfe	Kindererholungsheime	Lungenfachärztliche Untersuchung Verdächtiger	weitere Maßnahmen zur Tuberkulose-Bekämpfung	Gesamtkosten
1953	3409	3488	79	333903	12435	1,04	618254	–	–	411957	18833	100548	1149592
1954	3720	3832	112	365009	31106	1,05	537479	–	–	333940	17986	75434	964839
1955	3832	4016	184	360008	– 5001	1,11	810921	–	–	436899	31874	138451	1418145
1956	4016	4128	112	363888	3880	1,13	823297	–	–	26695	32963	173750	1056705
1957	4134	4139	+ 5	371641	7753	1,11	842793	–	–	34694	26357	193286	1097130
1958	4139	4022	117	378468	6827	1,06	888381	–	–	28910	22687	208615	1148593
1959	4091	4131	+ 40	389123	10655	1,06	801546	–	–	19340	26078	229264	1076228
1960	4031	3965	166	397702	8579	0,99	1592842	99249	110764	23260	10338	188970	2025423
1961	3965	3834	131	411038	13336	0,93	2018499	206476	238906	21272	19750	119719	2624622
1962	3834	3792	42	424288	13250	0,89	2281078	244274	282802	27270	14638	111416	2961478
1963	3792	3719	273	430142	5824	0,86	2296081	300772	322187	26338	22725	105668	3073771

Während der Personalbestand der Deutschen Bundespost von 339903 im Jahre 1953 auf 430142 im Jahre 1963 fortgesetzt angestiegen ist, nahm der Prozentsatz der Tuberkulose-Kranken nur von 1953 (1,04%) bis 1956 (1,13%) zu und fiel dann allmählich bis auf 0,86% (1963) ab. Dagegen haben die Gesamtkosten für tuberkulosekranke Postbedienstete, die 1953 DM 1149592,– betrugen, 1963 die Höhe von DM 3073771,– erreicht, was neben den verbesserten Leistungen vor allem auf den inzwischen erheblich angestiegenen allgemeinen Preisindex zurückzuführen ist.

c) Tuberkulose-Bekämpfung im Bundesgrenzschutz 1963

Laut Jahresbericht des Bundesgrenzschutzes (Oberstarzt Dr. Nolte) wurde 1963 erstmals die *Tuberkulinallergie* der vor 5–6 Jahren mit BCG (durch Multipunktur nach Rosenthal) geimpften Beamten überprüft. Hierbei konnte nur etwa ein Drittel der seinerzeit Geimpften erfaßt werden; die übrigen Beamten waren inzwischen aus dem Bundesgrenzschutz ausgeschieden. Die Überprüfung erfolgte mit der Pflasterprobe, bei negativem Ausfall intracutan mit 50 TE (GT) und hatte folgendes Ergebnis:

Vor 5 Jahren mit BCG geimpft	Moro-positiv (Pflasterprobe)	MM-positiv (Intracutanprobe)	Tuberkulinpositiv insgesamt
521	369	142	511

Es fanden sich also bei 98,08% (berechnet nach der Schulzeschen Formel) von 521 vor 5–6 Jahren mit BCG geimpften Beamten positive Tuberkulin-Reaktionen. (Bei den tuberkulinnegativen Probanden ist eine Wiederholung der BCG-Impfung vorgesehen). Ähnliche Werte ermittelten BAUMANN in der Schweiz (bei 1427 Schülern 7 Jahre nach der Impfung ca. 97% noch tuberkulinpositiv), DI PAOLA in Italien (bei 268 BCG-Geimpften nach 5 Jahren ca. 89% tuberkulinpositiv) und LANGMANN in der Bundesrepublik (bei 1881 BCG-geimpften Kindern nach 7 Jahren noch 94,3% tuberkulinpositiv). Aus den Ergebnissen im Bundesgrenzschutz kann geschlossen werden, daß, gemessen am Positivwerden bzw. -bleiben der Tuberkulinreaktion, die BCG-Impfung durch Multipunktur (nach Rosenthal) auch für Jugendliche und Erwachsene nicht nur in einem anfänglich sehr hohen Prozentsatz, sondern auch für eine verhältnismäßig lange Dauer einen Superinfektionsschutz gewährt.

1963 wurden bei 5237 Beamten, überwiegend Dienstanfängern im Alter von 18 bis 21 Jahren, Tuberkulin-Proben durchgeführt. 2249 = 42,9% zeigten eine positive Reaktion bei der Pflasterprobe, 1453 = 27,7% bei intracutaner Applikation von 50 TE (GT). Diese Form der Testung erfordert zwar zeitlich und organisatorisch einen relativ hohen Aufwand, bietet dafür aber eine auffallend geringe Komplikationsgefahr. Bei 1453 Beamten, die eine positive Reaktion auf die Intracutanproben zeigten, kam es in 25 Fällen (1,7%) zu einer überschießenden Reaktion mit flüchtiger lymphangitischer Reizung, in 3 Fällen (0,2%) zu ausgedehnteren lymphangitischen Erscheinungen an Ober- und Unterarm, davon einmal mit oberflächlicher Nektrotisierung. Bei diesem Testverfahren wurde also ein weitaus geringerer Anteil von überschießenden Reaktionen bzw. Komplikationen (1,9%) beobachtet, als DINKLOH und GRUSCHKA bei der Anwendung des Tine-Testes bei einer begrenzten Zahl von

Soldaten der Bundeswehr sahen (etwa 10 %). Der Tuberkulin-Kataster aller im Bundesgrenzschutz Getesteten wurde nach der Schulzeschen Formel für 1963 mit 74,54 % berechnet; das entspricht etwa dem Wert von 1962 (75,09 %). Die Werte von 1957 bis 1963 zeigt folgende Tabelle:

Jahr	Getestet (Fallzahl)	Tuberkulin-Kataster (positiv)
1959	3408	80,69 %
1960	2000	80,20 %
1961	1339	74,46 %
1962	1646	75,09 %
1963	5237	74,54 %

Tuberkulin-Kataster der Dienstanfänger im Bundesgrenzschutz 1959–1963

Ein auffälliges Absinken des Durchseuchungsgrades der Dienstanfänger konnte im Bundesgrenzschutz seit 1961 nicht wieder beobachtet werden. Der für 1963 angegebene Prozentsatz, bei fast ausschließlich 18- bis 21jährigen, aus allen Teilen der Bundesrepublik stammenden Männern aller Bevölkerungsschichten festgestellt, kann als Hinweis auf die Durchseuchung dieser Altersgruppe angesehen werden.

Mit *BCG* (durch Multipunktur nach Rosenthal) wurden im Berichtsjahr 1314 Beamte geimpft. Komplikationen traten nicht auf. Die Überprüfung der Tuberkulinallergie nach der Impfung hatte bei 97,53 % ein positives Ergebnis; das entspricht dem Ergebnis früherer Jahre.

1963 wurden insgesamt 15 995 *Schirmbilduntersuchungen* durchgeführt (5223 Einstellungsuntersuchungen von Dienstanfängern, 8654 Wiederholungs-Schirmbilduntersuchungen, 1586 Untersuchungen von Arbeitern und Angestellten im Bundesgrenzschutz, 532 Untersuchungen von Bewerbern).

Bei keinem der im Rahmen der *Annahme-Untersuchungen* lungenfachärztlich untersuchten Dienstanfänger fand sich eine frische oder überwachungsbedürftige Lungentuberkulose. Bei Wiederholungs-Schirmbilduntersuchungen der Beamten wurde in 2 Fällen eine behandlungsbedürftige Lungentuberkulose aufgedeckt.

1963 erkrankten 6 Beamte an einer Tuberkulose der Atmungsorgane (0,41 %); in 2 Fällen war es außer intrapulmonalen Herdbildungen auch zum Auftreten einer Pleuritis exsudativa gekommen, jedoch waren schon vor der Erkrankung Zeichen der abgelaufenen Primärinfektion nachweisbar. Alle 6 hatten positive Reaktionen bei der Tuberkulin-Testung gezeigt und waren daher nicht BCG-geimpft worden. Tuberkulosen anderer Organe traten nicht auf.

10 Polizeivollzugsbeamte wurden 1963 wegen Polizeidienstunfähigkeit infolge tuberkulöser Erkrankungen aus dem Bundesgrenzschutz entlassen. Maßnahmen zur Wiedereingliederung in das Arbeitsleben wurden in Zusammenarbeit mit den Grenzschutzkommandos und dem Bundesverwaltungsamt in Köln eingeleitet bzw. durchgeführt.

Die nachstehende Abbildung zeigt die Erkrankungshäufigkeit an Tuberkulose der Atmungsorgane im Bundesgrenzschutz von 1956 bis 1963 in ‰ der Stärke.

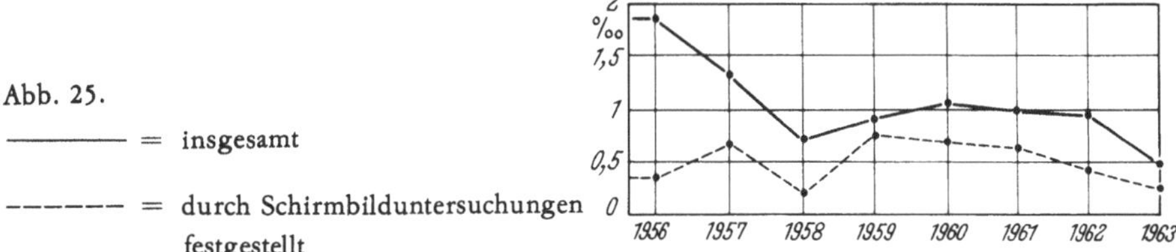

Abb. 25.
——— = insgesamt
– – – – – – = durch Schirmbilduntersuchungen festgestellt

Nach der deutlich rückläufigen Tendenz der Erkrankungshäufigkeit 1957 und 1958 und der von 1959 bis 1962 etwa gleichbleibenden Häufigkeit ist 1963 wieder ein Rückgang zu verzeichnen. Offenbar haben neben dem Einfluß der allgemeinen Tuberkulosesituation in der Bundesrepublik auch die Maßnahmen der Tuberkulosebekämpfung im Bundesgrenzschutz zu dieser günstigen Entwicklung beigetragen.

d) Tuberkulose-Überwachung in der Bundeswehr im Jahre 1963

Trotz rückläufiger Krankheitstendenz können die bewährten Schutzmaßnahmen gegen die Tuberkulose innerhalb der Bundeswehr vorerst keineswegs reduziert werden. Der hohe Durchseuchungsgrad der Bevölkerung in der Bundesrepublik stellt einen nicht zu unterschätzenden Faktor dar, der noch für längere Zeit das Tuberkulosegeschehen steuern wird. Nach Auffassung der Weltgesundheitsorganisation braucht die Tuberkulose nicht mehr als Problem der Volksgesundheit betrachtet zu werden, wenn weniger als 1% der 14jährigen Jugendlichen tuberkulin-positiv reagieren oder wenn bei 100000 Einwohnern nicht mehr als 2 aktive Lungentuberkulosen ermittelt werden. Von diesem Ziel sind wir in der Bundesrepublik weit entfernt. Das beweist der bei einer BW-Einheit 1963 durchgeführte Tuberkulintest, der eine Durchseuchungsquote von 65% ergab.

Hohe Tauglichkeitsanforderungen an die Rekruten waren deshalb die Hauptmaßnahmen der Wehrmedizin im Kampf gegen die Tuberkulose. Selbst geringfügigen postprimären Erkrankungsformen und stärkeren Restzuständen primärer Tuberkulosen wurde die Tauglichkeit versagt, da im Frieden auf jeden Fall die Reaktivierung einer in der Jugend überstandenen Tuberkulose durch dienstliche Belastung verhütet werden muß.

Die bereits mit der Musterung beginnende Vorsorge soll auf Grund der noch hohen Erkrankungszahlen bei den Einstellungsuntersuchungen der Rekruten verstärkt werden. 1963 wurden Musterungen in Schleswig-Holstein versuchsweise mit freiwilligen Röntgenreihenuntersuchungen, Tuberkulintests und gegebenenfalls BCG-Impfung durchgeführt. Diese Filterung eliminiert ältere unbekannte, schon schwerere Krankheitsfälle, die bisher noch immer bei den Schirmbildeinstellungsuntersuchungen der Rekruten festgestellt wurden.

1963 wurden im Rahmen der Expositionsprophylaxe 6 bewegliche Röntgenschirmbildtrupps der Bundeswehr eingesetzt. Bei Einstellungs-, Wiederholungs- und Entlassungsuntersuchungen wurden insgesamt 428304 Schirmbildaufnahmen gemacht.

Tabelle 45. *Ergebnisse der Schirmbilduntersuchungen von Soldaten im Jahre 1963 in absoluten und Verhältniszahlen auf 10000 Untersuchte* (letztere in Klammern)

Schirmbilduntersuchungen bei	Gesamtzahl	I a	I c	II a	II d	III	IV	TU	ohne
Einstellung	182930	58 (3,1)	269 (14,7)	349 (19,0)	5	171	181462	549	67
Wiederholung	109790	16 (1,4)	75 (6,8)	148 (13,4)	6	60	108759	483	243
Entlassung	135584	16 (1,2)	112 (8,2)	39 (2,8)	2	55	134668	484	208
Gesamtzahl:	428304	90 (2,1)	456 (10,6)	536 (12,5)	13	286	424889	1516	518

Die Tabelle zeigt, daß die Gesamtzahlen der 1963 entdeckten Tuberkulosen kaum von denen des Vorjahres abweichen (1962 in Klammern):

Ia = 2,1 (2,0)
Ic = 10,6 (9,0)
IIa = 12,5 (14,6) auf 10000.

Lediglich die Aufteilung in Einstellungs-, Wiederholungs- und Entlassungsuntersuchungen läßt deutliche Veränderungen gegenüber 1962 erkennen. In der Abbildung 26 sind die Nachuntersuchungsergebnisse von 1960–1963 für die einzelnen Gruppen zusammengestellt.

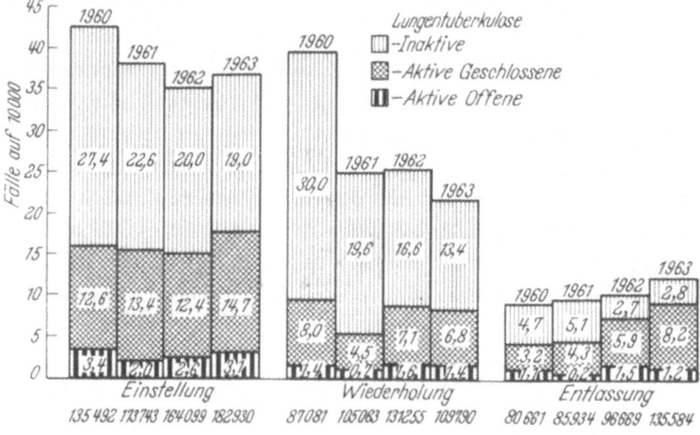

Abb. 26. Schirmbilduntersuchungen in der Bundeswehr. Nachuntersuchungsergebnisse 1960 von 303234, 1961 von 364740, 1962 von 392023, 1963 von 428304

Bei den Einstellungsuntersuchungen gab es mit 3,1 (2,6) Ia- und 14,7 (12,4) Ic-Fällen auf 10000 höhere Erkrankungsziffern als 1962. Bei den Entlassungsuntersuchungen dürften die zahlreicheren aktiven, nicht ansteckenden Krankheitsfälle als 1962 durch die verlängerte Dienstzeit (18 Monate) bedingt sein. Erkrankungen, die 1961–1962 erst nach Beendigung der einjährigen bzw. 15monatigen Dienstzeit auftraten, fielen 1963 noch in die Wehrpflichtzeit. Wiederholte Röntgenreihenuntersuchungen, zumindest alle zwei Jahre, sind z. Z. der gangbare Weg zur Frühdiagnostik und zur Verhinderung der Weiterverbreitung.

Im Berichtsjahr wurden 352 (=9 auf 10000) Soldaten wegen einer in der Dienstzeit aufgetretenen Tuberkulose in Vertragsheilstätten eingewiesen. Das sind 15,6% mehr als 1962 mit 296 = 8,1 auf 10000 Soldaten. Die prozentuale Aufschlüsselung der Heilstättenfälle in den letzten 5 Jahren ist aus Abbildung 27 abzulesen.

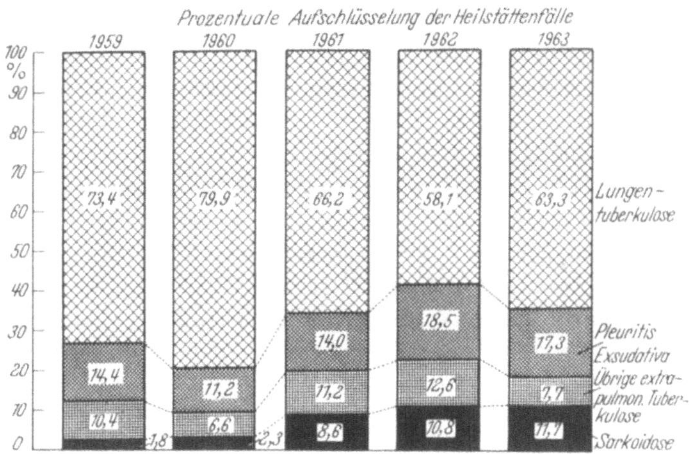

Abb. 27. Prozentuale Aufschlüsselung der Heilstättenfälle

Nach den bundesdeutschen Heilstättenstatistiken haben die Kureinweisungen in den letzten Jahren stärker abgenommen als die Erkrankungsfälle. Das ist bedingt durch die Zunahme ambulanter Behandlungen von Kranken, die sich gegen einen langfristigen Sanatoriumsaufenthalt sträuben. Für Angehörige der Bundeswehr wird aus fürsorgerischen Gründen und zur Schaffung optimaler Heilungsmöglichkeiten selbst bei minimalen Befunden eine Heilstättenkur durch das Wehrmedizinalamt – Dezernat Tuberkulose-Überwachung – angeordnet.

Eine ambulante Behandlung von Bundeswehrsoldaten ist ohne vorhergegangene stationäre klinische Überprüfung aus seuchenhygienischen Gründen nicht vertretbar.

1963 sind 223 Einweisungen wegen Lungentuberkulose und 61 wegen Pleuritis exsudativa erfolgt. Bei den extrapulmonalen Erkrankungen gab es gegenüber 37 Fällen im Jahre 1962 eine deutliche Abnahme:

Nieren-Tuberkulose	12
Halsdrüsen-Tuberkulose	8
Augen-Tuberkulose	6
Coecal-Tuberkulose	1
	27

Heilstättenkuren wegen Sarkoidose stiegen weiter von 10,8% auf 11,7% an. Zu Todesfällen an Tuberkulose ist es wie in den Vorjahren nicht gekommen.

Die Tuberkulose-Überwachungskartei der Bundeswehr verzeichnet eine Zunahme von 1087 (1962) auf 1282 (1963) Erkrankungen. Für den größeren Teil der gebessert aus stationärer Behandlung entlassenen Bundeswehrsoldaten konnte das Dezernat für Tuberkulose-Überwachung den Verbleib in der Bundeswehr bei Verwendung im Innendienst und laufender fachärztlicher Überwachung genehmigen. Frei-praktizierende Lungenfachärzte oder Fachärzte in den Bundeswehrlazaretten führen die von den Heilstätten empfohlene Nachbehandlung durch. Sämtliche dabei anfallenden Röntgenaufnahmen werden dem Wehrmedizinalamt zur nochmaligen Überprüfung zugeschickt. An Hand der klinischen Befunde und Röntgenverlaufsserie wird die Weiterverwendung der Kranken ständig kurzfristig überprüft. Außer diesen Überwachungsaufnahmen wurden dem Dezernat im Berichtsjahr 30 000 Schirmbild- bzw. Übersichtsaufnahmen von Röntgenstationen der Bundeswehr und zivilen Röntgeninstituten zur Begutachtung im Rahmen von Einstellungs-, Wiederholungs-, Entlassungs- oder Sonderuntersuchungen zugeschickt.

Für die bei eingeschränkter Verwendung in der Bundeswehr verbliebenen und die bereits wegen Tuberkulose entlassenen Soldaten wurden 1963 : 627 (1962: 524) WDB-Gutachten zur Einleitung der Versorgung oder bei bereits anerkannter Wehrdienstbeschädigung zur Überprüfung der geminderten Erwerbsfähigkeit erstellt.

Vorsorge, Fürsorge und Versorgung haben sich somit weiterhin als geeignet und notwendig für die Tuberkulose-Bekämpfung in der Bundeswehr erwiesen.

IV. Die Tuberkulose im Ausland

1. Morbidität

Die Bekämpfung der Tuberkulose und die ununterbrochenen Bemühungen, diese Volksseuche zu besiegen und auszurotten, stellen nicht nur jeden einzelnen Staat vor besondere Aufgaben, sondern sie bilden gleichzeitig ein globales Problem, denn überall auf der Welt gibt es Tuberkulosekranke. Einige Länder haben die jahrhundertelang wütende Endemie in den letzten Jahrzehnten erfolgreich einschränken können, anderenorts steht man jedoch erst am Anfang dieses mühevollen Weges. So wie Krankheiten und Seuchen nicht vor Ländergrenzen Halt machen, müssen sich deshalb die Maßnahmen zu ihrer Bekämpfung durch internationalen Erfahrungsaustausch und gegenseitige materielle und wissenschaftliche Hilfeleistungen aneinander orientieren, um durch gemeinsame Anstrengungen zur endgültigen Besiegung der Tuberkulose zu gelangen. Unter diesem Aspekt ist auch die bevorstehende XVIII. Internationale Tuberkulose-Konferenz zu sehen, auf der sich alle in der Internationalen Union zur Bekämpfung der Tuberkulose zusammengeschlossenen nationalen Organisationen treffen und bei der das Deutsche Zentralkomitee zur Bekämpfung der Tuberkulose der Gastgeber in München sein wird.

Wenn auch in diesem Jahrbuch wieder versucht wird, einen Überblick über den Stand der Tuberkulose-Behandlung und Verhütung im Ausland zu geben, so muß berücksichtigt werden, daß der Bemühung, die Entwicklung in vergleichbaren Ländergruppen zu schildern, etwas Gewaltsames anhaftet und daß ihr durch die unterschiedlichen Auffassungen über Aktivität, Inaktivität und Ansteckungsfähigkeit sowie durch die voneinander abweichenden und zum Teil noch völlig unzureichenden Methoden der Erfassung und Statistik große Schwierigkeiten entgegenstehen. Die hier aus der internationalen Literatur und den Jahresberichten des Auslandes zusammengetragenen Angaben dürfen deshalb nur als an der untersten Grenze liegende Annaherungswerte angesehen werden. Nur eine einheitlich festgelegte Terminologie und die Sammlung und Auswertung des Zahlenmaterials nach einem genormten Verfahren ermöglichen es, fehlerfreie Register aufzustellen und sie weiteren therapeutischen und prophylaktischen Bestrebungen nutzbar zu machen. Deshalb hat das Expert Comittee on Tuberculosis der WHO (Weltgesundheitsorganisation) auf seiner Tagung in Genf im August 1964 darauf hingewiesen, daß es nur wenige stichhaltige Informationen über den weltweiten Trend der Tuberkuloseprobleme gibt und daß der Augenschein manche Abweichungen aufdeckt. Es ist deshalb sehr wichtig, international vergleichbare Daten, vor allem über den tatsächlichen Stand der Infektionshäufigkeit von jüngsten Altersgruppen zu sammeln. Dazu müßte mit den Ergebnissen begonnen werden, die viele Länder bereits bei Tuberkulintests mit Standardverfahren zusammengetragen haben. Einige langfristige Untersuchungen haben gezeigt, wie langsam epidemiologische Veränderungen der Tuberkulose verlaufen und wie sehr endogene Reaktivierungen und Rückfälle zu den gegenwärtigen Tuberkuloseproblemen der Entwicklungsländer beigetragen haben.

An Hand einer verbesserten Methode soll das verfügbare Zahlenmaterial nach epidemetrischen Mustern geordnet, notfalls durch Schätzungen ergänzt und zu demographischen Tafeln verarbeitet werden, die mit der Situation des jeweiligen Landes übereinstimmen. Soweit diese Modelle Voraussagen über die epidemiologische Entwicklung erlauben, könnten sie durch quantitative Angaben auf zukünftige Tuberkuloseprobleme sowie auf Maßnahmen zu ihrer Lösung hinweisen.

Da der eindrucksvolle Rückgang der Mortalität nur in wenigen Fällen von einer ebenso überzeugenden Abnahme der Morbidität begleitet wird, sind die Erkrankungsziffern zum Kriterium der epidemiologischen Lage geworden. Deshalb ist es besonders bedauerlich, daß von vielen Ländern keine zuverlässigen Angaben zu bekommen sind. Selbstverständliche Voraussetzung für eine genaue Kenntnis der Sachlage und wirksame Kontrolle ist die Meldepflicht, vor allem für ansteckende Fälle. Es bestehen aber nicht nur unterschiedliche Auffassungen über den obligatorischen oder freiwilligen Charakter der Meldepflicht, sondern die Meinungen gehen auch darüber auseinander, bei welchen Tuberkuloseformen eine Anzeige unerläßlich ist. In der Bundesrepublik müssen alle aktiven Tuberkulosen gemeldet werden, in manchen Ländern dagegen nur die ansteckenden Fälle, und nur höchst selten wird die extrapulmonale Tuberkulose in die meldepflichtigen Erkrankungen einbezogen. Auch der zur Anzeige verpflichtete Personenkreis ist nicht einheitlich festgelegt. In Argentinien z.B. gehören Hebammen, Bewegungstherapeuten und ärztliches Hilfspersonal dazu. Das WHO-Expert-Committee on Tuberculosis hat jedoch schon 1951 empfohlen, in Anbetracht der diagnostischen Schwierigkeiten ausschließlich Ärzte zur Meldepflicht heranzuziehen. Vergleiche der Tuberkulose-Morbidität auf internationaler Basis sind aus den angeführten Gründen nur mit großen Vorbehalten möglich.

In Tab. 46 wird die Höhe der Neuzugänge – bezogen auf 100000 Einwohner – in Europa, Nordamerika und Ozeanien dargestellt, soweit statistische Angaben zur Verfügung stehen. Es handelt sich dabei vorwiegend um hochindustrialisierte Länder, in denen seit langem eine systematische Tuberkulose-Bekämpfung betrieben wird und im Lauf des letzten Jahrzehnts eine kontinuierliche Abnahme der Morbidität zu beobachten ist, so daß – bis auf wenige starke Abweichungen – annähernd vergleichbare Erkrankungsziffern vorliegen.

Ungarn, Finnland und Portugal haben die meisten, Dänemark hat die wenigsten Neuzugänge gemeldet. Bei dem Gros der europäischen Staaten liegen die Erkrankungsziffern zwischen 40 und 100 : 100000 E.

Dänemark mit seiner vorbildlich organisierten Tuberkulosebekämpfung hat seit Jahren die niedrigste Neuzugangsquote, zu der allerdings im Gegensatz zur Deutschen Bundesrepublik nur die reinen Neuerkrankungen ohne Wiedererkrankungen und Zuzüge gezählt werden. Seit 1953 ist es zu einem Rückgang von 52% gekommen; von 1961 auf 62 beträgt die Abnahme 10,5%.

Norwegen, die *Niederlande, England* und *Wales, Nordirland, Schweden, Belgien, Spanien* und *Schottland* haben eine Infektionsrate von ca. 40 bis 60 auf 100000 Einwohner. Der Rückgang im letzten Jahrzehnt schwankt zwischen 33 und 66%. Er war – bei sehr niedrigem Ausgangswert – am geringsten in *Norwegen* und am größten in *Schottland,*

Tabelle 46. *Neuzugänge an Tuberkulose aller Formen in Europa, Nordamerika und Ozeanien 1953 und 1962/63*

	Tuberkulose insgesamt			auf 100 000 Einwohner		
	1953	1962	1963	1953	1962	1963
Dänemark	1 983 [1])	953		45,4 [1])	20,7	
Norwegen	2 156 [2])	1 437		64,2 [2])	39,5	
Niederlande	12 699	4 998		121,0	42,3	
England und Wales	48 832	21 535	19 902	110,7	46,1	42,3
Nordirland	1 661	730	619	120,0	50,9	42,8
Schweden	7 724	3 777	3 533	107,7	49,9	46,5
Belgien	7 013 [1])	4 127	4 427	79,9 [1])	44,6	47,9
Spanien		15 753	15 950		51,1	51,3
Schottland	8 844	3 364	3 024	172,8	64,7	58,1
Frankreich	60 074	32 912		140,6	70,7	
Irland	6 602	2 820	2 503	224,2	100,1	88,8
Österreich	11 606 [3])	6 501	6 451	166,5 [3])	91,2	90,0
Schweiz	7 488	4 261	4 320	153,5	75,3	74,9
Tschechoslowakei	–	13 747	12 257	199,0 [4])	99,2	87,9
Portugal		15 372	14 241		170,6	158,0
Ungarn	35 483	23 122	22 658	370,0	230,0	220,0
Finnland	11 303	8 536		273,0	188,7	
USA	84 304	53 315	54 062	67,5	28,7	28,7
Canada	10 572	6 284	5 705	71,6	33,4	30,2
Australien	4 979	3 825		56,4	35,7	
Neuseeland	1 439	1 283	1 195	74,8	54,0	47,0

[1]) nur Lungentuberkulose
[2]) nur offene Tuberkulose
[3]) 1954
[4]) 1956

das 1963 seine bisher niedrigste Erkrankungsziffer erreicht hat. Auch die 1962 bei Röntgenreihenuntersuchungen entdeckten Befunde sind nach dem Bericht des Scottish Home and Health Department über den Health and Welfare Service im Jahre 1963 um 8% gefallen, obwohl 11% mehr Untersuchungen vorgenommen wurden als im Vorjahr. Die in anderen Ländern beobachtete Verlagerung der Tuberkulosehäufigkeit in das höhere Lebensalter trifft auch für *Schottland* zu. Bei 69 124 mit Tuberkulin getesteten Entlaßschülern fiel die relativ hohe Quote von 18% positiven Reaktionen auf und soll weiter untersucht werden. Eine Beteiligung unspezifischer Reaktionen wird für möglich gehalten. *Norwegen* hat nur noch 39,5 Neuerkrankungen auf 100 000 Einwohner und konnte einen Teil seiner Tuberkulosebetten in Sanatorien und Privatkliniken der Behandlung anderer Krankheiten zuführen. BCG-Impfungen von Schulkindern, Pflegepersonal, Studenten und Rekruten sowie größerer Bevölkerungsgruppen zwischen 14 und 50 Jahren werden seit längerer Zeit vorgenommen.

Nordirland und die *Niederlande* haben mit einer Verminderung der Neuzugänge seit 1953 von 1 661 auf 619 bzw. von 12 699 auf 4 998 ebenfalls bemerkenswerte Erfolge erzielt. Etwa gleichzeitig mit den Neuerkrankungen ist der Anteil der tuberkulin-positiven niederländischen Rekruten von 28 auf 9,3% gesunken (nach BLEIKER, GRIEP und BEUNDERS, Selected Papers 8 (1964) 38). Der niedrigste Tuberkulinindex (5%) wurde in den nördlichen Landesteilen mit rein bäuerlicher Struktur, der höchste (17%) in den Bergbaugebieten des Südostens und im dichter besiedelten Westen mit den größeren Städten festgestellt. Der Rückgang der Erkrankungsziffern und des Tuberkulinindex muß als Ausdruck der abklingenden Epidemie angesehen werden. Das intensive Kontrollsystem, laufende Röntgenreihenuntersuchungen, Tuberkulintests in den Schulen, Ausrottung der Rindertuberkulose, bessere Behandlungsmöglichkeiten und gute soziale und wirtschaftliche Bedingungen haben die Voraussetzungen dafür geschaffen.

In *England* und *Wales* sind 42,3 neue Fälle auf 100000 Einwohner gemeldet worden; die Abnahme in den letzten 10 Jahren hat 59% betragen. Dabei wurde ein stärkerer Rückgang der Neuerkrankungen bei Kindern und Jugendlichen und ein nur zögernder Abfall in den höheren Altersstufen beobachtet. Die offenen Lungentuberkulosen sind nach dem Jahresbericht 1963 'On the State of the Public Health' von 24000 (1953) auf 12251 (1963) gesunken. Bei rund 3,24 Mill. Röntgenreihenuntersuchungen wurden 4180 behandlungsbedürftige Befunde, d.h. 1,3 : 1000 Aufnahmen, entdeckt (Deutsche Bundesrepublik 1,3 : 1000). 965 Tuberkulosen wurden erst durch den Tod bekannt; 1953 waren es noch 2286. 496000 Schulkinder über 10 Jahren und Erwachsene wurden BCG geimpft. Von 538627 mit Tuberkulin getesteten Kindern waren 14,9% positiv.

In *Schweden* haben sich die Neuzugänge von 49,9 (1962) auf 46,5 : 100000 E. (1963) verringert; die offenen Lungentuberkulosen haben jedoch etwas zugenommen. Bei Kindern unter 14 Jahren treten nur noch wenige Neuerkrankungen auf. Bis zum 40. Lebensjahr verlaufen die Morbiditätsziffern für Männer und Frauen ungefähr gleich; erst von der Altersgruppe der 40 bis 44jährigen an ist der Anteil der Männer größer als der der Frauen. Vor allem die alten Männer stellen einen erheblichen Prozentsatz der Neuerkrankungen. 69% der gemeldeten Fälle waren Lungentuberkulosen; die ansteckungsfähigen Befunde sind im Berichtsjahr von 889 auf 940 gestiegen (Report on the Activity in Tuberculosis Institutions and Dispensaries in Sweden during the Year 1963).

In *Belgien* sind nur die offenen Lungentuberkulosen meldepflichtig. Nach dem Rückgang der Neuzugänge von 4706 (1961) auf 4127 (1962) ist es 1963 zu einem Wiederanstieg auf 4427 (=47,9 : 100000 E.) gekommen. Seit 1953 hat die Abnahme der neu registrierten Fälle insgesamt 37% betragen. Kinder bis zu 14 Jahren werden auf freiwilliger Basis geimpft.

Auch in *Spanien* ist die erwartete weitere Verminderung der Neuerkrankungen ausgeblieben. 1961 wurden 68,4, 1962 51,1 und 1963 51,3 Tuberkulosen auf 100000 Einwohner erfaßt. Die Lungentuberkulosen sind von 1958 bis 1962 um 2382 Fälle zurückgegangen. GOMEZ CASCO (Rev. Méd. Córdoba 1963, 51/ 1–2–3 (38–49) hat über Röntgenuntersuchungen und Tuberkulintests bei 6737 Studenten der Universität Córdoba berichtet. 42 Personen hatten Lungenbefunde ohne subjektive Beschwerden. Die tuberkulinnegativen Probanden wurden BCG geimpft und nach 1–3 Monaten durch erneuten Tuberkulintest auf ihre Impfallergie geprüft. Überschießende Reaktionen wurden 3–4 Monate mit Isoniazid oder 6 Monate mit BCG per os behandelt.

In *Frankreich, Irland* und *Österreich,* in der *Schweiz* und der *Tschechoslowakei* lag die jährliche Neuzugangsquote 1962/63 zwischen 70 und 100 : 100 000 E. Der Rückgang betrug seit 1953 42 bis 62%, hat sich in den letzten Jahren jedoch allgemein verlangsamt.

In *Frankreich,* wo keine Meldepflicht für Tuberkulose besteht, wurden 1962 32912 neue Fälle, d.h. 70,7 : 100 000 E., von den Fürsorgestellen erfaßt. Damit ist seit 1953 eine Verminderung von 45,2% erfolgt. Die effektive Anzahl der Neuerkrankungen dürfte jedoch weit höher liegen. FRÉOUR, SERISÉ, LOTTE, PERDRIZET, ROUILLON und COUDRAY (Bull. Inst. Nat. Hyg. 18/3 (1963) 293–312) haben bei Untersuchungen der Schulkinder von Bordeaux 10% tuberkulinpositive Reagenten gefunden.

Seit 10 Jahren werden große Anstrengungen gemacht, die BCG-Impfung im ganzen Land einzuführen; seit 1960 ist sie für bestimmte Bevölkerungsgruppen gesetzlich vorgeschrieben. Obwohl die Zahl der Impfungen von 22465 (1953) auf 690 721 (1962) gestiegen ist, werden längst nicht alle Impfpflichtigen erfaßt. Nach den statistischen Angaben von 42 Départements konnten nur 32% der 6–7jährigen geimpft werden (Bull. Inst. Nat. Santé 19 (1964) 767).

In *Irland* wurden 1958 = 57415 und 1960 = 75 646 Kinder unter 15 Jahren BCG geimpft. Die Neuzugänge sind von 100,1 (1962) auf 88,8 : 100 000 E. (1963) gesunken; seit 1953 betrug der Rückgang 62%.

Italien hat 1962 8 686 neue Lungentuberkulosen (nur ansteckende?) erfaßt, d.h. etwa 17,2: 100 000 E. Seit 1958 ist es zu einer Verringerung um 18% gekommen. Nach Untersuchungen von GALZERANO und BISCIONE (Arch. Tisiol. 18 (1963) 133–46) spielt die Ansteckung durch offentuberkulöse Angehörige bei den Erkrankungen der Kinder und Jugendlichen eine große Rolle. Von 2 127 getesteten Kindern bis zu 15 Jahren aus tuberkulosekranken Familien waren 66,94% tuberkulinpositiv. Bis zum 6. Lebensjahr betrug die Morbidität 7%, bis zum 13.–15. Lebensjahr 2,49%. Bei den Primärtuberkulosen der ersten Kindheit handelt es sich im allgemeinen um schwere Befunde. 1960 wurden in Italien nur 13 120 BCG-Impfungen vorgenommen.

Zur Tuberkulose-Situation in *Österreich* hat WAEDT (Prax. Pneumol. 2 (1965) 71–80) berichtet, daß der Anteil der offenen Tuberkulosen an der Gesamtzahl der Neuerkrankungen stark im Steigen begriffen ist. In Wien waren 1950 25,1% und 1960 40,3% aller Neuzugänge ansteckende Fälle. Ende 1963 gab es in Wien 3 859 bekannte Offentuberkulöse, von denen nur ca. 40% in stationärer Behandlung waren. In ganz Österreich betrugen die Neuzugänge 1963 90,0: 100 000 E., der Rückgang seit 1954 entsprach 44,4%. Die BCG-Impfung wird behördlich nicht gefördert; in Wien wurden jedoch schon 97% aller Neugeborenen schutzgeimpft.

Die *Schweiz,* in der die Tuberkulosebekämpfung durch Bundesgesetz von 1928 und ergänzende kantonale Gesetze und Verordnungen rechtlich untermauert ist, hat 1963 mit 4 844 Ersterkrankungen und Rezidiven (= 83,4 : 100 000 E.) eine leichte Zunahme der Krankheitsfälle beobachtet; 27,6% davon waren ansteckend. Der Anteil der Fremdarbeiter am Gesamtbestand ist ständig im Steigen (1961 = 3,4%; 1962 = 4,8%; 1963 = 5,5%). Seit 1953 sind die Neuzugänge um insgesamt 42%

zurückgegangen. Bei jährlich rund 1 Mill. Röntgenreihenuntersuchungen wird pro 1000 Aufnahmen 1 Tuberkulosekranker festgestellt; etwa 200–250000 BCG-Impfungen werden pro Jahr vorgenommen (TROMP, Blätter gegen die Tuberkulose 8 (1964) 212).

In der *Tschechoslowakei* stützt sich die Tuberkulose-Bekämpfung auf das Gesetz über die einheitliche Präventiv- und Heilfürsorge sowie auf das Gesetz über Hygiene und epidemiologische Betreuung. Danach sind Meldepflicht, prophylaktische und Kontrolluntersuchungen, Absonderung der Offentuberkulösen usw. einheitlich geregelt. Nach dem Bericht von KŘIVINKA u. Mitarb. (Prag 1962) haben die Neuerkrankungen 1962 87,9 : 100000 E. betragen; 1 % davon waren jünger als 14, 30% im Alter von 15–44 und 69% älter als 45 Jahre. Bei 76892 Röntgenreihenuntersuchungen wurden 140 unbekannte aktive Befunde, d.h. 1,82 pro 1000 Aufnahmen, entdeckt. Praktisch alle Neugeborenen werden BCG-geimpft und die Altersgruppen bis zu 30 Jahren revakziniert, so daß 1960 bereits 40% der Bevölkerung schutzgeimpft waren.

Nicht mehr mit dem Durchschnitt der europäischen Länder vergleichbar ist die hohe Anzahl der Neuzugänge in *Portugal, Finnland* und *Ungarn.*

Portugal hat 1963 noch 158,0 Neuerkrankungen auf 100000 E. registriert. Der Rückgang seit 1961 betrug 18,5%.

Finnland hat zwar seine hohe Tuberkulosesterblichkeit erfolgreich senken können, die weit über dem Durchschnitt der Nachbarstaaten liegenden Neuzugänge steigen in den letzten Jahren jedoch weiter an (1960 = 157,3 : 100000 E.; 1962 = 188,7 : 100000 E.), nachdem ab Ende des zweiten Weltkrieges zunächst ein ständiger Rückgang zu beobachten war. Die Kindertuberkulose spielt keine bedeutende Rolle mehr; die Kinder werden – allerdings auf freiwilliger Basis – intensiv BCG geimpft.

In *Ungarn* wurden 1963 nach dem Jahresbericht des Korányi-Instituts 22658 neue Fälle, d.h. 220 : 100000 E., entdeckt, darunter 20261 Lungentuberkulosen, von denen ein Viertel ansteckungsfähig war. Damit ist es gegenüber 1962 nur zu einem Rückgang von insgesamt 1,9% gekommen, der vor allem die Kinder unter 14 Jahren betrifft, während bei den über 50jährigen eine Zunahme von 7,2% auffällt. Seit 1953 haben sich die Neuerkrankungen von Kindern um 86% und von Erwachsenen um 36% vermindert. Dabei dürfte es sich um Auswirkungen der intensiven Erfassung durch Röntgenreihenuntersuchungen (1963 = 5,38 Mill.) und der BCG-Schutzimpfung der Neugeborenen (1963 = 96,8%) handeln.

In etwa mit den europäischen Verhältnissen vergleichbar sind die Angaben *Nordamerikas, Australiens* und *Neuseelands,* siehe Tab. 46. Wie das US Department of Health, Education and Welfare in den "Reported Tuberculosis Data 1964 Edition" berichtet hat, sind die Erkrankungsziffern in den Vereinigten Staaten seit 1953 um insgesamt 45,8% zurückgegangen. Die jährliche Abnahme hat sich zwischen minimal 0,8 und maximal 9,7% bewegt und ist – übereinstimmend mit den Beobachtungen in Deutschland und seinen Nachbarstaaten – in den letzten 3 Jahren erheblich geringer geworden und 1963 gänzlich zum Stillstand gekommen. Die Nivellierung wurde jedoch nicht durch eine Zunahme der Alterstuberkulosen verursacht wie in Europa, sondern vor allem durch Neuerkrankungen von Kindern unter 15 Jahren und zwar sowohl von Weißen als auch Farbigen (1960 = 4388 Fälle, 1962 = 6036). Eine exaktere Meldung der kindlichen Primärtuberkulosen auf Grund der Empfehlung des Public

Health Service von 1961 dürfte dabei mitbeteiligt sein. Da 40% der 1963 erfaßten 54062 Tuberkulosekranken in Städten über 250000 Einwohnern leben, wurden vor allem dort die Bekämpfungsmaßnahmen intensiviert. In *New York City,* wo die Neuzugangsquote 3,3 mal so hoch ist wie im übrigen Gebiet des Staates New York, wird jeder Patient bei der Aufnahme in ein allgemeines Krankenhaus geröntgt. Auf diese Weise wurden unter 317025 Personen 1114 Kranke mit einer unbekannten aktiven Tuberkulose entdeckt, (siehe "Tuberculosis in New York City 1963" mit dem Untertitel "Rising Tuberculosis Morbidity, a Challenge to Community Efforts"). In Stadtbezirken mit starkem Tuberkulosebefall werden in erhöhtem Maße fahrbare Röntgengeräte eingesetzt und die Schulanfänger zur BCG-Impfung aufgefordert. Insgesamt 4891 Neuzugänge wurden 1963 in New York City gemeldet; bei einer Bevölkerung von 7780000 entspricht das einer Erkrankungsziffer von 62,9 : 100000 E. und gegenüber 1962 einer Zunahme von 10,2%. 38,9% der Neuzugänge waren Weiße, 39,6% Neger, 12,9% Puertoricaner und 8,6% andersrassige Gruppen. In 4057 Fällen handelte es sich um eine Lungentuberkulose, 31% davon waren weit fortgeschrittene Befunde. Der Anteil der geringgradigen Erkrankungen war infolge der intensivierten Früherfassung von 1962–63 um 21% gestiegen. Die Aufgliederung der 4891 Neuzugänge nach Alter und Geschlecht ergab folgendes Bild: 7,5% Knaben unter 15 Jahren, 39,2% Männer von 15–44 Jahren, 51,7% 45 Jahre und älter und 1,6% ohne Altersangabe. Dagegen 13,8% Mädchen unter 15 Jahren, 51,6% Frauen von 15–44 Jahren, 31,7% 45 Jahre und älter und 2,9% ohne Altersangabe.

Aus *Canada,* wo die Tuberkulose-Bekämpfung wie in den meisten außereuropäischen Staaten nicht zentral geregelt und gesetzlich festgelegt ist, wurden 1963 5705 Neuzugänge gemeldet. Damit setzt sich der kontinuierliche Rückgang, der seit 1953 46,3% beträgt, weiter fort und Canada hat mit 30,2 Erkrankungsfällen auf 100000 Einwohner die niedrigsten Morbiditätsziffern des amerikanischen Kontinents. BCG-Schutzimpfungen werden schon seit Jahren in großem Umfang vorgenommen. London, eine Universitäts- und Industriestadt mit 120000 Einwohnern in West-Ontario, zeichnet sich durch besonders vorbildliche Abwehrmaßnahmen aus. Lebensmittelhändler und Taxifahrer müssen sich vor Erteilung der Arbeitsgenehmigung einer Pflicht-Röntgenuntersuchung unterziehen. Schulbusfahrer und das Personal der Selbstbedienungskioske in Schulen werden einmal jährlich geröntgt. Antragsteller auf Fürsorgeunterstützung werden geröntgt und mit Tuberkulin getestet. Umgebungsuntersuchungen, auch im Arbeitsbereich von Erkrankten, sollen dazu beitragen, einen möglichst großen Teil der Bevölkerung zu erfassen (Ref. in: Bundesgesundheitsblatt 22 (1964) 346).

Durch eine ausgedehnte Propaganda in der Presse, im Rundfunk und im Fernsehen sowie durch persönliche Anschreiben wird jeder Bürger der Stadt zur Mitarbeit im Kampf gegen die Tuberkulose aufgefordert.

Nur geringfügig höher als in Nordamerika sind die Erkrankungsziffern in Ozeanien. In *Australien* ist es nach jahrelangem gleichmäßigen Rückgang der Neuzugänge ebenfalls zu einem Anstieg von 34,0 (1961) auf 35,7 : 100000 E. (1962) gekommen. Die Abnahme hatte seit 1953 insgesamt 23% betragen. Alle Formen der Tuberkulose sind in Australien meldepflichtig; durch RRU werden jährlich etwa 15% der Bevölkerung erfaßt.

In *Neuseeland,* das bereits 1901 die Meldepflicht für alle Lungentuberkulosen eingeführt hat, wurden 1963 1195 Neuzugänge registriert. Bei etwa 2,5 Millionen Einwohnern entspricht das einer Morbidität von 47,0 : 100000. Im letzten Jahrzehnt betrug der Rückgang an neuen Tuberkulosefällen 17%.

Zusammenfassend läßt sich feststellen, daß die Verbreitung der Tuberkulose in Europa, Nordamerika und Ozeanien unter dem Einfluß der Resektions- und Chemotherapie, besserer hygienischer und sozialer Lebensbedingungen und wirtschaftlichen Aufschwungs erfolgreich bekämpft werden konnte. In einigen Ländern wurden besonders imponierende Erfolge erzielt; in manchen Staaten mit sehr hohen Ausgangswerten nach Ende des 2. Weltkriegs sind die Erkrankungsziffern noch verhältnismäßig hoch. Ein deutlicher Rückgang ist überall erreicht worden. Die Stagnation und die teilweise leichte Zunahme der Erkrankungsfälle während der letzten Jahre und der hohe Durchseuchungsgrad der Kinder und Jugendlichen weisen jedoch darauf hin, daß es voreilig wäre, alle Fragen der Tuberkulose-Bekämpfung als gelöst anzusehen und in den Anstrengungen zu erlahmen. Eine neue Epidemie-Welle könnte die erschreckende Folge sein.

Die Morbidität in Mittel- und Südamerika läßt sich nicht mit den nordamerikanischen Statistiken vergleichen; die sehr unterschiedlichen Erkrankungsziffern mit zum Teil extrem hohen Werten entsprechen eher der Tuberkulose-Situation in afrikanischen und asiatischen Entwicklungsländern. *Mexico* hat 1963 – wahrscheinlich auf Grund intensiverer Erfassung – eine Zunahme der Neuzugänge von 42,3 auf 47,3 : 100000 E. gemeldet, in *Puerto Rico* ist die Erkrankungsquote 1963 von 81,2 auf 73,7, in *Ekuador* von 112,7 auf 110,4 und in *Peru* von 466,0 auf 445,7 : 100000 E. zurückgegangen. In *Honduras* und *Panama* werden jährlich etwa 800 Tuberkulosekranke unter 100000 untersuchten Einwohnern entdeckt und in Bolivien sogar rund 4000. Mit Unterstützung des Pan American Sanitary Bureau und der Weltgesundheitsorganisation werden große Bevölkerungsgruppen untersucht. In *Argentinien* wurden Behandlungs- und Kontrollstellen in ländlichen Gebieten errichtet, *Panama* hat ein Kontroll- und Behandlungsprogramm für die ganze Zentralzone aufgestellt und mehr als 206000 Personen untersucht. *Venezuela* hat ein Netz von Fürsorge- und Behandlungsstellen in Dörfern und kleineren Orten von 5000–15000 Einwohnern errichtet. In *Bolivien* beträgt der Tuberkulinindex der 5–14jährigen Kinder 41%; in *Panama* sind 22% der Kinder und Jugendlichen unter 19 Jahren positive Reagenten.

Insgesamt hat Südamerika rund 600000 Tuberkulosekranke; die Zahl der unbekannten Fälle wird auf das Dreifache geschätzt.

Auch von Afrika liegen nur vereinzelte und unvollständige statistische Angaben vor. In der *Südafrikanischen Republik* sind die Neuzugänge 1962 von 360,7 auf 380,4 pro 100000 Einwohner angestiegen. Die stärkste Zunahme weist dabei die schwarze Bevölkerung auf, während es bei den Weißen praktisch zu einem Stillstand und bei den Einwohnern asiatischer Herkunft zu einem Rückgang gekommen ist.

Nach den Erhebungen von DELORMAS (Zit. nach "T" 10, 1964) sind in den küstennahen Gebieten der *Elfenbeinküste* 30% der Kinder tuberkulinpositiv, im Innern des Landes 50%. In dem 1956 errichteten Antituberkulosis Center der modern gebauten Hauptstadt Abidjan fand ROUX unter je 1000 untersuchten Kindern und Jugendlichen im Alter bis zu 22 Jahren 9 aktive Tuberkulosen. Der Tuberkulinindex der 5jährigen lag bei 20%, von den über 20jährigen sind 90% positiv. Eines der schwierigsten Probleme bei der Tuberkulosebekämpfung in Afrika ist die Überwachung der ambulanten Chemotherapie, nachdem umfangreiche Untersuchungen (Bull. Wld. Hlth. Org. 1963, 29/5, S. 627–639 u. 30/4, S. 496) ergeben haben, daß die Tuberculostatica von den meisten Eingeborenen unregelmäßig, nicht lange genug oder gar nicht eingenommen werden. Noch läßt sich nicht beurteilen, ob die schwere Tuberkuloseepidemie im tropischen Afrika gleichbleibende Tendenzen hat, oder ob sich eine Besserung oder Verschlechterung der Situation anbahnt.

Unter den Ländern des Nahen Ostens nimmt *Israel* mit seinem gut organisierten Gesundheitsdienst (1 Arzt für 410 Einwohner) eine Sonderstellung in der Tuberkulosebekämpfung ein. Während der Masseneinwanderung in den ersten Jahren nach der Staatsgründung sind viele Kranke in das Land gekommen. Röntgen-Untersuchungen in den Auffanglagern ergaben, daß 0,53 % der Immigranten eine aktive Tuberkulose hatten. Der Tuberkulinindex der eingewanderten 11–13jährigen Kinder lag bei 50 %; von den bereits ansässigen oder schon im Lande geborenen Gleichaltrigen waren 29 % tuberkulinpositiv. 1962 war der Tuberkulinindex der 0–6-jährigen auf 1,2 % abgesunken, bei den 13jährigen beträgt er jetzt 20 %. Die Neuzugangsquote der jüdischen Bevölkerung ist von 107 (1952) auf 37 : 100000 (1962) gefallen. Am niedrigsten sind die Erkrankungsziffern in den jugendlichen Altersgruppen. 1962 wurden 72,5 % der Neugeborenen geimpft (ref. nach KHASSIS, Y.: Tuberculosis in Israel, Tel-Aviv, 1964).

In den Städten und Dörfern der *Türkei* liegt die Morbidität zwischen 2,0 und 2,5 %.

Von den Ländern des asiatischen Kontinents liegen so gut wie keine verläßlichen Angaben über incidence oder prevalence, d. h. über den Bestand oder den jährlichen Neuzugang an Tuberkulosekranken vor. *Irak* hat 58,5 Neuerkrankungen pro 100000 E. gemeldet, *Ceylon* 84,0, *Singapur* 262,2, *Japan* 395,8 und *Hongkong* mit seiner ständig fortschreitenden Übervölkerung 410,1. Es muß aber auch hier dahin gestellt bleiben, wie weit die Bevölkerung, auf die sich diese Zahlen beziehen, tatsächlich erfaßt ist.

In *Ost-Pakistan* hat die East Pakistan Tuberculosis Association Untersuchungen durchgeführt, bei denen in einer Bevölkerung von 50 Mill. 1150000 Tuberkulosekranke, darunter 230000 Offentuberkulöse, festgestellt wurden; (Brit. J. Dis. Chest 58/1 (1964) 36–41). Indische Industriearbeiter in *Bengalen* haben eine Morbiditätsquote von 1,24 % (J. Bengal Tbc. Ass. 27/3 (1964) 152). In *Ceylon* wurden bei Röntgenreihenuntersuchungen von 6000 Personen in Wekande Ward, Slave Island, außer 69 bekannten Fällen 70 unbekannte Tuberkulosen entdeckt. In Colombo, einer Stadt mit 550000 Einwohnern, sind 4000 Kranke registriert. Außerdem wird vermutet, daß in den übervölkerten und hygienisch mangelhaft versorgten Stadtbezirken noch 3–4000 unbekannte Offentuberkulöse die Krankheit weiterverbreiten und eine ständige Bedrohung für die gesunde Bevölkerung bilden. Da es nicht möglich ist, alle Einwohner des Inselreiches zu röntgen, sollen umfangreiche Gruppenuntersuchungen bei gefährdeten Familienangehörigen, Industriearbeitern, Medizinstudenten, Krankenschwestern, Lehrern und bei den Patienten der Irrenanstalten und der allgemeinen Krankenhäuser durchgeführt werden. Ceylon hat zwar ein weit verzweigtes System von Tuberkulose-Hospitälern und Krankenstationen errichtet, aber nur ein Teil davon verfügt über Röntgengeräte.

Zusammenfassend kann gesagt werden, daß die Morbidität in den meisten Ländern Lateinamerikas, Afrikas und Asiens noch ein bedrohliches Ausmaß hat. Neben den BCG-Massen-Kampagnen, die von der WHO und der Internationalen Union gegen die Tuberkulose in Zusammenarbeit mit den nationalen Vereinigungen der Entwicklungsländer durchgeführt wurden, stehen Röntgenreihenuntersuchungen und ambulante Chemotherapie großer Bevölkerungsgruppen im Vordergrund der Bekämpfungsmaßnahmen.

2. Mortalität

Während der Erfassung der Neuzugänge in vielen Ländern noch große Schwierigkeiten entgegenstehen und durch fehlende Meldepflicht und erhebliche Unterschiede in der Registrierung sowie in der Beurteilung der aktiven und inaktiven, ansteckungsfähigen und nichtansteckenden Fälle internationale Vergleiche nur mit großem Vorbehalt hinsichtlich ihrer Richtigkeit zu bewerten sind, reicht das Ausgangsmaterial für Sterblichkeitsstatistiken – zumindest in Ländern mit einigermaßen funktionsfähigen medizinischen und statistischen Dienststellen – aus, um nicht nur den Verlauf innerhalb eines Landes zu verfolgen, sondern auch die Zahlen verschiedener Länder miteinander zu vergleichen. Standardisierte Sterbeziffern, mit denen Abweichungen vermieden werden könnten, die durch den unterschiedlichen Bevölkerungsaufbau bedingt sind, stehen jedoch nicht zur Verfügung.

Seit Beginn dieses Jahrhunderts ist die Tuberkulose-Mortalität überall zurückgegangen, am ausgeprägtesten in den letzten 15–20 Jahren. In einzelnen Ländern sind zwar Unterschiede im Ausmaß der rückläufigen Bewegung zu beobachten, aber das Gesamtbild wird dadurch nicht beeinträchtigt.

Wie Tab. 47 zeigt, schwanken die Tuberkulose-Sterbeziffern – bezogen auf 100 000 Einwohner – in Europa 1963 zwischen 2,1 und 35,9. Es bestehen demnach auch in geographisch, soziologisch und wirtschaftlich zusammenfaßbaren Ländergruppen erhebliche Abweichungen nach oben und unten. Auf den ersten Blick scheint Nordeuropa besonders günstige Werte aufzuweisen, aber Finnland (1962 = 20,3) und Irland (1963 = 15,3) liegen weit über den Relativzahlen ihrer Nachbarstaaten. Beide Länder waren an der allgemeinen wirtschaftlichen Prosperität des letzten Jahrzehnts nur wenig beteiligt, so daß zunächst darin einer der ursächlichen Faktoren für die hohen Sterblichkeitsziffern gesehen werden könnte. Andererseits ist es jedoch auch in Finnland und Irland seit 1952 zu dem gleichen Rückgang der Tuberkulose-Mortalität um mehr als 50% gekommen wie in den anderen nord- und mitteleuropäischen Staaten; beide Länder hatten aber besonders hohe Ausgangswerte.

Am eindruckvollsten ist der Rückgang um rund zwei Drittel in Dänemark, Nordirland, Norwegen, Schweden, den Niederlanden und England/Wales. In Dänemark und in den Niederlanden gehörte die Tuberkulose bereits 1954/56 nicht mehr zu den zehn häufigsten Todesursachen, in den anderen europäischen Staaten steht sie noch an 6.–8. Stelle. Obgleich sich nur Vermutungen über die Ursache dieses eindrucksvollen Sterblichkeitsrückganges anstellen lassen, muß angenommen werden, daß außer den modernen tuberculostatischen und chirurgischen Behandlungsmöglichkeiten die weit verbreiteten Bekämpfungsmaßnahmen der Röntgenreihen-

Tabelle 47. *Sterblichkeit an Tuberkulose aller Formen in Europa 1952 und 1962/63*

	Sterbefälle				auf 100000 Einwohner			
	1952		1962	1963	1952		1962	1963
	Lungentbk.	extrapulm. Tbk.	Tbk. insg.	Tbk. insg.	Lungentbk.	extrapulm. Tbk.	Tbk. insg.	Tbk. insg.
Belgien	1975	364	1335	—	22,5	4,2	14,4	—
Dänemark	441	49	182	144	10,2	1,1	3,9	3,1
Deutsche Bundesrepublik	11186	2095	8005	8239	23,1	4,3	14,1	14,3
England und Wales	9335	1250	3090	2962	21,2	2,8	6,6	6,3
Finnland	2046	300	920 [1]	—	50,0	7,3	20,3 [1]	—
Frankreich	15515	3122	8998	8486 [1]	36,5	7,3	19,3	17,8 [1]
Luxemburg	56	16	46	—	18,6	5,3	14,3	—
Niederlande	991	287	296	253 [1]	9,5	2,8	2,5	2,1 [1]
Nordirland	325	85	102	113 [1]	23,6	6,2	7,1	7,8 [1]
Norwegen	561	106	202	—	16,9	3,2	5,6	—
Österreich	2694	490	1537	1502	38,8	7,1	21,6	20,9
Schweden	1453 [2]	164 [2]	327	315	20,5 [2]	2,3 [2]	4,0	4,1
Schweiz	947	277	624	578	19,7	5,8	11,0	10,0
Schottland	1409	203	434	496 [1]	27,6	4,0	8,4	9,5 [1]
Tschechoslowakei	—	—	3220	2654 [1]	—	—	23,2	19,0 [1]
Irland	1229	366	426	432	41,7	12,4	15,1	15,3
Bulgarien	—	—	1270 [4]	—	—	—	15,8 [4]	—
Griechenland	—	—	1270 [4]	—	—	—	15,0 [4]	—
Italien	16127 [3]	3683 [3]	7820	7345	34,6 [3]	7,9 [3]	15,5	14,6
Portugal	6671	1608	3291	3235 [1]	78,0	18,8	36,5	35,9 [1]
Spanien	23084 [2]	6208 [2]	7278	—	82,8 [2]	22,3 [2]	23,6	—
Ungarn	—	—	2889 [4]	—	—	—	28,7 [4]	—

[1] vorläufiges Ergebnis
[2] 1950
[3] 1951
[4] nur Lungentuberkulose

untersuchung und der BCG-Schutzimpfung sowie die Bemühungen um Tilgung der Rindertuberkulose entscheidend dazu beigetragen haben. In Südeuropa sind die Tuberkulose-Sterblichkeitsziffern zwar noch verhältnismäßig hoch, es ist aber auch dort trotz schlechterer wirtschaftlicher Bedingungen im letzten Jahrzehnt zu einem Rückgang von über 50% gekommen.

Tab. 48 gibt einen ergänzenden Überblick über die Kindersterblichkeit an Tuberkulose von 1959–1961 in einigen Staaten, von denen die erforderlichen statistischen Unterlagen vorliegen. Auch hier fallen die extrem niedrigen skandinavischen und im Gegensatz dazu die hohen portugiesischen und südamerikanischen Sterblichkeitsziffern auf. In Dänemark und Norwegen sind keine 5–9jährigen an Tuberkulose

Tabelle 48. *Kindersterblichkeit an Tuberkulose aller Formen in ausgewählten Ländern von 1959 bis 1961* (aus Epidemiological and Vital Statistics Report, Vol. 17, No. 11 1964)

STAAT	Anzahl der Todesfälle 1959 bis 1961				auf 100000 Kinder pro Jahr				auf 100 Todesfälle an allen Krankheiten			
	1–4 Jahre		5–9 Jahre		1–4 Jahre		5–9 Jahre		1–4 Jahre		5–9 Jahre	
	m	w	m	w	m	w	m	w	m	w	m	w
NORD- UND MITTEL-EUROPA												
Belgien	10	9	4	4	1,1	1,0	0,4	0,4	1,2	1,2	1,1	1,4
Dänemark	1	1	–	–	0,2	0,2	–	–	0,3	0,4	–	–
Finnland	–	3	2	1	–	0,6	0,3	0,2	–	0,8	1,2	0,7
Frankreich	110	101	32	12	2,3	2,2	0,6	0,2	2,2	2,3	1,9	0,9
Niederlande	5	11	1	–	0,4	0,8	0,1	–	0,4	1,1	0,2	–
Norwegen	2	–	–	–	0,5	–	–	–	0,7	–	–	–
Schweden	–	1	1	–	–	0,2	0,1	–	–	0,3	0,6	–
Schweiz	12	2	4	1	2,2	0,4	0,6	0,2	2,7	0,5	2,1	0,6
England u. Wales	36	29	7	11	0,8	0,7	0,1	0,2	1,1	1,1	0,5	0,9
Nordirland	3	3	1	–	1,7	1,8	0,5	–	2,2	2,3	1,9	–
Schottland	14	3	2	1	2,5	0,6	0,3	0,2	2,8	0,8	1,1	0,7
SÜDEUROPA												
Italien	204	216	74	96	4,0	4,4	1,3	1,6	2,2	2,5	2,5	3,7
Portugal	303	291	79	77	27,0	26,9	5,9	6,0	3,4	3,6	6,4	7,2
NORDAMERIKA												
Canada	33	22	7	9	1,0	0,7	0,2	0,3	1,5	1,2	0,8	1,2
USA	163	159	37	49	0,7	0,7	0,1	0,2	0,8	1,0	0,4	0,7
SÜDAMERIKA												
Columbien	696	590	240	211	25,6	22,3	8,2	7,5	1,5	1,2	2,6	2,5
Venezuela	117	97	49	44	9,1	8,1	3,7	3,6	1,3	1,0	2,4	2,3
ASIEN												
Ceylon	71	95	29	38	3,7	5,0	1,5	2,0	0,4	0,5	0,7	0,8
Japan	464	496	239	242	4,9	5,4	1,7	1,8	2,7	3,2	2,9	3,1
OZEANIEN												
Australien	6	5	1	1	0,4	0,4	0,1	0,1	0,5	0,5	0,2	0,3
Neuseeland	1	5	1	1	0,3	1,5	0,3	0,3	0,3	1,6	0,6	0,8

gestorben; in den Niederlanden, in Schweden, Nordirland und Berlin (West) ist nur je ein Sterbefall in dieser Altersgruppe zu verzeichnen.

Nach dem Epidemiological und Vital Statistics Report der Weltgesundheitsorganisation (17/1–2, 1964) zählt die Tuberkulose bei ein- bis vierjährigen Kindern seit 1954/56 in Dänemark, den Niederlanden, Schweden und Australien, seit 1960 in der Bundesrepublik Deutschland und in England und Wales nicht mehr zu den 10 häufigsten Todesursachen; in Irland stand sie 1961 an 3., in Belgien, Finnland, Frankreich, Italien, Portugal, Nordirland und Schottland an 5., in Österreich und Norwegen an 6. Stelle.

Bei den 5–14jährigen gehörte sie 1961 in den meisten Ländern nicht mehr zu den 10 häufigsten Todesursachen. Nur in Irland und Portugal kam sie an 3. Stelle, dann folgten in abnehmender Reihenfolge Ungarn, Italien, Belgien, Frankreich und Nordirland.

In der Altersgruppe 15–44 Jahre ist der Mittelwert von 11 Todesfällen an Tuberkulose auf 100000 Einwohner in den Jahren 1954/56 auf 3,5 (1961) zurückgegangen. Der durchschnittliche Anteil der Tuberkulose an allen Sterbefällen ist im gleichen Zeitraum von 7 auf 3% gesunken. In Portugal war die Tuberkulose 1961 noch die häufigste Todesursache dieser Altersstufe, in Ungarn und Italien stand sie an 4., in Schottland an 6., in Nordirland an 7. und in den übrigen Ländern an 8. bis 10. Stelle.

Bei den 45–64jährigen war die Tuberkulose fünfthäufigste Todesursache mit einer durchschnittlichen Sterblichkeitsziffer von 17,6 : 100000 E.; der Rückgang von 1954/56 bis 1961 betrug knapp 50%. Der durchschnittliche Anteil der Tuberkulose an allen Todesursachen war von 3,2 auf 1,7% gesunken.

Bei den über 65jährigen gehörte die Tuberkulose in den meisten Ländern dieser Statistik nicht mehr zu den 10 häufigsten Todesursachen.

Mit den niedrigen nordeuropäischen Tuberkuloseziffern vergleichbar sind die Statistiken Nordamerikas, während Südamerika eine weit höhere Morbiditäts- und Mortalitätsquote hat. Auch bei diesem Gegensatz dürften neben Rasse, Hygiene, Ernährungsweise und klimatischen Faktoren die erheblichen Unterschiede in der wirtschaftlichen Struktur der Länder und im Lebensstandard ihrer Bevölkerungen eine ursächliche Rolle spielen. Noch günstiger als in Nordamerika sind die Erkrankungs- und Sterblichkeitsziffern in Australien und Neuseeland. In letzterem allerdings nur bei der eingewanderten Bevölkerung, während die 6,2% eingeborenen Maoris noch erheblich höhere Ausfälle durch die Tuberkulose haben. Es soll jedoch auch an dieser Stelle nochmals darauf hingewiesen werden, wie schwierig es überall ist, alle Erkrankungs- oder Todesfälle zu erfassen und von wie vielen Imponderabilien die mehr oder minder genaue Erstellung einer Tuberkulosestatistik abhängt, zumal es in den meisten Staaten weder eine Meldepflicht noch eine Seuchengesetzgebung gibt.

Nach Tab. 49 lagen die Sterblichkeitsziffern in Canada, USA und Ozeanien 1962/63 zwischen 3,7 und 5,7 : 100000 E. und gehören damit nach den Niederlanden, Dänemark und Schweden zu den niedrigsten bekannten Mortalitätsquoten. Der Rückgang der Tuberkulosesterblichkeit während des letzten Jahrzehnts ist noch ausgeprägter als in Europa und beträgt 65–70%. Nach den Erhebungen des Epidemiological and Vital Statistics Report gehört die Tuberkulose – auf die Gesamtbevölkerung bezogen – in Nordamerika und Ozeanien seit 1954/56 nicht mehr zu den 10 häufigsten Todesursachen, in den USA steht sie an 14. Stelle. Für die einzelnen Altersgruppen ergeben sich ähnliche Verhältnisse wie in Europa. Bei den Kindern ist die Bedeutung der Tuberkulose im Vergleich zu anderen Todesursachen nicht mehr sehr erheblich. In Canada steht sie an 7. Stelle aller Todesursachen, in Australien – das eine Sterbequote von nur 3,7 : 100 000 hat – fehlt sie bereits gänzlich unter den 10 häufigsten Todesursachen, in den USA steht sie für die 1–4jährigen an 9. Stelle, in Neuseeland an 6. und für die 5–14jährigen an 7. Stelle. Etwas stärker ausgeprägt ist die Beteiligung der Tuberkulose an den Todesursachen der 15–44-jährigen Bevölkerung beiderlei Geschlechts. Hier steht sie in Neuseeland an 4., in Canada an 5., in USA an 7. und in Australien an 8. Stelle. Vom 45. Lebensjahr ab rückt sie in Canada und USA an die 9. Stelle zurück, fehlt in Australien unter den 10 häufigsten Todesursachen und steht nur in Neuseeland an 4. Stelle.

Tabelle 49. *Sterblichkeit an Tuberkulose aller Formen in Nordamerika und Ozeanien 1952 u. 1962/63*

	Sterbefälle			auf 100 000 Einwohner		
	1952[1]	1962	1963	1952[1]	1962	1963
		NORDAMERIKA				
Canada	2017	785	765	14,0	4,2	4,0
USA	22 880	9506	9660[2]	14,7	5,1	5,1[2]
		OZEANIEN				
Australien	1165	475	–	13,5	4,4	–
Neuseeland	224	135	93[2]	11,9	5,7	3,7[2]

[1] nur Lungentuberkulose
[2] vorläufiges Ergebnis

Die Beurteilung der Tuberkulose aus der Sicht der 10 häufigsten Todesursachen darf jedoch nicht darüber hinwegtäuschen, daß die Tuberkulose-Sterblichkeit auch in Nordamerika und Ozeanien wie in Europa vor allem die älteren Jahrgänge betrifft. Während 1962 in USA von 100 000 25–44jährigen aller Hautfarben nur 3 an Tuberkulose starben, waren es bei den 45–64jährigen 10 und bei den noch älteren 23,6. Die Mortalitätsziffern der farbigen Kinder und der über 45jährigen sind 3–4 mal so hoch wie die der gleichaltrigen weißen; bei den 15–44jährigen Männern und Frauen betragen sie ungefähr das Achtfache der weißen Rasse. 1962 haben sich 43 % aller Todesfälle an Tuberkulose in den USA in Städten mit mehr als 100 000 Einwohnern ereignet und zwar betrug die Tuberkulose-Sterblichkeit in Städten über 100 000 Einwohnern 5,4, in Städten über 250 000 Einwohnern 6,8 und bei mehr als 500 000 Einwohnern 9,3 : 100 000. Auf dem Land lag die Tuberkulose-Sterblichkeit mit 4,1 unter dem Durchschnittswert der USA von 5,1 : 100 000. 7,5 % aller Sterbefälle an Tuberkulose wurden durch eine extrapulmonale Tuberkulose verursacht und zwar in den großen Städten 4,4 % aller Tuberkulose-Todesfälle bei Weißen und 11,1 % aller Todesfälle bei Farbigen; in ländlichen Gebieten waren die entsprechenden Anteile 6,6 und 12,8 %, (Reported Tuberculosis Data 1964 Edition, Washington 1964).

In Afrika, Asien, Mittel- und Südamerika stand die Tuberkulose 1960/61 noch an 4.–10. Stelle der zehn häufigsten Todesursachen (Epid. vital Statist. Rep. 1964, 17). Die Angaben der einzelnen Länder weichen stark voneinander ab, vergleichbare Gruppen wie in Europa und Nordamerika ergeben sich nicht. Die Tuberkulose-Mortalität trifft noch weitgehend das jüngere Lebensalter. Bei den 15–44jährigen stellte die Tuberkulose mit einer durchschnittlichen Sterblichkeitsquote von 26 : 100 000 E. 7 % aller Todesursachen; in Japan stand sie mit 13 % aller Todesursachen an 1. Stelle. Die höchsten Sterblichkeitsziffern in dieser Altersgruppe hatten *Chile* (54,0) und *Guatemala* (40 : 100 000 E.), die niedrigste Rate hatte *Israel* mit 3 : 100 000 E. Bei den 45–64jährigen verursachte die Tuberkulose 4,3 % aller Todesfälle bei einer mittleren Sterblichkeit von 44 : 100 000 E. (1954–56 noch 61 : 100 000 E.). *Chile* hatte in dieser Altersklasse 123 und Israel 8 Sterbefälle auf 100 000 Einwohner. Die Tuberkulose-Sterblichkeit der Gesamtbevölkerung ist in *Israel* seit 1952 von 13,5 auf 4,0 : 100 000 E. (1962) gefallen.

Auch *Japan* hat die Tuberkulose-Mortalität durch intensive Erfassung, Behandlung und Kontrolle aller Erkrankungsfälle auf gesetzlicher Grundlage (1937 Health Center Law, 1939 Japan Antituberculosis Association, JATA) erfolgreich bekämpfen können. Während die Neuzugänge noch mit an der Spitze aller registrierenden Länder stehen, ist die Sterblichkeit trotz der schwierigen Übervölkerungsprobleme auf 24,2 : 100 000 E. zurückgegangen. Dabei hat sich der Jugendlichengipfel im Lauf des letzten Jahrzehnts völlig abgebaut und das Maximum liegt jetzt in der Altersgruppe der 75–79jährigen (TAKAI, R.: Trend of Tuberculosis in Japan, 1964).

Bei der Tuberkulose-Bekämpfung in *China,* die erst 1948 mit systematischen Maßnahmen begonnen hat, spielen Propaganda und Gesundheitserziehung eine große Rolle. In Peking ist die Mortalität von 230 : 100 000 E. (1949) auf 29,7 (1963) gesunken; in Shanghai ist die Kindersterblichkeit an Tuberkulose im gleichen Zeitraum von 296 auf 10 gefallen und der Gipfel bei den 1–4jährigen verschwunden (Zit. nach MÜLLER, R., Tbk. Arzt 3 (1965) 191).

In Tab. 50 und 51 werden die Sterblichkeitsziffern von Südamerika, Asien und der Südafrikanischen Union, soweit Angaben vorliegen, zusammengefaßt.

Tabelle 50. *Sterblichkeit an Tuberkulose aller Formen in Mittel- und Südamerika 1962/63*

	Sterbefälle		auf 100 000 Einwohner	
	1962	1963	1962	1963
Chile	3 906	4 407	48,8	53,6
Columbien	3 698 [1]		25,0 [1]	
Ecuador	1 177	1 303 [2]	25,9	26,8 [2]
El Salvador	332 [1]		12,6 [1]	
Mexiko	9 941	10 447	26,7	27,2
Guatemala	1 195 [1]		29,7 [1]	
Peru	3 164		78,1	
Puerto Rico	582	522 [2]	23,7	20,8 [2]
Costa Rica	137 [1]		10,8 [1]	
Venezuela	1 138 [1]		14,5 [1]	

[1] nur Lungentuberkulose
[2] vorläufiges Ergebnis

Tabelle 51. *Sterblichkeit an Tuberkulose aller Formen in Asien und in der Südafrikanischen Union 1962 und 1963*

	Sterbefälle		auf 100 000 Einwohner	
	1962	1963	1962	1963
Ceylon	1 523[2]		15,0[2]	
China				
Hongkong	1 881	1 762	59,2	49,1
Taiwan			36,5[1,2]	
Peking				29,7
Fidschi-Inseln	44	31	11,0	7,0
Irak		175		2,5
Israel	84		4,0	
Japan	27 852	23 259	29,3	24,2
Libanon			71,0[3]	
Singapore	654	669	37,7	37,7
Türkei			52,0[2]	
Südafrikanische Union	1 784[2]		11,0[2]	

[1] nur Lunge
[2] 1961
[3] 1960

D'ALFONSO und BISCIONE (ref. in Excerpt. Med. Chest Dis. 17/3 (1964) 188) haben den unterschiedlichen Rückgang der Tuberkulose-Mortalität an Hand der internationalen Statistiken von 1947–49 und 1957–59 untersucht und festgestellt, daß die Länder mit den höchsten Sterblichkeitsziffern in früheren Jahren (Portugal, Japan, Finnland) auch jetzt noch Höchstwerte haben. Ebenso weisen die skandinavischen Länder, Australien und die USA mit den niedrigsten Ausgangswerten jetzt die kleinsten Mortalitätsquoten auf. Italien und Zentraleuropa liegen zwischen diesen Extremen und der Rückgang schwankt zwischen 66 bis nahezu 80%. In allen Staaten mit hohem Lebensstandard ist die Tuberkulosesterblichkeit der Kinder und Jugendlichen besonders eindrucksvoll abgebaut worden; in den höheren Lebensaltern ist der Rückgang überall langsamer verlaufen.

Die bisherigen Erfolge dürfen jedoch nicht darüber hinwegtäuschen, daß die Tuberkulose in den meisten Ländern noch ein ungelöstes Problem der öffentlichen Gesundheitspflege ist, um dessen Bewältigung sich die Staatsregierungen mit Unterstützung der WHO und der Internationalen Union in gemeinsamen Anstrengungen bemühen müssen.

Zusammenfassung

(Die Tuberkulose im Ausland)

In den meisten Staaten Europas sowie in Nordamerika und Ozeanien ist die Verbreitung der Tuberkulose unter dem Einfluß der Resektions- und Chemotherapie, besserer hygienischer und sozialer Lebensbedingungen und wirtschaftlichen Aufschwungs erfolgreich bekämpft worden. Besonders die Erkrankungs- und Sterbefälle bei Kindern und Jugendlichen konnten im letzten Jahrzehnt erheblich gesenkt werden. Der Rückgang von Morbidität und Mortalität ist im allgemeinen abhängig vom Ausgangswert verlaufen; in einigen Ländern mit besonders hohen Quoten nach Ende des 2. Weltkriegs sind die Erkrankungs- und Sterblichkeitsziffern deshalb noch verhältnismäßig hoch. Die teilweise beobachtete Stagnation der Neuzugänge und Sterbefälle seit 1960/61 und der Durchseuchungsgrad der Kinder und Jugendlichen weisen darauf hin, daß es verfrüht wäre, alle Probleme als gelöst anzusehen und in den Anstrengungen zu erlahmen.

In Lateinamerika, Afrika und Asien hat die Tuberkulose größtenteils noch ein bedrohliches Ausmaß. Israel und Japan haben zwar mit Hilfe ihres gut organisierten Gesundheitsdienstes einen erstaunlichen Abbau der Morbidität und vor allem der Mortalität erreicht. Die Entwicklungsländer stehen aber erst am Anfang des mühevollen Weges, die Tuberkulose-Epidemie wirksam einzudämmen. Internationaler Erfahrungsaustausch und materielle und wissenschaftliche Hilfeleistungen wie die mit Unterstützung der WHO und der Internationalen Union durchgeführten BCG-Impfkampagnien werden dazu beitragen, der Tuberkulose in allen Teilen der Erde den Charakter der gefährlichen Volksseuche zu nehmen und sie eines Tages endgültig zu besiegen.

Summary: Tuberculosis in Foreign Countries

In most European countries as well as in North America and Oceania the spreading of tuberculosis has been prevented successfully by means of resections and chemotherapy, better hygienic and social living conditions, as well as economic improvement. Particularly among children and juveniles the morbidity and mortality rates could be reduced considerably during the past decade. In general, the regression of morbidity and mortality was dependent on the initial figures, therefore, some countries with particularly high rates after the end of World War II still have comparatively high morbidity and mortality figures. The stagnation in new and lethal cases partly observed since 1960 / 61 and the contamination rate in children and juveniles point to the fact that it is too early to assume that all problems are solved and to relent in effort.

In most parts of Latin America, Africa and Asia the extent of tuberculosis is still grave. Due to their wellorganized health services, Israel and Japan reached a surprising decrease in morbidity, and above all in mortality. However, the developing countries are only at the start of the stony road to effective epidemic control of tuberculosis. International exchange of experience and financial and scientific aid such as the immunization campaign with Calmette-Guérin bacilli supported by the WHO and the International Union, will contribute to free tuberculosis from its characteristics as a dangerous epidemic in all parts of the world and, one day, to overcome tuberculosis for good.

Résumé: La tuberculose à l'étranger

Dans la plupart des Etats d'Europe, ainsi qu'en Amérique du Nord et en Océanie la propagation de la tuberculose a été endiguée avec succès sous l'influence du traitement par résection et de la chimiothérapie, de conditions de vie hygiéniques et sociales améliorées ainsi que de l'essort économique. Ce sont particulièrement la morbidité et la mortalité des enfants et des adolescents qui ont pu être considérablement diminuées au cours de la dernière décade. La récession de la morbidité et de la mortalité a pris en général une évolution dépendante de la valeur de départ; dans quelques pays avec des coefficients particulièrement élevés à la fin de la Deuxième Guerre Mondiale, les taux de morbidité et de mortalité restent toujours relativement élevés. La stagnation du nombre de cas nouveaux et de cas mortels qu'on observe en maints endroits depuis 1960/61 ainsi que le degré d'infestation des enfants et des adolescents indiquent pourtant qu'il serait trop tôt de considérer tous les problèmes comme résolus et de relâcher les efforts de lutte contre la tuberculose.

En Amérique Latine, en Afrique et en Asie la tuberculose garde généralement actuellement encore une extension menaçante. Il est vrai qu'Israel et le Japan ont atteint une récession remarquable de la morbidité et avant tout de la mortalité grâce à un service de santé bien organisé. Mais les pays sous-développés n'en sont qu'aux débuts des efforts pénibles visant à endiguer efficacement l'epidémie tuberculeuse. L'échange international des expériences ainsi que le soutien máteriel et scientifique, telles que les vaccinations préventives au BCG effectuées avec l'aide de l'OMS et de l'Union Internationale contribueront à enlever à la tuberculose dans toutes les parties de la terre le caractère d'un fléau social dangereux et à la vaincre un jour.

Resumen: La tuberculosis en el extranjero

En la mayoria de los estados europeos, asi como en Norte-América y Oceania; con la auyuda de la exéresis, de la quimioterápia, de las mejores condiciones higiénicas y de la vida social, asi como por la prospéridad económica; se ha combatido con éxito la difusión de la tuberculosis. En los ultimos diez años en especial, se redujo notablemente el numero de los casos nuevos y la mortalidad en los niños y en la juventud. El retroceso de las cifras de morbilidad y mortalidad en general está en relación con los valores de origen, por eso en algunos paises con cifras especialmente elevadas al final de la 2ª guerra mundial, estas son todavia relativamente altas. El enlentecimiento parcial observado desde 1960–61, indica que es prematuro considerar como resueltos todos los problémas y que no se debe aun ceder en los esfuerzos para combatir la tuberculósis.

En América latina, Africa y Asia la tuberculosis tiene todavia unas proporciones amenazadoras. Sin embargo Israel y Japón han alcanzado, con ayuda de su bien organizado servicio sanitario, un asombroso descenso de la morbilidad y sobre todo de la mortalidad.

Los paises subdesarrollados estan todavia al comienzo del dificultoso camino de encauzar eficazmente la epidemia tuberculósa.

El intercambio internacional de experiencias y la ayuda material y cientifica, como por ejemplo las campañas de vacuna BCG relizadas por la WHO y la Union Internacional, han de contribuir en todas las partes del mundo a quitar a la tuberculosis el caracter de peligrosa enfermedad contagiosa y un dia hacerla desaparecer definitivamente.

V. Stand des Tuberkuloseproblems

An den Zahlenergebnissen der Morbidität und der Mortalität wird der Stand der Tuberkuloselage bemessen. Man hat sich dabei zu vergegenwärtigen, daß es sich im ganzen um eine *quantitative* und nur teilweise um eine *qualitative Meßmethode* handelt. Wie schon in den vorausgegangenen Jahrbüchern betont worden ist, erschöpfen sich die Möglichkeiten exakter statistischer Erhebungen bei der Tuberkulose ziemlich rasch: Bei der Mortalität, weil die Zahl der Obduktionen im Bundesgebiet sehr niedrig ist, in den Großstädten wahrscheinlich niedriger als zu Beginn des Jahrhunderts, auf dem Lande war sie von jeher völlig unerheblich. Bei der Morbidität kennt man die Mängel der Beurteilung des Einzelfalls und dementsprechend seine Einstufung in ein statistisches System nur zu genau, in erster Linie wegen der schwankenden Beurteilung der Aktivität einer Erkrankung, in zweiter wegen der unzureichenden Erfüllung der Meldepflicht durch die hierzu verpflichteten Stellen. Trotzdem dürfte das deutsche Morbiditätsschema von den hier bekannten die meisten Vorteile bieten. Eine Einteilung nur nach klinischen Erscheinungsformen kann ebenso viele Unsicherheiten in sich bergen; die alleinige Zählung der bakteriell offenen Fälle ist als unzureichend zu bezeichnen, zumal wenn – wie dies oft der Fall ist – die Gelegenheit zu genauester bakteriologischer Untersuchung fehlt. Die Trennung der pulmonalen Tuberkulosefälle von den extrapulmonalen bietet sich von selbst an. Bei den Lungentuberkulosen ist aus Gründen der Seuchenbekämpfung die Einteilung in Fälle mit sicherer Bakterienausscheidung (Ia) und solche mit einem klinischen Befund, der den dringenden Verdacht einer offenen Tuberkulose erweckt (Ib), in der Praxis nicht so unzweckmäßig, wie sie vielleicht in der Theorie scheint. Die Gruppe der Ic-Fälle (geschlossene Lungentuberkulose) reicht von den endothorakalen Lymphknotenerkrankungen des Kindesalters bis zu den bakterienfrei gewordenen offenen Tuberkulosen, von den im Anfangsstadium erfaßten Lungentuberkulosen bis zu den bakterienfrei gewordenen chronisch-cirrhotischen Formen, die noch mit Aktivitätszeichen behaftet sind. Die Trennlinie zwischen dieser Gruppe und den inaktiven endothorakalen Krankheitsformen ist natürlich schwer zu ziehen und wird von einem beurteilenden Arzt zum anderen einer unterschiedlichen Bewertung unterworfen sein. Aber dieser Mangel, den man überall im biologischen Geschehen in Kauf nehmen muß, ist nicht so erheblich, daß man deshalb das Einteilungsschema als unzweckmäßig bezeichnen kann. Die Auffassung, daß jeder Fall von inaktiver Lungentuberkulose lebenslang in Überwachung bleiben soll (NEUMANN), läßt sich bei absinkender Epidemiekurve wissenschaftlich vertreten; in der Praxis werden sich diesem Verfahren stets erhebliche Schwierigkeiten entgegenstellen, weil viele dieser Kranken von niedergelassenen Ärzten überwacht werden und ein fortlaufender Schriftverkehr über solche Patienten eine erhebliche und wenig sinnvolle Belastung sowohl der öffentlichen Fürsorge als auch der praktizierenden Ärzte bedeuten würde. Mit Rücksicht auf den schubweisen Ablauf einer großen Anzahl von endothorakalen Tuberkulosen muß man sich auf die Zuverlässigkeit des

Großteiles der niedergelassenen Ärzte verlassen und die Beurteilung durch die Fürsorge, soweit angängig, vor allem auf die Fälle beschränken, die entweder nach ihrem bisherigen Krankheitsablauf „unsicher" gewesen sind oder bei denen die sozialen Verhältnisse eine schärfere Überwachung erfordern.

Zu dem letztgenannten Personenkreis gehören unter allen Umständen auch die Gastarbeiter, deren Einströmen in das Bundesgebiet der Tuberkulosefürsorge neue Aufgaben gestellt hat. Wie OTT in der Schweiz, so haben KOSSMANN und BREU im deutschen Schrifttum [1]) ihre Erfahrungen niedergelegt, die sich auf die Untersuchung der im „gelenkten" und „ungelenkten" Verfahren in die Bundesrepublik gekommenen Gastarbeiter stützen. Das schweizerische Verfahren der Röntgenuntersuchung von Arbeitskräften an den Grenzstationen läßt sich bislang bei uns nicht durchführen. Die bisherigen Erfahrungen sind in Baden-Württemberg, das am 30. 9. 1963 mit 209463 Gastarbeitern prozentual wahrscheinlich den höchsten Anteil der Fremdarbeiter im Bundesgebiet beherbergt, noch gering, da die Beobachtungsfrist erst mit dem 21. 8. 1962 begonnen hat. In einem Gesundheitsamt sind aber seit 1960 unter 2200 untersuchten Gastarbeitern 16 aktiv Tuberkulosekranke gefunden worden, die stationärer Behandlung bedürfen, in einem anderen Gesundheitsamt unter 740 Untersuchten 17 Kranke, von denen 16 im „gelenkten" Verfahren, d. h. mit einer Voruntersuchung in ihrem Heimatland, in die Bundesrepublik eingereist sind. Mehrere Gesundheitsämter haben extrapulmonale Tuberkulosen bei Gastarbeitern festgestellt. Gelegentlich ist es auch zu Kontaktinfekten bei der einheimischen Bevölkerung gekommen. Es ist nicht unwahrscheinlich, bedarf aber noch der näheren Ergründung, daß es sich bei den Tuberkulosen der Gastarbeiter vorwiegend um Erkrankungen handelt, die als Folge des Dispositionswechsels — in diesen Fällen durch veränderte Klima- und Umweltfaktoren — aufgetreten sind und nicht etwa um frische Ansteckungen bei der einheimischen Bevölkerung. Es ist selbstverständlich, daß die Gesundheitsämter es als ihre Aufgabe ansehen, diese Möglichkeit auszuschalten und außerdem zu verhüten, daß erkrankte Gastarbeiter zu Ansteckungsquellen für ihre Umgebung (Wohnung, Arbeitsstätte) werden.

Die Arbeit der Tuberkulosefürsorgestellen ist in diesem Jahrbuch ausführlicher behandelt worden, weil durch die absinkenden Bestandszahlen an aktiven und inaktiven Tuberkulosen sowie durch den allerdings nur allmählichen Rückgang der Neuzugänge von frischen Erkrankungen vor allem im Kindes- und Jugendlichenalter der Eindruck entstehen könnte, daß die Tätigkeit der Fürsorgeärzte erheblich rückläufig sei. Daß dies noch nicht der Fall ist, ist S. 75 nachgewiesen worden. Zu der Betreuung und Überwachung der Tuberkulosekranken nach dem Bundesseuchengesetz bezw. nach der noch gültigen 3. Verordnung zum Gesetz über die Vereinheitlichung des Gesundheitswesens und nach dem Bundessozialhilfegesetz sind eine Reihe neuer Aufgaben gekommen, zu denen die Röntgenuntersuchung von größeren Gruppen „gesunder" Bevölkerung, die intensivere Beschäftigung mit den Fragen der Durchseuchung und nicht zuletzt die laufende Betreuung dissozialer bis asozialer Elemente, die ärztliche Ratschläge grundsätzlich nicht befolgen oder sich durch ihr asoziales Verhalten außerhalb der Gesellschaft stellen, gehören. Das Schwergewicht der Tuberkulosefürsorge wird dadurch allerdings vom rein fachärztlich—klinischen Gebiet mehr in das soziale verschoben. Aber es war schon bei der Schaffung des Vereinheit-

[1]) Bundesgesundheitsblatt, 20, 1964, S. 305—308

lichungsgesetzes das Bestreben der Regierung, die soziale Betreuung erkrankter Mitbürger – und das galt in besonderem Maße für die Tuberkulose – in das System der staatlich gelenkten Bekämpfung der Infektionskrankheiten einzubauen. In gewissem Sinn ist das neue Bundesseuchengesetz dabei einen Schritt weiter gegangen, indem es die Hygiene der Umwelt mit einbezogen hat, unter die auch die Infektionen der Haustiere, die Reinhaltung von Wasser und Nahrungsmitteln sowie der Schutz Jugendlicher bei eigener Erkrankung oder Erkrankung ihrer Erzieher fallen. Wenn in der Exekutive die von der Bundesregierung gesteckten Ziele nicht überall in gleichem Maße erreicht werden, so liegt das an der den Ländern übertragenen Verantwortung für die Gesundheit ihrer Bürger. Vom Standpunkt der ärztlichen Seuchenbekämpfung aus darf man sagen, daß dieser Umstand sich für eine aufs Ganze gehende Gesundheitsführung nicht vorteilhaft auswirkt, wenn auch dann und wann das Vorbild eines Landes für ein anderes beispielhaft werden kann.

Die in den Ländern errechneten Zahlen sind daher nicht nur von einer genauen Statistikführung abhängig, deren subjektiver Faktor schon erwähnt worden ist, sondern auch von den Maßnahmen der einzelnen Länder zur Tuberkulosebekämpfung. Ein Land mit regelmäßigen Reihenröntgenuntersuchungen wird im allgemeinen höhere Erkrankungsziffern aufweisen, ein Land mit BCG-Schutzimpfungen wird eine geringere Anzahl von Streuungstuberkulosen im jugendlichen Alter (vgl. S. 89) feststellen. Der *Gesamtablauf in der Bundesrepublik* kann auf einfache Weise aus den in den letzten 5 Jahren mitgeteilten Bestands- und Neuzugangszahlen errechnet werden.

Es ergibt sich folgendes Bild:

Aktive Tuberkulose

Absolute Zahlen:	Bestand	Neuzugänge
1959	379 545	77 926
1960:	351 983 – 27 562	70 267 – 7 659
1961:	329 404 – 22 579	64 923 – 5 344
1962:	305 461 – 23 943	60 525 – 4 398
1963:	285 804 – 19 657	57 305 – 3 220
Relative Zahlen (auf 100 000 der betr. Einwohnerzahl):		
1959	686,9	141,7
1960:	631,0 – 55,9	126,4 – 15,3
1961:	580,0 – 51,0	115,2 – 11,2
1962:	533,6 – 46,4	106,3 – 8,9
1963:	493,9 – 39,7	99,5 – 6,8

Diese wenigen Zahlen verdeutlichen den allmählich langsamer werdenden Rückgang, der trotz friedensmäßiger Verhältnisse, trotz des folgerichtigen Ausbaues der Tuberkulosefürsorge und trotz der erfolgreich gewordenen Therapie – vor allem der Lungentuberkulose – sowie der verbesserten sozialen Versorgung der Kranken zu verzeichnen ist. Die Zahlen beweisen eindeutig, daß man von einer Überwindung der Tuberkulose immer noch nicht sprechen darf und daß es erheblicher vereinigter Anstrengungen bedarf, die Tuberkulose als Volkskrankheit zum Erlöschen zu bringen.

Dazu treten noch Fragen der Durchseuchung, die erst 1964 durch größere Versuche näher ergründet werden soll, von denen ohne Zweifel ein Beitrag zur Lösung der Bekämpfungsprobleme erwartet werden kann. Dies wird vor allem der Fall sein, wenn sich die Berichte aus der englischen Literatur bestätigen sollten, daß bei starken Reagenten mit einem höheren Anfall von Erkrankungen zu rechnen ist, als – bei kritischer Bewertung der verschiedenen Tuberkulinproben – bei Kindern und Jugendlichen mit schwachen Reaktionen. Den Vorversuch soll die Großuntersuchung in Niedersachsen und Hessen darstellen, die aber wahrscheinlich nur bei jährlicher Wiederholung einen Aussagewert erhalten wird.

Nach wie vor muß man für die BCG-Schutzimpfung der Adoleszenten eintreten in der sicheren Erwartung, damit die nachteilige Auswirkung später Erstinfektionen oder auch von Re- bzw. Superinfektionen in dieser von jeher „anfälligen" Altersstufe zu unterbinden. U.a. kann sich das auf die Tuberkulose bei Wehrpflichtigen günstig auswirken, bei denen sich durch den Wechsel der äußeren Disposition Früherkrankungen nicht ganz selten finden. Bekanntlich wird die Schutzimpfung im Bundesgrenzschutz schon seit Jahren erfolgreich durchgeführt.

Das viel kritisierte und als „unärztlich" bezeichnete Verfahren der Röntgenreihenuntersuchungen darf bei der heutigen Epidemielage keineswegs vernachlässigt werden: Wo es durch Gesetze festgelegt ist, sollten die Untersuchungsabstände wesentlich verkürzt werden, wo es mehr als freiwillige Aktion durchgeführt wird, sollte das Ziel angestrebt werden, die Jugendlichen etwa vom 20.–25. Lebensjahr ab bis zum 35.–40. Lebensjahr und schließlich die Altersgruppen vom 50. Lebensjahr aufwärts zu untersuchen. In der ersteren Gruppe werden sich frische Erkrankungen, in der letzteren vorwiegend alte und reaktivierte Befunde vermehrt nachweisen lassen, falls die Untersuchungsergebnisse der allgemeinen Morbiditätsstatistik folgen. „Unärztlich" kann eine Methode nie sein, die es ermöglicht, Kranke rechtzeitig und in behandlungsfähigem Zustand zu erfassen und zu verhüten, daß durch unbekannte Bakterienstreuer neue Infektionen gesetzt werden.

In therapeutischer Hinsicht sind laufende Diskussionen im Gange, die sich über die Grenzen hinaus auf das internationale Gebiet erstrecken. Unter anderem bemühen sich erfahrene Kliniker und Bakteriologen um die Durchführung von Vergleichsuntersuchungen über die Wirksamkeit der einzelnen Tuberculostatica. So begrüßenswert solche Vergleichsuntersuchungen sind, so vorsichtig muß man in der Bewertung ihrer Ergebnisse sein, denn gerade hierbei wird sich eindeutig ein ganz großer Unterschied zwischen Erfolg und Mißerfolg am Patientengut und den Ergebnissen von Tierversuchen zeigen. Die Reaktion des Menschen auf Erkrankungen jeder Art und daher auch auf die Tuberkulose ist individuell so unterschiedlich, daß Behandlungsergebnisse besonders sorgfältig bewertet werden müssen. Konstitutionelle Faktoren und sehr häufig auch dispositionelle Einflüsse dürfen in keiner Krankengeschichte eines Tuberkulösen vernachlässigt werden.

Berührungspunkte mit der internationalen Lage ergeben sich nicht nur bei Fragen der Tuberkulosebehandlung, sondern praktisch bei der Lösung aller Tuberkuloseprobleme: Eine über die ganze Welt verbreitete chronische Infektionskrankheit wie die Tuberkulose kennt keine Ländergrenzen, sie stellt noch für Jahrzehnte eine Frage der Weltöffentlichkeit an alle dar, die für die Bekämpfung der Krankheit verantwortlich sind. Wenn auch die Erfolge in einzelnen Ländern wie Holland, den skandinavischen Staaten und Nordamerika schon groß sind, so haben die meisten doch nur Teilerfolge erreicht oder fangen erst an, Mittel einzusetzen, die anderwärts zu Erfolgen geführt haben. Dadurch entstehen Aufgaben, die bisher nur bruchstückweise oder auch gar nicht angefaßt worden sind. Die in der Internationalen Union gegen die Tuberkulose organisierten Kräfte bemühen sich, mutig an diese Arbeit zu gehen und versuchen, bei ihren Regierungen Verständnis und Möglichkeiten zu finden, mit denen die Tuberkulose in allen Ländern der Erde erfolgreich bekämpft werden kann. Als Mahnruf in dieser Richtung konnte der *Weltgesundheitstag 1964* mit dem Motto „Tuberkulose" gelten. Es kommt aber bei der Lösung dieser umfangreichen und teilweise sehr schwierigen Probleme nicht allein auf einige wenige Fachkreise von Experten an, sondern auf das Verständnis der Gesamtbevölkerung, die mitunter bei uns den Aufgaben der Gesundheitsfürsorge auffallend interesselos gegenübersteht, während die größten Erfolge gerade in den Ländern erzielt worden sind, in denen die freiwillige Mitarbeit der Gesamtbevölkerung die Bemühungen der Sachverständigen gefördert hat.

Für das Deutsche Zentralkomitee ist es ein Bedürfnis, bei der Abfassung dieses Jahrbuches an 2 Pioniere seines Arbeitsgebietes zu erinnern, die ihm vor 10 Jahren zu früh durch den Tod entrissen worden sind: Julius KAYSER-PETERSEN, der den älteren Tuberkuloseärzten durch seine gründliche Kleinarbeit in der Tuberkulosefürsorge, durch seine hervorragende Rednergabe und seine selbstlose Mitarbeit beim Aufbau einer neuzeitlichen deutschen Bekämpfungsorganisation bekannt ist und Franz ICKERT, der mit seiner ausgezeichneten organisatorischen Begabung und seinen umfassenden Kenntnissen aller praktischen und wissenschaftlichen Tuberkulosefragen das Deutsche Zentralkomitee gemeinsam mit REDEKER nach dem Zusammenbruch von 1945 wieder aus der Taufe gehoben hat. Auf den Leistungen dieser beiden Männer, zu denen der leider noch früher verstorbene Hermann BRAEUNING zu zählen ist, baut die heutige Generation auf in der Hoffnung, in nicht mehr allzu ferner Zeit in Deutschland und auch in der Welt Erfolg mit ihren Bemühungen zu erzielen.

Zusammenfassung

(Stand des Tuberkuloseproblems)

Die Morbiditäts- und Mortalitätsziffern sind ein Maßstab der Tuberkulose-Situation; sie ermöglichen allerdings mehr quantitative als qualitative Aussagen. Unsicherheiten in dem zugrundegelegten statistischen System müssen in Kauf genommen werden, um überhaupt zu einem Überblick zu gelangen. Bei absinkender Epidemiekurve rücken neue Aufgaben in den Vordergrund der Tuberkulose-Fürsorge. Dazu gehören Röntgen-Untersuchungen größerer „gesunder" Bevölkerungsgruppen, Erhebungen über die Durchseuchung, Erfassung und Überwachung tuberkulosekranker Gastarbeiter und die laufende Betreuung dissozialer und asozialer Patienten. Durch gesetzlich verankerte Bestrebungen, die soziale Betreuung der Tuberkulosekranken in ein System staatlich gelenkter Bekämpfung der Infektionskrankheiten einzubauen, verschiebt sich das Schwergewicht der Tuberkulose-Fürsorge vom rein fachärztlich-klinischen mehr auf das soziale Gebiet. Darüber hinaus wird durch das Bundesseuchengesetz die Umwelthygiene in diesen Komplex einbezogen.

Der verlangsamte Rückgang der Tuberkulose in den letzten Jahren zeigt, daß es verfrüht ist, von einer Besiegung zu sprechen und daß es noch erheblicher vereinter Anstrengungen bedarf, um alle Probleme zu lösen und die Krankheit als Volksseuche zum Erlöschen zu bringen.

Summary: Status of the Problem of Tuberculosis

Morbidity and mortality figures present a criterion for the tuberculosis situation; however, they permit statements of a quantitative rather than a qualitative nature. In order to obtain a survey at all, uncertainties in the statistical method used as a basis must be accepted. In case of a descending epidemical curve, new tasks of tuberculosis control come to the fore, among them the X-ray examination of larger, "healthy" population groups, assessment of contamination, detection and control of tuberculous foreign labourers, and constant control of dissocial and asocial patients. Legal efforts to incorporate the social care of tuberculous patients into a state-controlled system fighting infectious diseases, are causing a shift of the dominant factor of tuberculosis control from the purely special medical – clinical field into the social field. Moreover, the Federal Law on Epidemics is including environmental hygiene in this complex.

The retarded regression of tuberculosis during the past years shows that it is too early to speak of a defeat of tuberculosis and that considerable joint efforts are still necessary to solve all problems and to exterminate this disease as an epidemic.

Résumé: L'etat actuel du problème de la tuberculose

Les chiffres de morbidité et de mortalité représentent un critère pour évaluer l'état de la situation de la tuberculose; toutefois ils permettent des conclusions plutôt quantitatives que qualitatives. Pour en arriver à une vue d'ensemble quelque peu valable il faut accepter certaines incertitudes tenant au système statistique de base. A mesure que la courbe épidémiologique tombe, de nouveaux problèmes viennent au premier plan de la lutte contre la tuberculose. On y compte l'examen radiologique de plus grands groupes démographiques "en bonne santé", des relevés sur l'infestation, l'enregistrement et la surveillance de travailleurs étrangers atteints de tuberculose et les soins permanents aux patients dissociaux et asociaux. Par une législation tendant à intégrer les soins sociaux aux tuberculeux dans un système de lutte contre les maladies infectieuses dirigé par l'Etat, l'essentiel de la lutte contre la tuberculose se déplace du domaine spécialisé et clinique vers le domaine social. En outre la loi fédérale contre les infections intègre l'hygiène de l'entourage dans ce complexe.

Le ralentissement de la récession de la tuberculose au cours de ces dernières années a montré qu'il est trop tôt de parler d'une victoire et qu'il faudra encore de considérables efforts concertés pour résoudre tous les problèmes et pour éliminer complètement cette maladie comme fléau social.

Resumen: Situacion del problema de la tuberculosis

Las cifras de morbilidad y mortalidad dan una medida de la situación de la tuberculosis; si bien proporcionan mas datos cuantitativos que cualitativos. Parapoder hacerse una idea general del problema hay que tener en cuenta las inseguridades básicas del sistema estadístico. Con el descenso de la curva epidemiológica aparecen otras tareas en el primer plano de la asistencia social tuberculosa. Como por ejemplo exploraciones radiologicas en grupos mayores de población sana, datos sobre epidemiología, reconocimiento y vigilancia de la tuberculosis en trabajadores extranjeros y la asistencia social continuada a enfermos inadaptados socialmente. Como consecuencia de los esfuerzos oficiales para incluir la asistencia social de los enfermos tuberculosos en el sistema estatal de lucha contra las enfermedades infecciosas, se desvía el peso del patronato antituberculoso del terreno puramente clínico-médico al social. Además, a través de la ley federal de epidemiología, la higiene pública se ve incluida en este complejo.

El retroceso lento de la tuberculosis en los últimos años, demuestra que todavía es prematuro hablar de una victoria y que son necesarios aun considerables esfuerzos asociados, para resolver todos los problemas y para hacer desaparecer la enfermedad como plaga social.

VI. Tabellenwerk

Tabelle I. *Wohnbevölkerung der Bundesrepublik*

Land		Insgesamt	0–1	1–5	5–10	10–15	15–20	20–25	25–30	30–35
Schleswig-Holstein	m	1113868	20861	75180	80062	82290	82863	114911	89060	68310
	w	1237447	19668	71086	76019	77818	76447	96955	81505	67438
	zus.	2351315	40529	146266	156081	160108	159310	211866	170565	135748
Hamburg	m	854393	12874	45798	46980	48524	58576	82275	71646	56695
	w	993102	12351	43872	44670	46070	56681	79271	68480	58303
	zus.	1847495	25225	89670	91650	94594	115257	161546	140126	114998
Niedersachsen	m	3197801	61684	229363	251351	251256	222104	294990	249993	215674
	w	3533761	58763	215740	237790	235965	207886	264884	232005	210435
	zus.	6731562	120447	445103	489141	487221	429990	559874	481998	426109
Bremen	m	338047	5986	21721	22599	22287	24212	31400	27703	22758
	w	380285	5593	20472	21260	21064	23644	30590	26663	23210
	zus.	718332	11579	42193	43859	43351	47856	61990	54366	45968
Nordrhein-Westfalen	m	7719587	143112	542453	602979	561103	502951	675024	652302	616496
	w	8475083	135367	517966	574892	534493	479940	645150	606467	557249
	zus.	16194670	278479	1060419	1177871	1095596	982891	1320174	1258769	1173745
Hessen	m	2344889	41897	155622	169958	171553	155739	207928	189817	172799
	w	2592053	39751	147933	161194	162004	147735	194845	174697	159216
	zus.	4936942	81648	303555	331152	333557	303474	402773	364514	332015
Rheinland-Pfalz	m	1643413	32954	126037	143322	136985	102239	136997	127409	120049
	w	1831051	31575	119679	135901	130063	98431	131600	120434	113476
	zus.	3474464	64529	245716	279223	267048	200670	268597	247843	233525
Baden-Württemberg	m	3808407	77181	285123	302418	279940	254374	365026	338950	297672
	w	4182231	73367	272250	289701	267033	239078	339711	299008	266128
	zus.	7990638	150548	557373	592119	546973	493452	704737	637958	563800
Bayern	m	4555980	89790	337285	359893	342921	314437	420560	360470	326281
	w	5175251	85950	321629	342357	327021	302834	400210	343997	318895
	zus.	9731231	175740	658914	702250	669942	617271	820770	704467	645176
Saarland	m	526736	10718	41893	46851	44688	31572	44238	43046	40021
	w	569848	10043	39289	44905	42706	30088	43139	40597	37094
	zus.	1096584	20761	81182	91756	87394	61660	87377	83643	77115
Berlin (West)	m	925125	11958	41553	43287	51805	61843	93012	70252	51886
	w	1248888	11536	39636	40438	49438	59009	85167	68113	55362
	zus.	2174013	23494	81189	83725	101243	120852	178179	138365	107248
Bundesgebiet mit Berlin (West)	m	27028246	509015	1902028	2069700	1993352	1810910	2466361	2220648	1988641
	w	30219000	483964	1809552	1969127	1893675	1721773	2311522	2061966	1866806
	zus.	57247246	992979	3711580	4038827	3887027	3532683	4777883	4282614	3855447
Bundesgebiet ohne Berlin (West)	m	26103121	497057	1860475	2026413	1941547	1749067	2373349	2150396	1936755
	w	28970112	472428	1769916	1928689	1844237	1662764	2226355	1993853	1811444
	zus.	55073233	969485	3630391	3955102	3785784	3411831	4599704	4144249	3748199

Deutschland nach Alter und Geschlecht am 31.12.1962

35–40	40–45	45–50	50–55	55–60	60–65	65–70	70–75	75–80	80–85	85–90	90 und mehr Jahre
59634	56024	51246	71113	72514	62498	45905	35647	24717	13758	5877	1398
76394	78842	71568	94199	85949	78341	67982	52259	35124	19614	8040	2199
136028	134866	122814	165312	158463	140839	113887	87906	59841	33372	13917	3597
51578	48662	44397	62174	64667	55604	39297	29894	20085	14667		
65490	67158	59458	80163	77412	70569	62703	46875	29831	23745	und älter	
117068	115820	103855	142337	142079	126173	102000	76769	49916	38412		
192420	165175	149838	207279	205560	179640	123151	90038	59951	32757	12814	2763
234482	230231	206371	265280	240974	218121	180772	135368	89263	46935	18384	4112
426902	395406	356209	472559	446534	397761	303923	225406	149214	79692	31198	6875
20642	19677	18083	24234	23407	19046	12710	9797	6769	3478	1285	253
25886	26556	23044	29565	27135	23375	19704	15298	9700	5244	1879	403
46528	46233	41127	53799	50542	42421	32414	25095	16469	8722	3164	656
523920	435881	379144	495714	505087	421101	264922	184266	121858	64017	23363	3894
607282	573145	501285	639122	593187	506670	398433	289682	182116	92336	33769	6532
1131202	1009026	880429	1134836	1098274	927771	663355	473948	303974	156353	57132	10426
156206	134025	113410	155180	156487	132362	89688	64802	43386	23643	8706	1681
181782	179774	150280	199134	186530	163978	132558	97996	63157	34441	12532	2516
337988	313799	263690	354314	343017	296340	222246	162798	106543	58084	21238	4197
105524	87460	75908	102807	104772	90044	59429	41685	27935	15467	5435	955
128128	120592	103596	134783	127002	111526	87986	64018	41153	21816	7619	1673
233652	208052	179504	237590	231774	201570	147415	105703	69088	37283	13054	2628
244931	204369	175289	240004	230208	192461	125855	88815	60581	32417	10868	1925
284268	278816	238773	309931	279992	242136	194192	142454	94771	49702	17368	3552
529199	483185	414062	549935	510200	434597	320047	231269	155352	82119	28236	5477
285170	249686	215880	293958	286738	247960	169639	119367	78250	57695		
353513	350813	299888	387405	354200	320127	262843	190928	123023	89618	und älter	
638683	600499	515768	681363	640938	568087	432482	310295	201273	147313		
35433	29326	24604	32785	33653	27437	16836	11010	7300	3076	1165	188
41542	37509	32155	42196	38851	32368	24157	16255	10106	4908	1621	319
76975	66835	56759	74981	72504	59805	40993	27273	17494	8784	2786	507
44376	43901	46699	74483	84005	71599	50399	39239	26490	13347	4261	730
65258	75685	78760	118896	119567	198166	99592	80685	53636	27200	9592	2152
109634	119586	125459	193379	203572	180765	149991	119924	80126	40547	13853	2882
1719834	1474186	1294498	1759731	1767098	1499752	997831	714568	477410	275122	73774	13787
2064025	2019121	1765178	2300674	2130799	1876377	1530922	1131818	731880	415559	110804	23458
3783859	3493307	3059676	4060405	3897897	3376129	2528753	1846386	1209290	690681	184578	37245
1675458	1430285	1247799	1685248	1683093	1428153	947432	675329	450920	261775	69513	13057
1998767	1943436	1686418	2181778	2011232	1767211	1431330	1051133	678244	388359	101212	21306
3674225	3373721	2934217	3867026	3694325	3195374	2378762	1726462	1129164	650134	170725	34363

Tabelle II. *Bestand der an aktiver Tuberkulose Erkrankten in Schleswig-Holstein am 31.12.1962 nach Alter und Geschlecht; absolute und relative Zahlen auf 100 000 Einwohner*
(Entnommen und berechnet aus den Länderstatistiken)

Alter	Geschlecht	Tuberkulose der Atmungsorgane								Tuberkulose anderer Organe														Summe	
		Ia		Ib		Ic		Ia–Ic		Knochen und Gelenke		Peripher. Lymphkn.		Haut		Menin-gitis		Uro-genital		Sonstige		Id gesamt		Ia–Id gesamt	
		abs.	rel.	abs.	rel.	abs.	rel.	abs.	rel.	abs.	rel.	abs.	rel.	abs.	rel.	abs.	rel.	abs.	rel.	abs.	rel.	abs.	rel.	abs.	rel.
0– 1	m	–	–	–	–	13	62,3	13	62,3	–	–	–	–	–	–	1	4,8	–	–	–	–	1	4,8	14	67,1
	w	–	–	–	–	9	45,7	9	45,7	–	–	–	–	–	–	–	–	–	–	–	–	–	–	9	45,7
	zus.	–	–	–	–	22	54,3	22	54,3	–	–	–	–	–	–	1	2,5	–	–	–	–	1	2,5	23	56,8
1– 5	m	3	4,0	–	–	210	279,3	213	283,4	3	4,0	7	9,3	–	–	5	6,6	–	–	2	2,7	17	22,6	230	306,0
	w	3	4,2	–	–	188	264,4	191	268,7	5	7,0	8	11,2	1	1,4	4	5,6	–	–	1	1,4	19	26,7	210	295,4
	zus.	6	4,1	–	–	398	272,1	404	276,2	8	5,5	15	10,3	1	0,7	9	6,2	–	–	3	2,0	36	24,6	440	300,8
5–10	m	2	2,5	–	–	276	344,7	278	347,2	20	25,0	14	17,5	2	2,5	7	8,7	1	1,3	8	10,0	52	64,9	330	412,1
	w	6	7,9	–	–	215	282,8	221	290,7	17	22,4	12	15,8	3	3,9	8	10,5	1	1,3	2	2,6	43	56,6	264	347,3
	zus.	8	5,1	–	–	491	314,6	499	319,7	37	23,7	26	16,7	5	3,2	15	9,6	2	1,3	10	6,4	95	60,9	594	380,6
10–15	m	12	14,6	2	2,4	183	222,4	197	239,4	21	25,5	21	25,5	2	2,4	3	3,6	4	4,8	8	9,7	59	71,7	256	311,1
	w	12	15,4	2	2,6	169	217,2	183	235,1	14	18,0	13	16,7	3	3,8	9	11,6	–	–	6	7,7	45	57,8	228	292,9
	zus.	24	15,0	4	2,5	352	220,0	380	237,5	35	21,9	34	21,2	5	3,1	12	7,5	4	2,5	14	8,7	104	65,0	484	302,5
15–20	m	79	95,3	20	24,1	332	400,5	431	520,1	37	44,6	20	24,1	7	8,4	9	10,7	9	10,7	14	16,7	96	115,9	527	636,0
	w	45	58,9	19	24,8	263	344,1	327	427,7	15	19,6	32	41,9	6	7,8	2	2,7	9	11,8	7	9,2	71	92,9	398	520,6
	zus.	124	77,8	39	24,5	595	373,5	758	475,8	52	32,6	52	32,6	13	8,1	11	6,9	18	11,3	21	13,2	167	104,8	925	580,6
20–25	m	161	140,1	26	22,6	443	385,6	630	548,3	34	29,6	14	12,2	4	3,5	3	2,6	20	17,4	15	13,0	90	78,3	720	626,6
	w	75	77,3	30	30,9	456	470,1	561	578,3	21	21,6	24	24,7	10	10,3	4	4,1	27	27,8	16	16,4	102	105,1	663	683,4
	zus.	236	111,3	56	26,4	899	424,2	1 191	562,0	55	26,0	38	17,9	14	6,6	7	3,3	47	22,2	31	14,6	192	90,6	1 383	652,6
25–30	m	111	124,6	38	42,7	436	489,6	585	656,9	19	21,3	5	5,6	4	4,5	3	3,4	24	26,9	11	12,3	66	74,1	651	731,0
	w	61	74,8	19	23,3	362	444,1	442	542,3	14	17,2	18	22,1	10	12,3	1	1,2	25	30,7	26	31,9	94	115,3	536	657,6
	zus.	172	100,8	57	33,4	798	467,8	1 027	602,0	33	19,3	23	13,5	14	8,2	4	2,3	49	28,7	37	21,7	160	93,8	1 187	695,8
30–35	m	86	125,9	44	64,4	429	628,1	559	818,4	19	27,8	7	11,7	8	10,2	1	1,5	30	43,9	17	24,9	82	120,1	641	938,5
	w	79	117,2	34	50,4	317	470,3	430	637,9	18	26,7	12	17,8	8	11,9	2	3,0	34	50,4	15	22,2	89	132,0	519	769,9
	zus.	165	121,6	78	57,5	746	549,7	989	728,8	37	27,3	20	14,7	15	11,0	3	2,2	64	47,2	32	23,6	171	126,0	1 160	854,8

35–40	m	140	*234,9*	50	*83,9*	367	*615,8*	557	*934,5*	20	*33,6*	5	*8,4*	5	*8,4*	–	–	34	*57,0*	12	*20,1*	76	*127,5*	633	*1062,0*
	w	51	*66,7*	20	*29,7*	335	*457,0*	406	*531,4*	17	*22,2*	11	*14,4*	6	*7,8*	1	*1,3*	12	*15,7*	25	*32,7*	72	*94,2*	478	*625,6*
	zus.	191	*140,4*	70	*51,5*	702	*516,2*	963	*708,0*	37	*27,2*	16	*11,8*	11	*8,1*	1	*0,7*	46	*33,8*	37	*27,2*	148	*108,8*	1111	*816,8*
40–45	m	135	*241,0*	52	*92,9*	379	*676,8*	566	*1010,7*	13	*23,2*	4	*7,1*	6	*10,7*	1	*1,8*	31	*55,4*	3	*5,3*	58	*103,5*	624	*1114,2*
	w	51	*64,7*	28	*35,5*	239	*303,3*	318	*403,5*	7	*8,9*	10	*12,7*	9	*11,4*	1	*1,3*	21	*26,6*	11	*14,0*	59	*74,9*	377	*478,4*
	zus.	186	*137,9*	80	*59,3*	618	*458,1*	884	*655,3*	20	*14,8*	14	*10,4*	15	*11,1*	2	*1,5*	52	*38,5*	14	*10,4*	117	*86,7*	1001	*742,0*
45–50	m	149	*290,7*	74	*144,4*	430	*839,0*	653	*1274,1*	16	*31,2*	1	*2,0*	5	*9,8*	–	–	26	*50,7*	14	*27,3*	62	*121,0*	715	*1395,1*
	w	53	*74,0*	32	*44,7*	240	*335,2*	325	*453,9*	15	*20,9*	11	*15,3*	11	*15,3*	–	–	13	18,1	9	*12,5*	59	*82,4*	384	*536,3*
	zus.	202	*164,5*	106	*86,7*	670	*545,6*	978	*796,4*	31	*25,2*	12	*9,8*	16	*13,0*	–	–	39	*31,8*	23	*18,7*	121	*98,5*	1099	*894,9*
50–55	m	232	*326,2*	84	*118,1*	511	*718,6*	827	*1163,0*	16	*22,5*	7	*9,8*	16	*22,5*	1	*1,4*	19	*26,7*	15	*21,1*	74	*104,0*	901	*1267,0*
	w	47	*49,9*	38	*40,3*	225	*238,8*	310	*329,1*	8	*8,5*	11	*11,7*	9	*9,6*	1	*1,1*	8	*8,5*	11	*11,7*	48	*50,9*	358	*380,0*
	zus.	279	*168,8*	122	*73,8*	736	*445,2*	1137	*687,8*	24	*14,5*	18	*10,9*	25	*15,1*	2	*1,2*	27	*16,3*	26	*15,7*	122	*73,8*	1259	*761,6*
55–60	m	242	*333,8*	107	*147,6*	536	*739,3*	885	*1220,7*	11	*15,1*	5	*6,9*	14	*19,3*	1	*1,4*	15	*20,7*	4	*5,5*	50	*69,0*	935	*1289,7*
	w	61	*70,9*	27	*31,3*	175	*203,5*	263	*395,8*	14	*16,3*	11	*12,8*	15	*17,4*	–	–	22	*25,5*	15	*17,4*	77	*89,5*	340	*395,3*
	zus.	303	*191,1*	134	*84,5*	711	*448,7*	1148	*724,3*	25	*15,8*	16	*10,1*	29	*18,3*	1	*0,6*	37	*23,3*	19	*12,0*	127	*80,1*	1275	*804,4*
60–65	m	211	*337,6*	98	*156,8*	433	*692,8*	742	*1187,2*	15	*24,0*	3	*4,8*	10	*16,0*	–	–	15	*24,0*	11	*17,6*	54	*86,4*	796	*1273,6*
	w	53	*67,7*	27	*34,5*	154	*196,7*	234	*298,9*	14	*17,9*	10	*12,8*	15	*19,1*	–	–	3	*3,8*	15	*19,1*	57	*72,8*	291	*371,7*
	zus.	264	*187,2*	125	*88,6*	587	*416,3*	976	*692,1*	29	*20,6*	13	*9,2*	25	*17,7*	–	–	18	*12,8*	26	*18,4*	111	*78,7*	1087	*770,8*
65–70	m	154	*335,5*	68	*148,1*	271	*590,4*	493	*1074,0*	13	*28,3*	3	*6,5*	6	*13,0*	–	–	5	*10,9*	7	*15,2*	34	*74,0*	527	*1148,0*
	w	49	*72,0*	23	*33,8*	140	*205,9*	212	*311,8*	9	*13,2*	5	*7,3*	15	*22,0*	–	–	4	*5,9*	6	*8,8*	39	*57,3*	251	*369,1*
	zus.	203	*178,2*	91	*79,9*	411	*360,8*	705	*619,0*	22	*19,3*	8	*7,0*	21	*18,4*	–	–	9	*7,9*	13	*11,4*	73	*64,1*	778	*683,1*
70–75	m	109	*306,2*	56	*157,3*	166	*466,3*	331	*929,8*	8	*22,4*	1	*2,8*	4	*11,2*	–	–	8	*22,4*	3	*8,4*	24	*67,3*	355	*997,1*
	w	26	*49,7*	27	*51,6*	77	*147,3*	130	*248,7*	12	*22,9*	4	*7,6*	11	*21,0*	–	–	–	–	5	*9,6*	32	*61,2*	162	*309,9*
	zus.	135	*153,6*	83	*94,4*	243	*276,4*	461	*524,4*	20	*22,7*	5	*5,7*	15	*17,0*	–	–	8	*9,1*	8	*9,1*	56	*63,7*	517	*588,1*
75 und mehr	m	66	*144,2*	47	*102,7*	148	*323,5*	261	*570,4*	9	*19,7*	1	*2,2*	4	*8,7*	–	–	5	10,9	3	*6,6*	22	*48,0*	283	*618,5*
	w	50	*76,9*	13	*20,0*	78	*120,0*	141	*216,9*	9	*13,8*	4	*6,1*	7	*10,7*	–	–	2	*3,1*	4	*6,1*	26	*40,0*	167	*256,9*
	zus.	116	*104,8*	60	*54,2*	226	*204,1*	402	*363,1*	18	*16,2*	5	*4,5*	11	*9,9*	–	–	7	*6,3*	7	*6,3*	48	*43,3*	450	*406,4*
Insgesamt	m	1892	*169,8*	766	*68,7*	5563	*499,4*	8221	*738,0*	274	*24,6*	119	*10,7*	96	*8,6*	35	*3,1*	246	*22,0*	147	*13,2*	917	*82,3*	9138	*820,3*
	w	722	*58,4*	339	*27,4*	3642	*294,4*	4703	*380,2*	209	*16,9*	196	*15,8*	139	*11,2*	33	*2,7*	181	*14,6*	174	*14,1*	932	*75,3*	5635	*455,5*
	zus.	2614	*111,2*	1105	*47,0*	9205	*391,5*	12924	*549,7*	483	*20,5*	315	*13,4*	235	*10,0*	68	*2,9*	427	*18,1*	321	*13,6*	1849	*78,6*	14773	*628,3*

Tabelle III. *Bestand der an aktiver Tuberkulose Erkrankten in Hamburg am 31. 12. 1962 nach Alter und Geschlecht; absolute und relative Zahlen auf 100 000 Einwohner*
(Entnommen und berechnet aus den Länderstatistiken)

Alter	Geschlecht	Tuberkulose der Atmungsorgane								Tuberkulose anderer Organe														Summe	
		Ia		Ib		Ic		Ia–Ic		Knochen und Gelenke		Peripher. Lymphkn.		Haut		Menin-gitis		Uro-genital		Sonstige		Id gesamt		Ia–Id gesamt	
		abs.	rel.	abs.	rel.	abs.	rel.	abs.	rel.	abs.	rel.	abs.	rel.	abs.	rel.	abs.	rel.	abs.	rel.	abs.	rel.	abs.	rel.	abs.	rel.
0– 1	m	1	*7,8*	–	–	4	*31,0*	5	*38,8*	–	–	–	–	–	–	–	–	–	–	–	–	–	–	5	*38,8*
	w	–	–	–	–	–	–	–	–	–	–	–	–	–	–	–	–	–	–	–	–	–	–	–	–
	zus.	1	*4,0*	–	–	4	*15,9*	5	*19,8*	–	–	–	–	–	–	–	–	–	–	–	–	–	–	5	*19,8*
1– 5	m	4	*8,7*	3	*6,6*	116	*253,3*	123	*268,5*	9	*19,6*	1	*2,2*	–	–	2	*4,4*	–	–	–	–	12	*26,2*	135	*294,7*
	w	9	*20,5*	2	*4,5*	95	*216,4*	106	*241,5*	9	*20,5*	2	*4,5*	–	–	–	–	–	–	1	*2,3*	12	*27,3*	118	*268,8*
	zus.	13	*14,5*	5	*5,6*	211	*235,3*	229	*255,4*	18	*20,1*	3	*3,3*	–	–	2	*2,2*	–	–	1	*1,1*	24	*26,8*	253	*282,2*
5–10	m	8	*17,0*	1	*2,1*	254	*540,4*	263	*559,6*	16	*34,0*	6	*12,8*	3	*6,4*	2	*4,2*	–	–	1	*2,1*	28	*59,5*	291	*619,1*
	w	7	*15,7*	3	*6,7*	263	*588,8*	273	*611,1*	21	*47,0*	6	*13,4*	–	–	2	*4,5*	–	–	5	*11,2*	34	*76,1*	307	*687,2*
	zus.	15	*16,6*	4	*4,4*	517	*564,1*	536	*584,9*	37	*40,4*	12	*13,0*	3	*3,3*	4	*4,4*	–	–	6	*6,5*	62	*67,6*	598	*652,5*
10–15	m	15	*30,9*	4	*8,2*	274	*564,9*	293	*604,1*	22	*45,3*	4	*8,2*	3	*6,2*	3	*6,2*	–	–	6	*12,4*	38	*78,3*	331	*682,4*
	w	12	*26,0*	3	*6,5*	210	*455,8*	225	*488,4*	5	*10,8*	8	*17,4*	3	*6,5*	1	*2,2*	1	*2,2*	10	*21,7*	28	*60,8*	253	*549,2*
	zus.	27	*28,5*	7	*7,4*	484	*511,6*	518	*547,6*	27	*28,5*	12	*12,7*	6	*6,3*	4	*4,2*	1	*1,1*	16	*16,9*	66	*69,8*	584	*617,4*
15–20	m	48	*81,9*	13	*22,2*	273	*466,0*	334	*570,1*	8	*13,7*	9	*15,4*	13	*22,2*	3	*5,1*	6	*10,2*	11	*18,8*	50	*85,4*	384	*655,5*
	w	34	*60,0*	9	*15,9*	264	*465,6*	307	*541,3*	12	*21,2*	13	*22,9*	13	*22,9*	8	*14,1*	2	*3,5*	18	*31,7*	66	*116,4*	373	*657,8*
	zus.	82	*71,1*	22	*19,1*	537	*465,8*	641	*556,0*	20	*17,3*	22	*19,1*	26	*22,6*	11	*9,5*	8	*6,9*	29	*25,2*	116	*100,6*	757	*656,7*
20–25	m	104	*126,4*	28	*34,0*	526	*639,3*	658	*800,0*	17	*20,7*	14	*17,0*	10	*12,2*	–	–	9	*10,9*	19	*23,1*	69	*83,9*	727	*883,9*
	w	51	*64,3*	22	*27,8*	477	*601,7*	550	*693,8*	27	*34,0*	34	*42,9*	30	*37,8*	2	*2,5*	22	*27,8*	26	*32,8*	141	*177,9*	691	*871,7*
	zus.	155	*95,9*	50	*31,0*	1003	*620,7*	1 208	*747,8*	44	*27,2*	48	*29,7*	40	*24,8*	2	*1,2*	31	*19,2*	45	*27,9*	210	*130,0*	1 418	*877,7*
25–30	m	99	*138,2*	38	*53,0*	536	*748,1*	673	*939,3*	21	*29,3*	6	*8,4*	11	*15,3*	2	*2,8*	21	*29,3*	17	*23,7*	78	*108,9*	751	*1 048,2*
	w	66	*96,4*	22	*32,1*	519	*757,9*	607	*886,4*	15	*21,9*	14	*20,4*	35	*51,1*	–	–	26	*38,0*	27	*39,4*	117	*170,8*	724	*1 057,2*
	zus.	165	*117,8*	60	*42,8*	1 055	*753,6*	1 280	*914,3*	36	*25,7*	20	*14,3*	46	*32,8*	2	*1,4*	47	*33,6*	44	*31,4*	195	*139,3*	1 475	*1 053,6*
30–35	m	112	*197,5*	46	*81,1*	527	*929,4*	685	*1 208,1*	2	*3,5*	12	*21,1*	14	*24,7*	1	*1,8*	23	*40,6*	23	*40,6*	75	*132,3*	760	*1 340,4*
	w	77	*132,1*	28	*48,0*	505	*866,2*	610	*1 046,4*	6	*10,3*	12	*20,6*	35	*60,0*	1	*1,7*	28	*48,0*	29	*49,7*	111	*190,3*	721	*1 236,7*
	zus.	189	*164,3*	74	*64,3*	1 032	*897,4*	1 295	*1 126,1*	8	*7,0*	24	*20,9*	49	*42,6*	2	*1,7*	51	*44,3*	52	*45,2*	186	*161,7*	1 481	*1 287,8*
35–40	m	143	*277,1*	48	*93,0*	665	*1 288,8*	856	*1 658,9*	7	*13,6*	5	*9,7*	13	*25,2*	1	*1,9*	25	*48,4*	14	*27,1*	65	*126,0*	921	*1 784,9*
	w	92	*140,5*	33	*50,4*	567	*865,6*	692	*1 056,5*	6	*9,2*	24	*36,6*	29	*44,3*	2	*3,0*	32	*48,8*	34	*51,9*	127	*193,9*	819	*1 250,4*
	zus.	235	*200,8*	81	*69,2*	1 232	*1053,0*	1 548	*1 323,0*	13	*11,1*	29	*24,8*	42	*35,9*	3	*2,6*	57	*48,7*	48	*41,0*	192	*164,1*	1 740	*1 487,1*

40–45	m	146	300,0	42	86,3	586	1204,2	774	1590,5	5	10,3	5	10,3	16	32,9	–	–	12	24,7	8	16,4	46	94,5	820	1685,0
	w	84	125,1	19	28,3	475	707,3	578	860,7	5	7,4	14	20,8	31	46,2	2	3,0	19	28,3	13	19,4	84	125,1	662	985,7
	zus.	230	198,6	61	52,7	1061	916,1	1352	1167,4	10	8,6	19	16,4	47	40,6	2	1,7	31	26,8	21	18,1	130	112,2	1482	1279,6
45–50	m	211	475,2	68	153,2	725	1632,9	1004	2261,3	19	42,8	2	4,5	26	58,6	2	4,5	10	22,5	14	31,5	73	164,4	1077	2425,6
	w	90	151,3	35	58,8	414	695,8	539	905,9	16	26,9	6	10,1	48	80,7	1	1,7	14	23,5	19	31,9	104	174,8	643	1080,7
	zus.	301	289,7	103	99,1	1139	1096,2	1543	1485,1	35	33,7	8	7,7	74	71,2	3	3,0	24	23,1	33	31,8	177	170,4	1720	1655,5
50–55	m	297	477,7	93	149,6	857	1378,5	1247	2005,8	10	16,1	7	11,3	30	48,3	–	–	12	19,3	24	38,6	83	133,5	1330	2139,3
	w	90	112,3	29	36,2	389	435,3	508	633,8	29	36,2	11	13,7	64	79,8	–	–	10	12,5	18	22,5	132	164,7	640	798,5
	zus.	387	271,9	122	85,7	1246	875,4	1755	1233,0	39	27,4	18	12,6	94	66,0	–	–	22	15,5	42	29,5	215	151,0	1970	1384,0
55–60	m	355	548,9	94	145,3	914	1413,3	1363	2107,6	18	27,8	3	4,6	32	49,5	1	1,5	9	13,9	16	24,7	79	122,2	1442	2229,8
	w	65	84,0	29	37,5	302	390,2	396	511,6	1	1,3	6	7,8	47	60,7	1	1,3	8	10,3	17	22,0	80	103,4	476	615,0
	zus.	420	295,6	123	86,6	1216	855,8	1759	1238,0	19	13,4	9	6,3	79	55,6	2	1,4	17	12,0	33	23,2	159	111,9	1918	1349,9
60–65	m	292	525,2	104	187,0	742	1334,5	1138	2046,8	11	19,8	2	3,6	29	52,1	–	–	16	28,8	14	25,2	72	129,5	1210	2176,5
	w	81	114,8	23	32,6	244	345,8	348	493,1	2	2,8	15	21,3	61	86,4	–	–	3	4,2	14	19,8	95	134,6	443	627,7
	zus.	373	295,6	127	100,7	986	731,5	1486	1177,8	13	10,3	17	13,5	90	71,3	–	–	19	15,1	28	22,2	167	132,4	1653	1310,7
65–70	m	203	516,5	70	178,1	427	1036,5	700	1781,2	1	2,5	2	5,1	15	38,1	–	–	5	12,7	5	12,7	28	71,2	728	1852,4
	w	51	81,3	19	30,3	168	257,9	238	379,6	9	14,4	14	22,3	53	84,5	1	1,6	5	8,0	9	14,4	91	145,1	329	524,7
	zus.	254	249,0	89	87,3	595	533,3	938	919,6	10	9,8	16	15,7	68	66,7	1	1,0	10	9,8	14	13,7	119	116,7	1057	1036,3
70–75	m	131	438,1	42	150,5	240	802,7	413	1381,3	7	23,4	1	3,3	21	76,9	–	–	1	3,3	1	3,3	31	103,7	444	1485,0
	w	35	74,6	14	29,8	114	243,1	163	347,5	5	10,7	5	10,7	34	72,5	–	–	1	2,1	5	10,7	50	106,6	213	454,1
	zus.	166	216,2	56	72,9	354	461,1	576	750,3	12	15,6	6	7,8	55	71,6	–	–	2	2,6	6	7,8	81	105,5	657	855,8
75–80	m	69	343,5	27	134,4	98	487,8	194	965,6	–	–	3	14,9	14	69,7	–	–	–	–	2	10,0	19	94,6	213	1060,2
	w	27	90,6	12	40,3	68	228,2	107	359,1	4	13,4	4	13,4	27	90,6	–	–	1	3,4	1	3,4	37	124,2	144	483,3
	zus.	96	192,4	39	78,2	166	332,7	301	603,2	4	8,0	7	14,0	41	82,2	–	–	1	2,0	3	6,0	56	112,2	357	715,4
80 und mehr	m	33	225,0	11	75,0	36	245,4	80	545,3	–	–	2	13,6	8	54,5	–	–	–	–	1	7,0	11	75,0	91	620,3
	w	20	84,2	14	58,9	37	155,8	71	298,9	–	–	5	21,0	26	109,4	–	–	–	–	2	8,4	33	138,9	104	437,8
	zus.	53	138,0	25	65,1	73	190,1	151	393,1	–	–	7	18,2	34	88,5	–	–	–	–	3	7,8	44	114,6	195	507,7
Insgesamt	m	2271	265,8	732	85,7	7800	913,0	10803	1264,4	173	20,2	84	9,8	258	30,2	17	2,0	149	17,4	176	20,6	857	100,3	11660	1364,7
	w	891	89,7	316	31,8	5111	514,7	6318	636,3	172	17,3	193	19,4	536	54,0	21	2,1	172	17,3	248	25,0	1342	135,1	7660	771,4
	zus.	3162	171,2	1048	56,7	12911	698,8	17121	926,7	345	18,7	277	15,0	794	43,0	38	2,1	321	17,4	424	22,9	2199	119,0	19320	1045,7

Tabelle IV. *Bestand der an aktiver Tuberkulose Erkrankten in Niedersachsen am 31. 12. 1962 nach Alter und Geschlecht; absolute und relative Zahlen auf 100 000 Einwohner*
(Entnommen und berechnet aus den Länderstatistiken)

Alter	Geschlecht	Tuberkulose der Atmungsorgane								Tuberkulose anderer Organe														Summe	
		Ia		Ib		Ic		Ia–Ic		Knochen und Gelenke		Peripher. Lymphkn.		Haut		Menin-gitis		Uro-genital		Sonstige		Id gesamt		Ia–Id gesamt	
		abs.	rel.	abs.	rel.	abs.	rel.	abs.	rel.	abs.	rel.	abs.	rel.	abs.	rel.	abs.	rel.	abs.	rel.	abs.	rel.	abs.	rel.	abs.	rel.
0– 1	m	–	–	–	–	4	*6,5*	4	*6,5*	–	–	–	–	–	–	–	–	–	–	–	–	–	–	4	*6,5*
	w	–	–	–	–	3	*5,1*	3	*5,1*	–	–	1	*1,8*	–	–	–	–	–	–	1	*1,8*	2	*3,6*	5	*8,5*
	zus.	–	–	–	–	7	*5,8*	7	*5,8*	–	–	1	*0,8*	–	–	–	–	–	–	1	*0,8*	2	*1,6*	9	*7,5*
1– 5	m	4	*1,7*	1	*0,4*	246	*107,3*	251	*109,4*	3	*1,3*	5	*2,2*	2	*0,9*	5	*2,2*	–	–	1	*0,4*	16	*7,0*	267	*116,4*
	w	3	*1,4*	–	–	261	*121,0*	264	*122,4*	4	*1,8*	9	*4,2*	–	–	9	*4,2*	–	–	10	*4,6*	32	*14,9*	296	*137,3*
	zus.	7	*1,6*	1	*0,2*	507	*133,9*	515	*115,7*	7	*1,6*	14	*3,2*	2	*0,4*	14	*3,2*	–	–	11	*2,5*	48	*10,8*	563	*126,5*
5–10	m	6	*2,4*	1	*0,4*	605	*240,7*	612	*243,5*	24	*9,5*	29	*11,5*	1	*0,4*	11	*4,4*	4	*1,6*	7	*2,8*	76	*30,2*	688	*273,7*
	w	8	*3,4*	3	*1,3*	537	*225,8*	548	*230,4*	13	*5,5*	33	*13,9*	–	–	14	*5,9*	1	*0,4*	7	*2,9*	68	*28,6*	616	*259,0*
	zus.	14	*2,9*	4	*0,8*	1 142	*233,5*	1 160	*237,2*	37	*7,6*	62	*12,7*	1	*0,2*	25	*5,1*	5	*1,0*	14	*2,9*	144	*29,4*	1 304	*266,6*
10–15	m	10	*4,0*	4	*1,6*	403	*160,6*	417	*166,0*	50	*19,9*	41	*16,3*	7	*2,8*	18	*7,2*	2	*0,8*	19	*7,6*	137	*54,5*	554	*220,5*
	w	18	*7,6*	4	*1,7*	459	*194,5*	481	*203,8*	52	*22,0*	34	*14,4*	5	*2,1*	16	*6,8*	5	*2,1*	16	*6,8*	128	*54,2*	609,	*258,0*
	zus.	28	*5,7*	8	*1,6*	862	*176,9*	898	*184,3*	102	*20,9*	75	*15,4*	12	*2,5*	34	*7,0*	7	*1,4*	35	*7,2*	265	*54,4*	1 163	*238,7*
15–20	m	73	*32,9*	12	*5,4*	438	*197,3*	523	*235,6*	55	*24,8*	31	*14,0*	6	*2,7*	10	*4,5*	15	*6,8*	12	*5,4*	129	*58,1*	652	*293,7*
	w	55	*26,4*	21	*10,1*	397	*190,9*	473	*227,4*	43	*20,7*	30	*14,4*	13	*6,3*	6	*2,9*	25	*12,0*	28	*13,5*	145	*69,7*	618	*297,1*
	zus.	128	*29,8*	33	*7,7*	835	*194,2*	996	*231,6*	98	*22,8*	61	*14,2*	19	*4,4*	16	*3,7*	40	*9,3*	40	*9,3*	274	*63,7*	1 270	*295,3*
20–25	m	195	*66,1*	27	*9,1*	776	*263,1*	998	*338,3*	68	*23,0*	30	*10,2*	5	*1,7*	2	*0,7*	54	*18,3*	33	*11,2*	192	*65,1*	1 190	*403,4*
	w	121	*45,7*	30	*11,3*	681	*257,0*	832	*314,0*	49	*18,5*	58	*21,9*	11	*4,1*	11	*4,1*	58	*21,9*	35	*13,2*	222	*83,8*	1 054	*397,8*
	zus.	316	*56,4*	57	*10,2*	1 457	*260,2*	1 830	*326,8*	117	*20,9*	88	*15,7*	16	*2,9*	13	*2,3*	112	*20,0*	68	*12,1*	414	*73,9*	2 244	*400,7*
25–30	m	214	*85,6*	40	*16,0*	759	*303,6*	1 013	*405,2*	66	*26,4*	21	*8,4*	5	*2,0*	7	*2,8*	55	*22,0*	31	*12,4*	185	*74,0*	1 198	*479,2*
	w	131	*56,5*	27	*11,6*	682	*294,0*	840	*362,1*	39	*16,8*	57	*24,6*	17	*7,3*	5	*2,2*	101	*43,5*	50	*21,6*	269	*115,9*	1 109	*478,0*
	zus.	345	*71,6*	67	*13,9*	1 441	*299,0*	1 853	*384,4*	105	*21,8*	78	*16,2*	22	*4,6*	12	*2,5*	156	*32,4*	81	*16,8*	454	*94,2*	2 307	*478,6*
30–35	m	326	*151,1*	43	*19,9*	817	*378,8*	1 186	*549,8*	68	*31,5*	19	*8,8*	7	*3,2*	3	*1,4*	98	*45,4*	42	*19,5*	237	*109,9*	1 423	*659,7*
	w	190	*90,3*	24	*11,4*	690	*327,9*	904	*429,7*	51	*24,2*	37	*17,6*	20	*9,5*	6	*2,8*	105	*49,9*	41	*19,5*	260	*123,6*	1 164	*553,3*
	zus.	516	*121,0*	67	*15,7*	1 507	*353,7*	2 090	*490,5*	119	*27,9*	56	*13,1*	27	*6,3*	9	*2,1*	203	*47,6*	83	*19,5*	497	*116,6*	2 587	*607,1*
35–40	m	433	*225,0*	46	*23,9*	874	*454,3*	1 353	*703,2*	78	*40,5*	23	*12,0*	11	*5,7*	2	*1,0*	124	*64,4*	34	*17,7*	272	*141,4*	1 625	*844,6*
	w	200	*85,3*	32	*13,6*	737	*314,3*	969	*413,2*	61	*26,0*	41	*17,5*	21	*9,0*	2	*0,8*	100	*42,6*	57	*24,3*	282	*120,3*	1 251	*533,5*
	zus.	633	*148,3*	78	*18,3*	1 611	*377,4*	2 322	*543,9*	139	*32,6*	64	*15,0*	32	*7,5*	4	*0,9*	224	*52,5*	91	*21,3*	554	*129,8*	2 876	*673,7*

40–45	m	409	*247,6*	43	*26,0*	768	*465,0*	1220	*738,6*	65	*39,3*	14	*8,5*	12	*7,3*	1	*0,6*	85	*51,5*	45	*27,2*	222	*134,4*	1442	*873,0*
	w	175	*76,0*	28	*12,1*	631	*274,1*	834	*362,2*	52	*22,6*	36	*15,6*	21	*9,1*	1	*0,4*	74	*32,1*	50	*21,7*	234	*101,6*	1068	*463,8*
	zus.	584	*147,7*	71	*18,0*	1399	*353,8*	2054	*519,5*	117	*29,6*	50	*12,6*	33	*8,3*	2	*0,5*	159	*40,2*	95	*24,0*	456	*115,3*	2510	*634,8*
45–50	m	441	*294,0*	38	*25,3*	811	*540,7*	1290	*860,0*	52	*34,7*	18	*12,0*	19	*12,7*	1	*0,7*	85	*56,7*	42	*28,0*	217	*144,7*	1507	*1004,7*
	w	164	*79,5*	29	*14,0*	498	*241,3*	691	*334,8*	53	*25,7*	33	*16,0*	29	*14,0*	1	*0,5*	51	*24,7*	41	*19,9*	208	*100,8*	899	*435,6*
	zus.	605	*169,8*	67	*18,8*	1309	*367,5*	1981	*556,1*	105	*29,5*	51	*14,3*	48	*13,5*	2	*0,6*	136	*38,1*	83	*23,3*	425	*119,3*	2406	*675,4*
50–55	m	673	*324,7*	85	*41,0*	1107	*534,0*	1865	*899,7*	59	*28,5*	10	*4,8*	33	*15,9*	2	*1,0*	71	*34,2*	35	*16,9*	210	*101,3*	2075	*1001,0*
	w	143	*53,9*	39	*14,7*	467	*176,0*	649	*244,6*	67	*25,3*	30	*11,3*	49	*18,5*	1	*0,4*	59	*22,2*	36	*13,6*	242	*91,2*	891	*335,8*
	zus.	816	*172,7*	124	*26,2*	1574	*333,0*	2514	*532,0*	126	*25,7*	40	*8,5*	82	*17,3*	3	*0,6*	130	*27,5*	71	*15,0*	452	*95,6*	2966	*627,6*
55–60	m	760	*369,6*	92	*44,7*	1138	*553,5*	1990	*967,9*	45	*21,9*	10	*5,0*	32	*15,6*	2	*1,0*	86	*41,8*	40	*19,5*	215	*104,6*	2205	*1072,5*
	w	128	*53,1*	34	*14,1*	426	*176,3*	588	*244,0*	39	*16,2*	20	*8,3*	46	*19,1*	1	*0,4*	30	*12,4*	26	*10,8*	162	*67,2*	750	*311,2*
	zus.	888	*198,9*	125	*28,2*	1564	*350,3*	2578	*577,4*	84	*18,8*	30	*6,7*	78	*17,5*	3	*0,7*	116	*26,0*	66	*14,8*	377	*84,4*	2955	*661,8*
60–65	m	716	*398,7*	108	*60,1*	1051	*585,2*	1875	*1044,0*	47	*26,2*	7	*3,9*	23	*12,8*	–	–	42	*23,3*	28	*15,6*	147	*81,7*	2022	*1125,7*
	w	151	*69,3*	39	*17,9*	391	*179,4*	581	*266,5*	46	*21,1*	30	*13,8*	45	*20,6*	–	–	38	*17,4*	32	*14,7*	191	*87,6*	772	*354,1*
	zus.	867	*217,8*	147	*37,0*	1442	*362,3*	2456	*617,1*	93	*23,4*	37	*9,3*	68	*17,1*	–	–	80	*20,1*	60	*15,1*	338	*84,9*	2794	*702,0*
65–70	m	473	*384,1*	72	*58,5*	632	*513,3*	1177	*955,7*	24	*19,5*	5	*4,1*	18	*14,6*	2	*1,6*	33	*26,8*	7	*5,7*	89	*72,4*	1266	*1028,1*
	w	157	*86,8*	44	*24,3*	291	*161,0*	492	*272,2*	39	*21,6*	21	*11,6*	38	*21,0*	–	–	14	*7,7*	15	*8,3*	127	*70,2*	619	*342,4*
	zus.	630	*207,2*	116	*38,2*	923	*303,5*	1669	*549,0*	63	*20,7*	26	*8,6*	56	*18,4*	2	*0,7*	47	*15,5*	22	*7,2*	216	*71,0*	1885	*620,0*
70–75	m	283	*314,5*	76	*84,4*	384	*426,7*	743	*825,6*	21	*23,3*	7	*7,8*	14	*15,5*	–	–	14	*15,5*	10	*11,1*	66	*73,3*	809	*898,9*
	w	139	*102,7*	30	*22,2*	273	*201,5*	442	*326,4*	31	*22,9*	16	*11,8*	36	*26,6*	–	–	8	*5,9*	3	*2,2*	94	*69,4*	536	*395,8*
	zus.	422	*187,2*	106	*47,0*	657	*291,5*	1185	*525,7*	52	*23,1*	23	*10,2*	50	*22,2*	–	–	22	*9,8*	13	*5,8*	160	*71,0*	1345	*596,7*
75–80	m	177	*295,0*	42	*70,0*	227	*378,3*	446	*743,3*	7	*11,7*	3	*5,0*	7	*11,7*	–	–	7	*11,7*	3	*5,0*	27	*45,0*	473	*788,3*
	w	94	*105,3*	36	*40,3*	149	*166,3*	279	*312,6*	17	*19,0*	16	*17,9*	17	*19,0*	–	–	3	*3,4*	6	*6,7*	59	*66,1*	338	*378,7*
	zus.	271	*181,6*	78	*52,3*	376	*252,0*	725	*485,9*	24	*16,1*	19	*12,7*	24	*16,1*	–	–	10	*6,7*	9	*6,0*	86	*57,6*	811	*543,5*
80–85	m	90	*274,7*	15	*45,8*	101	*308,3*	206	*628,8*	4	*12,2*	2	*6,1*	4	*12,2*	–	–	2	*6,1*	2	*6,1*	14	*42,7*	220	*671,5*
	w	50	*106,6*	12	*25,6*	65	*138,5*	127	*270,6*	8	*17,0*	6	*12,8*	12	*25,6*	–	–	2	*4,3*	2	*4,3*	30	*63,9*	157	*334,5*
	zus.	140	*175,7*	27	*33,9*	166	*208,3*	333	*417,8*	12	*15,1*	8	*10,0*	16	*20,0*	–	–	4	*5,0*	4	*5,0*	44	*55,2*	377	*473,0*
85 und mehr	m	12	*77,0*	1	*6,4*	22	*141,2*	35	*224,7*	4	*25,7*	–	–	1	*6,4*	–	–	–	–	1	*6,4*	6	*38,5*	41	*263,2*
	w	10	*44,4*	2	*8,9*	16	*71,1*	28	*124,4*	2	*8,9*	2	*8,9*	3	*13,3*	–	–	–	–	–	–	7	*31,1*	35	*155,5*
	zus.	22	*57,8*	3	*7,9*	38	*99,8*	63	*165,5*	6	*15,8*	2	*5,3*	4	*10,5*	–	–	–	–	1	*2,6*	13	*34,1*	76	*199,6*
Insgesamt	m	5295	*165,5*	746	*23,3*	11163	*348,8*	17204	*537,6*	740	*23,1*	275	*8,6*	207	*6,5*	66	*2,1*	777	*24,3*	392	*12,2*	2457	*76,8*	19661	*614,4*
	w	1937	*54,8*	434	*12,3*	7654	*216,6*	10025	*283,7*	666	*18,8*	510	*14,4*	383	*10,8*	73	*2,1*	674	*19,1*	456	*12,9*	2762	*78,2*	12787	*361,9*
	zus.	7232	*107,4*	1180	*17,5*	18817	*279,6*	27229	*404,5*	1406	*20,9*	785	*11,7*	590	*87,7*	139	*2,1*	1451	*21,6*	848	*12,6*	5219	*77,5*	32448	*482,0*

Tabelle V. *Bestand der an aktiver Tuberkulose Erkrankten in Bremen am 31. 12. 1962 nach Alter und Geschlecht; absolute und relative Zahlen auf 100 000 Einwohner*
(Entnommen und berechnet aus den Länderstatistiken)

Alter	Geschlecht	Tuberkulose der Atmungsorgane								Tuberkulose anderer Organe														Summe	
		Ia		Ib		Ic		Ia – Ic		Knochen und Gelenke		Peripher. Lymphkn.		Haut		Menin-gitis		Uro-genital		Sonstige		Id gesamt		Ia – Id gesamt	
		abs.	rel.	abs.	rel.	abs.	rel.	abs.	rel.	abs.	rel.	abs.	rel.	abs.	rel.	abs.	rel.	abs.	rel.	abs.	rel.	abs.	rel.	abs.	rel.
0– 1	m	–	–	–	–	–	–	–	–	–	–	–	–	–	–	–	–	–	–	–	–	–	–	–	–
	w	–	–	–	–	–	–	–	–	–	–	–	–	–	–	–	–	–	–	–	–	–	–	–	–
	zus.	–	–	–	–	–	–	–	–	–	–	–	–	–	–	–	–	–	–	–	–	–	–	–	–
1– 5	m	–	–	–	–	39	179,5	39	179,5	3	13,8	–	–	–	–	2	9,2	–	–	–	–	5	23,0	44	202,6
	w	2	9,8	1	4,9	42	205,2	45	219,8	1	4,9	–	–	–	–	5	24,4	–	–	–	–	6	29,3	51	249,1
	zus.	2	4,7	1	2,4	81	192,0	84	199,1	4	9,5	–	–	–	–	7	16,6	–	–	–	–	11	26,1	95	225,2
5–10	m	3	13,3	1	4,4	70	309,7	74	327,4	3	13,3	2	8,8	–	–	7	31,0	–	–	3	13,3	15	66,4	89	393,8
	w	4	18,8	4	18,8	67	315,1	75	352,8	4	18,8	4	18,8	–	–	7	32,9	–	–	3	14,1	18	84,7	93	437,4
	zus.	7	16,0	5	11,4	137	312,4	149	339,7	7	16,0	6	13,7	–	–	14	31,9	–	–	6	13,7	33	75,2	182	415,0
10–15	m	3	13,5	1	4,5	96	430,7	100	448,7	12	53,8	4	17,9	1	4,5	6	26,9	1	4,5	5	22,4	29	130,1	129	578,8
	w	5	23,7	5	23,7	77	365,6	87	413,0	8	38,0	10	47,5	–	–	2	9,5	–	–	5	23,7	25	118,7	112	531,7
	zus.	8	18,5	6	13,8	173	399,1	187	431,4	20	46,1	14	32,3	1	2,3	8	18,5	1	2,3	10	23,1	54	124,6	241	555,9
15–20	m	11	45,4	5	20,7	61	251,9	77	318,0	10	41,3	3	12,4	1	4,1	–	–	5	20,7	4	16,5	23	95,0	100	413,0
	w	16	67,7	2	8,5	61	258,0	79	334,1	7	29,6	8	33,8	–	–	2	8,5	3	12,7	6	25,4	26	110,0	105	444,1
	zus.	27	56,4	7	14,6	122	254,9	156	326,0	17	35,5	11	23,0	1	2,1	2	4,2	8	16,7	10	20,9	49	102,4	205	428,4
20–25	m	38	121,0	7	22,3	112	356,7	157	500,0	9	28,7	3	9,6	–	–	1	3,2	9	28,7	6	19,1	28	89,2	185	589,2
	w	20	65,4	4	13,1	127	415,2	151	493,6	9	29,4	11	36,0	–	–	1	3,3	6	19,6	7	22,9	34	111,1	185	604,8
	zus.	58	93,6	11	17,7	239	385,5	308	496,9	18	29,0	14	22,6	–	–	2	3,2	15	24,2	13	21,0	62	100,0	370	596,9
25–30	m	48	173,3	8	28,9	144	519,8	200	721,9	8	28,9	6	21,7	2	7,2	–	–	16	57,8	7	25,3	39	140,8	239	862,7
	w	24	90,0	5	18,8	134	502,6	163	611,3	6	22,5	13	48,8	1	3,8	1	3,8	15	56,3	7	26,3	43	161,3	206	772,6
	zus.	72	132,4	13	23,9	278	511,3	363	667,7	14	25,8	19	34,9	3	5,5	1	1,8	31	57,0	14	25,8	82	150,8	445	818,5
30–35	m	51	224,1	12	52,7	154	676,7	217	953,5	13	57,1	4	17,6	1	4,4	2	8,8	17	74,7	9	39,5	46	202,1	263	1155,6
	w	28	120,6	7	30,2	142	611,8	177	762,6	9	38,8	7	30,2	2	8,6	1	4,3	13	56,0	10	43,0	42	181,0	219	943,6
	zus.	79	171,9	19	41,3	296	643,9	394	857,1	22	47,9	11	23,9	3	6,5	3	6,5	30	65,3	19	41,3	88	191,4	482	1048,6
35–40	m	48	232,5	7	33,9	171	828,4	226	1094,9	11	53,3	3	14,5	1	4,8	–	–	19	92,0	3	14,5	37	179,2	263	1274,1
	w	28	108,2	6	23,2	143	552,4	177	683,8	6	23,2	4	15,5	2	7,7	2	7,7	11	42,5	14	54,1	39	150,7	216	834,4
	zus.	76	163,3	13	27,9	314	674,9	403	866,1	17	36,5	7	15,0	3	6,4	2	4,3	30	64,5	17	36,5	76	163,3	479	1029,5

40–45	m	61	310,0	5	25,4	159	808,1	225	1143,5	10	50,8	4	20,3	1	5,1	2	10,2	15	76,2	4	20,3	36	183,0	261	1326,4
	w	22	82,8	3	11,3	102	384,1	127	478,2	3	11,3	4	15,1	5	18,8	–	–	15	56,5	7	26,4	34	128,0	161	606,3
	zus.	83	179,5	8	17,3	261	564,5	352	761,3	13	28,1	8	17,3	6	13,0	2	4,3	30	64,9	11	23,8	70	151,4	422	912,8
45–50	m	63	348,4	4	22,1	180	995,4	247	1365,9	7	38,7	2	11,1	1	5,5	1	5,5	9	49,8	10	55,3	30	165,9	277	1531,8
	w	26	112,8	2	8,7	99	429,6	127	551,1	6	26,0	4	17,4	3	13,0	–	–	9	39,1	18	78,1	40	173,6	167	724,7
	zus.	89	216,4	6	14,6	279	678,4	374	909,4	13	31,6	6	14,6	4	9,7	1	2,4	18	43,8	28	68,1	70	170,2	444	1079,6
50–55	m	94	387,9	4	16,5	166	685,0	264	1089,4	9	37,1	3	12,4	–	–	2	8,3	11	45,4	8	33,0	33	136,2	297	1225,6
	w	22	74,4	5	16,9	69	233,4	96	324,7	6	20,3	7	23,7	3	10,1	–	–	6	20,3	8	27,1	30	101,5	126	426,2
	zus.	116	215,6	9	16,7	235	436,8	360	669,2	15	27,9	10	18,6	3	5,6	2	3,7	17	31,6	16	29,7	63	117,1	423	786,3
55–60	m	97	414,4	4	17,1	147	628,0	248	1059,5	9	38,5	3	12,8	1	4,3	–	–	9	38,5	4	17,1	26	111,1	274	1170,6
	w	17	62,6	3	11,1	40	147,4	60	221,1	5	18,4	5	18,4	5	18,4	–	–	9	33,2	2	7,4	26	95,8	86	316,9
	zus.	114	225,6	7	13,8	187	370,0	308	609,4	14	27,7	8	15,8	6	11,9	–	–	18	35,6	6	11,9	52	102,9	360	712,3
60–65	m	88	462,0	3	15,8	91	477,8	182	955,6	7	36,8	1	5,3	1	5,3	–	–	4	21,0	2	10,5	15	78,8	197	1034,3
	w	18	77,0	2	8,6	22	94,1	42	179,7	6	25,7	6	25,7	3	12,8	–	–	4	17,1	11	47,1	30	128,3	72	308,0
	zus.	106	249,9	5	11,8	113	266,4	224	528,0	13	30,6	7	16,5	4	9,4	–	–	8	18,9	13	30,6	45	106,1	269	634,1
65–70	m	44	346,2	3	23,6	52	409,1	99	778,9	5	39,3	1	7,9	–	–	–	–	3	23,6	1	7,9	10	78,7	109	857,6
	w	12	60,9	2	10,2	18	91,4	32	162,4	4	20,3	4	20,3	4	20,3	–	–	3	15,2	9	45,7	24	121,8	56	284,2
	zus.	56	172,8	5	15,4	70	216,0	131	404,1	9	27,8	5	15,4	4	12,3	–	–	6	18,5	10	30,9	34	104,9	165	509,3
70–75	m	31	316,4	2	20,4	39	398,1	72	734,9	4	40,8	–	–	–	–	–	–	1	10,2	–	–	5	51,0	77	786,0
	w	10	65,4	3	19,6	12	78,4	25	163,4	5	32,7	5	32,7	4	26,1	–	–	2	13,1	2	13,1	18	117,7	43	281,1
	zus.	41	163,4	5	19,9	51	203,2	97	386,5	9	35,9	5	19,9	4	15,9	–	–	3	12,0	2	8,0	23	91,7	120	478,2
75–80	m	24	354,6	2	29,5	27	398,9	53	783,0	4	59,1	–	–	–	–	–	–	2	29,5	3	44,3	9	133,0	62	915,9
	w	7	72,2	2	20,6	5	51,5	14	144,3	3	30,9	2	20,6	3	30,9	–	–	2	20,6	1	10,3	11	113,4	25	257,7
	zus.	31	188,2	4	24,3	32	194,3	67	406,8	7	42,5	2	12,1	3	18,2	–	–	4	24,3	4	24,3	20	121,4	87	528,3
80–85	m	16	460,0	1	28,8	12	345,0	29	833,8	1	28,8	–	–	–	–	–	–	–	–	–	–	1	28,8	30	862,6
	w	5	95,3	–	–	4	76,3	9	171,6	1	19,1	2	38,1	–	–	–	–	–	–	2	38,1	5	95,3	14	267,0
	zus.	21	240,8	1	11,5	16	183,4	38	435,7	2	22,9	2	22,9	–	–	–	–	–	–	2	22,9	6	68,8	44	504,5
85 und mehr	m	1	65,0	1	65,0	2	130,0	4	260,1	–	–	–	–	–	–	–	–	–	–	–	–	–	–	4	260,1
	w	4	175,3	–	–	–	–	4	175,3	–	–	–	–	–	–	–	–	–	–	–	–	–	–	4	175,3
	zus.	5	130,9	1	26,2	2	52,4	8	209,4	–	–	–	–	–	–	–	–	–	–	–	–	–	–	8	209,4
Insgesamt	m	721	213,3	70	20,7	1722	509,4	2513	743,4	125	37,0	39	11,5	10	3,0	23	6,8	121	35,8	69	20,4	387	114,5	2900	857,9
	w	270	71,0	56	14,7	1164	306,1	1490	391,8	89	23,4	96	25,2	35	9,2	21	5,5	98	25,8	112	29,5	451	118,6	1941	510,4
	zus.	991	138,0	125	17,5	2886	401,8	4003	557,3	214	29,8	135	18,8	45	6,3	44	6,1	219	30,5	181	25,2	838	116,7	4841	673,9

Tabelle VI. *Bestand der an aktiver Tuberkulose Erkrankten in Nordrhein-Westfalen am 31. 12. 1962 nach Alter und Geschlecht; absolute und relative Zahlen auf 100 000 Einwohner*
(Entnommen und berechnet aus den Länderstatistiken)

Alter	Geschlecht	Tuberkulose der Atmungsorgane								Tuberkulose anderer Organe														Summe	
		Ia		Ib		Ic		Ia–Ic		Knochen und Gelenke		Peripher. Lymphkn.		Haut		Meningitis gitis		Uro-genital		Sonstige		Id gesamt		Ia–Id gesamt	
		abs.	rel.	abs.	rel.	abs.	rel.	abs.	rel.	abs.	rel.	abs.	rel.	abs.	rel.	abs.	rel.	abs.	rel.	abs.	rel.	abs.	rel.	abs.	rel.
0–1	m	1	0,7	1	0,7	66	46,1	68	47,5	1	0,7	1	0,7	–	–	5	3,5	–	–	3	2,1	10	7,0	78	54,5
	w	2	1,5	–	–	67	49,5	69	51,0	–	–	–	–	–	–	4	3,0	–	–	4	3,0	8	5,9	77	56,9
	zus.	3	1,1	1	0,4	133	47,8	137	49,2	1	0,4	1	0,4	–	–	9	3,2	–	–	7	2,5	18	6,5	155	55,7
1–5	m	19	3,5	1	0,2	1377	253,8	1397	257,5	15	2,8	31	5,7	5	1,0	36	6,6	8	1,5	26	4,8	121	22,3	1518	279,9
	w	13	2,5	4	0,8	1237	238,8	1254	242,1	26	5,0	26	5,0	6	1,2	40	7,7	3	0,6	36	7,0	137	26,4	1391	268,5
	zus.	32	3,0	5	0,5	2614	246,6	2651	250,0	41	3,9	57	5,4	11	1,1	76	7,2	11	1,1	62	5,8	258	24,3	2909	274,4
5–10	m	37	6,1	6	1,0	2308	382,7	2351	389,9	65	10,8	108	17,9	11	1,8	41	6,8	12	2,0	24	4,0	261	43,3	2612	433,2
	w	22	3,8	4	0,7	2088	363,1	2114	367,6	66	11,5	102	17,7	8	1,4	36	6,3	5	0,9	46	8,0	263	45,7	2377	413,4
	zus.	59	5,0	10	0,9	4396	373,2	4465	379,0	131	11,1	210	17,8	19	1,6	77	6,5	17	1,4	70	5,9	524	44,5	4989	423,5
10–15	m	47	8,4	29	5,2	970	172,9	1046	186,4	111	19,8	132	23,5	11	2,0	25	4,5	11	2,0	36	6,4	326	58,1	1372	244,6
	w	48	9,0	16	3,0	1080	202,1	1144	214,1	123	23,0	137	25,6	21	3,9	33	6,2	10	2,0	62	11,6	386	72,2	1530	286,2
	zus.	95	8,7	45	4,1	2050	187,0	2190	199,8	234	21,4	269	24,5	32	2,9	58	5,3	21	1,9	98	8,9	712	65,0	2902	264,8
15–20	m	328	65,2	75	14,9	1198	238,2	1601	318,3	150	29,8	129	25,6	18	3,6	26	5,2	45	8,9	76	15,1	444	88,3	2045	406,6
	w	202	42,1	52	10,8	1137	236,9	1391	289,8	147	30,6	166	34,6	26	5,4	20	4,2	38	7,9	98	20,4	495	103,1	1886	392,9
	zus.	530	53,9	127	12,9	2335	237,5	2992	304,4	297	30,2	295	30,0	44	4,5	46	4,7	83	8,4	174	17,7	939	95,5	3931	399,9
20–25	m	650	96,3	157	23,3	2089	309,5	2896	429,0	171	25,3	91	13,5	31	4,6	17	2,5	103	15,2	124	18,4	537	79,6	3433	508,6
	w	397	61,6	83	12,9	1675	259,7	2155	334,1	132	20,5	206	31,9	62	9,6	17	2,6	104	16,1	153	23,7	674	104,5	2829	438,6
	zus.	1047	79,3	240	18,2	3764	285,1	5051	382,6	303	22,9	297	22,5	93	7,0	34	2,6	207	15,7	277	21,0	1211	91,7	6262	474,4
25–30	m	859	131,7	176	27,0	2226	341,4	3261	500,1	183	28,1	85	13,0	33	5,1	11	1,7	149	22,8	117	17,9	578	88,6	3839	588,7
	w	513	84,6	94	15,5	1924	317,2	2531	417,3	138	22,7	167	27,5	72	11,9	19	3,1	192	31,7	152	25,1	740	122,0	3271	539,3
	zus.	1372	109,0	270	21,4	4150	329,6	5792	460,0	321	25,5	252	20,0	105	8,3	30	2,4	341	27,1	269	21,4	1318	104,7	7110	564,7
30–35	m	1040	168,7	233	37,8	2478	401,9	3751	608,4	161	26,1	101	16,4	49	8,0	11	1,8	211	34,2	132	21,4	665	107,9	4416	716,3
	w	472	84,7	117	21,0	1911	343,1	2500	448,8	151	27,1	138	24,8	79	14,2	15	2,7	235	42,2	186	33,4	804	144,3	3304	593,1
	zus.	1512	128,8	350	29,8	4389	373,8	6251	532,4	312	26,6	239	20,3	128	10,9	26	2,2	446	38,0	318	27,1	1469	125,1	7720	657,6
35–40	m	1157	220,8	244	46,6	2430	463,7	3831	731,2	197	37,6	76	14,5	62	11,8	7	1,3	234	44,6	103	19,7	679	129,6	4510	860,7
	w	520	85,6	121	19,9	1744	287,2	2385	392,8	163	26,8	149	24,5	104	17,1	9	1,5	239	39,4	153	25,2	817	134,5	3202	527,3
	zus.	1677	148,4	365	32,3	4174	369,4	6216	550,1	360	31,9	225	19,9	166	14,7	16	1,4	473	41,9	256	22,7	1496	132,4	7712	682,5

40–45	m	1164	*267,0*	228	*32,3*	2355	*540,1*	3747	*859,4*	158	*36,2*	58	*13,3*	54	*12,4*	16	*3,7*	221	*50,7*	114	*26,1*
	w	474	*82,7*	143	*25,0*	1448	*252,8*	2065	*360,4*	165	*28,8*	129	*22,5*	77	*13,4*	7	*1,2*	191	*33,3*	151	*26,4*
	zus.	1638	*162,3*	371	*36,8*	3803	*376,9*	5812	*576,0*	323	*32,0*	187	*18,5*	131	*13,0*	23	*2,3*	412	*40,8*	265	*26,3*
45–50	m	1299	*342,7*	273	*72,0*	2392	*631,1*	3964	*1045,9*	122	*32,2*	46	*12,1*	64	*16,9*	3	*0,9*	164	*43,3*	113	*29,8*
	w	442	*88,2*	126	*25,1*	1285	*256,5*	1853	*369,9*	122	*24,4*	91	*18,2*	106	*21,1*	7	*1,4*	140	*27,9*	134	*26,7*
	zus.	1741	*197,9*	399	*45,3*	3677	*417,8*	5817	*661,0*	244	*27,7*	137	*15,6*	170	*19,3*	10	*1,2*	304	*34,5*	247	*28,1*
50–55	m	1791	*361,1*	329	*66,3*	2925	*589,7*	5045	*1017,1*	165	*33,1*	42	*8,4*	87	*17,5*	8	*1,6*	150	*30,1*	106	*21,3*
	w	391	*61,2*	124	*19,4*	1187	*185,8*	1702	*266,4*	127	*19,9*	96	*15,0*	120	*18,7*	7	*1,1*	138	*21,6*	158	*24,7*
	zus.	2182	*192,2*	453	*39,9*	4112	*362,3*	6747	*594,4*	292	*25,7*	138	*12,1*	207	*18,2*	15	*1,3*	288	*25,4*	264	*23,3*
55–60	m	1843	*365,0*	320	*63,4*	2702	*535,0*	4865	*963,4*	136	*26,9*	42	*8,3*	68	*13,5*	2	*0,4*	125	*24,8*	73	*14,4*
	w	366	*61,7*	107	*18,1*	995	*167,8*	1468	*247,6*	104	*17,5*	95	*16,0*	124	*20,9*	3	*0,5*	75	*12,6*	94	*15,8*
	zus.	2209	*201,2*	427	*38,9*	3697	*336,7*	6333	*576,8*	240	*21,9*	137	*12,5*	192	*17,5*	5	*0,5*	200	*18,2*	167	*15,2*
60–65	m	1669	*396,4*	306	*72,7*	2437	*578,9*	4412	*1048,0*	98	*23,3*	31	*7,4*	84	*20,0*	2	*0,5*	97	*23,0*	60	*14,3*
	w	278	*54,9*	94	*18,6*	872	*172,1*	1244	*245,5*	109	*21,5*	58	*11,4*	83	*16,4*	3	*0,6*	57	*11,2*	86	*17,0*
	zus.	1947	*209,8*	400	*43,1*	3309	*356,6*	5656	*609,5*	207	*22,3*	89	*9,6*	167	*18,0*	5	*0,5*	154	*16,6*	146	*15,7*
65–70	m	925	*349,2*	204	*77,0*	1239	*467,7*	2368	*893,9*	68	*25,7*	18	*6,8*	35	*13,2*	–	–	45	*17,0*	22	*8,3*
	w	218	*54,7*	82	*20,6*	582	*146,1*	882	*221,4*	66	*16,6*	41	*10,3*	82	*20,6*	1	*0,2*	29	*7,3*	42	*10,5*
	zus.	1143	*172,3*	286	*43,1*	1821	*274,5*	3250	*489,9*	134	*20,2*	59	*8,9*	117	*17,6*	1	*0,1*	74	*11,1*	64	*9,6*
70–75	m	545	*295,7*	118	*64,0*	746	*404,8*	1409	*764,5*	37	*20,0*	7	*3,8*	30	*16,3*	–	–	16	*8,7*	15	*8,1*
	w	154	*53,2*	46	*15,9*	318	*109,7*	518	*178,8*	47	*16,2*	25	*8,6*	48	*16,6*	–	–	17	*5,9*	25	*8,6*
	zus.	699	*147,5*	164	*34,5*	1064	*224,5*	1927	*406,5*	84	*17,7*	32	*6,7*	78	*16,4*	–	–	33	*6,7*	40	*8,4*
75–80	m	217	*177,8*	56	*45,9*	417	*341,8*	690	*565,6*	23	*18,8*	5	*4,0*	17	*13,9*	1	*0,8*	17	*13,9*	10	*8,2*
	w	119	*65,4*	32	*17,6*	200	*109,9*	351	*192,9*	31	*17,0*	17	*9,3*	31	*17,0*	1	*0,5*	8	*4,4*	13	*7,1*
	zus.	336	*110,5*	88	*28,9*	617	*203,0*	1041	*342,1*	54	*17,8*	22	*7,3*	48	*15,8*	2	*0,7*	25	*8,2*	23	*7,6*
80 und mehr	m	101	*110,6*	22	*24,0*	149	*163,2*	272	*298,0*	8	*8,8*	5	*5,5*	12	*13,1*	–	–	8	*8,8*	1	*1,1*
	w	60	*45,2*	15	*11,3*	74	*55,8*	149	*112,4*	15	*11,3*	4	*3,0*	22	*16,6*	1	*0,8*	4	*3,0*	4	*3,0*
	zus.	161	*71,9*	37	*16,5*	223	*100,0*	421	*187,9*	23	*10,3*	9	*4,0*	34	*15,2*	1	*0,5*	12	*5,4*	5	*2,2*
Insgesamt	m	13692	*177,4*	2778	*36,0*	30504	*395,1*	46974	*608,5*	1869	*24,2*	1008	*13,1*	671	*8,7*	211	*2,7*	1616	*20,9*	1155	*15,0*
	w	4691	*554,1*	1260	*14,9*	19824	*234,0*	25775	*304,3*	1732	*20,4*	1647	*19,4*	1071	*12,6*	223	*2,6*	1485	*17,5*	1597	*18,8*
	zus.	18383	*113,5*	4038	*24,9*	50328	*310,9*	72749	*449,3*	3601	*22,2*	2655	*16,4*	1742	*10,7*	434	*2,7*	3101	*19,1*	2752	*17,0*

40–45	m	621	*142,4*	4368	*1022,7*
	w	720	*125,7*	2785	*486,0*
	zus.	1341	*132,9*	7153	*708,9*
45–50	m	512	*135,0*	4476	*1181,0*
	w	600	*119,8*	2453	*489,7*
	zus.	1112	*126,4*	6929	*787,4*
50–55	m	558	*112,3*	5603	*1127,0*
	w	646	*101,1*	2348	*367,4*
	zus.	1204	*106,2*	7951	*700,5*
55–60	m	446	*88,3*	5311	*1051,7*
	w	495	*83,5*	1963	*331,0*
	zus.	941	*85,7*	7274	*662,5*
60–65	m	372	*88,4*	4784	*1136,3*
	w	396	*78,2*	1640	*323,7*
	zus.	768	*82,8*	6424	*692,2*
65–70	m	188	*71,2*	2556	*964,9*
	w	261	*65,5*	1143	*286,9*
	zus.	449	*67,7*	3699	*557,6*
70–75	m	105	*57,0*	1514	*821,5*
	w	162	*55,9*	680	*234,7*
	zus.	267	*56,3*	2194	*462,9*
75–80	m	73	*59,8*	763	*625,4*
	w	101	*55,5*	452	*248,4*
	zus.	174	*57,2*	1215	*399,7*
80 und mehr	m	34	*37,2*	306	*335,2*
	w	50	*37,8*	199	*150,1*
	zus.	84	*37,5*	505	*225,4*
Insgesamt	m	6530	*84,6*	53504	*693,1*
	w	7755	*91,6*	33530	*395,9*
	zus.	14285	*88,2*	87034	*537,6*

Tabelle VII. *Bestand der an aktiver Tuberkulose Erkrankten in Hessen am 31. 12. 1962 nach Alter und Geschlecht; absolute und relative Zahlen auf 100 000 Einwohner*
(Entnommen und berechnet aus den Länderstatistiken)

Alter	Geschlecht	Tuberkulose der Atmungsorgane								Tuberkulose andere Organe														Summe	
		Ia		Ib		Ic		Ia–Ic		Knochen und Gelenke		Peripher. Lymphkn.		Haut		Menin-gitis		Uro-genital		Sonstige		Id gesamt		Ia–Id gesamt	
		abs.	rel.	abs.	rel.	abs.	rel.	abs.	rel.	abs.	rel.	abs.	rel.	abs.	rel.	abs.	rel.	abs.	rel.	abs.	rel.	abs.	rel.	abs.	rel.
0– 1	m	1	2,4	–	–	8	19,1	9	21,5	–	–	–	–	–	–	–	–	–	–	–	–	–	–	9	21,5
	w	1	2,5	–	–	7	17,6	8	20,1	–	–	–	–	–	–	–	–	–	–	–	–	–	–	8	20,1
	zus.	2	2,5	–	–	15	18,4	17	20,8	–	–	–	–	–	–	–	–	–	–	–	–	–	–	17	20,8
1– 5	m	2	1,3	–	–	193	124,0	195	125,3	4	2,6	4	2,6	1	0,6	3	2,0	–	–	1	0,6	13	8,4	208	133,6
	w	4	2,7	–	–	174	117,5	178	120,3	–	–	6	4,1	–	–	6	4,1	–	–	3	2,0	15	10,1	193	130,4
	zus.	6	2,0	–	–	367	120,9	373	122,9	4	1,3	10	3,3	1	0,3	9	3,0	–	–	4	1,3	28	9,2	401	132,1
5–10	m	1	0,6	1	0,6	332	195,3	334	196,5	7	4,1	13	7,6	1	0,6	11	6,5	1	0,6	5	2,9	38	22,4	372	218,8
	w	5	3,1	–	–	293	182,0	298	185,1	6	3,7	11	6,8	2	1,2	11	6,8	1	0,6	2	1,2	33	20,5	331	205,6
	zus.	6	1,8	1	0,3	625	188,8	632	190,9	13	3,9	24	7,3	3	1,0	22	6,6	2	0,6	7	2,1	71	21,5	703	212,4
10–15	m	6	3,5	–	–	210	122,4	216	125,9	17	9,9	12	7,0	1	0,6	6	3,5	3	1,7	10	5,8	49	28,6	265	154,5
	w	6	3,7	1	0,6	180	111,1	187	115,4	15	9,3	20	12,3	4	2,5	9	5,6	1	0,6	3	1,9	52	32,1	239	147,5
	zus.	12	3,6	1	0,3	390	116,9	403	120,8	32	9,6	32	9,6	5	1,5	15	4,5	4	1,2	13	3,9	101	30,3	504	151,1
15–20	m	49	31,5	12	7,7	206	132,3	267	171,5	21	13,5	14	9,0	2	1,2	4	2,6	8	5,1	13	8,3	62	39,8	329	211,3
	w	42	28,4	8	5,4	228	154,4	278	188,2	14	9,5	19	12,9	1	0,7	4	2,7	8	5,4	26	17,6	72	48,7	350	237,0
	zus.	91	30,0	20	6,6	434	143,0	545	179,5	35	11,5	33	10,9	3	1,0	8	2,6	16	5,3	39	12,9	134	44,2	679	223,7
20–25	m	125	60,0	20	9,6	472	226,9	617	296,6	21	10,1	26	12,5	7	3,4	5	2,4	16	7,7	34	16,3	109	52,4	726	349,0
	w	77	39,5	14	7,2	373	191,5	464	238,2	21	10,8	41	21,0	11	5,6	2	1,0	34	17,4	35	18,0	144	73,9	608	312,1
	zus.	202	50,1	34	8,4	845	209,8	1 081	268,4	42	10,4	67	16,6	18	4,5	7	1,7	50	12,4	69	17,1	253	62,8	1 334	331,2
25–30	m	158	83,2	26	13,7	488	256,8	672	353,7	30	15,8	33	17,4	7	3,7	–	–	39	20,5	30	15,8	139	73,2	811	426,8
	w	98	56,1	16	9,2	372	212,9	486	278,2	25	14,3	33	18,9	16	9,2	2	1,1	37	21,2	35	20,0	148	84,7	634	362,9
	zus.	256	70,2	42	11,5	860	235,9	1 158	317,7	55	15,1	66	18,1	23	6,4	2	0,5	76	20,8	65	17,8	287	78,7	1 445	396,4
30–35	m	227	131,4	20	11,6	498	288,2	745	431,1	30	17,4	20	11,6	13	7,5	1	0,6	61	35,3	37	21,4	162	93,8	907	524,9
	w	122	76,7	11	6,9	373	234,6	506	318,2	19	11,9	38	23,9	5	3,1	2	1,3	62	39,0	36	22,6	162	101,9	668	420,1
	zus.	349	105,1	31	9,3	871	262,3	1 251	376,9	49	14,8	58	17,5	18	5,4	3	1,0	123	37,0	73	22,0	324	97,6	1 575	474,4
35–40	m	257	164,5	31	19,8	561	359,1	849	543,5	35	22,4	15	9,6	6	3,8	–	–	97	62,1	47	30,1	200	128,1	1 049	671,6
	w	146	80,3	17	9,4	411	226,1	574	315,7	24	13,2	33	18,1	14	7,7	–	–	77	42,4	51	28,0	199	109,5	773	425,2
	zus.	403	120,7	48	14,2	972	291,0	1 423	421,0	59	17,5	48	14,2	20	5,9	–	–	174	51,5	98	29,0	399	118,0	1 822	539,0

40–45	m	234	174,6	39	29,1	546	407,5	819	611,1	33	24,6	9	6,7	13	9,7	–	–	65	48,5	44	32,8	164	122,4	983	733,6
	w	106	58,9	20	11,1	361	200,8	487	270,9	30	16,7	38	21,1	16	8,9	–	–	68	37,8	40	22,2	192	106,8	679	377,6
	zus.	340	108,3	59	18,8	907	289,0	1306	416,2	63	20,1	47	15,0	29	9,2	–	–	133	41,4	84	26,8	356	113,4	1662	529,6
45–50	m	215	189,6	24	21,2	481	424,2	720	634,9	24	21,2	5	4,4	6	5,3	–	–	41	36,2	33	29,1	109	96,1	829	731,0
	w	84	55,9	11	7,3	221	147,0	316	210,2	28	18,6	20	13,3	8	5,3	–	–	34	22,6	27	18,0	117	77,8	433	288,1
	zus.	299	113,4	35	13,3	702	266,2	1036	392,9	52	19,7	25	9,5	14	5,3	–	–	75	28,4	60	22,7	226	85,7	1262	478,6
50–55	m	383	246,8	57	36,7	664	427,8	1104	711,3	33	21,3	10	6,4	8	5,1	1	0,6	32	20,6	46	29,6	130	83,8	1234	795,2
	w	81	40,7	20	10,0	251	126,1	352	176,8	26	13,0	23	11,6	26	13,0	–	–	22	11,0	48	24,1	145	72,8	497	249,6
	zus.	464	131,0	77	21,7	915	258,3	1456	410,0	59	16,7	33	9,3	34	9,6	1	0,3	54	15,2	94	26,5	275	77,6	1731	488,6
55–60	m	461	294,6	59	37,7	678	433,2	1198	765,5	37	23,6	8	5,1	15	9,6	3	1,9	32	20,4	47	30,0	142	90,7	1340	856,2
	w	89	47,7	22	11,8	215	115,3	326	174,8	34	18,2	32	17,1	25	13,4	1	0,5	20	10,7	40	21,4	152	81,5	478	256,3
	zus.	550	160,3	81	23,6	893	260,3	1524	444,4	71	20,7	40	11,7	40	11,7	4	1,2	52	15,2	87	25,4	294	85,7	1818	530,0
60–65	m	422	318,7	71	53,6	640	483,4	1133	855,7	19	14,4	8	6,0	18	13,6	–	–	48	36,3	33	24,9	126	95,2	1259	950,9
	w	75	45,7	16	9,8	197	120,1	288	175,6	30	18,3	22	13,4	32	19,5	–	–	19	11,6	32	19,5	135	82,3	423	257,9
	zus.	497	167,7	87	29,4	837	282,5	1421	479,6	49	16,5	30	10,1	50	16,9	–	–	67	22,6	65	21,9	261	88,1	1682	567,7
65–70	m	290	323,3	44	49,0	388	432,5	722	804,9	21	23,4	7	7,8	14	15,6	–	–	21	23,4	12	13,4	75	83,6	797	888,5
	w	77	58,1	17	12,8	179	135,1	273	206,0	17	12,8	14	10,6	31	23,4	–	–	9	6,8	26	19,6	97	73,2	370	279,2
	zus.	367	165,2	61	27,5	567	255,2	995	447,7	38	17,1	21	9,4	45	20,2	–	–	30	13,5	38	17,1	172	77,4	1167	525,2
70–75	m	185	285,5	22	33,9	199	307,1	406	626,5	15	23,1	2	3,1	5	7,7	–	–	9	13,9	4	6,2	35	54,0	441	680,5
	w	58	59,2	16	16,3	98	100,0	172	175,6	15	15,3	12	12,2	13	13,3	–	–	11	11,1	11	11,1	62	63,3	234	238,9
	zus.	243	149,3	38	23,3	297	182,4	578	355,0	30	18,4	14	8,6	18	11,1	–	–	20	12,3	15	9,2	97	59,6	675	414,6
75–80	m	81	186,6	11	25,3	96	221,3	188	433,2	7	16,1	3	6,9	3	6,9	–	–	4	9,2	3	6,9	20	46,0	208	479,2
	w	51	80,8	8	12,7	59	93,5	118	187,0	9	14,3	3	4,7	14	22,2	–	–	2	3,2	6	9,5	34	53,9	152	240,9
	zus.	132	123,9	19	17,8	155	145,5	306	287,3	16	15,0	6	5,6	17	16,0	–	–	6	5,6	9	8,4	54	50,7	360	338,0
80–85	m	41	173,4	11	46,5	36	152,3	88	372,3	10	4,2	2	8,5	8	33,8	–	–	2	8,5	3	12,7	25	105,7	113	478,0
	w	27	78,5	4	11,6	23	66,8	54	157,0	11	32,0	6	17,4	4	11,6	–	–	–	–	2	5,8	23	66,9	77	223,9
	zus.	68	117,0	15	25,8	59	101,5	142	244,5	21	36,1	8	13,8	12	20,7	–	–	2	3,4	5	8,6	48	82,6	190	327,0
85 und mehr	m	8	76,9	1	9,6	6	57,7	15	144,2	3	28,8	1	9,6	1	9,6	–	–	–	–	–	–	5	48,1	20	192,3
	w	4	26,7	1	6,7	7	46,7	12	80,0	3	20,0	–	–	3	20,0	–	–	–	–	–	–	6	40,0	18	120,0
	zus.	12	47,2	2	7,9	13	51,2	27	106,2	6	23,6	1	3,9	4	15,7	–	–	–	–	–	–	11	43,3	38	149,6
Insgesamt	m	3146	134,2	449	19,1	6702	285,8	10297	439,1	367	15,7	192	8,2	129	5,5	34	1,4	479	20,4	402	17,1	1603	68,4	11900	507,5
	w	1153	44,5	202	7,8	4022	155,2	5377	207,4	327	12,6	371	14,3	225	8,7	37	1,4	405	15,6	423	16,3	1788	69,0	7165	276,4
	zus.	4299	87,1	651	13,2	10724	217,2	15674	317,5	694	14,1	563	11,4	354	7,2	71	1,4	884	17,9	825	16,7	3391	68,7	19065	386,2

Tabelle VIII. *Bestand der an aktiver Tuberkulose Erkrankten in Rheinland-Pfalz am 31. 12. 1962 nach Alter und Geschlecht; absolute und relative Zahlen auf 100 000 Einwohner*
(Entnommen und berechnet aus den Länderstatistiken)

Alter	Geschlecht	Tuberkulose der Atmungsorgane								Tuberkulose anderer Organe														Summe	
		Ia		Ib		Ic		Ia–Ic		Knochen und Gelenke		Peripher. Lymphkn.		Haut		Menin-gitis		Uro-genital		Sonstige		Id gesamt		Ia-Id gesamt	
		abs.	rel.	abs.	rel.	abs.	rel.	abs.	rel.	abs.	rel.	abs.	rel.	abs.	rel.	abs.	rel.	abs.	rel.	abs.	rel.	abs.	rel.	abs.	rel.
0–1	m	1	3,0	–	–	7	21,2	8	24,2	–	–	–	–	–	–	–	–	–	–	–	–	–	–	8	24,2
	w	–	–	–	–	10	30,7	10	30,7	–	–	–	–	–	–	–	–	–	–	–	–	–	–	10	30,7
	zus.	1	1,5	–	–	17	26,3	18	27,8	–	–	–	–	–	–	–	–	–	–	–	–	–	–	18	27,8
1–5	m	4	3,2	3	2,4	272	215,8	279	221,4	8	6,3	9	7,1	1	0,8	3	2,4	–	–	4	3,2	25	19,8	304	241,2
	w	2	1,7	2	1,7	233	194,2	237	197,5	7	5,8	7	5,8	–	–	9	7,5	–	–	–	–	23	19,2	260	216,7
	zus.	6	2,4	5	2,0	505	205,5	516	210,0	15	6,1	16	6,5	1	0,4	12	4,9	–	–	4	1,6	48	19,5	564	229,5
5–10	m	6	4,2	3	2,1	586	408,9	595	415,2	31	21,6	32	22,3	6	4,2	18	12,6	5	3,5	8	5,6	100	69,8	695	485,0
	w	6	4,4	1	0,7	470	345,8	477	351,0	25	18,4	29	21,3	2	1,5	15	11,0	1	0,8	12	8,8	84	61,8	561	412,8
	zus.	12	4,3	4	1,4	1056	378,2	1072	384,0	56	20,1	61	21,8	8	2,8	33	11,8	6	2,2	20	7,2	184	65,9	1256	449,8
10–15	m	8	5,8	6	4,4	424	309,5	438	319,7	34	24,8	29	21,2	8	5,8	10	7,3	4	2,9	9	6,6	94	68,6	532	388,3
	w	8	6,1	10	7,7	378	290,8	396	304,6	23	17,7	33	25,4	5	3,8	7	5,4	6	4,6	18	13,8	92	70,8	488	375,4
	zus.	16	6,0	16	6,0	802	300,4	834	312,4	57	21,3	62	23,2	13	4,9	17	6,4	10	3,7	27	10,1	186	69,7	1020	382,0
15–20	m	42	41,1	26	25,4	222	217,3	290	283,8	31	30,3	17	16,6	6	5,9	3	3,0	3	3,0	9	8,9	69	67,5	359	351,3
	w	36	36,6	16	16,3	222	225,7	274	278,5	17	17,2	20	20,3	7	7,1	9	9,1	9	9,1	19	19,3	81	82,3	355	360,8
	zus.	78	38,9	42	20,9	444	221,2	564	281,0	48	23,9	37	18,4	13	6,5	12	6,0	12	6,0	28	14,0	150	74,7	714	355,7
20–25	m	135	98,5	45	32,8	408	297,8	588	429,2	35	25,5	16	11,7	8	5,8	4	2,9	19	13,9	22	16,1	104	75,9	692	505,1
	w	60	45,6	28	21,3	347	263,7	435	330,5	35	26,6	56	42,6	13	9,9	3	2,3	28	21,3	23	17,5	158	120,0	593	450,6
	zus.	195	72,5	73	27,2	755	280,7	1023	380,3	70	26,0	72	26,8	21	7,8	7	2,6	47	17,5	45	16,7	262	97,4	1285	477,7
25–30	m	160	125,6	74	58,1	421	330,5	655	514,1	39	30,6	24	18,8	11	8,6	1	0,8	35	27,5	24	18,8	134	105,1	789	619,3
	w	71	59,2	46	38,3	396	330,0	513	427,5	27	22,5	33	27,5	13	10,8	2	1,7	49	40,8	33	27,5	157	130,8	670	558,3
	zus.	231	93,1	120	48,3	817	329,4	1168	471,0	66	26,6	57	23,0	24	9,7	3	1,2	84	33,9	57	23,0	291	117,3	1459	588,3
30–35	m	222	185,0	96	80,0	596	496,7	914	761,7	32	26,7	15	12,5	14	11,7	2	1,7	76	63,3	33	27,5	172	143,3	1086	905,0
	w	93	81,9	43	37,9	431	379,7	567	499,6	34	30,0	35	30,8	20	17,6	2	1,8	59	52,0	42	37,0	192	169,2	759	668,7
	zus.	315	134,9	139	59,5	1027	439,9	1481	634,3	66	28,3	50	21,4	34	14,6	4	1,7	135	57,8	75	32,1	364	155,9	1845	790,2
35–40	m	257	243,6	99	93,8	636	602,8	992	940,3	46	43,6	14	13,3	3	2,8	2	1,9	76	72,0	40	37,9	181	171,6	1173	1111,6
	w	97	75,8	56	43,8	444	346,9	597	466,4	26	20,3	27	21,1	13	10,2	–	–	62	48,4	33	25,8	161	125,8	758	592,6
	zus.	354	151,5	155	66,4	1080	462,4	1589	680,2	72	30,8	41	17,6	16	6,8	2	0,9	138	59,1	73	31,3	342	146,4	1931	826,6

40–45	m	257	293,8	101	115,5	597	682,6	955	1091,9	31	35,4	9	10,3	9	10,3	–	–	56	64,0	36	41,6	141	161,2	1 096	1 253,1
	w	74	61,4	55	45,6	383	317,5	512	424,5	27	22,4	22	18,2	23	19,1	2	1,7	69	57,2	31	25,7	174	144,3	686	568,8
	zus.	331	159,1	156	75,0	980	471,2	1 467	705,3	58	27,9	31	14,9	32	15,4	2	1,0	125	60,1	67	32,2	315	151,4	1 782	856,7
45–50	m	234	207,9	99	130,4	551	726,0	884	1164,7	33	43,5	11	14,5	10	13,2	–	–	52	68,5	30	39,8	136	179,2	1 020	1 343,9
	w	73	70,4	39	37,6	304	293,4	416	401,4	23	22,2	24	23,2	19	18,3	–	–	44	42,5	32	30,9	142	137,0	558	538,2
	zus.	307	170,9	138	76,9	855	476,5	1 300	724,6	56	31,2	35	19,5	29	16,2	–	–	96	53,5	62	34,6	278	154,8	1 578	878,7
50–55	m	377	366,2	127	123,4	646	627,7	1 150	1117,3	44	42,8	9	8,7	21	20,4	–	–	42	40,8	34	33,0	150	145,8	1 300	1 263,1
	w	60	44,5	34	25,2	288	2[illegible]3,4	382	283,3	32	37,2	17	12,6	33	24,5	1	0,7	43	31,9	28	20,8	154	114,2	536	397,5
	zus.	437	183,9	161	67,8	934	392,8	1 532	644,5	76	32,0	26	10,9	54	22,7	1	0,4	85	35,7	62	26,1	304	127,9	1 836	772,4
55–60	m	455	434,0	173	165,0	606	578,0	1 234	1177,0	25	23,8	6	5,7	17	16,3	1	1,0	42	40,1	28	26,7	119	113,5	1 353	1 290,5
	w	62	48,8	34	26,8	218	171,6	314	247,2	32	25,2	17	13,4	34	26,8	1	0,8	27	21,3	34	26,8	145	114,2	459	361,4
	zus.	517	223,0	207	89,4	824	355,5	1 548	667,9	57	24,6	23	9,9	51	22,0	2	0,9	69	29,8	62	26,7	264	113,9	1 812	781,8
60–65	m	398	442,0	146	162,3	567	630,0	1 111	1233,8	25	27,8	8	8,9	15	16,7	–	–	27	30,0	18	20,0	93	103,3	1 204	1 337,1
	w	55	49,3	28	25,1	195	174,8	278	249,2	25	22,4	18	16,1	30	26,9	1	0,9	14	12,5	25	22,4	113	101,3	391	350,5
	zus.	453	224,8	174	86,3	762	378,0	1 389	689,1	50	24,8	26	12,9	45	22,3	1	0,5	41	20,3	43	21,3	206	102,3	1 595	791,4
65–70	m	225	378,8	86	144,7	285	479,8	596	1 003,3	18	30,3	5	8,4	5	8,4	–	–	16	26,9	9	15,1	53	89,2	649	1 092,5
	w	53	60,2	35	39,8	115	130,7	203	230,7	17	19,3	11	12,5	29	33,0	–	–	10	11,4	19	21,6	86	97,7	289	328,4
	zus.	278	188,6	121	82,1	400	270,1	799	540,8	35	23,7	16	10,9	34	23,1	–	–	26	17,6	28	19,0	139	94,3	938	635,1
70–75	m	136	326,0	54	129,5	141	338,1	331	793,6	15	36,0	3	7,2	2	4,8	–	–	3	7,2	4	9,6	27	64,8	358	858,4
	w	56	87,5	17	26,6	66	103,2	139	217,3	19	29,7	5	7,8	27	42,4	–	–	10	42,2	8	12,5	69	107,8	208	325,1
	zus.	192	181,7	71	67,2	207	195,8	470	444,7	34	32,8	8	7,6	29	27,4	–	–	13	12,3	12	11,4	96	90,8	566	535,5
75–80	m	71	254,1	29	103,8	47	168,2	147	526,1	4	14,3	3	10,7	4	14,3	–	–	4	14,3	1	3,6	16	57,3	163	583,4
	w	24	58,4	13	31,6	39	94,8	76	184,8	7	17,0	1	2,4	6	14,6	–	–	2	4,9	2	4,9	18	43,7	94	228,5
	zus.	95	137,5	42	60,8	86	124,5	223	322,8	11	15,9	4	5,8	10	14,5	–	–	6	8,7	3	4,3	34	49,2	257	372,0
80–85	m	24	155,2	11	71,1	34	219,8	69	446,1	4	25,9	1	6,5	1	6,5	–	–	2	13,0	–	–	8	51,7	77	497,8
	w	15	68,8	3	13,8	16	73,3	34	155,9	4	18,3	4	18,3	7	32,1	–	–	2	9,2	2	9,2	19	97,2	53	243,1
	zus.	39	104,6	14	37,5	50	134,0	103	276,2	8	21,4	5	13,4	8	21,4	–	–	4	10,7	2	1,4	27	72,4	130	348,5
85 und mehr	m	7	109,5	3	46,9	–	–	10	156,5	1	15,7	–	–	1	15,7	–	–	–	–	–	–	2	31,4	12	187,8
	w	5	53,8	2	21,5	5	53,8	12	129,2	2	21,5	1	11,8	2	21,5	–	–	–	–	–	–	5	53,8	17	183,0
	zus.	12	76,4	5	31,8	5	31,8	22	140,1	3	19,1	1	6,4	3	19,1	–	–	–	–	–	–	7	44,6	29	184,7
Insgesamt	m	3 019	183,7	1 181	71,9	7 046	4[illegible]2,9	11 246	684,5	456	27,8	211	12,8	142	8,6	44	2,7	462	28,1	309	18,8	1 624	98,8	12870	783,3
	w	850	46,4	462	25,2	4 560	249,0	5 872	320,7	382	21,1	360	19,7	283	15,5	52	2,8	435	23,8	361	19,7	1 873	102,3	7745	423,0
	zus.	3 869	111,3	1 643	47,3	11604	334,0	17118	492,7	838	24,1	571	16,4	425	12,2	96	2,8	897	25,8	670	19,3	3 497	100,6	20615	593,3

Tabelle IX. *Bestand der an aktiver Tuberkulose Erkrankten im Saarland am 31. 12. 1962 nach Alter und Geschlecht; absolute und relative Zahlen auf 100 000 Einwohner*

Alter	Geschlecht	Tuberkulose der Atmungsorgane								Tuberkulose anderer Organe														Summe	
		Ia		Ib		Ic		Ia–Ic		Knochen und Gelenke		Peripher. Lymphkn.		Haut		Meningitis		Urogenital		Sonstige		Id gesamt		Ia–Id gesamt	
		abs.	rel.	abs.	rel.	abs.	rel.	abs.	rel.	abs.	rel.	abs.	rel.	abs.	rel.	abs.	rel.	abs.	rel.	abs.	rel.	abs.	rel.	abs.	rel.
0– 1	m	–	–	–	–	10	93,3	10	93,3	–	–	–	–	–	–	–	–	–	–	1	9,3	1	9,3	11	102,6
	w	–	–	–	–	6	59,7	6	59,7	–	–	–	–	–	–	–	–	–	–	–	–	–	–	6	59,7
	zus.	–	–	–	–	16	77,1	16	77,1	–	–	–	–	–	–	–	–	–	–	1	4,8	1	4,8	17	81,9
1– 5	m	1	2,4	–	–	101	241,1	102	243,5	1	2,4	5	11,9	–	–	1	2,4	–	–	–	–	7	16,7	109	260,2
	w	–	–	–	–	95	241,8	95	241,8	–	–	5	12,7	–	–	2	5,1	–	–	1	2,5	8	20,4	103	262,2
	zus.	1	1,2	–	–	196	241,4	197	242,7	1	1,2	10	12,3	–	–	3	3,7	–	–	1	1,2	15	18,5	212	261,1
5–10	m	–	–	1	2,1	187	399,1	188	401,3	5	10,7	3	6,4	–	–	2	4,3	–	–	1	2,1	11	23,5	199	424,8
	w	–	–	–	–	144	320,7	144	320,7	5	11,1	10	22,3	–	–	7	15,6	–	–	–	–	22	49,0	166	369,7
	zus.	–	–	1	1,1	331	360,7	332	361,8	10	10,9	13	14,2	–	–	9	9,8	–	–	1	1,1	33	36,0	365	397,8
10–15	m	1	2,2	1	2,2	59	132,0	61	136,5	3	6,7	6	13,4	–	–	–	–	–	–	1	2,2	10	22,4	71	158,9
	w	2	4,7	–	–	64	149,9	66	154,5	6	14,0	11	25,8	–	–	1	2,3	–	–	5	11,7	23	53,9	89	208,4
	zus.	3	3,4	1	1,1	123	140,7	127	145,3	9	10,3	17	19,5	–	–	1	1,1	–	–	6	6,9	33	37,8	160	183,1
15–20	m	11	34,8	8	25,4	88	278,7	107	338,9	7	22,2	7	22,2	1	3,2	3	9,5	1	3,2	4	12,7	23	72,8	130	411,8
	w	10	33,2	4	13,3	48	159,5	62	206,1	3	10,0	7	23,3	–	–	–	–	1	3,3	6	19,9	17	56,5	79	262,6
	zus.	21	34,1	12	19,5	136	220,6	169	274,1	10	16,2	14	22,7	1	1,6	3	4,9	2	3,2	10	16,2	40	64,9	209	339,0
20–25	m	36	81,4	19	42,9	127	287,1	182	412,3	10	22,6	5	11,3	1	2,3	2	4,5	3	6,8	6	13,6	27	61,0	209	472,4
	w	26	60,3	13	30,1	112	259,6	151	350,0	3	7,0	13	30,1	1	2,3	1	2,3	3	7,0	7	16,2	28	64,9	179	414,9
	zus.	62	71,0	32	36,6	239	273,5	333	381,1	13	14,9	18	20,6	2	2,3	3	3,4	6	6,9	13	14,9	55	62,9	388	444,1
25–30	m	46	106,9	13	30,2	111	257,9	170	394,9	8	18,6	2	4,6	2	4,6	1	2,3	2	4,6	16	37,2	31	72,0	201	466,9
	w	20	49,3	15	36,9	85	209,4	120	295,6	13	32,0	14	34,5	2	4,9	2	4,9	5	12,3	12	29,6	48	118,2	168	413,8
	zus.	66	78,9	28	33,5	196	234,3	290	346,7	21	25,1	16	19,1	4	4,8	3	3,6	7	8,4	28	33,5	79	94,4	369	441,2
30–35	m	70	174,9	11	27,9	133	332,3	214	534,7	6	15,0	6	15,0	–	–	1	2,5	3	7,5	8	20,0	24	60,0	238	594,7
	w	37	99,7	18	48,5	71	191,4	126	339,7	10	27,0	11	29,7	–	–	2	5,4	11	29,7	19	51,2	53	142,9	179	482,6
	zus.	107	138,8	29	37,6	204	264,5	340	440,9	16	20,7	17	22,0	–	–	3	3,9	14	18,2	27	35,0	77	100,0	417	540,8
35–40	m	66	186,3	19	53,6	114	321,7	199	561,6	15	42,3	2	5,6	–	–	–	–	8	22,6	11	31,0	36	101,6	235	663,3
	w	35	84,3	16	38,5	92	221,5	143	344,2	8	19,3	4	9,6	1	2,4	–	–	4	9,6	16	38,5	33	79,4	176	423,7
	zus.	101	131,2	35	45,5	206	267,6	342	444,3	23	29,9	6	7,8	1	1,3	–	–	12	15,6	27	35,1	69	89,6	411	533,9

40–45	m	74	252,3	30	102,3	101	344,4	205	699,0	9	30,7	1	3,4	1	3,4	–	–	5	17,0	9	30,7	25	85,2	230	784,3
	w	24	64,0	9	24,0	49	130,6	82	218,6	4	10,7	3	8,0	2	5,3	1	2,7	4	10,7	9	24,0	23	61,3	105	279,9
	zus.	98	146,6	39	58,4	150	224,4	287	429,4	13	19,5	4	6,0	3	4,5	1	1,5	9	13,5	18	26,9	48	71,8	335	501,2
45–50	m	70	284,5	42	170,7	122	495,9	234	951,1	7	28,5	1	4,1	2	8,1	–	–	1	4,1	14	56,9	25	101,6	259	1052,7
	w	16	49,8	14	43,5	33	102,6	63	195,9	8	24,9	1	3,1	5	15,5	–	–	3	9,3	13	40,2	30	93,3	93	289,2
	zus.	86	151,5	56	98,7	155	273,1	297	523,3	15	26,4	2	3,5	7	12,3	–	–	4	7,0	27	47,6	55	96,9	352	620,2
50–55	m	130	396,5	42	128,1	173	527,7	345	1052,3	9	27,5	3	9,2	1	3,1	–	–	8	24,4	16	48,8	37	112,9	382	1165,2
	w	16	37,9	8	19,0	52	123,2	76	180,1	10	23,7	5	11,8	4	9,5	–	–	2	4,7	5	11,8	26	61,6	102	241,7
	zus.	146	194,7	50	66,8	225	300,1	421	561,5	19	25,3	8	10,7	5	6,7	–	–	10	13,3	21	28,0	63	84,0	484	645,5
55–60	m	188	558,6	61	181,3	151	448,7	400	1188,6	6	17,8	–	–	1	3,0	–	–	2	5,9	12	35,7	21	62,4	421	1251,0
	w	20	51,5	15	38,6	26	66,9	61	157,0	6	15,4	1	2,6	1	2,6	–	–	–	–	13	33,5	21	54,1	82	211,1
	zus.	208	286,9	76	104,8	177	244,1	461	635,8	12	16,6	1	1,4	2	2,8	–	–	2	2,8	25	34,5	42	57,9	503	693,8
60–65	m	161	586,8	44	160,4	126	459,2	331	1206,4	6	21,9	2	7,3	1	3,6	–	–	2	7,3	5	18,2	16	58,3	347	1264,7
	w	17	52,5	15	46,3	32	98,9	64	197,7	4	12,4	4	12,4	1	3,1	–	–	1	3,1	3	9,3	13	40,2	77	237,9
	zus.	178	297,6	59	98,7	158	264,2	395	660,5	10	16,7	6	10,0	2	3,3	–	–	3	5,0	8	13,4	29	48,5	424	709,0
65–70	m	76	451,4	33	196,0	55	325,7	164	974,1	1	5,9	–	–	–	–	–	–	2	11,9	2	11,9	5	29,7	169	1003,8
	w	14	58,0	7	29,0	20	82,8	41	169,7	5	20,7	3	12,4	3	12,4	–	–	–	–	3	12,4	14	58,0	55	227,7
	zus.	90	219,5	40	97,6	75	183,0	205	500,1	6	14,6	3	7,3	3	7,3	–	–	2	4,9	5	12,2	19	46,3	224	546,4
70–75	m	47	426,6	16	145,2	30	272,3	93	844,1	2	18,2	1	9,1	–	–	–	–	–	–	–	–	3	27,2	96	871,3
	w	10	61,5	10	61,5	14	85,1	34	209,2	1	6,2	1	6,2	3	18,5	–	–	–	–	2	12,3	7	43,1	41	252,3
	zus.	57	209,0	26	95,3	44	161,3	127	465,7	3	11,0	2	7,3	3	11,0	–	–	–	–	2	7,3	10	36,7	137	502,3
75–80	m	19	257,2	9	121,8	16	215,6	44	595,6	1	13,5	1	13,5	1	13,5	–	–	–	–	–	–	3	40,6	47	636,2
	w	6	59,4	4	39,6	4	39,6	14	138,5	1	9,9	–	–	–	–	–	–	–	–	–	–	1	9,9	15	148,4
	zus.	25	142,9	13	74,3	20	114,3	58	331,5	2	11,4	1	5,7	1	5,7	–	–	–	–	–	–	4	22,9	62	354,4
80–85	m	5	129,0	6	154,8	5	129,0	16	412,8	1	25,8	–	–	–	–	–	–	–	–	–	–	1	25,8	17	438,6
	w	1	20,4	3	61,1	3	61,1	7	142,6	–	–	–	–	–	–	–	–	–	–	–	–	–	–	7	142,6
	zus.	6	68,3	9	102,5	8	91,1	23	261,8	1	11,4	–	–	–	–	–	–	–	–	–	–	2	11,4	24	273,2
85 und mehr	m	2	147,8	–	–	2	147,8	4	295,6	1	73,9	–	–	–	–	–	–	–	–	–	–	1	73,9	5	369,5
	w	1	51,5	–	–	1	51,5	2	103,1	–	–	–	–	1	51,5	–	–	–	–	–	–	1	51,5	3	154,6
	zus.	3	91,1	–	–	3	91,1	6	182,2	1	30,4	–	–	1	30,4	–	–	–	–	–	–	2	60,7	8	242,9
Insgesamt	m	1003	190,4	355	67,4	1711	324,8	3069	582,6	98	18,6	45	8,5	11	2,1	10	1,9	37	7,0	106	20,1	307	58,3	3376	640,9
	w	255	44,7	151	26,5	951	166,9	1357	238,1	87	15,3	93	16,3	24	4,2	16	2,8	34	6,0	114	20,0	368	64,6	1725	302,7
	zus.	1258	114,7	506	46,1	2662	242,8	4426	403,6	185	16,9	138	12,6	35	3,2	26	2,4	71	6,5	220	20,1	675	61,6	5101	465,2

Tabelle X. *Bestand der an aktiver Tuberkulose Erkrankten in Baden-Württemberg am 31. 12. 1962 nach Alter und Geschlecht; absolute und relative Zahlen auf 100 000 Einwohner*
(Entnommen und berechnet aus den Länderstatistiken)

Alter	Geschlecht	Tuberkulose der Atmungsorgane								Tuberkulose anderer Organe														Summe	
		Ia		Ib		Ic		Ia–Ic		Knochen und Gelenke		Peripher. Lymphkn.		Haut		Menin-gitis		Uro-genital		Sonstige		Id gesamt		Ia–Id gesamt	
		abs.	rel.	abs.	rel.	abs.	rel.	abs.	rel.	abs.	rel.	abs.	rel.	abs.	rel.	abs.	rel.	abs.	rel.	abs.	rel.	abs.	rel.	abs.	rel.
0–1	m	1	*1,3*	–	–	11	*14,4*	12	*15,7*	–	–	–	–	–	–	–	–	–	–	1	*1,3*	1	*1,3*	13	*16,8*
	w	–	–	–	–	16	*21,8*	16	*21,8*	–	–	–	–	–	–	–	–	–	–	1	*1,4*	1	*1,4*	17	*23,2*
	zus.	1	*0,7*	–	–	27	*18,0*	28	*18,7*	–	–	–	–	–	–	–	–	–	–	2	*1,4*	2	*1,4*	30	*20,0*
1–5	m	9	*3,2*	–	–	402	*141,0*	411	*144,2*	4	*1,3*	12	*4,2*	1	*0,3*	8	*2,8*	–	–	2	*0,6*	27	*9,5*	438	*153,7*
	w	7	*2,6*	–	–	410	*150,7*	417	*153,3*	3	*1,1*	5	*1,8*	1	*0,4*	9	*3,3*	1	*0,4*	1	*0,4*	20	*7,3*	437	*160,7*
	zus.	16	*2,9*	–	–	812	*145,7*	828	*148,5*	7	*1,3*	17	*3,1*	2	*0,4*	17	*3,1*	1	*0,2*	3	*0,5*	47	*8,4*	875	*157,0*
5–10	m	15	*5,0*	–	–	775	*256,3*	790	*261,2*	22	*7,3*	29	*9,6*	2	*0,7*	10	*3,3*	3	*1,0*	14	*4,6*	80	*26,5*	870	*287,7*
	w	8	*2,8*	2	*0,7*	740	*255,2*	750	*258,6*	20	*6,9*	18	*6,2*	–	–	10	*3,5*	2	*0,7*	5	*1,7*	55	*19,0*	805	*277,6*
	zus.	23	*3,9*	2	*0,3*	1 515	*255,9*	1 540	*260,2*	42	*7,1*	47	*7,9*	2	*0,3*	20	*3,4*	5	*0,8*	19	*3,2*	135	*22,8*	1 675	*282,9*
10–15	m	9	*3,2*	1	*0,4*	478	*170,7*	488	*174,2*	45	*16,1*	38	*13,6*	5	*1,8*	10	*3,6*	6	*2,1*	19	*6,8*	123	*43,9*	611	*218,2*
	w	24	*9,0*	4	*1,5*	472	*176,8*	500	*187,3*	32	*12,0*	43	*16,1*	2	*0,7*	21	*7,9*	7	*2,6*	19	*7,1*	124	*46,4*	624	*233,7*
	zus.	33	*6,0*	5	*0,9*	950	*173,7*	988	*180,6*	77	*14,1*	81	*14,8*	7	*1,3*	31	*5,7*	13	*2,4*	38	*6,9*	247	*45,2*	1 235	*225,8*
15–20	m	103	*40,5*	8	*3,1*	490	*192,6*	601	*236,2*	29	*11,4*	16	*6,3*	2	*0,8*	7	*2,8*	21	*8,2*	24	*9,4*	99	*38,9*	700	*275,2*
	w	84	*35,1*	9	*3,8*	415	*173,6*	508	*212,6*	30	*12,6*	39	*16,3*	6	*2,5*	7	*2,9*	14	*5,8*	13	*5,4*	109	*45,6*	617	*258,2*
	zus.	187	*37,9*	17	*3,4*	905	*183,4*	1 109	*224,8*	59	*12,0*	55	*11,1*	8	*1,6*	14	*2,8*	35	*7,1*	37	*7,5*	208	*42,2*	1 317	*266,9*
20–25	m	358	*98,1*	27	*7,4*	950	*260,3*	1 335	*365,7*	49	*13,4*	33	*9,0*	6	*1,6*	8	*2,2*	50	*13,7*	50	*13,7*	196	*53,7*	1 531	*419,4*
	w	171	*50,3*	23	*6,8*	791	*232,6*	985	*289,7*	40	*11,8*	58	*17,1*	4	*1,2*	7	*2,1*	40	*11,8*	68	*20,0*	217	*63,8*	1 202	*353,5*
	zus.	529	*75,0*	50	*7,1*	1 741	*247,0*	2 320	*329,1*	89	*12,6*	91	*12,9*	10	*1,4*	15	*2,1*	90	*12,8*	118	*16,7*	413	*58,6*	2 733	*387,7*
25–30	m	395	*116,5*	32	*9,4*	985	*290,6*	1 412	*416,5*	64	*18,9*	32	*9,4*	8	*2,4*	7	*2,1*	65	*19,2*	43	*12,7*	219	*64,6*	1 631	*481,1*
	w	159	*53,2*	18	*6,0*	862	*288,3*	1 039	*347,5*	50	*16,7*	61	*20,4*	12	*4,0*	6	*2,0*	87	*29,0*	74	*24,7*	290	*97,0*	1 329	*444,5*
	zus.	554	*86,8*	50	*7,8*	1 847	*289,5*	2 451	*384,2*	114	*17,9*	93	*14,6*	20	*3,1*	13	*2,0*	152	*23,8*	117	*18,3*	509	*79,8*	2 960	*463,9*
30–35	m	462	*155,0*	45	*15,1*	957	*321,1*	1 464	*491,3*	47	*15,8*	36	*12,1*	9	*3,0*	4	*1,3*	108	*36,2*	59	*19,8*	263	*88,3*	1 727	*579,6*
	w	172	*64,7*	20	*7,5*	813	*305,6*	1 005	*377,8*	41	*15,4*	55	*20,7*	14	*5,3*	3	*1,1*	101	*38,0*	76	*28,6*	290	*109,0*	1 295	*486,9*
	zus.	634	*112,4*	65	*11,5*	1770	*313,8*	2 469	*437,8*	88	*15,6*	91	*16,1*	23	*4,1*	7	*1,2*	209	*37,1*	135	*23,9*	553	*98,0*	3 022	*535,8*
35–40	m	533	*217,5*	54	*22,0*	955	*389,8*	1 542	*629,4*	67	*27,3*	25	*10,2*	9	*3,7*	5	*2,0*	138	*56,3*	57	*23,3*	301	*122,9*	1 843	*752,2*
	w	196	*68,9*	25	*8,8*	812	*285,9*	1 033	*363,7*	51	*18,0*	51	*21,5*	15	*5,3*	4	*1,4*	125	*44,0*	71	*25,0*	327	*115,2*	1 360	*478,9*
	zus.	729	*137,8*	79	*14,9*	1 767	*334,0*	2 575	*486,8*	118	*22,3*	86	*16,3*	24	*4,5*	9	*1,7*	263	*49,7*	128	*24,2*	628	*118,7*	3 203	*605,5*

40–45	m	491	240,2	54	31,3	840	411,0	1395	682,5	51	25,0	21	10,3	12	5,9	–	–	124	60,7	63	30,8	271	132,6	1666	815,1
	w	157	56,3	30	10,7	587	210,4	774	277,4	45	16,1	32	11,5	24	8,6	1	0,3	102	36,5	85	30,5	289	103,6	1063	381,0
	zus.	648	134,1	94	19,4	1427	225,2	2169	448,9	96	19,9	53	11,0	36	7,4	1	0,2	226	46,8	148	30,6	560	115,9	2729	564,8
45–50	m	449	256,1	53	30,2	790	450,7	1292	737,0	52	29,7	13	7,4	11	6,3	–	–	77	43,9	52	29,7	205	116,9	1497	854,0
	w	135	56,5	21	8,8	482	201,7	638	266,9	40	16,7	33	13,8	19	7,9	2	0,8	63	26,4	63	26,4	220	92,0	858	359,0
	zus.	584	141,1	74	17,9	1272	307,2	1930	466,2	92	22,2	46	11,1	30	7,2	2	0,5	140	33,8	115	27,8	425	102,7	2355	568,8
50–55	m	782	325,8	77	32,1	1136	473,3	1995	831,2	51	21,3	6	2,5	25	1,0	–	–	76	31,7	60	25,0	218	90,8	2213	922,1
	w	147	47,4	33	10,6	495	159,7	675	217,7	56	18,1	40	12,9	27	8,7	1	0,3	49	15,8	74	23,9	247	79,7	922	297,4
	zus.	929	168,9	110	20,0	1631	296,5	2670	485,4	107	19,4	46	8,4	52	9,5	1	0,2	125	22,7	134	24,4	465	84,5	3135	570,0
55–60	m	811	352,6	120	52,2	1115	484,8	2046	889,6	58	25,2	9	3,9	22	9,6	2	0,9	57	24,8	38	16,5	186	80,9	2232	970,4
	w	154	55,0	32	11,4	399	142,5	585	208,9	37	13,2	30	10,7	33	11,8	3	1,1	58	20,7	57	20,4	218	77,9	803	286,8
	zus.	965	189,2	152	29,8	1514	296,9	2631	515,9	95	18,6	39	7,6	55	10,8	5	1,0	115	22,5	95	18,6	404	79,2	3035	595,1
60–65	m	760	394,8	118	61,3	996	517,4	1874	973,5	44	22,9	10	5,2	24	12,5	–	–	46	23,9	25	13,0	149	77,4	2023	1051,5
	w	112	46,2	29	12,0	369	152,5	510	210,7	38	15,7	26	10,7	33	13,6	–	–	37	15,3	53	21,9	187	77,3	697	288,0
	zus.	872	200,5	147	33,8	1365	313,8	2384	548,0	82	18,9	36	8,3	57	13,1	–	–	83	19,1	78	17,9	336	77,2	2720	625,3
65–70	m	485	384,9	77	61,1	560	444,4	1122	890,5	32	25,4	6	4,8	11	8,7	–	–	18	14,3	23	18,3	90	71,4	1212	961,9
	w	133	68,5	38	19,6	276	142,1	447	230,2	40	20,6	29	14,9	16	8,2	–	–	15	7,7	23	11,8	123	63,3	570	293,5
	zus.	618	193,1	115	35,9	836	261,3	1569	490,3	72	22,5	35	10,9	27	8,4	–	–	33	10,3	46	14,4	213	66,6	1782	556,9
70–75	m	271	305,2	56	63,1	331	372,7	658	741,0	23	25,9	4	4,5	6	6,8	–	–	12	13,6	10	11,3	55	61,7	713	803,9
	w	111	77,9	29	20,4	194	136,2	334	234,6	34	23,9	21	14,7	16	11,2	–	–	13	9,1	19	13,3	103	72,3	437	306,9
	zus.	382	165,1	85	36,7	525	227,0	992	428,9	57	24,6	25	10,8	22	9,5	–	–	25	10,8	29	12,5	158	68,3	1150	497,2
75–80	m	164	270,6	29	47,8	182	300,3	375	618,8	10	16,5	4	6,6	9	14,9	–	–	9	14,9	6	9,9	38	62,7	413	681,5
	w	81	85,4	13	13,7	123	129,7	217	228,9	27	28,5	15	15,8	10	10,5	–	–	7	7,4	8	8,4	67	70,7	284	299,6
	zus.	245	158,1	42	27,0	305	196,3	592	380,9	37	23,8	19	12,2	19	12,2	–	–	16	10,3	14	9,0	105	67,6	697	448,5
80 und mehr	m	81	178,8	17	37,5	91	200,9	189	417,2	12	26,5	5	11,0	3	6,6	–	–	5	11,0	2	4,4	27	59,6	216	476,8
	w	56	79,2	19	26,9	74	104,7	149	210,7	19	26,9	10	14,7	6	8,5	–	–	2	2,8	9	12,7	46	65,1	195	275,8
	zus.	137	118,1	36	31,0	165	142,2	338	291,4	31	26,7	15	12,9	9	7,8	–	–	7	6,0	11	9,5	73	62,9	411	354,3
Insgesamt	m	6179	162,2	778	20,4	12044	316,1	19001	498,7	660	17,3	299	7,8	165	4,3	61	1,6	815	21,4	548	14,4	2548	66,9	21549	565,6
	w	1907	45,6	545	8,2	8330	199,3	10582	253,2	603	14,4	576	13,8	238	5,7	74	1,8	723	17,3	719	17,2	2933	70,2	13515	323,3
	zus.	8086	101,2	1323	14,1	20374	255,0	29583	370,2	1263	15,8	875	10,9	403	5,0	135	1,7	1538	19,2	1267	15,9	5481	68,6	35064	438,8

Tabelle XI. *Bestand der an aktiver Tuberkulose Erkrankten in Bayern am 31. 12. 1962 nach Alter und Geschlecht; absolute und relative Zahlen auf 100 000 Einwohner*
(Entnommen und berechnet aus den Länderstatistiken)

Alter	Geschlecht	Tuberkulose der Atmungsorgane								Tuberkulose anderer Organe														Summe	
		Ia		Ib		Ic		Ia–Ic		Knochen und Gelenke		Peripher. Lymphkn.		Haut		Menin-gitis		Uro-genital		Sonstige		Id gesamt		Ia–Id gesamt	
		abs.	rel.	abs.	rel.	abs.	rel.	abs.	rel.	abs.	rel.	abs.	rel.	abs.	rel.	abs.	rel.	abs.	rel.	abs.	rel.	abs.	rel.	abs.	rel.
0– 1	m	1	1,1	1	1,1	13	14,5	15	16,7	–	–	1	1,1	–	–	1	1,1	–	–	–	–	2	2,2	17	18,9
	w	–	–	–	–	33	38,4	33	38,4	1	1,2	–	–	–	–	–	–	–	–	–	–	1	1,2	34	39,6
	zus.	1	0,6	1	0,6	46	26,2	48	27,3	1	0,6	1	0,6	–	–	1	0,6	–	–	–	–	3	1,7	51	29,0
1– 5	m	4	1,2	–	–	640	189,8	644	190,9	12	3,6	19	5,6	4	1,2	21	6,2	–	–	1	0,3	57	16,9	701	207,8
	w	2	0,6	–	–	548	170,4	550	171,0	7	2,2	29	9,0	1	0,3	12	3,7	1	0,3	3	0,9	53	16,5	603	187,5
	zus.	6	0,9	–	–	1 188	180,3	1 194	181,2	19	2,9	48	7,3	5	0,8	33	5,0	1	0,2	4	0,6	110	16,7	1 304	197,9
5–10	m	3	0,8	1	0,3	874	242,8	878	244,0	41	11,4	76	21,1	5	1,4	10	2,8	–	–	6	1,7	138	38,3	1 016	282,3
	w	6	1,8	–	–	718	209,7	724	211,5	29	8,5	63	18,4	6	1,8	23	6,7	2	0,6	4	1,2	127	37,1	851	248,6
	zus.	9	1,3	1	0,1	1 592	226,7	1 602	228,1	70	10,6	139	19,8	11	1,6	33	4,7	2	0,3	10	1,4	265	37,7	1 867	265,9
10–15	m	11	3,2	1	0,3	437	127,4	449	130,9	69	20,1	59	17,2	4	1,2	6	1,7	3	0,9	5	1,5	146	42,6	595	173,5
	w	21	6,4	3	0,9	384	117,4	408	124,8	49	15,0	54	16,5	12	3,7	11	3,4	–	–	10	3,1	136	41,6	544	166,4
	zus.	32	4,8	4	0,6	821	122,5	857	127,9	118	17,6	113	16,9	16	2,4	17	2,5	3	0,4	15	2,2	282	42,1	1 139	170,0
15–20	m	94	29,9	14	4,5	328	104,3	436	138,7	29	9,2	16	5,1	7	2,2	4	1,3	18	5,7	3	1,0	77	24,5	513	163,1
	w	92	30,4	16	5,3	344	113,6	452	149,3	23	7,6	33	10,9	12	4,0	3	1,0	12	4,0	8	2,6	91	30,0	543	179,3
	zus.	186	30,1	30	4,9	672	108,9	888	143,9	52	8,4	49	7,9	19	3,1	7	1,1	30	4,9	11	1,8	168	27,2	1 056	171,1
20–25	m	337	80,1	33	7,8	771	183,3	1 141	271,3	40	9,5	23	5,5	8	1,9	1	0,2	41	9,7	12	2,9	125	29,7	1 266	301,0
	w	189	47,2	27	6,7	614	153,4	830	207,4	33	8,2	48	12,0	4	1,0	8	2,0	32	8,0	28	7,0	153	38,2	983	245,6
	zus.	526	64,1	60	7,3	1 385	168,7	1 971	240,1	73	8,9	71	8,7	12	1,5	9	1,1	73	8,9	40	4,9	278	33,9	2 249	274,0
25–30	m	366	101,5	30	8,3	755	209,4	1 151	319,3	42	11,7	19	5,3	11	3,1	–	–	38	10,5	11	3,1	121	33,6	1 272	352,9
	w	214	62,2	21	6,1	644	187,2	879	255,5	37	10,8	29	8,4	15	4,4	4	1,2	50	14,5	20	5,8	155	45,1	1 034	300,6
	zus.	580	82,3	51	7,2	1 399	198,6	2 030	288,2	79	11,2	48	6,8	26	3,7	4	0,6	88	12,5	31	4,4	276	39,2	2 306	327,3

30–35	m	494	151,4	34	10,4	820	251,3	1348	413,1	38	11,6	23	7,0	13	4,0	1	0,3	60	18,4	18	5,5	153	46,9	1501	460,0
	w	224	70,2	27	8,5	691	216,7	942	295,4	44	13,8	42	13,2	17	5,3	4	1,3	61	19,1	24	7,5	192	60,2	1134	355,6
	zus.	718	111,3	61	9,5	1511	234,2	2290	354,9	82	12,7	65	10,1	30	4,6	5	0,8	121	18,8	42	6,5	345	53,4	2635	408,4
35–40	m	604	211,8	60	21,0	968	339,4	1632	572,3	58	20,3	19	6,7	17	6,0	2	0,7	117	41,6	17	6,0	230	80,7	1862	652,9
	w	255	72,1	28	7,9	725	205,1	1008	285,1	40	11,3	32	9,1	23	6,5	3	0,8	85	24,0	29	8,2	212	60,0	1220	345,1
	zus.	859	134,5	88	13,8	1693	265,1	2640	413,4	98	15,3	51	8,0	40	6,3	5	0,8	202	31,6	46	7,2	442	69,2	3082	482,6
40–45	m	649	259,9	66	26,4	947	379,3	1662	665,6	66	26,4	23	9,2	12	4,8	2	0,8	85	34,0	17	6,8	205	82,1	1867	747,7
	w	257	73,3	24	6,8	646	184,1	927	264,2	47	13,4	27	7,7	28	8,0	4	1,1	68	19,4	12	3,4	186	53,0	1113	317,3
	zus.	906	150,9	90	15,0	1593	265,3	2589	431,1	113	18,8	50	8,3	40	6,7	6	1,0	153	25,5	29	4,8	391	65,1	2980	496,3
45–50	m	690	319,6	70	32,4	1016	470,6	1776	882,7	46	21,3	13	6,0	11	5,1	–	–	52	24,1	21	9,7	143	66,2	1919	888,9
	w	190	63,4	33	11,0	534	178,1	757	252,4	38	12,7	27	9,0	38	12,7	2	0,7	43	14,3	34	11,3	182	60,7	939	313,1
	zus.	880	170,6	103	20,0	1550	300,5	2533	491,1	84	16,3	40	7,8	49	9,5	2	0,4	95	18,4	55	10,7	325	63,0	2858	554,1
50–55	m	1218	414,3	151	51,4	1474	501,4	2843	967,1	51	17,3	19	6,5	25	8,5	3	1,0	56	19,1	17	5,8	171	58,2	3014	1025,3
	w	243	62,7	42	10,8	644	166,2	929	239,8	61	15,7	28	7,2	44	11,4	1	0,3	36	9,3	26	6,7	196	50,6	1125	290,4
	zus.	1461	214,4	193	28,3	2118	310,8	3772	553,6	112	16,4	47	6,9	69	10,1	4	0,6	92	13,5	43	6,3	367	53,9	4139	607,5
55–60	m	1378	480,6	139	48,5	1623	566,0	3140	1095,1	53	18,5	4	1,4	26	9,1	3	1,0	54	18,8	24	8,4	164	57,2	3304	1152,3
	w	257	72,6	43	12,1	644	181,8	944	266,5	53	15,0	39	11,0	46	13,0	2	0,6	37	10,4	20	5,6	197	55,6	1141	322,1
	zus.	1635	255,1	182	28,4	2267	353,7	4084	637,2	106	16,5	43	6,7	72	11,2	5	0,8	91	14,2	44	6,9	361	56,3	4445	693,5
60–65	m	1288	519,4	161	64,9	1506	607,4	2955	1191,7	54	21,8	14	5,6	30	12,1	2	0,8	45	18,1	15	6,0	160	64,5	3115	1256,3
	w	267	83,4	52	16,2	605	189,0	924	288,6	78	24,4	25	7,8	57	17,8	3	0,9	32	10,0	18	5,6	213	66,5	1137	355,2
	zus.	1555	273,7	213	37,5	2111	371,6	3879	682,8	132	23,2	39	6,9	87	15,3	5	0,9	77	13,6	33	5,8	373	65,7	4252	748,5
65–70	m	756	445,7	103	60,7	974	574,2	1833	1080,5	48	28,3	4	2,4	21	12,4	1	0,6	25	14,7	9	5,3	108	63,7	1941	1144,2
	w	250	95,1	44	16,7	551	209,6	845	321,5	58	22,1	28	10,7	46	17,5	1	0,4	14	5,3	17	6,5	164	62,4	1009	383,9
	zus.	1006	232,6	147	34,0	1525	352,6	2678	619,2	106	24,5	32	7,4	67	15,5	2	0,5	39	9,0	26	6,0	272	62,9	2950	682,1
70 und mehr	m	882	345,5	179	70,1	1148	449,6	2209	865,2	49	19,2	9	3,5	20	7,8	–	–	31	12,1	14	5,5	123	48,2	2332	913,4
	w	422	104,6	115	28,5	790	195,8	1327	328,8	71	17,6	39	9,7	54	13,4	1	0,2	16	4,0	16	4,0	197	48,8	1524	377,6
	zus.	1304	197,9	294	44,6	1938	294,1	3536	536,7	120	18,2	48	7,3	74	11,2	1	0,2	47	7,1	30	4,6	320	48,6	3856	585,2
Insgesamt	m	8775	192,6	1043	22,9	14294	313,7	24112	529,2	696	15,3	341	7,5	214	4,7	57	1,3	625	13,7	190	4,2	2123	46,6	26235	575,8
	w	2889	55,8	475	9,2	9115	176,1	12479	241,1	669	12,9	543	10,5	403	7,8	82	1,6	489	9,4	269	5,2	2455	47,4	14934	288,6
	zus.	11664	119,9	1518	15,6	23409	240,6	36591	376,0	1365	14,0	884	9,1	617	6,3	139	1,4	1114	11,4	459	4,7	4578	47,0	41169	423,1

Tabelle XII. *Bestand der an aktiver Tuberkulose Erkrankten in Berlin-West am 31. 12. 1962 nach Alter und Geschlecht; absolute und relative Zahlen auf 100 000 Einwohner*
(Entnommen und berechnet aus den Länderstatistiken)

Alter	Geschlecht	Tuberkulose der Atmungsorgane								Tuberkulose anderer Organe														Summe	
		Ia		Ib		Ic		Ia–Ic		Knochen und Gelenke		Peripher. Lymphkn.		Haut		Menin-gitis		Uro-genital		Sonstige		Id gesamt		Ia–Id gesamt	
		abs.	rel.	abs.	rel.	abs.	rel.	abs.	rel.	abs.	rel.	abs.	rel.	abs.	rel.	abs.	rel.	abs.	rel.	abs.	rel.	abs.	rel.	abs.	rel.
0–5	m	20	*37,4*	1	*1,9*	129	*241,1*	150	*280,3*	2	*3,7*	4	*7,5*	–	–	1	*1,9*	–	–	–	–	7	*13,1*	157	*293,4*
	w	10	*19,5*	1	*2,0*	97	*189,5*	108	*211,0*	–	–	2	*4,0*	–	–	–	–	–	–	4	*7,8*	6	*11,7*	114	*222,7*
	zus.	30	*28,7*	2	*1,9*	226	*215,9*	258	*246,5*	2	*1,9*	6	*5,7*	–	–	1	*1,0*	–	–	4	*3,8*	13	*12,4*	271	*258,9*
5–15	m	34	*35,8*	2	*2,1*	405	*425,9*	441	*463,8*	20	*21,0*	35	*36,8*	6	*6,3*	13	*13,7*	1	*1,1*	20	*21,0*	95	*99,9*	536	*563,7*
	w	26	*28,9*	–	–	328	*365,0*	354	*393,9*	13	*14,5*	36	*40,1*	3	*3,3*	14	*15,6*	2	*2,2*	32	*35,6*	100	*111,3*	454	*505,1*
	zus.	60	*32,4*	2	*1,1*	733	*396,3*	795	*429,8*	33	*17,8*	71	*38,4*	9	*4,9*	27	*13,8*	3	*1,6*	52	*28,1*	195	*105,4*	990	*535,2*
15–20	m	58	*93,8*	–	–	216	*349,3*	274	*443,1*	17	*27,5*	17	*27,5*	5	*8,1*	4	*6,5*	6	*9,7*	5	*8,1*	54	*87,3*	328	*530,4*
	w	44	*74,6*	–	–	246	*416,9*	290	*491,5*	20	*34,0*	12	*20,3*	8	*13,6*	2	*3,4*	5	*8,5*	15	*25,4*	62	*105,1*	352	*596,6*
	zus.	102	*84,4*	–	–	462	*382,3*	564	*466,7*	37	*30,6*	29	*24,0*	13	*10,8*	6	*5,0*	11	*9,1*	20	*16,5*	116	*96,0*	680	*562,7*
20–25	m	139	*149,4*	2	*2,2*	516	*554,8*	657	*706,4*	19	*20,4*	15	*16,1*	4	*4,3*	3	*3,2*	14	*15,1*	13	*14,0*	68	*73,1*	725	*779,5*
	w	109	*128,0*	1	*1,2*	566	*664,6*	676	*793,7*	23	*27,0*	24	*28,2*	5	*5,9*	3	*3,5*	23	*27,0*	17	*20,0*	95	*111,5*	771	*905,3*
	zus.	248	*139,2*	3	*1,7*	1 082	*607,3*	1 333	*748,1*	42	*23,6*	39	*21,9*	9	*5,1*	6	*3,4*	37	*20,8*	30	*16,8*	163	*91,5*	1 496	*839,6*

25–30	m	176	250,5	2	2,8	610	868,3	788	1121,7	17	24,2	11	15,7	2	2,8	–	–	15	21,4	8	11,4	53	75,4	841	1197,1
	w	144	211,4	–	–	739	1085,0	883	1296,4	16	23,5	23	33,8	8	11,7	–	–	29	42,6	14	20,6	90	132,1	973	1428,5
	zus.	320	231,3	2	1,4	1349	975,0	1671	1207,7	33	23,8	34	24,6	10	7,2	–	–	44	31,8	22	15,9	143	103,3	1814	1311,0
30–40	m	456	473,7	6	6,2	1298	1348,4	1760	1828,3	28	29,1	9	9,3	5	5,2	2	2,1	47	48,8	16	16,6	107	111,1	1867	1939,4
	w	357	296,0	7	5,8	1528	1266,8	1892	1568,6	36	29,8	29	24,0	14	11,6	1	0,8	51	42,3	31	25,7	162	134,3	2054	1702,9
	zus.	813	374,9	13	6,0	2826	1303,0	3652	1683,9	64	29,5	38	17,5	19	8,8	3	1,4	98	45,2	47	21,7	269	124,1	3921	1807,9
40–50	m	608	671,1	5	5,5	1423	1570,6	2036	2247,2	17	18,8	6	6,6	13	14,3	–	–	40	44,2	10	11,0	86	94,9	2122	2342,1
	w	407	263,5	6	3,9	1344	870,2	1757	1137,7	26	16,8	14	9,1	19	12,3	–	–	33	21,4	25	16,2	117	75,8	1874	1213,4
	zus.	1015	414,2	11	4,5	2767	1129,2	3793	1547,9	43	17,5	20	8,2	32	13,1	–	–	73	29,8	35	14,2	203	82,8	3996	1630,7
50–60	m	1416	893,4	15	9,5	2687	1695,4	4118	2598,3	50	31,5	14	8,8	8	5,1	–	–	31	19,6	30	18,9	133	83,9	4251	2682,2
	w	435	182,4	5	2,1	1457	611,0	1897	795,5	57	23,9	38	15,9	30	12,6	–	–	40	16,8	30	12,6	195	81,8	2092	877,3
	zus.	1851	466,3	20	5,0	4144	1044,0	6015	1515,3	107	27,0	52	13,1	38	9,6	–	–	71	17,9	60	15,1	328	82,6	6343	1597,9
60 und mehr	m	1501	728,4	12	5,8	2731	1325,3	4244	2059,6	52	25,2	9	4,4	23	11,2	–	–	28	13,6	23	11,2	135	65,5	4379	2125,1
	w	515	134,8	7	1,8	1361	356,3	1883	492,8	97	25,4	48	12,6	49	12,8	2	0,5	24	6,3	38	9,9	258	67,5	2141	560,4
	zus.	2016	342,8	19	3,2	4092	695,9	6127	1041,8	149	25,3	57	9,7	72	12,2	2	0,3	52	8,8	61	10,4	393	66,8	6520	1108,6
Insgesamt	m	4408	476,5	45	4,9	10015	1082,7	14468	1564,1	222	24,0	120	13,0	66	7,1	23	2,5	182	19,7	125	13,5	738	79,8	15206	1643,9
	w	2047	163,9	27	2,2	7666	613,8	9740	779,8	288	23,1	226	18,1	136	10,9	22	1,8	207	16,6	206	16,5	1085	87,0	10825	866,8
	zus.	6455	296,9	72	3,3	17681	813,3	24208	1113,5	510	23,5	346	15,9	202	9,3	45	2,1	389	17,9	331	15,2	1823	83,8	26031	1197,3

Tabelle XIII. *Bestand der an aktiver Tuberkulose Erkrankten im Bundesgebiet (ohne Berlin-West) nach Alter und Geschlecht; absolute und relative Zahlen auf 100 000 Einwohner*

Alter	Geschlecht	Tuberkulose der Atmungsorgane										Summe	
		Ia		Ib		Ic		Ia–Ic		Id gesamt		Ia–Id gesamt	
		abs.	rel.	abs.	rel.	abs.	rel.	abs.	rel.	abs.	rel.	abs.	rel.
0– 1	m	6	*1,2*	2	*0,4*	136	*27,4*	144	*29,0*	15	*3,0*	159	*32,0*
	w	3	*0,6*	–	–	151	*32,0*	154	*32,6*	12	*2,5*	166	*35,1*
	zus.	9	*0,9*	2	*0,2*	287	*29,6*	298	*30,7*	27	*2,8*	325	*33,5*
1– 5	m	50	*2,7*	8	*0,4*	3596	*193,3*	3654	*196,4*	300	*16,1*	3954	*212,5*
	w	45	*2,5*	9	*0,5*	3283	*185,5*	3337	*188,5*	325	*18,4*	3662	*206,9*
	zus.	95	*2,6*	17	*0,5*	6879	*189,5*	6991	*192,6*	625	*17,2*	7616	*209,8*
5–10	m	81	*4,0*	15	*0,7*	6267	*309,3*	6363	*314,0*	799	*39,4*	7162	*353,4*
	w	72	*3,7*	17	*0,9*	5535	*287,0*	5624	*291,6*	747	*38,7*	6371	*330,3*
	zus.	153	*3,9*	32	*0,8*	11802	*298,4*	11987	*303,1*	1546	*39,1*	13533	*342,2*
10–15	m	122	*6,3*	49	*2,5*	3534	*182,0*	3705	*190,8*	1011	*52,1*	4716	*242,9*
	w	156	*8,5*	48	*2,6*	3473	*188,3*	3677	*199,4*	1039	*56,3*	4716	*255,7*
	zus.	278	*7,3*	97	*2,6*	7007	*185,1*	7382	*195,0*	2050	*54,1*	9432	*249,1*
15–20	m	838	*47,9*	193	*11,0*	3636	*207,9*	4667	*266,8*	1072	*61,3*	5739	*328,1*
	w	616	*37,0*	156	*9,4*	3379	*203,2*	4151	*249,6*	1173	*70,5*	5324	*320,2*
	zus.	1454	*42,6*	349	*10,2*	7015	*205,6*	8818	*258,5*	2245	*65,8*	11063	*324,3*
20–25	m	2139	*90,1*	389	*16,4*	6674	*281,2*	9202	*387,7*	1477	*62,2*	10679	*450,0*
	w	1187	*53,3*	274	*12,3*	5653	*253,9*	7114	*319,5*	1873	*84,1*	8987	*403,7*
	zus.	3326	*72,3*	663	*14,4*	12327	*268,0*	16316	*354,7*	3350	*72,8*	19666	*427,5*
25–30	m	2456	*114,2*	475	*22,1*	6861	*319,1*	9792	*455,4*	1590	*73,9*	11382	*529,3*
	w	1357	*68,1*	283	*14,2*	5980	*299,9*	7620	*382,2*	2061	*103,4*	9681	*485,5*
	zus.	3813	*92,0*	758	*18,3*	12841	*309,9*	17412	*420,1*	3651	*88,1*	21063	*508,2*
30–35	m	3090	*159,5*	584	*30,2*	7409	*382,5*	11083	*572,2*	1879	*97,0*	12962	*669,3*
	w	1494	*82,5*	329	*18,2*	5944	*328,1*	7767	*428,8*	2195	*121,2*	9962	*549,9*
	zus.	4584	*122,3*	913	*24,4*	13353	*356,3*	18850	*502,9*	4074	*108,7*	22924	*611,6*

35–40	m	3638	*217,1*	658	*39,3*	7741	*462,0*	12037	*718,4*	2077	*124,0*	14114	*842,4*
	w	1620	*81,0*	354	*17,7*	6010	*300,7*	7984	*399,4*	2269	*113,5*	10253	*513,0*
	zus.	5258	*143,1*	1012	*27,5*	13751	*374,3*	20021	*544,9*	4346	*118,3*	24367	*663,2*
40–45	m	3620	*253,1*	670	*46,8*	7278	*508,8*	11568	*808,8*	1789	*125,1*	13357	*933,9*
	w	1424	*73,3*	359	*18,5*	4921	*253,2*	6704	*345,0*	1995	*102,7*	8699	*447,6*
	zus.	5044	*149,5*	1029	*30,5*	12199	*361,6*	18272	*541,6*	3784	*112,2*	22056	*653,8*
45–50	m	3821	*306,2*	745	*59,7*	7498	*600,9*	12064	*966,8*	1512	*121,2*	13576	*1088,0*
	w	1273	*75,5*	342	*20,3*	4110	*243,7*	5725	*339,5*	1702	*100,9*	7427	*440,4*
	zus.	5094	*173,6*	1087	*37,0*	11608	*395,6*	17789	*606,3*	3214	*109,5*	21003	*715,8*
50–55	m	5977	*354,7*	1049	*62,2*	9659	*573,2*	16685	*990,1*	1664	*98,7*	18349	*1088,8*
	w	1240	*56,8*	372	*17,1*	4067	*186,4*	5679	*260,3*	1866	*85,5*	7545	*345,8*
	zus.	7217	*186,6*	1421	*36,7*	13726	*354,9*	22364	*578,3*	3530	*91,3*	25894	*669,6*
55–60	m	6590	*391,5*	1169	*69,5*	9610	*571,0*	17369	*1032,0*	1448	*86,0*	18817	*1118,0*
	w	1219	*60,6*	346	*17,2*	3440	*171,0*	5005	*248,9*	1573	*78,2*	6578	*327,1*
	zus.	7809	*211,4*	1515	*41,0*	13050	*353,2*	22374	*605,6*	3021	*81,8*	25395	*687,4*
60–65	m	6005	*420,5*	1159	*81,2*	8589	*601,4*	15753	*1103,0*	1204	*84,3*	16957	*1187,3*
	w	1107	*62,6*	325	*18,4*	3081	*174,3*	4513	*255,4*	1430	*80,9*	5943	*336,3*
	zus.	7112	*222,6*	1484	*46,4*	11670	*365,2*	20266	*634,2*	2634	*82,4*	22900	*716,7*
65–70	m	3631	*383,2*	760	*80,2*	4883	*515,4*	9274	*978,9*	680	*71,8*	9954	*1050,6*
	w	1014	*70,8*	311	*21,7*	2340	*163,5*	3665	*256,1*	1026	*71,7*	4691	*327,7*
	zus.	4645	*195,3*	1071	*45,0*	7223	*303,6*	12939	*543,9*	1706	*71,7*	14645	*615,7*
70–75	m	2218	*328,4*	535	*79,2*	2893	*428,4*	5646	*836,0*	410	*60,7*	6056	*896,7*
	w	806	*76,7*	246	*23,4*	1563	*148,7*	2615	*248,8*	695	*66,1*	3310	*314,9*
	zus.	3024	*175,2*	781	*45,2*	4456	*258,1*	8261	*478,5*	1105	*64,0*	9366	*542,5*
75 und mehr	m	1711	*215,1*	438	*55,1*	2285	*287,3*	4434	*557,5*	426	*53,6*	4860	*611,1*
	w	932	*78,4*	269	*22,6*	1443	*121,4*	2644	*222,3*	678	*57,0*	3322	*279,4*
	zus.	2643	*133,2*	707	*35,6*	3728	*187,9*	7078	*356,7*	1104	*55,6*	8182	*412,3*
Insgesamt	m	45993	*176,2*	8898	*34,1*	98549	*377,5*	153440	*587,8*	19353	*74,1*	172793	*662,0*
	w	15565	*53,7*	4040	*13,9*	64373	*222,2*	83978	*289,9*	22659	*78,2*	106637	*368,1*
	zus.	61558	*111,8*	12938	*23,5*	162922	*295,8*	237418	*431,1*	42012	*76,3*	279430	*507,4*

Tabelle XIV. *Bestand an aktiver Tuberkulose im Bundesgebiet einschl. Berlin (West) von 1953—1963*

	Ia+Ib		Ic		Id		alle Formen		Rückgang	
	absolut	auf 100000 E	absolut	auf 100000 E	absolut	auf 100000 E	absolut	auf 100000 E	absolut	in %
31.12.1953*	150531	292,4	284525	552,7	70132	136,2	505188	981,4	–	–
31.12.1954*	139673	268,8	280425	539,7	66992	128,9	487090	937,5	18098	3,6
31.12.1955*	130719	248,9	269801	513,7	64170	122,2	464690	884,8	22400	4,6
31.12.1956*	121426	232,0	260426	497,6	61538	117,6	443390	847,2	21300	4,6
31.12.1957	115462	213,6	250821	464,0	59089	109,3	425372	786,8	18018	4,1
31.12.1958	109708	201,7	236869	435,6	55401	101,9	401978	739,2	23394	5,5
31.12.1959	102690	186,7	224174	407,6	52355	95,2	379219	689,6	22759	5,7
31.12.1960	92949	166,1	205679	367,6	48019	85,8	346647	619,5	32572	8,6
31.12.1961	87150	155,1	195211	347,5	46133	82,1	328494	584,8	18153	5,2
31.12.1962	81023	141,5	180603	315,5	43835	76,6	305461	533,6	23033	7,0
31.12.1963	75895	131,2	168215	290,7	41694	72,1	285804	493,9	19657	6,4

* ohne Saarland

Tabelle XV. *Bestand der an aktiver extrapulmonaler Tuberkulose Erkrankten im Bundesgebiet nach Alter und Geschlecht (ohne Berlin (West), das statistisch andere Altersgruppen erfaßt) am 31.12.1962*

Alter	Ge-schlecht	Knochen und Gelenke	Periphere Lymphknoten	Haut	Meningitis	Urogenital	Sonstige	extrapulmonal gesamt
0 – 10	m	297	407	45	212	34	119	1 114
	w	269	386	30	233	18	148	1 084
	zus.	566	793	75	445	52	267	2 198
10 – 20	m	761	608	105	156	165	288	2 083
	w	638	730	139	171	151	383	2212
	zus.	1 399	1 338	244	327	316	671	4 295
20 – 30	m	934	488	174	75	768	628	3 067
	w	734	988	339	98	941	834	3 934
	zus.	1 668	1 476	513	173	1 709	1 462	7 001
30 – 40	m	950	431	254	46	1 559	716	3 956
	w	785	773	428	61	1 456	961	4 464
	zus.	1 735	1 204	682	107	3 015	1 677	8 420
40 – 50	m	819	260	291	29	1 216	686	3 301
	w	734	565	522	32	1 045	799	3 697
	zus.	1 553	825	813	61	2 261	1 485	6 998
50 – 60	m	845	206	474	32	908	647	3 112
	w	747	524	755	24	659	730	3 439
	zus.	1 592	730	1 229	56	1 567	1 377	6 551
60 – 70	m	557	137	360	7	515	308	1 884
	w	616	384	677	10	311	458	2 456
	zus.	1 173	521	1 037	17	826	766	4 340
70 und darüber	m	295	76	200	1	162	102	836
	w	413	235	447	3	115	160	1 373
	zus.	708	311	647	4	277	262	2 209
Insgesamt	m	5 458	2 613	1 903	558	5 327	3 494	19 353
	w	4 936	4 585	3 337	632	4 696	4 473	22 659
	zus.	10 394	7 198	5 240	1 190	10 023	7 967	42 012

Tabelle XVI. *Bestätigte Neuzugänge an aktiver Tuberkulose in Schleswig-Holstein im Jahre 1962 nach Alter und Geschlecht; absolute und relative Zahlen auf 100000 Einwohner*
(Entnommen und berechnet aus den Länderstatistiken)

Alter	Geschlecht	Tuberkulose der Atmungsorgane								Tuberkulose anderer Organe														Summe	
		Ia		Ib		Ic		Ia–Ic		Knochen und Gelenke		Peripher. Lymphkn.		Haut		Menin-gitis		Uro-genital		Sonstige		Id gesamt		Ia–Id gesamt	
		abs.	rel.	abs.	rel.	abs.	rel.	abs.	rel.	abs.	rel.	abs.	rel.	abs.	rel.	abs.	rel.	abs.	rel.	abs.	rel.	abs.	rel.	abs.	rel.
0– 1	m	–	–	–	–	6	*29,1*	6	*29,1*	–	–	–	–	–	–	–	–	–	–	–	–	–	–	6	*29,1*
	w	–	–	–	–	6	*30,9*	6	*30,9*	–	–	–	–	–	–	–	–	–	–	–	–	–	–	6	*30,9*
	zus.	–	–	–	–	12	*30,0*	12	*30,0*	–	–	–	–	–	–	–	–	–	–	–	–	–	–	12	*30,0*
1– 5	m	–	–	1	*1,4*	68	*92,8*	69	*94,1*	–	–	5	*6,8*	–	–	2	*2,7*	–	–	1	*1,4*	8	*10,9*	77	*105,0*
	w	2	*2,9*	–	–	73	*104,9*	75	*107,8*	1	*1,4*	2	*2,9*	1	*1,4*	–	–	–	–	–	–	4	*5,7*	79	*113,3*
	zus.	2	*1,4*	1	*0,7*	141	*98,7*	144	*100,8*	1	*0,7*	7	*4,9*	1	*0,7*	2	*1,4*	–	–	1	*0,7*	12	*8,4*	156	*109,2*
5–10	m	1	*1,3*	–	–	93	*117,1*	94	*118,4*	1	*1,3*	7	*8,8*	–	–	1	*1,3*	1	*1,3*	–	–	10	*12,6*	104	*131,0*
	w	–	–	–	–	93	*123,6*	93	*123,6*	4	*5,3*	5	*6,6*	–	–	2	*2,7*	–	–	1	*1,3*	12	*16,0*	105	*139,6*
	zus.	1	*0,6*	–	–	186	*120,3*	187	*120,9*	5	*3,2*	12	*7,8*	–	–	3	*1,9*	1	*0,6*	1	*0,6*	22	*14,2*	209	*135,2*
10–15	m	3	*3,6*	–	–	58	*70,4*	61	*74,0*	–	–	2	*2,4*	–	–	4	*4,9*	1	*1,2*	–	–	7	*8,5*	68	*82,5*
	w	2	*2,6*	3	*3,9*	52	*66,8*	57	*73,2*	2	*2,6*	2	*2,6*	1	*1,3*	3	*3,9*	–	–	–	–	8	*10,3*	65	*83,4*
	zus.	5	*3,1*	3	*1,9*	110	*68,6*	118	*73,6*	2	*1,2*	4	*2,5*	1	*0,6*	7	*4,4*	1	*0,6*	–	–	15	*9,4*	133	*83,0*
15–20	m	26	*31,0*	8	*9,5*	96	*114,3*	130	*154,8*	6	*7,1*	1	*1,2*	1	*1,2*	2	*2,4*	1	*1,2*	3	*3,6*	14	*16,7*	144	*171,5*
	w	10	*12,9*	7	*9,0*	77	*99,3*	94	*121,3*	1	*1,3*	7	*9,0*	2	*2,6*	–	–	4	*5,2*	1	*1,3*	15	*19,4*	109	*140,6*
	zus.	36	*22,3*	15	*9,3*	173	*107,1*	224	*138,7*	7	*4,3*	8	*5,0*	3	*1,9*	2	*1,2*	5	*3,1*	4	*2,4*	29	*18,0*	253	*156,7*
20–25	m	43	*37,1*	5	*4,3*	110	*94,9*	158	*136,3*	7	*6,0*	10	*8,6*	1	*0,9*	2	*1,7*	3	*2,6*	3	*2,6*	26	*22,4*	184	*158,7*
	w	25	*25,5*	14	*14,3*	83	*84,6*	122	*124,4*	5	*5,1*	6	*6,1*	2	*2,0*	3	*3,1*	6	*6,1*	5	*5,1*	27	*27,5*	149	*151,9*
	zus.	68	*31,8*	19	*8,9*	193	*90,2*	280	*130,8*	12	*5,6*	16	*7,5*	3	*1,4*	5	*2,3*	9	*4,2*	8	*3,7*	53	*24,8*	333	*155,6*
25–30	m	29	*34,2*	15	*17,7*	88	*103,6*	132	*155,5*	4	*4,7*	3	*3,5*	–	–	1	*1,2*	8	*9,4*	1	*1,2*	17	*20,0*	149	*175,5*
	w	15	*19,1*	4	*5,1*	76	*96,9*	95	*121,2*	1	*1,3*	5	*6,4*	1	*1,3*	1	*1,3*	11	*14,0*	5	*6,4*	24	*30,6*	119	*151,8*
	zus.	44	*26,9*	19	*11,6*	164	*100,4*	227	*139,0*	5	*3,1*	8	*4,9*	1	*0,6*	2	*1,2*	19	*11,6*	6	*3,7*	41	*25,1*	268	*164,1*
30–35	m	23	*33,9*	10	*14,8*	66	*97,4*	99	*146,1*	4	*5,9*	3	*4,4*	2	*3,0*	1	*1,5*	7	*10,3*	6	*8,9*	23	*33,9*	122	*180,0*
	w	21	*30,9*	11	*16,2*	35	*51,5*	67	*98,5*	2	*2,9*	2	*2,9*	3	*4,4*	1	*1,5*	18	*26,5*	6	*8,8*	32	*47,0*	99	*145,5*
	zus.	44	*32,4*	21	*15,5*	101	*74,4*	166	*122,3*	6	*4,4*	5	*3,7*	5	*3,7*	2	*1,5*	25	*18,4*	12	*8,8*	55	*40,2*	221	*162,8*

35–40	m	32	54,0	14	23,6	35	59,0	81	136,6	5	8,4	1	1,7	–	–	–	–	7	11,8	2	3,4	15	25,3	96	161,9
	w	11	14,2	3	3,9	45	58,0	59	76,1	3	3,9	5	6,4	3	3,9	1	1,3	5	6,4	6	7,7	23	30,0	82	105,7
	zus.	43	31,4	17	12,4	80	58,5	140	102,3	8	5,8	6	4,4	3	2,2	1	0,7	12	8,8	8	5,8	38	27,8	178	130,1
40 – 45	m	30	56,4	19	35,8	68	127,9	117	220,1	1	1,9	1	1,9	1	1,9	1	1,9	13	24,5	–	–	17	32,0	134	252,1
	w	13	17,3	2	2,7	33	43,9	48	63,8	1	1,3	3	4,0	2	2,7	1	1,3	9	12,0	3	4,0	19	25,3	67	89,0
	zus.	43	33,5	21	16,4	101	78,7	165	128,5	2	1,6	4	3,1	3	2,3	2	1,6	22	17,1	3	2,3	36	28,0	201	156,5
45–50	m	31	56,4	18	32,7	48	87,3	97	176,4	2	3,6	1	1,8	–	–	1	1,8	6	10,9	1	1,8	11	20,0	108	196,4
	w	12	15,7	4	5,2	31	40,6	47	61,5	3	3,9	2	2,6	3	3,9	–	–	3	3,9	–	–	11	14,4	58	75,9
	zus.	43	32,7	22	16,7	79	60,1	144	109,6	5	3,8	3	2,3	3	2,3	1	0,8	9	6,8	1	0,8	22	16,7	166	126,3
50–55	m	52	72,6	15	20,9	75	104,7	142	198,2	5	7,0	1	1,4	3	4,2	–	–	10	14,0	8	11,2	27	37,7	169	235,9
	w	13	13,9	8	8,5	35	37,3	56	59,7	1	1,1	5	5,3	3	3,2	–	–	1	1,1	3	3,2	13	13,9	69	73,5
	zus.	65	39,3	23	13,9	110	65,5	198	119,7	6	3,6	6	3,6	6	3,6	–	–	11	6,6	11	6,6	40	24,2	238	143,8
55–60	m	53	73,1	36	49,7	91	125,5	180	248,3	1	1,4	–	–	4	5,5	–	–	3	4,1	1	1,4	9	12,4	189	260,7
	w	7	8,2	5	5,8	35	40,9	47	55,0	2	2,3	5	5,8	2	2,3	–	–	8	9,4	4	4,7	21	24,5	68	79,5
	zus.	60	38,0	41	25,9	126	79,7	227	143,7	3	1,9	5	3,2	6	3,8	–	–	11	7,0	5	3,2	30	19,0	257	162,7
60–65	m	45	73,4	32	52,2	67	109,3	144	234,9	2	3,3	–	–	3	4,9	–	–	2	3,3	1	1,6	8	13,0	152	247,9
	w	13	16,7	8	10,3	26	33,5	47	60,5	2	2,6	3	3,9	4	5,2	–	–	–	–	7	9,0	16	20,6	63	81,1
	zus.	58	41,7	40	28,8	93	66,9	191	137,4	4	2,9	3	2,2	7	5,0	–	–	2	1,4	8	5,8	24	17,3	215	154,7
65–70	m	38	83,4	20	43,9	62	136,0	120	263,3	1	2,2	–	–	–	–	–	–	1	2,2	–	–	2	4,4	122	267,7
	w	15	22,3	6	8,9	22	32,8	43	64,0	2	3,0	3	4,5	4	6,0	–	–	2	3,0	1	1,5	12	17,9	55	81,9
	zus.	53	47,0	26	23,1	84	74,5	163	144,6	3	2,7	3	2,7	4	3,6	–	–	3	2,7	1	0,9	14	12,4	177	157,0
70–75	m	14	39,2	11	30,8	27	75,5	52	145,5	–	–	–	–	–	–	–	–	3	8,4	2	5,6	5	14,0	57	159,5
	w	13	25,2	5	9,7	20	38,7	38	73,5	4	7,7	1	1,9	1	1,9	–	–	–	–	3	5,8	9	17,4	47	91,0
	zus.	27	30,9	16	18,3	47	53,8	90	103,0	4	4,6	1	1,1	1	1,1	–	–	3	3,4	5	5,7	14	16,0	104	119,0
75 und mehr	m	24	52,7	8	17,6	28	61,5	60	131,8	2	4,4	–	–	1	2,2	–	–	–	–	–	–	3	6,6	63	138,4
	w	17	26,6	5	7,8	9	14,1	31	48,4	1	1,6	2	3,1	1	1,6	–	–	–	–	–	–	4	6,3	35	54,7
	zus.	41	37,4	13	11,9	37	33,8	91	83,1	3	2,7	2	1,8	2	1,8	–	–	–	–	–	–	7	6,4	98	89,5
Insgesamt	m	444	40,1	212	19,1	1086	98,0	1742	157,2	41	3,7	35	3,2	16	1,4	15	1,4	66	6,0	29	2,6	202	18,2	1944	175,4
	w	189	15,3	35	6,9	751	60,9	1025	83,1	35	2,8	58	4,7	33	2,7	12	1,0	67	5,4	45	3,6	250	20,3	1275	103,4
	zus.	633	27,0	297	12,7	1837	78,5	2767	118,2	76	3,2	93	4,0	49	2,1	27	1,2	133	5,7	74	3,2	452	19,3	3219	137,5

Tabelle XVII. *Bestätigte Neuzugänge an aktiver Tuberkulose in Hamburg im Jahre 1962 nach Alter und Geschlecht; absolute und relative Zahlen auf 100 000 Einwohner*
(Entnommen und berechnet aus den Länderstatistiken)

Alter	Geschlecht	Tuberkulose der Atmungsorgane								Tuberkulose anderer Organe														Summe	
		Ia		Ib		Ic		Ia–Ic		Knochen und Gelenke		Peripher. Lymphkn.		Haut		Menin-gitis		Uro-genital		Sonstige		Id gesamt		Ia–Id gesamt	
		abs.	rel.	abs.	rel.	abs.	rel.	abs.	rel.	abs.	rel.	abs.	rel.	abs.	rel.	abs.	rel.	abs.	rel.	abs.	rel.	abs.	rel.	abs.	rel.
0– 1	m	1	7,9	–	–	4	31,5	5	39,4	–	–	–	–	–	–	–	–	–	–	–	–	–	–	5	39,4
	w	–	–	–	–	2	16,4	2	16,4	–	–	–	–	–	–	–	–	–	–	–	–	–	–	2	16,4
	zus.	1	4,0	–	–	6	24,1	7	28,1	–	–	–	–	–	–	–	–	–	–	–	–	–	–	7	28,1
1– 5	m	2	4,4	–	–	41	91,3	43	95,8	–	–	–	–	–	–	–	–	–	–	–	–	–	–	43	95,8
	w	3	7,0	–	–	43	100,2	46	107,2	–	–	2	4,7	–	–	–	–	–	–	1	2,4	3	7,0	49	114,2
	zus.	5	5,7	–	–	84	95,7	89	101,4	–	–	2	2,3	–	–	–	–	–	–	1	1,1	3	3,4	92	104,8
5–10	m	2	4,3	1	2,2	93	200,4	96	206,8	–	–	2	4,3	1	2,2	–	–	–	–	1	2,2	4	8,6	100	215,5
	w	2	4,5	1	2,3	72	163,6	75	170,4	–	–	2	4,5	–	–	–	–	–	–	2	4,5	4	9,0	79	179,5
	zus.	4	4,4	2	2,2	165	182,4	171	189,0	–	–	4	4,4	1	1,1	–	–	–	–	3	3,3	8	8,8	179	197,9
10–15	m	4	8,1	1	2,0	59	119,4	64	129,6	4	8,1	3	6,1	–	–	1	2,0	–	–	2	4,0	10	20,2	74	149,8
	w	1	2,1	–	–	54	115,1	55	117,3	1	2,1	1	2,1	–	–	–	–	–	–	3	6,4	5	10,7	60	127,9
	zus.	5	5,2	1	1,0	113	117,3	119	123,6	5	5,2	4	4,1	–	–	1	1,0	–	–	5	5,2	15	15,5	134	139,1
15–20	m	17	28,5	4	6,7	78	130,6	99	165,8	1	1,7	1	1,7	–	–	–	–	1	1,7	4	6,7	7	11,7	106	177,6
	w	13	22,4	3	5,2	64	110,3	80	137,9	2	3,4	5	8,6	1	1,7	–	–	2	3,4	4	6,9	14	24,1	94	162,0
	zus.	30	25,5	7	6,0	142	120,6	179	152,1	3	2,5	6	5,1	1	0,8	–	–	3	2,5	8	6,8	21	17,8	200	169,9
20–25	m	37	45,1	12	14,6	119	144,9	168	204,6	2	2,4	3	3,6	–	–	–	–	4	4,8	4	4,8	13	15,8	181	220,4
	w	12	15,1	6	7,5	90	113,2	108	135,8	2	2,5	10	12,6	2	2,5	–	–	6	7,5	11	13,8	31	39,0	139	174,8
	zus.	49	30,3	18	11,1	209	129,3	276	170,8	4	2,5	13	8,0	2	1,2	–	–	10	6,2	15	9,3	44	27,2	320	198,0
25–30	m	35	51,3	11	16,1	82	120,2	128	187,6	3	4,4	1	1,5	1	1,5	2	2,9	5	7,3	5	7,3	17	24,9	145	212,5
	w	8	12,1	5	7,5	76	114,7	89	134,4	3	4,5	3	4,5	4	6,0	–	–	5	7,5	7	10,5	22	33,2	111	167,6
	zus.	43	32,0	16	11,9	158	117,5	217	161,3	6	4,5	4	3,0	5	3,7	2	1,5	10	7,4	12	8,9	39	29,0	256	190,3
30–35	m	20	35,1	8	14,1	70	123,0	98	172,2	3	5,3	5	8,8	1	1,7	–	–	2	3,5	5	8,8	16	28,1	114	200,3
	w	16	27,0	4	6,8	47	79,4	67	113,2	1	1,7	1	1,7	2	3,4	–	–	3	5,1	5	8,4	12	20,3	79	133,4
	zus.	36	31,0	12	10,3	117	100,8	165	142,1	4	3,4	6	5,2	3	2,6	–	–	5	4,3	10	8,6	28	24,1	193	166,2
35–40	m	21	41,0	14	27,3	74	144,5	109	212,9	2	3,9	1	2,0	–	–	–	–	4	7,8	3	5,9	10	19,5	119	232,4
	w	15	22,5	8	12,0	47	70,5	70	104,9	1	1,5	6	9,0	3	4,5	–	–	4	6,0	4	6,0	18	27,0	88	131,9
	zus.	36	30,5	22	18,7	121	102,6	179	151,8	3	2,5	7	5,9	3	2,5	–	–	8	6,8	7	5,9	28	23,7	207	175,6

40–45	m	19	*40,9*	9	*19,4*	64	*137,8*	92	*198,1*	2	*4,3*	1	*2,1*	–	–	–	–	2	*4,3*	3	*6,4*	8	*17,2*	100	*215,3*
	w	13	*20,3*	2	*3,1*	36	*56,2*	51	*79,6*	3	*4,7*	1	*1,6*	2	*3,1*	–	–	4	*6,3*	7	*10,9*	17	*26,5*	68	*106,1*
	zus.	32	*29,0*	11	*10,0*	100	*90,5*	143	*129,4*	5	*4,5*	2	*1,8*	2	*1,8*	–	–	6	*5,4*	10	*9,0*	25	*22,6*	168	*152,0*
45–50	m	29	*60,7*	6	*12,5*	79	*165,3*	114	*238,5*	2	*4,2*	1	*2,1*	–	–	–	–	2	*4,2*	2	*4,2*	7	*14,6*	121	*253,1*
	w	10	*15,7*	4	*6,3*	50	*78,7*	64	*100,8*	3	*4,7*	2	*3,1*	–	–	–	–	3	*4,7*	2	*3,1*	10	*15,7*	74	*116,5*
	zus.	39	*35,0*	10	*9,0*	129	*115,8*	178	*159,8*	5	*4,5*	3	*2,7*	–	–	–	–	5	*4,5*	4	*3,6*	17	*15,3*	195	*175,0*
50–55	m	41	*65,0*	14	*22,1*	91	*144,2*	146	*231,3*	2	*3,2*	1	*1,6*	–	–	–	–	3	*4,8*	5	*7,9*	11	*17,4*	157	*248,9*
	w	8	*9,9*	6	*7,5*	50	*62,1*	64	*79,5*	–	–	3	*3,7*	3	*3,7*	–	–	3	*3,7*	3	*3,7*	12	*14,9*	76	*94,4*
	zus.	49	*34,1*	20	*13,9*	141	*98,2*	210	*146,2*	2	*1,4*	4	*2,8*	3	*2,1*	–	–	6	*4,2*	8	*5,6*	23	*16,0*	233	*162,3*
55–60	m	43	*66,2*	10	*15,3*	113	*173,9*	166	*255,4*	2	*3,2*	1	*1,6*	–	–	–	–	2	*3,2*	2	*3,2*	7	*10,8*	173	*266,2*
	w	6	*7,8*	5	*6,5*	38	*49,2*	49	*63,4*	1	*1,3*	1	*1,3*	2	*2,6*	–	–	1	*1,3*	3	*3,9*	8	*10,4*	57	*73,8*
	zus.	49	*34,5*	15	*10,5*	151	*106,1*	215	*151,2*	3	*2,1*	2	*1,4*	2	*8,4*	–	–	3	*2,1*	5	*3,5*	15	*10,5*	230	*161,7*
60–65	m	33	*60,6*	13	*23,9*	78	*143,2*	124	*227,7*	4	*7,3*	1	*1,8*	1	*1,8*	–	–	3	*5,4*	2	*3,6*	11	*20,0*	135	*247,7*
	w	14	*19,9*	2	*2,8*	31	*44,1*	47	*66,9*	2	*2,8*	4	*5,6*	3	*4,3*	–	–	2	*2,8*	–	–	11	*15,6*	58	*82,6*
	zus.	47	*37,7*	15	*12,0*	109	*87,4*	171	*137,1*	6	*4,8*	5	*4,0*	4	*3,2*	–	–	5	*4,0*	2	*1,6*	22	*17,6*	193	*154,7*
65–70	m	21	*53,8*	9	*23,0*	49	*125,5*	79	*202,3*	4	*10,2*	–	–	–	–	–	–	–	–	2	*5,1*	6	*15,4*	85	*217,7*
	w	14	*22,6*	5	*8,1*	17	*27,4*	36	*58,1*	2	*3,2*	4	*6,4*	2	*3,2*	–	–	1	*1,6*	3	*4,8*	12	*19,4*	48	*77,4*
	zus.	35	*34,7*	14	*13,9*	66	*65,3*	115	*113,9*	6	*6,0*	4	*4,0*	2	*2,0*	–	–	1	*1,0*	5	*5,0*	18	*17,8*	133	*131,7*
70–75	m	35	*116,4*	5	*16,6*	24	*79,8*	64	*212,7*	–	–	–	–	–	–	–	–	–	–	–	–	–	–	64	*212,7*
	w	8	*17,4*	1	*2,2*	23	*49,9*	32	*69,5*	1	*2,2*	3	*6,5*	–	–	–	–	–	–	–	–	4	*8,7*	36	*78,2*
	zus.	43	*56,5*	6	*7,9*	47	*61,7*	96	*126,1*	1	*1,3*	3	*3,9*	–	–	–	–	–	–	–	–	4	*5,2*	100	*131,3*
75–80	m	17	*85,0*	–	–	12	*60,0*	29	*145,0*	–	–	2	*10,0*	1	*5,0*	–	–	–	–	–	–	3	*15,0*	32	*160,0*
	w	9	*30,7*	4	*13,6*	9	*30,7*	22	*75,0*	1	*3,4*	–	–	–	–	–	–	–	–	1	*3,4*	2	*6,8*	24	*81,8*
	zus.	26	*52,7*	4	*8,1*	21	*42,6*	51	*103,4*	1	*2,0*	2	*4,0*	1	*2,0*	–	–	–	–	1	*2,0*	5	*10,0*	56	*113,5*
80 und mehr	m	8	*55,1*	3	*20,7*	4	*27,5*	15	*103,3*	–	–	–	–	–	–	–	–	–	–	–	–	–	–	15	*103,3*
	w	2	*8,6*	1	*4,3*	2	*3,6*	5	*21,5*	–	–	1	*4,3*	1	*4,3*	–	–	–	–	2	*8,6*	4	*17,2*	9	*38,7*
	zus.	10	*26,5*	4	*10,6*	6	*15,9*	20	*52,9*	–	–	1	*2,6*	1	*2,6*	–	–	–	–	2	*5,3*	4	*10,6*	24	*63,5*
Insgesamt	m	385	*45,2*	120	*14,1*	1134	*133,1*	1639	*192,3*	31	*3,6*	23	*2,7*	5	*0,6*	3	*0,4*	28	*3,3*	40	*4,7*	130	*15,3*	1769	*207,6*
	w	154	*15,5*	57	*5,7*	751	*75,7*	962	*97,0*	23	*2,3*	49	*4,9*	25	*2,5*	–	–	34	*3,4*	58	*5,8*	189	*18,9*	1151	*116,0*
	zus.	539	*29,2*	177	*9,6*	1885	*102,2*	2601	*141,0*	54	*2,9*	72	*4,0*	30	*1,6*	3	*0,2*	62	*3,4*	98	*5,3*	319	*17,3*	2920	*158,3*

Tabelle XVIII. *Bestätigte Neuzugänge an aktiver Tuberkulose in Niedersachsen im Jahre 1962 nach Alter und Geschlecht; absolute und relative Zahlen auf 100 000 Einwohner*
(Entnommen und berechnet aus den Länderstatistiken)

Alter	Geschlecht	Tuberkulose der Atmungsorgane								Tuberkulose anderer Organe														Summe	
		Ia		Ib		Ic		Ia–Ic		Knochen und Gelenke		Peripher-Lymphkn.		Haut		Menin-gitis		Uro-genital		Sonstige		Id gesamt		Ia–Id gesamt	
		abs.	rel.	abs.	rel.	abs.	rel.	abs.	rel.	abs.	rel.	abs.	rel.	abs.	rel.	abs.	rel.	abs.	rel.	abs.	rel.	abs.	rel.	abs.	rel.
0– 1	m	–	–	–	–	9	14,7	9	14,7	–	–	–	–	–	–	–	–	–	–	–	–	–	–	9	14,7
	w	1	1,7	–	–	10	17,1	11	18,9	–	–	1	1,7	–	–	–	–	–	–	–	–	1	1,7	12	20,6
	zus.	1	0,8	–	–	19	15,9	20	16,7	–	–	1	0,8	–	–	–	–	–	–	–	–	1	0,8	21	17,6
1– 5	m	1	0,4	1	0,4	111	49,2	113	50,1	–	–	4	1,8	–	–	1	0,4	–	–	–	–	5	2,2	118	52,3
	w	3	1,4	–	–	94	44,1	97	45,6	5	2,3	3	1,4	–	–	2	0,9	–	–	–	–	10	4,7	107	50,3
	zus.	4	0,9	1	0,2	205	46,9	210	48,0	5	1,1	7	1,6	–	–	3	0,7	–	–	–	–	15	3,4	225	51,4
5–10	m	2	0,8	–	–	192	76,9	194	77,7	4	1,6	7	2,8	–	–	1	0,4	–	–	2	0,8	14	5,6	208	83,3
	w	3	1,3	2	0,8	164	69,4	169	71,5	1	0,4	5	2,1	–	–	4	1,6	2	0,8	1	0,4	13	5,5	182	77,0
	zus.	5	1,0	2	0,4	356	73,2	363	74,7	5	1,0	12	2,5	–	–	5	1,0	2	0,4	3	0,6	27	5,6	390	80,2
10–15	m	2	0,8	1	0,4	122	49,0	125	50,2	5	2,0	3	1,2	1	0,4	4	1,6	–	–	6	2,4	19	7,6	144	57,8
	w	9	3,8	4	1,7	114	48,7	127	54,3	5	2,1	4	1,7	1	0,4	4	1,7	1	0,4	7	3,0	22	9,4	149	63,7
	zus.	11	2,3	5	1,0	236	48,8	252	52,2	10	2,1	7	1,4	2	0,4	8	1,6	1	0,2	13	2,7	41	8,5	293	60,7
15–20	m	32	14,3	10	4,5	181	80,9	223	99,6	8	3,6	7	3,1	1	0,4	6	2,7	6	2,7	8	3,6	36	16,1	259	115,7
	w	22	10,5	8	3,8	154	73,4	184	87,7	3	1,4	12	5,7	2	0,9	4	1,8	9	4,3	8	3,8	38	18,1	222	105,8
	zus.	54	12,4	18	4,1	335	77,2	407	93,9	11	2,5	19	4,4	3	0,7	10	2,3	15	3,4	16	3,7	74	17,1	481	111,0
20–25	m	80	26,8	17	5,7	252	84,5	349	117,1	11	3,7	13	4,4	–	–	4	1,3	13	4,4	5	1,7	46	15,4	395	132,5
	w	40	14,9	18	6,7	210	78,0	268	99,7	7	2,6	19	7,1	2	0,7	5	1,9	13	4,8	16	6,0	62	23,1	330	122,8
	zus.	120	21,2	35	6,2	462	81,3	617	108,8	18	3,2	32	5,6	2	0,4	9	1,6	26	4,6	21	3,7	108	19,1	725	127,9
25–30	m	60	24,9	13	5,4	172	71,3	245	101,6	8	3,3	4	1,7	–	–	1	0,4	10	4,1	7	2,9	30	12,4	275	114,0
	w	35	15,5	14	6,2	159	70,3	208	91,9	5	2,2	14	6,2	2	0,9	11	4,9	16	7,1	12	5,3	60	26,5	268	118,4
	zus.	95	20,3	27	5,8	331	70,8	453	96,9	13	2,8	18	3,9	2	0,4	12	2,6	26	5,6	19	4,1	90	19,3	543	116,2
30–35	m	65	30,1	15	6,9	156	72,2	236	109,2	17	7,9	4	1,8	–	–	5	2,3	14	6,5	5	2,3	45	20,9	281	130,1
	w	35	16,4	8	3,8	132	62,0	175	82,1	5	2,4	17	8,0	2	0,9	5	2,4	18	8,5	13	6,1	60	28,2	235	110,3
	zus.	100	23,3	23	5,4	288	67,1	411	95,8	22	5,1	21	5,0	2	0,5	10	2,4	32	7,5	18	4,2	105	24,4	516	120,2
35–40	m	56	29,6	20	10,6	135	71,3	211	111,5	12	6,3	5	2,6	–	–	5	2,6	15	7,9	9	4,7	46	24,3	257	135,8
	w	30	12,6	8	3,4	125	52,5	163	68,5	7	2,9	9	3,8	–	–	5	2,1	17	7,1	15	6,3	53	22,2	216	90,7
	zus.	86	20,1	28	6,6	260	60,8	374	87,5	19	4,4	14	3,3	–	–	10	2,3	32	7,5	24	5,6	99	23,2	473	110,7

40–45	m	80	51,1	13	8,3	124	79,2	217	138,7	10	6,4	–	–	1	0,6	2	1,2	16	10,2	11	7,0	40	25,6	257	164,3
	w	25	11,4	6	2,7	97	44,4	128	58,6	5	2,3	8	3,7	1	0,5	7	3,2	12	5,5	10	4,6	43	19,7	171	78,3
	zus.	105	28,0	19	5,1	221	59,0	345	92,1	15	4,0	8	2,1	2	0,5	9	2,4	28	7,5	21	5,6	83	22,2	428	114,3
45–50	m	74	45,9	14	8,7	134	83,1	222	137,7	8	5,0	2	1,2	6	3,7	8	5,0	10	6,2	10	6,2	44	27,3	266	165,0
	w	28	12,7	7	3,2	77	34,9	112	50,8	5	2,3	4	1,8	6	2,7	6	2,7	10	4,5	5	2,3	36	16,3	148	67,1
	zus.	102	26,7	21	5,5	211	55,3	334	87,5	13	3,4	6	1,6	12	3,1	14	3,7	20	5,2	15	3,9	80	20,9	414	108,4
50–55	m	102	49,0	26	12,5	173	83,1	301	144,6	11	5,3	5	2,4	1	0,5	9	4,3	14	6,7	4	2,0	44	21,1	345	165,7
	w	20	7,6	14	5,3	112	42,4	146	55,3	12	4,6	13	4,6	2	0,8	3	1,1	7	2,6	12	4,6	49	18,6	195	73,9
	zus.	122	25,8	40	8,5	285	60,4	447	94,7	23	4,9	18	3,8	3	0,6	12	2,5	21	4,4	16	3,4	93	19,7	540	114,4
55–60	m	118	57,1	40	19,4	203	98,4	361	175,0	8	3,9	1	0,5	–	–	6	2,9	8	3,9	9	4,4	32	15,5	393	190,5
	w	25	10,4	8	3,3	70	29,2	103	43,0	3	1,2	12	5,0	3	1,2	2	0,8	1	0,4	5	2,1	26	10,8	129	53,8
	zus.	143	32,1	48	10,8	273	71,2	464	104,0	11	2,5	13	3,0	3	0,7	8	1,8	9	2,0	14	3,1	58	13,0	522	117,0
60–65	m	108	61,4	46	26,1	184	104,5	338	192,0	6	3,4	5	2,8	–	–	1	0,6	10	5,7	4	2,3	26	14,8	364	206,8
	w	31	14,4	8	3,7	100	46,4	139	64,4	6	2,8	9	4,2	1	0,5	–	–	5	2,3	7	3,2	28	13,0	167	77,4
	zus.	139	35,4	54	13,8	284	72,5	477	121,8	12	3,1	14	3,6	1	0,3	1	0,3	15	3,8	11	2,8	54	13,8	531	135,7
65–70	m	54	44,5	20	16,5	101	83,3	175	144,2	8	6,6	1	0,8	–	–	–	–	4	3,3	2	1,6	15	12,4	190	156,6
	w	33	18,5	11	6,1	59	33,1	103	57,8	5	2,8	9	5,0	1	0,6	1	0,6	2	1,1	8	4,5	26	14,6	129	72,4
	zus.	87	29,0	31	10,3	160	53,4	278	92,8	13	4,3	10	3,3	1	0,6	1	0,6	6	2,0	10	3,3	41	13,7	319	106,5
70 – 75	m	71	79,0	20	22,2	51	56,7	142	157,9	4	4,4	2	2,2	1	1,1	4	4,4	2	2,2	3	3,3	16	17,8	158	175,7
	w	43	32,1	6	4,5	53	39,6	102	76,1	9	6,7	2	1,5	–	–	–	–	1	0,7	3	2,2	15	11,2	117	87,3
	zus.	114	50,9	26	11,6	104	46,5	244	109,0	13	5,8	4	1,8	1	0,4	4	1,8	3	1,3	6	2,7	31	13,8	275	122,8
75–80	m	32	53,8	7	11,8	38	63,9	77	129,4	3	5,0	1	1,7	–	–	2	3,4	2	3,4	–	–	8	13,4	85	142,8
	w	22	25,2	3	3,4	30	34,3	55	63,0	4	4,6	8	9,2	3	3,4	–	–	–	–	1	1,1	16	18,3	71	81,3
	zus.	54	36,8	10	6,8	68	46,3	132	89,9	7	4,8	9	6,1	3	2,0	2	1,4	2	1,4	1	0,7	24	16,3	156	106,2
80 und mehr	m	19	39,5	4	8,3	15	31,2	38	78,9	2	4,2	–	–	1	2,1	1	2,1	–	–	–	–	4	8,3	42	87,2
	w	11	16,1	5	7,3	20	29,3	36	52,7	3	4,4	4	5,9	1	1,5	1	1,5	1	1,5	2	2,9	12	17,6	48	70,3
	zus.	30	25,8	9	7,7	35	30,1	74	63,5	5	4,3	4	3,4	2	1,7	2	1,7	1	0,9	2	1,7	16	13,7	90	77,2
Insgesamt	m	956	30,0	267	8,4	2353	74,0	3576	112,4	125	3,9	64	2,0	12	0,4	60	1,9	124	3,9	85	2,7	470	14,8	4046	127,2
	w	416	11,8	130	3,7	1780	50,5	2326	66,0	90	2,6	153	4,3	27	0,8	60	1,7	115	3,3	125	3,5	570	16,2	2896	82,2
	zus.	1372	20,4	397	5,9	4133	61,7	5902	88,0	215	3,2	217	3,2	39	0,6	120	1,8	239	3,6	210	3,1	1040	15,5	6942	103,5

Tabelle XIX. *Bestätigte Neuzugänge an aktiver Tuberkulose in Bremen im Jahre 1962 nach Alter und Geschlecht; absolute und relative Zahlen auf 100 000 Einwohner*
(Entnommen und berechnet aus den Länderstatistiken)

Alter	Geschlecht	Tuberkulose der Atmungsorgane								Tuberkulose anderer Organe														Summe	
		Ia		Ib		Ic		Ia–Ic		Knochen und Gelenke		Peripher. Lymphkn.		Haut		Menin-gitis		Uro-genital		Sonstige		Id gesamt		Ia–Id gesamt	
		abs.	rel.	abs.	rel.	abs.	rel.	abs.	rel.	abs.	rel.	abs.	rel.	abs.	rel.	abs.	rel.	abs.	rel.	abs.	rel.	abs.	rel.	abs.	rel.
0– 1	m	–	–	–	–	2	*33,4*	2	*33,4*	–	–	–	–	–	–	–	–	–	–	–	–	–	–	2	*33,4*
	w	–	–	–	–	1	*18,0*	1	*18,0*	–	–	–	–	–	–	–	–	–	–	–	–	–	–	1	*18,0*
	zus.	–	–	–	–	3	*26,0*	3	*26,0*	–	–	–	–	–	–	–	–	–	–	–	–	–	–	3	*26,0*
1– 5	m	1	*4,7*	–	–	17	*80,0*	18	*84,7*	–	–	–	–	–	–	1	*4,7*	–	–	–	–	1	*4,7*	19	*89,4*
	w	–	–	–	–	16	*79,7*	16	*79,7*	1	*5,0*	1	*5,0*	–	–	–	–	–	–	–	–	2	*10,0*	18	*89,6*
	zus.	1	*2,4*	–	–	33	*79,8*	34	*82,3*	1	*2,4*	1	*2,4*	–	–	1	*2,4*	–	–	–	–	3	*7,3*	37	*89,5*
5–10	m	–	–	–	–	18	*80,8*	18	*80,8*	1	*4,5*	–	–	–	–	–	–	–	–	–	–	1	*4,5*	19	*85,3*
	w	1	*4,8*	–	–	23	*109,7*	24	*114,5*	1	*4,8*	–	–	–	–	–	–	–	–	–	–	1	*4,8*	25	*119,3*
	zus.	1	*2,3*	–	–	41	*94,8*	42	*97,1*	2	*4,6*	–	–	–	–	–	–	–	–	–	–	2	*4,6*	44	*101,8*
10–15	m	–	–	1	*4,5*	11	*49,0*	12	*53,5*	–	–	–	–	–	–	1	*4,5*	–	–	–	–	1	*4,5*	13	*58,0*
	w	–	–	1	*4,7*	6	*28,2*	7	*32,9*	–	–	1	*4,7*	–	–	–	–	–	–	–	–	1	*4,7*	8	*37,6*
	zus.	–	–	2	*4,6*	17	*38,9*	19	*43,5*	–	–	1	*2,3*	–	–	1	*2,3*	–	–	–	–	2	*4,6*	21	*48,0*
15–20	m	4	*16,2*	1	*4,1*	17	*69,0*	22	*89,3*	1	*4,1*	–	–	–	–	–	–	–	–	2	*8,1*	3	*12,2*	25	*101,4*
	w	–	–	–	–	17	*71,0*	17	*71,0*	1	*4,2*	3	*12,5*	–	–	–	–	–	–	–	–	4	*16,7*	21	*87,7*
	zus.	4	*8,2*	1	*2,1*	34	*70,0*	39	*80,3*	2	*4,1*	3	*6,2*	–	–	–	–	–	–	2	*4,1*	7	*14,4*	46	*94,7*
20–25	m	13	*41,2*	3	*9,5*	41	*130,1*	57	*180,9*	2	*6,3*	2	*6,3*	–	–	–	–	3	*9,5*	3	*9,5*	10	*31,7*	67	*212,6*
	w	3	*9,8*	1	*3,3*	17	*55,5*	21	*68,5*	–	–	4	*13,1*	1	*3,3*	1	*3,3*	3	*9,8*	2	*6,5*	11	*35,9*	32	*104,4*
	zus.	16	*25,7*	4	*6,4*	58	*93,3*	78	*125,5*	2	*3,2*	6	*9,7*	1	*1,6*	1	*1,6*	6	*9,7*	5	*8,0*	21	*33,8*	99	*159,3*
25–30	m	8	*30,2*	3	*11,3*	26	*98,1*	37	*139,6*	2	*7,5*	–	–	1	*3,8*	–	–	3	*11,3*	1	*3,8*	7	*26,4*	44	*166,1*
	w	3	*11,6*	–	–	17	*65,9*	20	*77,6*	1	*3,9*	3	*11,6*	–	–	–	–	4	*15,5*	3	*11,6*	11	*42,7*	31	*120,2*
	zus.	11	*21,0*	3	*5,7*	43	*82,2*	57	*109,0*	3	*5,7*	3	*5,7*	1	*1,9*	–	–	7	*13,4*	4	*7,7*	18	*34,4*	75	*143,4*
30–35	m	1	*4,4*	1	*4,4*	22	*96,3*	24	*105,0*	2	*8,8*	2	*8,8*	–	–	–	–	3	*13,1*	2	*8,8*	9	*39,4*	33	*144,4*
	w	3	*12,7*	2	*8,5*	18	*76,5*	23	*97,7*	1	*4,2*	5	*21,2*	–	–	–	–	6	*25,5*	3	*12,7*	15	*63,7*	38	*161,5*
	zus.	4	*8,6*	3	*6,5*	40	*86,2*	47	*101,3*	3	*6,5*	7	*15,1*	–	–	–	–	9	*19,4*	5	*10,8*	24	*51,7*	71	*153,1*
35–40	m	10	*48,6*	1	*4,9*	10	*48,6*	21	*102,0*	3	*14,6*	–	–	–	–	–	–	5	*24,3*	3	*14,6*	11	*53,4*	32	*155,4*
	w	5	*19,0*	1	*3,8*	10	*38,0*	16	*60,9*	4	*15,2*	1	*3,8*	1	*3,8*	–	–	2	*7,6*	1	*3,8*	9	*34,2*	25	*95,1*
	zus.	15	*32,0*	2	*4,3*	20	*42,7*	37	*78,9*	7	*14,9*	1	*2,1*	1	*2,1*	–	–	7	*14,9*	4	*8,5*	20	*42,7*	57	*121,6*

40–45	m	3	16,0	1	5,3	21	112,0	25	133,3	1	5,3	–	–	–	–	–	–	–	–	1	5,3	2	10,7	27	143,9
	w	2	7,9	–	–	11	43,4	13	51,3	2	7,9	1	3,9	–	–	1	3,9	–	–	1	3,9	5	19,7	18	71,1
	zus.	5	11,3	1	2,3	32	72,6	38	86,2	3	6,8	1	2,3	–	–	1	2,3	–	–	2	4,5	7	15,9	45	102,1
45–50	m	6	31,0	2	10,3	16	82,6	24	123,9	–	–	1	5,2	–	–	–	–	–	–	–	–	1	5,2	25	129,1
	w	4	16,3	–	–	5	20,4	9	36,8	1	4,1	1	4,1	–	–	–	–	1	4,1	2	8,2	5	20,4	14	57,2
	zus.	10	22,8	2	4,6	21	47,9	33	75,3	1	2,3	2	4,6	–	–	–	–	1	2,3	2	4,6	6	13,7	39	89,0
50–55	m	8	32,8	1	4,1	20	82,1	29	119,0	1	4,1	–	–	1	4,1	–	–	3	12,3	2	8,2	7	28,7	36	147,7
	w	6	20,3	1	3,4	13	44,0	20	67,7	2	6,8	–	–	1	–	–	–	2	6,8	1	3,4	6	20,3	26	88,0
	zus.	14	26,0	2	3,7	33	61,2	49	90,9	3	5,6	–	–	2	3,7	–	–	5	9,3	3	5,6	13	24,1	62	115,0
55–60	m	15	64,1	3	12,8	13	55,6	31	132,5	3	12,8	1	4,3	1	4,3	–	–	3	12,8	–	–	8	34,2	39	166,7
	w	1	3,7	1	3,7	9	33,6	11	41,0	–	–	3	11,2	–	–	1	3,7	1	3,7	1	3,7	6	22,4	17	63,4
	zus.	16	31,9	4	8,0	22	43,8	42	83,7	3	6,0	4	8,0	1	2,0	1	2,0	4	8,0	1	2,0	14	27,9	56	111,5
60–65	m	6	32,5	1	5,4	9	48,8	16	86,7	1	5,4	–	–	–	–	–	–	4	21,7	–	–	5	27,1	21	113,8
	w	2	8,7	–	–	2	8,7	4	17,4	–	–	3	13,0	–	–	–	–	1	4,3	2	8,7	6	26,1	10	43,4
	zus.	8	19,3	1	2,4	11	26,5	20	48,2	1	2,4	3	7,2	–	–	–	–	5	12,1	2	4,8	11	26,5	31	74,7
65–70	m	1	7,9	1	7,9	6	47,6	8	63,5	1	7,9	1	7,9	1	7,9	–	–	2	15,9	1	7,9	6	47,6	14	111,2
	w	4	20,5	2	10,2	4	20,5	10	51,2	–	–	4	20,5	1	5,1	1	5,1	2	10,2	1	5,1	9	46,1	19	97,3
	zus.	5	15,6	3	9,3	10	31,1	18	56,0	1	3,1	5	15,6	2	6,2	1	3,1	4	12,4	2	6,2	15	46,7	33	102,7
70–75	m	2	20,3	–	–	4	40,7	6	61,0	–	–	–	–	–	–	–	–	–	–	–	–	–	–	6	61,0
	w	1	6,7	1	6,7	2	13,3	4	26,6	–	–	2	13,3	–	–	–	–	–	–	–	–	2	13,3	6	40,0
	zus.	3	12,1	1	4,0	6	24,1	10	40,2	–	–	2	8,0	–	–	–	–	–	–	–	–	2	8,0	12	48,3
75–80	m	4	59,5	1	14,9	3	44,6	8	119,0	3	44,6	–	–	–	–	–	–	–	–	–	–	3	44,6	11	163,7
	w	3	31,5	–	–	1	10,5	4	42,1	–	–	1	10,5	–	–	–	–	–	–	1	10,5	2	21,0	6	63,1
	zus.	7	43,1	1	6,2	4	24,6	12	73,9	3	18,5	1	6,2	–	–	–	–	–	–	1	6,2	5	30,8	17	104,7
80–85	m	3	86,5	–	–	–	–	3	86,5	1	28,8	–	–	–	–	–	–	–	–	–	–	1	28,8	4	115,3
	w	1	19,4	–	–	1	19,4	2	38,8	–	–	2	38,8	1	19,4	–	–	–	–	–	–	3	58,2	5	96,9
	zus.	4	46,4	–	–	1	11,6	5	58,0	1	11,6	2	23,2	1	11,6	–	–	–	–	–	–	4	46,4	9	104,3
85 und mehr	m	2	132,2	–	–	1	66,1	3	198,3	–	–	–	–	–	–	–	–	–	–	–	–	–	–	3	198,3
	w	–	–	–	–	1	45,2	1	45,2	1	45,2	–	–	–	–	–	–	–	–	–	–	1	45,2	2	90,5
	zus.	2	53,7	–	–	2	53,7	4	107,4	1	26,9	–	–	–	–	–	–	–	–	–	–	1	26,9	5	134,3
Insgesamt	m	87	25,9	20	5,9	257	76,4	364	108,2	22	6,5	7	2,1	4	1,2	2	0,6	26	7,7	15	4,5	76	22,6	440	130,7
	w	39	10,3	10	2,6	174	45,9	223	58,9	15	4,0	35	9,2	5	1,3	4	1,1	22	5,8	18	4,7	99	26,1	322	85,0
	zus.	126	17,6	30	4,2	431	60,3	587	82,1	37	5,2	42	5,9	9	1,3	6	0,8	48	6,7	33	4,6	175	24,5	762	106,5

Tabelle XX. *Bestätigte Neuzugänge an aktiver Tuberkulose in Nordrhein-Westfalen im Jahre 1962 nach Alter und Geschlecht; absolute und relative Zahlen auf 100000 Einwohner*
(Entnommen und berechnet aus den Länderstatistiken)

Alter	Geschlecht	Tuberkulose der Atmungsorgane								Tuberkulose anderer Organe														Summe	
		Ia		Ib		Ic		Ia–Ic		Knochen und Gelenke		Peripher. Lymphkn.		Haut		Menin-gitis		Uro-genital		Sonstige		Id gesamt		Ia–Id gesamt	
		abs.	rel.	abs.	rel.	abs.	rel.	abs.	rel.	abs.	rel.	abs.	rel.	abs.	rel.	abs.	rel.	abs.	rel.	abs.	rel.	abs.	rel.	abs.	rel.
0– 1	m	3	*2,1*	–	–	35	*24,5*	38	*26,6*	–	–	1	*0,7*	–	–	–	–	–	–	1	*0,7*	2	*1,4*	40	*28,0*
	w	1	*0,7*	1	*0,7*	29	*21,4*	31	*22,8*	–	–	–	–	–	–	3	*2,2*	–	–	–	–	3	*2,2*	34	*25,0*
	zus.	4	*1,4*	1	*0,4*	64	*23,0*	69	*24,8*	–	–	1	*0,4*	–	–	3	*1,1*	–	–	1	*0,4*	5	*1,8*	74	*26,6*
1– 5	m	2	*0,4*	2	*0,4*	431	*80,4*	435	*81,1*	6	*1,2*	17	*3,2*	2	*0,4*	8	*1,5*	–	–	8	*1,5*	41	*7,6*	476	*88,7*
	w	5	*1,0*	–	–	368	*72,0*	373	*73,0*	6	*1,2*	10	*2,0*	–	–	10	*2,0*	1	*0,2*	5	*1,0*	32	*6,3*	405	*79,2*
	zus.	7	*0,7*	2	*0,2*	799	*76,3*	808	*77,1*	12	*1,1*	27	*2,6*	2	*0,2*	18	*1,7*	1	*0,1*	13	*1,2*	73	*7,0*	881	*84,1*
5–10	m	7	*1,2*	1	*0,2*	501	*83,9*	509	*85,2*	11	*1,8*	24	*4,0*	2	*0,4*	11	*1,8*	–	–	3	*0,5*	51	*8,5*	560	*93,8*
	w	8	*1,4*	2	*0,4*	419	*73,6*	429	*75,4*	9	*1,6*	20	*3,5*	1	*0,2*	6	*1,1*	1	*0,2*	5	*0,9*	42	*7,4*	471	*82,8*
	zus.	15	*1,3*	3	*0,3*	920	*78,9*	938	*80,4*	20	*1,7*	44	*3,8*	3	*0,3*	17	*1,5*	1	*0,1*	8	*0,7*	93	*8,0*	1031	*88,4*
10–15	m	7	*1,3*	1	*0,2*	222	*40,1*	230	*41,5*	14	*2,5*	18	*3,3*	–	–	3	*0,5*	4	*0,7*	7	*1,3*	46	*8,3*	276	*49,8*
	w	14	*2,7*	3	*0,6*	199	*37,8*	216	*41,0*	11	*2,1*	15	*2,8*	4	*0,8*	7	*1,3*	6	*1,1*	8	*1,5*	51	*9,7*	267	*50,7*
	zus.	21	*2,0*	4	*0,4*	421	*39,1*	446	*41,3*	25	*2,3*	33	*3,1*	4	*0,4*	10	*1,0*	10	*1,0*	15	*1,4*	97	*9,1*	543	*50,3*
15–20	m	93	*18,3*	25	*4,9*	267	*52,6*	385	*75,9*	17	*3,4*	21	*4,1*	6	*1,2*	3	*0,6*	13	*2,6*	9	*1,8*	69	*13,6*	454	*89,5*
	w	64	*13,2*	13	*2,7*	225	*46,5*	302	*62,4*	13	*2,7*	28	*5,8*	4	*0,8*	4	*0,8*	16	*3,3*	9	*1,9*	74	*15,3*	376	*77,7*
	zus.	157	*15,8*	38	*3,8*	492	*49,6*	687	*69,3*	30	*3,0*	49	*4,9*	10	*1,0*	7	*0,7*	29	*2,9*	18	*1,8*	143	*14,4*	830	*83,7*
20–25	m	239	*34,9*	40	*5,8*	380	*55,5*	659	*96,3*	16	*2,3*	26	*3,8*	2	*0,3*	4	*0,6*	38	*5,6*	22	*3,2*	108	*15,8*	767	*112,1*
	w	149	*22,7*	33	*5,0*	351	*53,5*	533	*81,3*	12	*1,8*	54	*8,2*	9	*1,4*	6	*0,9*	26	*4,0*	25	*3,8*	132	*20,1*	665	*101,5*
	zus.	388	*29,0*	73	*5,5*	731	*54,6*	1192	*89,0*	28	*2,1*	80	*6,0*	11	*0,8*	10	*0,7*	64	*4,8*	47	*3,5*	240	*17,9*	1432	*106,9*
25–30	m	233	*36,6*	45	*7,1*	358	*56,3*	636	*100,0*	22	*3,5*	25	*4,0*	4	*0,6*	1	*0,2*	48	*7,5*	16	*2,5*	116	*18,2*	752	*118,3*
	w	126	*21,3*	29	*4,9*	295	*49,8*	450	*76,0*	8	*1,4*	30	*5,1*	6	*1,0*	1	*0,2*	55	*9,3*	32	*5,4*	132	*22,3*	582	*98,3*
	zus.	359	*29,2*	74	*6,0*	653	*53,2*	1086	*88,5*	30	*2,4*	55	*4,5*	10	*0,8*	2	*0,2*	103	*8,4*	48	*4,0*	248	*20,2*	1334	*108,7*
30–35	m	250	*40,5*	53	*8,6*	400	*64,8*	703	*113,9*	25	*4,1*	20	*3,2*	6	*1,0*	1	*0,2*	52	*8,4*	22	*3,6*	126	*20,4*	829	*134,3*
	w	120	*21,3*	17	*3,0*	246	*43,6*	383	*67,9*	19	*3,4*	28	*5,0*	13	*2,3*	3	*0,5*	70	*12,4*	25	*4,4*	158	*28,0*	541	*95,9*
	zus.	370	*31,3*	70	*5,9*	646	*54,7*	1086	*91,9*	44	*3,7*	48	*4,1*	19	*1,6*	4	*0,3*	122	*10,3*	47	*4,0*	284	*24,0*	1370	*116,0*
35–40	m	258	*50,2*	47	*9,1*	328	*63,8*	633	*123,1*	32	*6,2*	13	*2,5*	10	*1,9*	3	*0,6*	68	*13,2*	21	*4,1*	147	*28,5*	780	*151,7*
	w	116	*18,9*	19	*3,1*	236	*38,4*	371	*60,4*	14	*2,3*	26	*4,2*	7	*1,1*	3	*0,5*	62	*10,1*	29	*4,7*	141	*22,9*	512	*83,3*
	zus.	374	*33,1*	66	*5,8*	564	*50,0*	1004	*89,0*	46	*4,1*	39	*3,4*	17	*1,5*	6	*0,5*	130	*11,5*	50	*4,4*	288	*25,5*	1292	*114,5*

40–45	m	222	53,8	39	9,4	361	87,6	622	150,9	14	3,4	11	2,6	2	0,5	3	0,7	41	9,9	14	3,4	85	20,6	707	171,6
	w	106	19,5	14	2,5	181	33,3	301	55,4	14	2,6	21	3,9	10	1,8	2	0,4	48	8,8	23	4,2	118	21,7	419	77,1
	zus.	328	34,3	53	5,5	542	56,7	923	96,6	28	2,9	32	3,3	12	1,2	5	0,5	89	9,3	37	3,9	203	21,2	1126	117,8
45–50	m	252	62,5	42	10,4	359	89,1	653	162,1	13	3,2	3	0,7	6	1,5	1	0,2	36	8,9	13	3,2	72	17,9	725	180,0
	w	86	16,1	15	2,8	150	28,1	251	47,1	20	3,8	18	3,4	10	1,9	3	0,6	29	5,4	15	2,8	95	17,8	346	65,0
	zus.	338	36,1	57	6,1	509	54,4	904	96,7	33	3,5	21	2,2	16	1,7	4	0,4	65	6,9	28	3,0	167	17,9	1071	114,5
50–55	m	368	73,6	83	16,6	503	100,6	954	190,9	18	3,6	8	1,6	6	1,2	3	0,6	48	9,6	17	3,4	100	20,0	1054	210,9
	w	61	9,5	13	2,0	169	26,5	243	38,0	23	3,6	17	2,7	20	3,1	–	–	25	3,9	21	3,3	106	16,6	349	54,6
	zus.	429	37,7	96	8,4	672	59,0	1197	105,1	41	3,6	25	2,2	26	2,3	3	0,3	73	6,4	38	3,3	206	18,1	1403	123,2
55–60	m	391	77,1	87	17,1	469	92,4	947	186,6	11	2,2	9	1,8	9	1,8	1	0,2	26	5,1	16	3,2	72	14,2	1019	200,8
	w	65	11,1	13	2,2	133	22,6	211	35,9	13	2,2	15	2,6	11	2,6	2	0,3	11	1,9	12	2,0	64	10,9	275	46,8
	zus.	456	41,6	100	9,1	602	55,0	1158	105,7	24	2,2	24	2,2	20	1,8	3	0,3	37	3,4	28	2,6	136	12,4	1294	118,1
60–65	m	392	95,4	71	17,3	432	105,1	895	217,8	19	4,6	4	1,0	3	0,8	–	–	20	4,9	17	4,1	63	15,3	958	233,1
	w	67	13,4	8	1,6	108	21,7	183	36,8	21	4,2	23	4,6	12	2,4	1	0,2	18	3,6	9	1,8	84	16,9	267	53,6
	zus.	459	50,5	79	8,7	540	59,4	1078	118,6	40	4,4	27	3,0	15	1,6	1	0,1	38	4,2	26	2,9	147	16,1	1225	134,8
65–70	m	202	77,7	34	13,1	159	61,2	395	151,9	11	4,2	2	0,9	5	1,9	–	–	14	5,4	5	1,9	37	14,2	432	166,1
	w	64	16,3	11	2,8	80	20,4	155	39,6	15	3,8	4	1,0	6	1,5	–	–	6	1,5	3	0,8	34	8,7	189	48,2
	zus.	266	40,7	45	6,9	239	36,6	550	84,2	26	4,0	6	0,9	11	1,7	–	–	20	3,1	8	1,2	71	10,9	621	95,1
70–75	m	128	69,2	21	11,4	83	44,9	232	125,4	10	5,4	–	–	2	1,1	–	–	6	3,2	3	1,6	21	11,4	253	136,8
	w	56	19,6	6	2,1	59	20,7	121	42,5	8	2,8	10	3,5	5	1,8	–	–	5	1,8	3	1,1	31	10,9	152	53,3
	zus.	184	39,1	27	5,7	142	30,2	353	75,0	18	3,8	10	2,1	7	1,5	–	–	11	2,3	6	1,3	52	11,1	405	86,2
75 – 80	m	72	59,2	10	8,2	39	32,0	121	99,2	4	3,3	3	2,5	1	0,8	–	–	4	3,3	3	2,5	15	12,3	136	111,7
	w	42	23,6	7	3,9	30	16,9	79	44,4	6	3,4	5	2,8	1	0,6	–	–	4	2,2	2	1,1	18	10,1	97	54,5
	zus.	114	38,0	17	5,7	69	23,0	200	66,7	10	3,3	8	2,7	2	0,7	–	–	8	2,7	5	1,7	33	11,0	233	77,7
80 und mehr	m	34	37,5	4	4,4	26	28,7	64	70,6	1	1,1	–	–	3	3,3	–	–	1	1,1	3	3,3	8	8,8	72	79,5
	w	22	16,9	3	2,3	11	8,5	36	27,7	1	0,8	4	3,1	3	2,3	–	–	2	1,6	1	0,8	11	8,5	47	36,1
	zus.	56	25,5	7	3,2	37	16,8	100	45,4	2	0,9	4	1,8	6	2,7	–	–	3	1,4	4	1,8	19	8,6	119	54,1
Insgesamt	m	3153	41,0	605	7,9	5353	69,7	9111	118,7	244	3,2	205	2,7	69	0,9	42	0,5	419	5,5	200	2,6	1179	15,4	10290	134,0
	w	1172	13,9	207	2,5	3289	39,0	4668	55,3	213	2,5	328	3,9	122	1,4	51	0,6	385	4,6	227	2,7	1326	15,7	5994	71,0
	zus.	4325	26,8	812	5,0	8642	53,6	13779	85,5	457	2,8	533	3,3	191	1,2	93	0,6	804	5,0	427	2,6	2505	15,5	16284	101,0

Tabelle XXI. *Bestätigte Neuzugänge an aktiver Tuberkulose in Hessen im Jahre 1962 nach Alter und Geschlecht; absolute und relative Zahlen auf 100 000 Einwohner*
(Entnommen und berechnet aus den Länderstatistiken)

Alter	Geschlecht	Tuberkulose der Atmungsorgane								Tuberkulose anderer Organe														Summe	
		Ia		Ib		Ic		Ia–Ic		Knochen und Gelenke		Peripher. Lymphkn.		Haut		Menin-gitis		Uro-genital		Sonstige		Id gesamt		Ia–Id gesamt	
		abs.	rel.	abs.	rel.	abs.	rel.	abs.	rel.	abs.	rel.	abs.	rel.	abs.	rel.	abs.	rel.	abs.	rel.	abs.	rel.	abs.	rel.	abs.	rel.
0–15	m	7	*1,3*	2	*0,4*	277	*51,9*	286	*53,6*	10	*1,9*	6	*1,1*	3	*0,6*	6	*1,1*	–	–	12	*2,2*	37	*6,9*	323	*60,5*
	w	7	*1,4*	2	*0,4*	236	*46,7*	245	*48,4*	5	*1,0*	16	*3,2*	–	–	10	*2,0*	–	–	7	*1,4*	38	*7,5*	283	*55,9*
	zus.	14	*1,4*	4	*0,4*	513	*49,4*	531	*51,1*	15	*1,4*	22	*2,1*	3	*0,3*	16	*1,5*	–	–	19	*1,8*	75	*7,2*	606	*58,3*
15 und mehr	m	675	*37,7*	185	*10,3*	1 119	*62,5*	1 979	*110,5*	55	*3,1*	61	*3,4*	10	*0,6*	6	*0,4*	–	–	236	*13,1*	368	*20,5*	2 347	*131,0*
	w	281	*13,6*	74	*3,6*	680	*32,8*	1 035	*49,9*	68	*3,3*	120	*5,8*	44	*2,1*	6	*0,3*	–	–	255	*12,3*	493	*23,8*	1 528	*73,8*
	zus.	956	*24,8*	259	*6,7*	1 799	*46,5*	3 014	*78,0*	123	*3,2*	181	*4,7*	54	*1,4*	12	*0,3*	–	–	491	*12,7*	861	*22,3*	3 875	*100,3*
Ins-gesamt	m	682	*29,3*	187	*8,0*	1 396	*60,0*	2 265	*97,4*	65	*2,8*	67	*2,9*	13	*0,6*	12	*0,5*	–	–	248	*10,7*	405	*17,4*	2 670	*114,8*
	w	288	*11,2*	76	*3,0*	916	*35,6*	1 280	*49,7*	73	*2,8*	136	*5,3*	44	*1,7*	16	*0,6*	–	–	262	*10,2*	531	*20,6*	1 811	*70,3*
	zus.	970	*19,8*	263	*5,4*	2 312	*47,1*	3 545	*72,3*	138	*2,8*	203	*4,1*	57	*1,2*	28	*0,6*	–	–	510	*10,4*	936	*19,1*	4 481	*91,4*

Tabelle XXII. *Bestätigte Neuzugänge an aktiver Tuberkulose in Rheinland-Pfalz im Jahre 1962 nach Alter und Geschlecht; absolute und relative Zahlen auf 100 000 Einwohner*
(Entnommen und berechnet aus den Länderstatistiken)

Alter	Geschlecht	Tuberkulose der Atmungsorgane								Tuberkulose anderer Organe														Summe	
		Ia		Ib		Ic		Ia–Ic		Knochen und Gelenke		Peripher. Lymphkn.		Haut		Menin-gitis		Uro-genital		Sonstige		Id gesamt		Ia–Id gesamt	
		abs.	rel.	abs.	rel.	abs.	rel.	abs.	rel.	abs.	rel.	abs.	rel.	abs.	rel.	abs.	rel.	abs.	rel.	abs.	rel.	abs.	rel.	abs.	rel.
0– 1	m	2	6,1	–	–	8	24,2	10	30,2	–	–	–	–	–	–	–	–	–	–	–	–	–	–	10	57,5
	w	–	–	–	–	9	28,6	9	28,6	–	–	–	–	–	–	–	–	–	–	–	–	–	–	9	28,6
	zus.	2	3,1	–	–	17	26,4	19	29,5	–	–	–	–	–	–	–	–	–	–	–	–	–	–	19	29,5
1– 5	m	1	0,8	1	0,8	110	88,3	112	89,9	4	3,2	2	1,6	1	0,8	3	2,4	–	–	1	0,8	11	8,8	123	98,8
	w	1	0,8	–	–	95	80,5	96	81,3	–	–	2	1,6	–	–	7	5,9	–	–	–	–	9	7,6	105	88,9
	zus.	2	0,8	1	0,4	205	84,5	208	85,7	4	1,6	4	1,6	1	0,4	10	4,1	–	–	1	1,6	20	8,2	228	94,0
5–10	m	3	2,1	–	–	130	91,2	133	93,3	5	3,5	5	3,5	1	0,7	1	0,7	–	–	3	2,1	15	10,5	148	103,8
	w	2	1,5	3	2,2	121	89,5	126	93,2	6	4,4	7	5,1	–	–	3	2,2	1	0,7	2	1,5	19	14,1	145	107,3
	zus.	5	1,8	3	1,1	251	90,4	259	93,2	11	4,0	12	4,3	1	0,3	4	1,4	1	0,3	5	1,8	34	12,2	293	105,5
10–15	m	7	5,2	2	1,5	85	63,7	94	70,4	4	3,0	5	3,7	4	3,0	4	3,0	1	0,7	2	1,5	20	14,9	114	85,4
	w	8	6,3	4	3,2	89	70,2	101	79,6	2	1,6	15	11,8	1	0,8	1	0,8	3	2,4	6	4,8	28	22,1	129	101,7
	zus.	15	5,8	6	2,3	174	66,8	195	74,9	6	2,3	20	7,7	5	1,9	5	1,9	4	1,5	8	3,0	48	18,4	243	93,3
15–20	m	19	18,5	6	5,9	51	49,8	76	74,2	7	6,8	6	5,9	–	–	2	2,0	3	2,9	3	2,9	21	20,5	97	94,7
	w	14	14,2	2	2,0	55	55,9	71	72,1	3	3,0	6	6,1	4	4,0	5	5,1	1	1,0	3	3,0	22	22,3	93	94,5
	zus.	33	16,4	8	4,0	106	52,8	147	73,2	10	5,0	12	6,0	4	2,0	7	3,5	4	2,0	6	3,0	43	21,4	190	94,6
20–25	m	48	34,5	12	8,6	71	50,9	131	93,9	4	2,9	6	4,2	1	0,7	1	0,7	3	2,1	5	3,6	20	14,3	151	108,2
	w	31	23,1	6	4,4	56	41,8	93	69,4	4	3,0	16	11,9	1	0,7	1	0,7	7	5,2+	3	2,2	32	23,9	125	93,2
	zus.	79	28,9	18	6,6	127	46,4	224	81,9	8	2,9	22	8,0	2	0,7	2	0,7	10	0,4	8	2,9	52	19,0	276	100,9
25–30	m	50	40,1	12	9,6	56	44,9	118	94,6	6	4,8	7	5,6	2	1,6	–	–	9	7,2	10	8,0	34	27,2	152	121,8
	w	26	22,1	10	8,5	52	44,1	88	74,7	3	2,5	10	8,5	4	3,3	1	0,8	13	11,0	8	6,8	39	33,1	127	107,8
	zus.	76	31,3	22	9,1	108	44,5	206	84,9	9	3,7	17	7,0	6	2,5	1	0,4	22	9,1	18	7,4	73	30,1	279	115,0
30–35	m	52	43,1	11	9,1	74	61,4	137	113,6	9	7,5	5	4,1	5	4,1	1	0,8	14	11,6	15	12,4	49	40,6	186	154,4
	w	17	14,8	3	2,6	47	40,8	67	58,2	4	3,5	7	6,1	3	2,6	3	2,6	15	13,0	13	11,3	45	39,1	112	97,3
	zus.	69	29,3	14	5,9	121	51,3	204	86,6	13	5,5	12	5,1	8	3,3	4	1,7	29	12,3	28	11,9	94	39,9	298	126,5
35–40	m	57	54,8	13	12,5	72	69,3	142	136,6	12	11,5	5	4,8	1	1,0	1	1,0	18	17,3	9	8,7	46	44,3	188	180,9
	w	12	9,2	7	5,4	39	30,0	58	44,6	2	1,5	6	4,6	6	4,6	1	0,8	19	14,6	5	3,8	39	30,0	97	74,6
	zus.	69	29,5	20	8,5	111	47,4	200	85,5	14	6,0	11	4,7	7	3,0	2	0,8	37	15,8	14	6,0	85	36,3	285	121,8

40–45	m	75	91,1	25	30,4	65	78,9	165	200,4	3	3,6	4	4,9	4	4,9	–	–	11	13,3	4	4,9	26	31,6	191	231,9
	w	21	18,5	6	5,3	39	34,3	66	58,0	10	8,8	6	5,3	4	3,5	1	0,9	20	17,6	3	2,6	44	38,7	110	96,7
	zus.	96	48,9	31	15,8	104	53,0	231	117,8	13	6,6	10	5,1	8	4,1	1	0,5	31	15,8	7	3,6	70	35,7	301	153,4
45–50	m	50	61,6	15	18,5	65	80,1	130	160,2	4	4,9	–	–	2	2,5	–	–	8	9,8	5	6,2	19	23,4	149	183,5
	w	3	2,7	5	4,5	25	22,7	33	29,9	3	2,7	5	4,5	5	4,5	–	–	11	10,0	5	4,5	29	26,3	62	56,3
	zus.	53	27,7	20	10,4	90	47,0	163	85,2	7	3,7	5	2,6	7	3,7	–	–	19	9,9	10	5,2	48	25,1	211	110,2
50–55	m	65	62,7	20	19,3	80	77,2	165	159,2	4	3,9	1	1,0	2	2,0	1	1,0	12	11,6	5	4,8	25	24,1	190	183,3
	w	19	14,1	4	3,0	22	16,3	45	33,4	3	2,2	3	2,2	3	2,2	–	–	12	8,9	8	5,9	29	21,5	74	54,9
	zus.	84	35,2	24	10,1	102	42,8	210	88,0	7	2,9	4	1,7	5	2,1	1	0,4	24	10,1	13	5,5	54	22,6	264	110,7
55–60	m	59	56,2	18	17,1	69	65,7	146	139,0	3	2,9	2	1,9	1	1,0	1	1,0	14	13,3	8	7,6	29	27,6	175	166,7
	w	10	7,9	4	3,2	18	14,3	32	25,4	4	3,2	5	3,9	1	0,7	1	0,7	5	3,9	9	7,1	25	19,8	57	45,2
	zus.	69	29,9	22	9,5	87	37,6	178	77,0	7	3,0	7	3,0	2	0,9	2	0,9	19	8,2	17	7,3	54	23,4	232	100,4
60–65	m	51	58,0	27	30,7	65	73,9	143	162,5	2	2,2	1	1,1	2	2,2	–	–	3	3,3	1	1,1	9	10,2	152	172,7
	w	11	10,0	4	3,6	18	16,4	33	30,0	2	1,8	8	7,2	3	2,7	1	0,9	2	1,8	1	0,9	17	15,3	50	45,4
	zus.	62	31,3	31	15,7	83	42,0	176	89,0	4	2,0	9	4,6	5	2,5	1	0,5	5	2,5	2	1,0	26	13,1	202	102,1
65–70	m	36	61,7	4	6,9	28	48,0	68	116,5	3	5,1	3	5,1	1	1,7	–	–	3	5,1	1	1,7	11	19,0	79	135,3
	w	14	16,2	3	3,5	15	17,3	32	37,0	3	3,5	4	4,6	2	2,3	–	–	2	2,3	5	5,8	16	18,5	48	55,5
	zus.	50	34,5	7	4,8	43	29,7	100	69,0	6	4,1	7	4,8	3	2,1	–	–	5	3,5	6	4,1	27	18,6	127	87,6
70–75	m	24	57,6	5	12,0	16	38,3	45	107,9	3	7,2	–	–	–	–	–	–	–	–	–	–	3	7,2	48	115,1
	w	11	17,5	4	6,3	9	14,3	24	38,1	7	11,1	2	3,2	1	1,6	–	–	1	1,6	2	3,2	13	20,6	37	58,7
	zus.	35	33,4	9	8,6	25	23,9	69	65,9	10	9,6	2	1,9	1	1,0	–	–	1	1,0	2	1,9	16	15,3	85	81,2
75–80	m	16	57,2	5	17,9	5	17,9	26	93,0	2	7,2	1	3,6	–	–	–	–	2	7,2	–	–	5	17,9	31	110,9
	w	10	24,6	4	9,9	3	7,4	17	41,9	3	7,4	1	2,5	–	–	–	–	–	–	–	–	4	9,9	21	51,7
	zus.	26	37,9	9	13,1	8	11,7	43	62,7	5	7,3	2	2,0	–	–	–	–	2	2,0	–	–	9	13,1	52	75,8
80–85	m	3	19,5	1	6,5	2	13,0	6	39,0	1	6,5	1	6,5	–	–	–	–	–	–	–	–	2	13,0	8	51,9
	w	3	14,0	–	–	1	4,7	4	18,6	–	–	1	4,7	3	14,0	–	–	–	–	3	14,0	7	32,6	11	51,2
	zus.	6	16,3	1	2,7	3	8,1	10	27,1	1	2,7	2	5,4	3	8,1	–	–	–	–	3	8,1	9	24,4	19	51,5
85 und mehr	m	1	16,0	–	–	–	–	1	16,0	–	–	–	–	–	–	–	–	–	–	–	–	–	–	1	16,0
	w	–	–	–	–	–	–	–	–	–	–	–	–	–	–	–	–	–	–	–	–	–	–	–	–
	zus.	1	6,5	–	–	–	–	1	6,5	–	–	–	–	–	–	–	–	–	–	–	–	–	–	1	6,5
Ins-gesamt	m	619	37,9	177	10,8	1052	64,4	1848	113,0	76	4,6	54	3,3	27	1,7	15	0,9	101	6,2	72	4,4	345	21,1	2193	134,2
	w	213	11,7	69	3,8	713	39,1	995	54,6	59	3,2	104	5,7	41	2,2	25	1,4	112	6,1	76	4,2	417	22,9	1412	77,5
	zus.	832	24,1	246	7,1	1765	51,1	2843	82,2	135	3,9	158	4,6	68	2,0	40	1,2	213	6,1	148	4,3	762	22,0	3605	104,3

Tabelle XXIII. *Bestätigte Neuzugänge an aktiver Tuberkulose im Saarland im Jahre 1962 nach Alter und Geschlecht; absolute und relative Zahlen auf 100 000 Einwohner*
(Entnommen und berechnet aus den Länderstatistiken)

Alter	Geschlecht	Tuberkulose der Atmungsorgane								Tuberkulose anderer Organe														Summe	
		Ia		Ib		Ic		Ia–Ic		Knochen und Gelenke		Peripher. Lymphkn.		Haut		Menin-gitis		Uro-genital		Sonstige		Id gesamt		Ia–Id gesamt	
		abs.	rel.	abs.	rel.	abs.	rel.	abs.	rel.	abs.	rel.	abs.	rel.	abs.	rel.	abs.	rel.	abs.	rel.	abs.	rel.	abs.	rel.	abs.	rel.
0 – 1	m	–	–	–	–	6	57,1	6	57,1	–	–	–	–	–	–	–	–	–	–	1	9,5	1	9,5	7	66,7
	w	–	–	–	–	2	20,0	2	20,0	–	–	–	–	–	–	–	–	–	–	–	–	–	–	2	20,0
	zus.	–	–	–	–	8	38,5	8	38,5	–	–	–	–	–	–	–	–	–	–	1	4,8	1	4,8	9	43,3
1 – 5	m	–	–	–	–	55	104,7	55	104,7	–	–	–	–	–	–	–	–	–	–	–	–	–	–	55	104,7
	zus.	–	–	–	–	35	71,5	35	71,5	–	–	3	6,1	–	–	2	4,1	–	–	–	–	5	10,2	40	81,8
	zus.	–	–	–	–	90	89,0	90	89,0	–	–	3	3,0	–	–	2	2,0	–	–	–	–	5	4,9	95	93,9
5–10	m	–	–	–	–	88	188,6	88	188,6	–	–	1	2,1	–	–	1	2,1	–	–	1	2,1	3	6,5	91	195,0
	w	–	–	–	–	67	150,0	67	150,0	–	–	1	2,2	–	–	1	2,2	–	–	–	–	2	4,5	69	154,6
	zus.	–	–	–	–	155	169,4	155	169,4	–	–	2	2,2	–	–	2	2,2	–	–	1	1,1	5	5,5	160	174,8
10–15	m	–	–	–	–	23	52,9	23	52,9	–	–	3	6,9	–	–	–	–	–	–	2	4,6	5	11,5	28	64,4
	w	2	5,1	–	–	27	69,0	29	74,1	–	–	2	5,1	–	–	–	–	–	–	–	–	2	5,1	31	79,2
	zus.	2	2,4	–	–	50	59,0	52	61,3	–	–	5	5,9	–	–	–	–	–	–	2	2,4	7	8,3	59	69,6
15–20	m	4	12,7	3	9,5	16	51,8	23	73,0	3	9,5	3	9,5	–	–	1	3,2	–	–	3	9,5	10	31,7	33	104,7
	w	4	13,2	–	–	10	33,1	14	46,3	1	3,3	3	9,9	–	–	–	–	–	–	1	3,3	5	16,5	19	62,8
	zus.	8	12,9	3	4,8	26	42,0	37	59,8	4	6,5	6	9,7	–	–	1	1,6	–	–	4	6,5	15	24,2	52	84,0
20–25	m	14	30,8	7	15,4	44	96,9	65	143,1	3	6,6	2	4,4	–	–	–	–	1	2,2	2	4,4	8	17,6	73	160,7
	w	12	27,2	3	6,8	27	61,3	42	95,3	2	4,5	5	11,4	–	–	1	2,3	–	–	5	11,4	13	29,6	55	124,9
	zus.	26	28,8	10	11,1	71	78,9	107	118,8	5	5,6	7	7,8	–	–	1	1,1	1	1,1	7	7,8	21	23,4	128	142,2
25–30	m	15	35,5	2	4,7	29	68,7	46	108,9	2	4,7	1	2,4	–	–	–	–	1	2,4	8	19,0	12	28,5	58	137,4
	w	8	20,2	3	7,6	22	55,8	33	83,6	–	–	6	15,2	–	–	1	2,5	1	2,5	9	22,8	17	43,0	50	126,7
	zus.	23	28,2	5	6,1	51	62,3	79	96,7	2	2,4	7	8,6	–	–	1	1,2	2	2,4	17	20,8	29	35,5	108	132,2
30–35	m	17	42,4	5	12,4	21	52,3	43	107,1	1	2,5	2	5,0	–	–	1	2,5	–	–	2	5,0	6	15,0	49	122,1
	w	4	10,1	1	2,5	14	35,5	19	48,2	1	2,5	1	2,5	–	–	–	–	3	7,6	6	15,2	11	27,8	30	76,0
	zus.	21	27,2	6	7,7	35	45,1	62	80,0	2	2,6	3	3,9	–	–	1	1,3	3	3,9	8	10,3	17	21,9	79	101,9
35–40	m	17	48,5	4	11,4	22	62,7	43	122,6	3	8,5	–	–	–	–	–	–	1	2,9	6	17,1	10	28,5	53	151,0
	w	6	14,2	1	2,4	15	36,3	22	52,3	2	4,7	–	–	–	–	1	2,4	–	–	3	7,1	6	14,2	28	66,5
	zus.	23	29,8	5	6,5	37	47,9	65	84,2	5	6,5	–	–	–	–	1	1,3	1	1,3	9	11,7	16	20,7	81	104,8

40–45	m	17	*61,2*	4	*14,4*	20	*72,1*	41	*146,8*	–	–	1	*3,6*	–	–	–	–	1	*3,6*	3	*10,8*	5	*18,0*	46	*145,8*
	w	9	*25,4*	1	*2,8*	6	*16,9*	16	*45,1*	–	–	–	–	–	–	–	–	–	–	4	*11,3*	4	*11,3*	20	*56,4*
	zus.	26	*41,0*	5	*7,9*	26	*41,0*	57	*90,0*	–	–	1	*1,6*	–	–	–	–	1	*1,6*	7	*11,0*	9	*14,2*	66	*104,2*
45–50	m	19	*72,8*	5	*19,2*	25	*95,8*	49	*187,6*	1	*3,8*	–	–	–	–	–	–	–	–	3	*11,5*	4	*15,3*	53	*203,0*
	w	3	*8,8*	–	–	6	*17,6*	9	*26,4*	1	*2,9*	–	–	1	*2,9*	–	–	1	*2,9*	5	*14,6*	8	*23,4*	17	*49,7*
	zus.	22	*36,5*	5	*8,3*	31	*51,5*	58	*96,3*	2	*3,3*	–	–	1	*1,7*	–	–	1	*1,7*	8	*13,2*	12	*19,9*	70	*116,2*
50–55	m	23	*69,6*	4	*12,1*	47	*142,1*	74	*223,5*	2	*6,1*	1	*3,0*	–	–	–	–	2	*6,1*	3	*9,1*	8	*24,2*	82	*248,1*
	w	7	*16,6*	2	*4,7*	8	*19,0*	17	*40,3*	–	–	2	*4,7*	2	*4,7*	–	–	–	–	4	*9,5*	8	*19,0*	25	*59,3*
	zus.	30	*49,8*	6	*7,9*	55	*72,9*	91	*120,5*	2	*2,6*	3	*4,0*	2	*2,6*	–	–	2	*2,6*	7	*9,3*	16	*21,2*	107	*141,8*
55–60	m	33	*97,6*	10	*29,6*	29	*87,2*	72	*213,0*	1	*3,0*	–	–	–	–	–	–	–	–	3	*8,9*	4	*13,8*	76	*224,8*
	w	8	*20,8*	1	*2,6*	8	*20,8*	17	*43,3*	2	*5,2*	–	–	1	*2,6*	1	*2,6*	–	–	1	*2,6*	5	*13,0*	22	*57,3*
	zus.	41	*56,8*	11	*15,2*	37	*51,3*	89	*123,4*	3	*4,2*	–	–	1	*1,4*	1	*1,4*	–	–	4	*5,5*	9	*12,5*	98	*135,7*
60–65	m	39	*145,4*	4	*15,0*	21	*78,3*	64	*239,4*	–	–	–	–	–	–	–	–	–	–	–	–	–	–	64	*239,4*
	w	4	*12,6*	–	–	3	*9,5*	7	*22,0*	1	*3,2*	2	*6,3*	1	*3,2*	–	–	–	–	–	–	4	*12,6*	11	*34,7*
	zus.	43	*73,4*	4	*6,8*	24	*41,0*	71	*121,2*	1	*1,7*	2	*3,4*	1	*1,7*	–	–	–	–	–	–	4	*6,8*	75	*128,0*
65–70	m	21	*128,2*	3	*18,3*	9	*54,9*	33	*201,5*	–	–	–	–	–	–	–	–	1	*6,6*	–	–	1	*6,6*	34	*207,5*
	w	4	*16,9*	–	–	4	*16,9*	8	*33,7*	–	–	2	*8,4*	–	–	–	–	–	–	1	*4,2*	3	*12,7*	11	*46,6*
	zus.	25	*62,5*	3	*7,5*	13	*32,5*	41	*102,4*	–	–	2	*5,0*	–	–	–	–	1	*2,5*	1	*2,5*	4	*10,0*	45	*112,4*
70–75	m	14	*126,6*	1	*9,0*	5	*45,2*	20	*180,9*	–	–	–	–	–	–	–	–	–	–	–	–	–	–	20	*180,9*
	w	1	*6,2*	1	*6,2*	4	*24,9*	6	*37,4*	–	–	1	*6,2*	–	–	–	–	–	–	2	*12,5*	3	*18,7*	9	*56,2*
	zus.	15	*55,4*	2	*7,4*	9	*33,3*	26	*96,0*	–	–	1	*3,7*	–	–	–	–	–	–	2	*7,4*	3	*11,1*	29	*107,1*
75–80	m	6	*81,6*	–	–	–	–	6	*81,6*	–	–	1	*13,6*	–	–	–	–	–	–	–	–	1	*13,6*	7	*95,2*
	w	4	*40,5*	–	–	1	*10,1*	5	*50,6*	–	–	–	–	–	–	–	–	–	–	–	–	–	–	5	*50,6*
	zus.	10	*58,0*	–	–	1	*5,8*	11	*63,8*	–	–	1	*5,8*	–	–	–	–	–	–	–	–	1	*5,8*	12	*69,6*
80–85	m	1	*26,0*	2	*52,1*	1	*26,0*	4	*104,1*	–	–	–	–	–	–	–	–	–	–	–	–	–	–	4	*104,1*
	w	–	–	–	–	2	*41,5*	2	*41,5*	–	–	–	–	–	–	–	–	–	–	–	–	–	–	2	*41,5*
	zus.	1	*11,5*	2	*23,1*	3	*34,7*	6	*69,3*	–	–	–	–	–	–	–	–	–	–	–	–	–	–	6	*69,3*
85 und mehr	m	–	–	–	–	1	*76,4*	1	*76,4*	–	–	–	–	–	–	–	–	–	–	–	–	–	–	1	*76,4*
	w	2	*108,2*	–	–	–	–	2	*108,2*	–	–	–	–	–	–	–	–	–	–	–	–	–	–	2	*108,2*
	zus.	2	*63,2*	–	–	1	*31,7*	3	*95,0*	–	–	–	–	–	–	–	–	–	–	–	–	–	–	3	*95,0*
Insgesamt	m	240	*45,7*	54	*10,3*	462	*88,2*	756	*144,5*	16	*3,1*	15	*2,9*	–	–	3	*0,6*	7	*1,3*	37	*7,1*	78	*14,8*	834	*159,3*
	w	78	*13,8*	13	*2,3*	261	*46,1*	352	*62,2*	10	*1,8*	28	*4,9*	5	*0,9*	7	*1,2*	5	*0,9*	41	*7,2*	96	*17,0*	448	*79,2*
	zus.	318	*31,6*	67	*6,6*	723	*71,7*	1 108	*109,8*	26	*2,6*	43	*4,3*	5	*0,5*	10	*1,0*	12	*1,2*	78	*7,7*	174	*17,3*	1 282	*127,1*

Tabelle XXIV. *Bestätigte Neuzugänge an aktiver Tuberkulose in Baden-Württemberg im Jahre 1962 nach Alter und Geschlecht; absolute und relative Zahlen auf 100 000 Einwohner*
(Entnommen und berechnet aus den Länderstatistiken)

Alter	Geschlecht	Tuberkulose der Atmungsorgane								Tuberkulose anderer Organe														Summe	
		Ia		Ib		Ic		Ia–Ic		Knochen und Gelenke		Peripher. Lymphkn.		Haut		Menin-gitis		Uro-genital		Sonstige		Id gesamt		Ia–Id gesamt	
		abs.	rel.	abs.	rel.	abs.	rel.	abs.	rel.	abs.	rel.	abs.	rel.	abs.	rel.	abs.	rel.	abs.	rel.	abs.	rel.	abs.	rel.	abs.	rel.
0– 1	m	–	–	–	–	21	*27,3*	21	*27,3*	–	–	–	–	–	–	–	–	–	–	1	*1,3*	1	*1,3*	22	*28,6*
	w	–	–	–	–	15	*20,5*	15	*20,5*	–	–	–	–	–	–	–	–	–	–	–	–	–	–	15	*20,5*
	zus.	–	–	–	–	36	*25,6*	36	*25,6*	–	–	–	–	–	–	–	–	–	–	1	*0,7*	1	*0,7*	37	*26,3*
1– 5	m	1	*0,4*	–	–	211	*75,4*	212	*75,8*	1	*0,4*	5	*1,8*	–	–	7	*2,5*	–	–	–	–	13	*4,6*	225	*80,4*
	w	1	*0,4*	–	–	214	*80,2*	215	*80,6*	1	*0,4*	5	*1,9*	1	*0,4*	6	*2,3*	–	–	1	*0,4*	14	*5,2*	229	*85,9*
	zus.	2	*0,4*	–	–	425	*77,7*	427	*78,1*	2	*0,4*	10	*1,8*	1	*0,2*	13	*2,4*	–	–	1	*0,2*	27	*4,9*	454	*83,0*
5–10	m	1	*0,3*	–	–	296	*99,2*	297	*99,5*	3	*1,0*	10	*3,0*	–	–	1	*0,3*	–	–	1	*0,3*	15	*5,0*	312	*104,5*
	w	2	*0,7*	–	–	254	*89,1*	256	*89,8*	6	*2,1*	9	*3,1*	–	–	7	*2,4*	1	*0,3*	1	*0,3*	24	*8,4*	280	*98,1*
	zus.	3	*0,5*	–	–	550	*94,2*	553	*94,7*	9	*1,5*	19	*3,3*	–	–	8	*1,4*	1	*0,2*	2	*0,4*	39	*6,7*	592	*101,4*
10–15	m	3	*1,1*	4	*1,4*	159	*57,4*	166	*59,9*	9	*3,2*	15	*5,4*	3	*1,1*	4	*1,4*	3	*1,1*	7	*2,5*	41	*14,8*	207	*74,7*
	w	3	*1,1*	3	*1,1*	141	*53,6*	147	*55,9*	10	*3,8*	12	*4,6*	–	–	4	*1,5*	1	*0,4*	6	*2,3*	33	*12,5*	180	*68,4*
	zus.	6	*1,1*	7	*1,3*	300	*55,5*	313	*57,9*	19	*3,6*	27	*5,0*	3	*0,6*	8	*1,5*	4	*0,8*	13	*2,4*	74	*13,7*	387	*71,6*
15–20	m	53	*20,7*	9	*3,5*	207	*81,0*	269	*105,3*	12	*4,7*	12	*4,7*	1	*0,4*	4	*1,6*	32	*12,5*	15	*5,9*	76	*29,7*	345	*135,0*
	w	27	*11,2*	12	*5,0*	148	*61,5*	187	*77,8*	9	*3,7*	24	*10,0*	3	*1,2*	1	*0,4*	21	*8,7*	11	*4,6*	69	*28,7*	256	*106,4*
	zus.	80	*16,1*	21	*4,2*	355	*71,6*	456	*91,9*	21	*4,2*	36	*7,3*	4	*0,9*	5	*1,0*	53	*10,7*	26	*5,2*	145	*29,2*	601	*121,2*
20–25	m	117	*31,9*	17	*4,6*	364	*99,2*	498	*135,7*	14	*3,8*	16	*4,4*	1	*0,3*	3	*0,8*	17	*4,6*	27	*7,4*	78	*21,3*	576	*157,0*
	w	64	*18,7*	19	*5,6*	264	*77,1*	347	*101,4*	9	*2,6*	33	*9,6*	2	*0,6*	8	*2,3*	16	*4,7*	21	*6,1*	89	*26,0*	436	*127,4*
	zus.	181	*25,5*	36	*5,1*	628	*88,6*	845	*119,1*	23	*3,2*	49	*6,9*	3	*0,4*	11	*1,6*	33	*4,6*	48	*6,8*	167	*23,5*	1 012	*142,7*
25–30	m	126	*38,4*	21	*6,4*	305	*93,0*	452	*137,8*	18	*5,5*	19	*5,8*	3	*0,9*	–	–	27	*8,2*	17	*5,2*	84	*25,6*	536	*163,5*
	w	37	*12,8*	8	*2,8*	198	*68,3*	243	*83,8*	4	*1,4*	21	*7,2*	1	*0,3*	4	*1,4*	26	*9,0*	32	*11,0*	88	*30,3*	331	*114,1*
	zus.	163	*26,4*	29	*4,7*	503	*81,4*	695	*112,5*	22	*3,6*	40	*6,6*	4	*0,6*	4	*0,6*	53	*8,6*	49	*7,9*	172	*27,8*	867	*140,3*
30–35	m	108	*36,7*	20	*6,8*	233	*79,2*	361	*122,8*	18	*6,1*	6	*2,0*	2	*0,7*	–	–	30	*10,2*	19	*6,5*	75	*25,5*	436	*148,3*
	w	16	*6,0*	12	*4,5*	160	*59,9*	188	*70,4*	11	*4,1*	21	*7,9*	2	*0,7*	3	*1,1*	29	*10,9*	23	*8,6*	89	*33,3*	277	*103,7*
	zus.	124	*22,1*	32	*5,7*	393	*70,0*	549	*97,8*	29	*5,2*	27	*4,8*	4	*0,7*	3	*0,5*	59	*10,5*	42	*7,5*	164	*29,2*	713	*127,0*
35–40	m	91	*38,1*	16	*6,7*	182	*76,1*	289	*120,9*	14	*5,9*	3	*1,3*	1	*0,4*	–	–	*18*	*7,5*	9	*3,8*	45	*18,8*	334	*139,7*
	w	27	*9,4*	3	*1,0*	134	*46,7*	*164*	*57,1*	4	*1,4*	25	*8,7*	3	*1,0*	1	*0,3*	36	*12,5*	20	*7,0*	89	*31,0*	253	*88,2*
	zus.	118	*22,4*	19	*3,6*	316	*60,1*	453	*86,1*	18	*3,4*	28	*5,3*	4	*0,8*	1	*0,2*	54	*10,3*	29	*5,5*	134	*25,5*	587	*111,6*

40–45	m	83	*43,1*	10	*5,2*	164	*85,2*	257	*133,5*	7	*3,6*	4	*2,1*	4	*2,1*	1	*0,5*	26	*13,5*	13	*6,5*	55	*28,6*	312	*162,1*
	w	22	*8,3*	3	*1,1*	120	*45,5*	145	*54,9*	6	*2,3*	12	*4,6*	5	*1,9*	2	*0,8*	30	*10,4*	15	*5,7*	70	*26,5*	215	*81,4*
	zus.	105	*23,0*	13	*2,8*	284	*62,2*	402	*88,1*	13	*2,8*	16	*3,5*	9	*2,0*	3	*0,6*	56	*12,3*	28	*6,2*	125	*27,4*	527	*115,5*
45–50	m	74	*39,4*	11	*5,9*	123	*65,5*	208	*110,8*	12	*6,4*	8	*4,3*	2	*1,1*	–	–	17	*9,1*	8	*4,3*	47	*25,0*	255	*135,9*
	w	13	*5,1*	7	*2,7*	70	*27,5*	90	*35,4*	4	*1,6*	13	*5,1*	3	*1,2*	–	–	20	*7,9*	15	*5,9*	55	*21,6*	145	*57,0*
	zus.	87	*19,7*	18	*4,1*	193	*43,7*	298	*67,4*	16	*3,6*	21	*4,8*	5	*1,1*	–	–	37	*8,4*	23	*5,2*	102	*23,1*	400	*90,5*
50–55	m	102	*42,4*	18	*7,5*	180	*74,9*	300	*124,8*	11	*4,6*	3	*1,2*	5	*2,1*	1	*0,4*	14	*5,8*	10	*4,0*	44	*18,3*	344	*143,1*
	w	17	*5,5*	2	*0,6*	84	*27,2*	103	*33,4*	11	*3,6*	15	*4,9*	5	*1,6*	–	–	9	*2,9*	20	*6,5*	60	*19,5*	163	*52,8*
	zus.	119	*21,7*	20	*3,6*	264	*48,0*	403	*73,4*	22	*4,0*	18	*3,3*	10	*1,8*	1	*0,2*	23	*4,2*	30	*5,5*	104	*18,9*	507	*92,3*
55–60	m	104	*45,2*	16	*7,0*	165	*71,7*	285	*123,9*	7	*3,0*	3	*1,9*	2	*0,9*	2	*0,9*	12	*5,2*	10	*4,3*	36	*15,6*	321	*139,6*
	w	18	*6,5*	3	*1,1*	68	*24,5*	89	*32,1*	10	*3,6*	11	*4,0*	6	*2,2*	2	*0,7*	18	*6,5*	12	*4,3*	59	*21,3*	148	*53,4*
	zus.	122	*24,1*	19	*3,8*	233	*46,0*	374	*73,8*	17	*3,4*	14	*2,8*	8	*1,6*	4	*0,8*	30	*5,9*	22	*4,3*	95	*18,7*	469	*92,6*
60–65	m	90	*47,9*	22	*11,7*	157	*83,5*	269	*143,1*	11	*5,9*	3	*1,6*	3	*1,6*	–	–	10	*5,3*	8	*4,3*	35	*18,6*	304	*161,7*
	w	21	*8,8*	5	*2,1*	68	*28,6*	94	*39,5*	13	*5,5*	15	*6,3*	3	*1,3*	–	–	5	*2,1*	11	*4,6*	47	*19,7*	141	*59,2*
	zus.	111	*26,0*	27	*6,3*	225	*52,8*	363	*85,2*	24	*5,6*	18	*4,2*	6	*1,4*	–	–	15	*3,5*	19	*4,5*	82	*19,2*	445	*104,4*
65–70	m	59	*47,6*	15	*12,1*	66	*53,2*	140	*112,9*	3	*2,4*	–	–	2	*1,6*	–	–	5	*4,0*	2	*1,6*	12	*9,7*	152	*122,5*
	w	30	*15,7*	2	*1,0*	46	*24,1*	78	*40,8*	–	–	7	*3,7*	5	*2,7*	–	–	4	*2,1*	4	*2,1*	20	*10,5*	98	*51,3*
	zus.	89	*28,2*	17	*5,4*	112	*35,6*	218	*69,2*	3	*1,0*	7	*2,2*	7	*2,2*	–	–	9	*2,9*	6	*1,9*	32	*10,1*	250	*79,4*
70–75	m	41	*46,2*	6	*6,8*	41	*46,2*	88	*99,1*	8	*9,0*	3	*3,4*	1	*1,1*	–	–	2	*2,3*	6	*6,8*	20	*23,5*	108	*121,6*
	w	28	*20,0*	7	*5,0*	30	*21,4*	65	*46,4*	4	*2,8*	8	*5,7*	3	*2,1*	–	–	3	*2,1*	5	*3,6*	23	*15,0*	88	*62,8*
	zus.	69	*30,1*	13	*5,7*	71	*31,0*	153	*66,8*	12	*5,2*	11	*4,8*	4	*1,7*	–	–	5	*2,2*	11	*4,8*	43	*18,8*	196	*85,6*
75–80	m	27	*44,4*	6	*9,9*	28	*46,1*	61	*100,3*	2	*3,3*	2	*3,3*	1	*1,6*	–	–	–	–	–	–	5	*8,2*	66	*108,5*
	w	20	*21,5*	4	*4,3*	22	*23,6*	46	*49,4*	3	*3,2*	6	*6,4*	1	*1,1*	1	*1,1*	1	*1,1*	1	*1,1*	13	*13,9*	59	*63,3*
	zus.	47	*30,5*	10	*6,5*	50	*32,5*	107	*69,5*	5	*3,2*	8	*6,2*	2	*1,3*	1	*0,6*	1	*0,6*	1	*0,6*	18	*11,7*	125	*81,2*
80–85	m	14	*43,6*	3	*9,3*	11	*34,3*	28	*87,2*	1	*3,1*	5	*15,6*	–	–	–	–	–	–	1	*3,1*	7	*21,8*	35	*109,0*
	w	15	*30,7*	2	*4,1*	14	*28,7*	31	*63,5*	3	*6,1*	3	*6,1*	1	*2,0*	–	–	–	–	1	*2,0*	8	*16,4*	39	*79,9*
	zus.	29	*35,8*	5	*6,2*	25	*30,9*	59	*72,8*	4	*4,9*	8	*9,9*	1	*1,2*	–	–	–	–	2	*2,4*	15	*18,5*	74	*91,4*
85 und mehr	m	–	–	1	*8,1*	4	*32,3*	5	*40,3*	1	*8,1*	1	*8,1*	1	*8,1*	–	–	–	–	–	–	3	*24,2*	8	*64,5*
	w	–	–	1	*5,0*	11	*54,7*	12	*59,7*	–	–	1	*5,0*	–	–	–	–	–	–	1	*5,0*	2	*10,0*	14	*69,6*
	zus.	–	–	2	*6,1*	15	*46,1*	17	*52,3*	1	*3,1*	2	*6,1*	1	*3,1*	–	–	–	–	1	*3,1*	5	*15,4*	22	*67,7*
Insgesamt	m	1094	*29,0*	195	*5,2*	2917	*77,3*	4206	*111,5*	152	*4,0*	118	*3,1*	32	*0,8*	23	*0,6*	213	*5,6*	154	*4,1*	692	*18,3*	4898	*129,8*
	w	361	*8,7*	93	*2,2*	2061	*49,7*	2515	*60,6*	108	*2,6*	241	*5,8*	44	*1,1*	39	*0,9*	220	*5,3*	200	*4,8*	852	*20,5*	3367	*81,1*
	zus.	1455	*18,4*	288	*3,6*	4978	*62,8*	6721	*84,8*	260	*3,3*	359	*4,5*	76	*1,0*	62	*0,8*	433	*5,5*	354	*4,5*	1544	*19,5*	8265	*104,3*

Tabelle XXV. *Bestätigte Neuzugänge an aktiver Tuberkulose in Bayern im Jahre 1962 nach Alter und Geschlecht; absolute und relative Zahlen auf 100 000 Einwohner*
(Entnommen und berechnet aus den Länderstatistiken)

Alter	Geschlecht	Tuberkulose der Atmungsorgane										Summe	
		Ia		Ib		Ic		Ia–Ic		Id gesamt		Ia–Id gesamt	
		abs.	rel.	abs.	rel.	abs.	rel.	abs.	rel.	abs.	rel.	abs.	rel.
0–15	zus.	19	*0,9*	6	*0,3*	1 653	*74,9*	1 678	*76,0*	242	*11,0*	1 920	*87,0*
15 bis über 75	m	1 565	*45,7*	346	*10,1*	2 262	*66,0*	4 173	*121,8*	488	*14,2*	4 661	*136,0*
	w	566	*13,8*	149	*3,6*	1 379	*33,6*	2 094	*51,1*	556	*13,6*	2 650	*64,7*
	zus.	2 131	*28,3*	495	*6,6*	3 641	*48,4*	6 267	*83,3*	1 044	*13,9*	7 311	*97,2*
Insgesamt	zus.	2 150	*22,1*	501	*5,1*	5 294	*54,4*	7 945	*81,6*	1 286	*13,2*	9 231	*94,9*

Tabelle XXVI. *Bestätigte Neuzugänge an aktiver Tuberkulose in Berlin (West) im Jahre 1962; absolute und relative Zahlen auf 100 000 Einwohner*
(Entnommen und berechnet aus den Länderstatistiken)

Alter	Geschlecht	Tuberkulose der Atmungsorgane								Tuberkulose anderer Organe														Summe	
		Ia		Ib		Ic		Ia–Ic		Knochen und Gelenke		Peripher. Lymphkn.		Haut		Menin-gitis		Uro-genital		Sonstige		Id gesamt		Ia–Id gesamt	
		abs.	rel.	abs.	rel.	abs.	rel.	abs.	rel.	abs.	rel.	abs.	rel.	abs.	rel.	abs.	rel.	abs.	rel.	abs.	rel.	abs.	rel.	abs.	rel.
0–1	m	–	–	–	–	5	*42,6*	5	*42,6*	–	–	–	–	–	–	–	–	–	–	–	–	–	–	5	*42,6*
	w	–	–	–	–	7	*62,1*	7	*62,1*	–	–	–	–	–	–	–	–	–	–	–	–	–	–	7	*62,1*
	zus.	–	–	–	–	12	*52,1*	12	*52,1*	–	–	–	–	–	–	–	–	–	–	–	–	–	–	12	*52,1*
1–5	m	4	*9,9*	–	–	53	*131,4*	57	*141,3*	1	*2,5*	3	*7,4*	–	–	–	–	–	–	–	–	4	*9,9*	61	*151,2*
	w	4	*10,4*	1	*2,6*	43	*112,2*	48	*125,3*	–	–	–	–	–	–	–	–	–	–	1	*2,6*	1	*2,6*	49	*127,9*
	zus.	8	*10,2*	1	*1,3*	96	*122,1*	105	*133,5*	1	*1,3*	3	*3,8*	–	–	–	–	–	–	1	*1,3*	5	*6,4*	110	*139,9*
5–10	m	3	*6,9*	–	–	72	*165,3*	75	*172,2*	–	–	7	*16,1*	–	–	1	*2,3*	–	–	3	*6,9*	11	*25,2*	86	*197,4*
	w	2	*4,9*	–	–	48	*117,7*	50	*122,6*	–	–	2	*4,9*	–	–	–	–	–	–	1	*2,4*	3	*7,4*	53	*130,0*
	zus.	5	*5,9*	–	–	120	*142,3*	125	*148,2*	–	–	9	*10,7*	–	–	1	*1,2*	–	–	4	*4,7*	14	*16,6*	139	*164,8*
10–15	m	2	*3,8*	–	–	45	*85,9*	47	*89,7*	2	*3,8*	2	*3,8*	1	*1,9*	3	*5,7*	1	*1,9*	4	*7,6*	13	*24,8*	60	*114,5*
	w	5	*10,0*	–	–	44	*88,0*	49	*98,0*	–	–	3	*6,0*	–	–	–	–	1	*2,0*	3	*6,0*	7	*14,0*	56	*112,0*
	zus.	7	*6,8*	–	–	89	*86,8*	96	*93,7*	2	*1,9*	5	*4,9*	1	*1,0*	3	*2,9*	2	*1,9*	7	*6,8*	20	*19,5*	116	*113,2*
15–20	m	26	*40,6*	–	–	67	*104,5*	93	*145,1*	2	*3,1*	2	*3,1*	2	*3,1*	–	–	4	*6,2*	3	*4,7*	13	*20,3*	106	*165,4*
	w	9	*14,5*	–	–	63	*101,6*	72	*116,1*	–	–	2	*3,2*	–	–	1	*1,6*	3	*4,8*	1	*1,6*	7	*11,3*	79	*127,4*
	zus.	35	*27,8*	–	–	130	*103,1*	165	*130,8*	2	*1,6*	4	*3,2*	2	*1,6*	1	*0,8*	7	*5,5*	4	*3,2*	20	*15,9*	185	*146,7*
20–25	m	47	*52,6*	1	*1,1*	71	*79,4*	119	*133,1*	2	*2,2*	–	–	1	*1,1*	–	–	6	*6,7*	2	*2,2*	11	*12,3*	130	*145,4*
	w	34	*40,2*	–	–	96	*113,5*	130	*153,7*	3	*3,5*	7	*8,3*	1	*1,2*	–	–	8	*9,5*	2	*2,4*	21	*24,8*	151	*178,5*
	zus.	81	*46,6*	1	*0,6*	167	*96,0*	249	*143,2*	5	*2,9*	7	*4,0*	2	*1,1*	–	–	14	*8,0*	4	*2,3*	32	*18,4*	281	*161,6*
25–30	m	42	*63,0*	–	–	70	*104,9*	112	*167,9*	2	*3,0*	1	*1,5*	2	*3,0*	–	–	8	*12,0*	1	*1,5*	14	*21,0*	126	*188,9*
	w	17	*25,8*	–	–	81	*122,7*	98	*148,5*	–	–	4	*6,1*	2	*3,0*	–	–	3	*4,5*	4	*6,1*	13	*19,7*	111	*168,2*
	zus.	59	*44,5*	–	–	151	*113,8*	210	*158,2*	2	*1,5*	5	*3,8*	4	*3,0*	–	–	11	*8,3*	5	*3,8*	27	*20,3*	237	*178,5*
30–35	m	29	*55,4*	–	–	82	*156,6*	111	*212,0*	–	–	1	*1,9*	–	–	1	*1,9*	1	*1,9*	2	*3,8*	5	*9,6*	116	*221,6*
	w	19	*33,3*	–	–	65	*114,0*	84	*147,4*	1	*1,7*	4	*7,0*	2	*3,5*	–	–	9	*15,8*	1	*1,7*	17	*29,8*	101	*177,2*
	zus.	48	*43,9*	–	–	147	*134,5*	195	*178,4*	1	*0,9*	5	*4,6*	2	*1,8*	1	*0,9*	10	*9,1*	3	*2,7*	22	*20,1*	217	*198,5*
35–40	m	26	*59,4*	3	*6,8*	54	*123,4*	83	*189,6*	–	–	1	*2,3*	–	–	–	–	2	*4,6*	–	–	3	*6,8*	86	*196,4*
	w	14	*20,9*	1	*1,5*	68	*101,5*	83	*123,9*	4	*6,0*	3	*4,5*	2	*3,0*	–	–	7	*10,4*	4	*6,0*	20	*29,9*	103	*153,8*
	zus.	40	*36,1*	4	*3,6*	122	*110,2*	166	*150,0*	4	*3,6*	4	*3,6*	2	*1,8*	–	–	9	*8,1*	4	*3,6*	23	*20,8*	189	*170,8*

40–45	m	28	65,1	1	2,3	50	116,3	79	183,7	–	–	1	2,3	1	2,3	–	–	6	14,0	2	4,6	10	23,2	89	206,9
	w	24	32,5	–	–	82	111,0	106	143,5	1	1,3	–	–	–	–	–	–	10	13,5	–	–	11	14,8	117	158,3
	zus.	52	44,5	1	0,9	132	113,0	185	158,3	1	0,9	1	0,9	1	0,9	–	–	16	13,7	2	1,7	21	18,0	206	176,3
45–50	m	35	68,2	–	–	95	185,3	130	253,6	–	–	–	–	2	3,9	–	–	4	7,8	–	–	6	11,7	136	265,3
	w	12	14,0	–	–	68	79,4	80	93,5	3	3,5	–	–	1	1,2	–	–	3	3,5	2	2,3	9	10,5	89	104,0
	zus.	47	34,3	–	–	163	119,0	210	153,3	3	2,2	–	–	3	2,2	–	–	7	5,1	2	1,5	15	11,0	225	164,3
50–55	m	90	117,5	1	1,3	130	169,8	221	288,6	2	2,6	1	1,3	1	1,3	–	–	–	–	2	2,6	6	7,8	227	296,4
	w	28	23,2	1	0,8	78	64,6	107	88,6	3	2,5	3	2,5	3	2,5	1	0,8	6	5,0	–	–	16	13,3	123	101,9
	zus.	118	59,8	2	1,0	208	105,4	328	166,2	5	2,5	4	2,0	4	2,0	1	0,5	6	3,0	2	1,0	22	11,1	350	177,4
55–60	m	119	140,6	1	1,2	138	163,1	258	304,8	3	3,5	1	1,2	–	–	–	–	8	9,4	2	2,4	14	16,5	272	321,3
	w	27	22,6	–	–	82	68,6	109	91,2	6	5,0	11	9,2	1	0,8	–	–	1	0,8	2	1,7	21	17,6	130	108,8
	zus.	146	71,5	1	0,5	220	107,7	367	179,7	9	4,4	12	6,0	1	0,5	–	–	9	4,4	4	2,0	35	17,2	402	196,9
60–65	m	92	130,5	2	2,8	127	180,1	221	313,5	4	5,6	–	–	1	1,4	–	–	4	5,6	2	2,8	11	15,5	232	329,0
	w	23	21,1	1	0,9	57	52,3	81	74,3	3	2,7	7	6,4	1	0,9	–	–	2	1,8	2	1,8	15	13,7	96	88,0
	zus.	115	64,1	3	1,7	184	102,5	302	168,2	7	3,9	7	3,9	2	1,1	–	–	6	3,3	4	2,2	26	14,3	328	182,6
65–70	m	41	81,3	1	2,0	82	162,6	124	245,9	2	1,0	–	–	–	–	–	–	4	7,9	2	1,0	8	15,9	132	261,8
	w	14	14,1	–	–	53	53,5	67	67,6	5	5,0	4	4,0	1	1,3	–	–	3	3,0	2	2,0	15	15,2	82	82,7
	zus.	55	36,8	1	0,7	135	90,3	191	127,7	7	4,7	4	2,7	1	0,7	–	–	7	4,7	4	2,7	23	15,4	214	143,1
70–75	m	44	111,1	2	5,1	38	96,0	84	212,1	2	5,1	–	–	–	–	–	–	1	2,5	1	2,5	4	10,2	88	222,3
	w	18	22,5	–	–	22	27,5	40	49,9	6	7,5	6	7,5	3	3,7	–	–	–	–	2	2,5	17	21,2	57	71,1
	zus.	62	51,8	2	1,7	60	50,1	124	103,6	8	6,7	6	5,0	3	2,5	–	–	1	0,8	3	2,5	21	17,5	145	121,1
75–80	m	35	132,6	1	3,8	20	75,8	56	212,1	3	11,4	–	–	–	–	–	–	–	–	1	3,8	4	15,1	60	227,2
	w	20	38,2	1	1,9	29	55,4	50	95,5	2	3,8	1	1,9	1	1,9	–	–	2	3,8	–	–	6	11,5	56	107,0
	zus.	55	69,8	2	2,5	49	62,2	106	134,7	5	6,4	1	1,3	1	1,3	–	–	2	2,5	1	1,3	10	12,7	116	147,4
80 und mehr	m	16	88,9	–	–	12	66,7	28	155,6	1	5,6	–	–	–	–	–	–	–	–	–	–	1	5,6	29	161,2
	w	13	34,4	–	–	12	31,7	25	66,1	3	7,9	1	2,6	2	5,2	–	–	–	–	2	5,2	8	21,1	33	87,3
	zus.	29	52,0	–	–	24	43,0	53	95,0	4	7,2	1	1,8	2	3,6	–	–	–	–	2	3,6	9	16,1	62	111,1
Insgesamt	m	679	73,4	13	1,4	1 211	131,0	1 903	205,8	26	2,8	20	2,2	11	1,2	5	0,5	49	5,3	27	2,9	138	14,9	2 041	220,7
	w	283	22,5	5	0,4	998	79,5	1 286	102,5	40	3,2	58	4,6	20	1,6	2	0,2	58	4,6	29	2,3	207	16,5	1 493	119,0
	zus.	962	44,1	18	0,8	2 209	101,3	3 189	146,3	66	3,0	78	3,6	31	1,4	7	0,3	107	4,9	56	2,6	345	15,8	3 534	162,1

Tabelle XXVII. *Bestätigte Neuzugänge an aktiver Tuberkulose im Bundesgebiet ohne Hessen und Bayern im Jahre 1962 nach Alter und Geschlecht* (absolut und relative Zahlen auf 100000 Einwohner)

Alter	Geschlecht	Tuberkulose der Atmungsorgane								Tuberkulose anderer Organe														Summe	
		Ia		Ib		Ic		Ia–Ic		Knochen und Gelenke		Peripher. Lymphkn.		Haut		Menin-gitis		Uro-genital		Sonstige		Id gesamt		Ia–Id gesamt	
		abs.	rel.	abs.	rel.	abs.	rel.	abs.	rel.	abs.	rel.	abs.	rel.	abs.	rel.	abs.	rel.	abs.	rel.	abs.	rel.	abs.	rel.	abs.	rel.
0–1	m	6	*1,6*	–	–	96	25,6	102	27,2	–	–	1	0,3	–	–	–	–	–	–	3	0,8	4	*1,1*	106	28,2
	w	2	0,6	1	0,3	81	22,7	84	23,6	–	–	1	0,3	–	–	3	0,8	–	–	–	–	4	*1,1*	88	24,7
	zus.	8	*1,1*	1	0,1	177	24,2	186	25,4	–	–	2	0,3	–	–	3	0,4	–	–	3	0,4	8	*1,1*	194	26,5
1–5	m	12	0,9	5	0,4	1097	79,0	1114	80,2	12	0,9	36	2,6	3	0,2	22	1,6	–	–	10	0,7	83	6,0	1197	86,2
	w	19	1,4	1	0,1	981	74,4	1001	75,9	14	1,1	28	2,1	2	0,2	27	2,0	1	0,08	8	0,6	80	6,1	1081	82,0
	zus.	31	1,1	6	0,2	2078	76,8	2115	78,1	26	1,0	64	2,4	5	0,2	49	1,8	1	0,04	18	0,7	163	6,0	2278	84,2
5–10	m	19	1,2	2	0,1	1483	97,2	1504	98,5	25,	1,6	63	4,1	4	0,3	17	1,1	1	0,07	14	0,9	124	8,1	1628	106,7
	w	20	1,4	8	0,5	1261	82,8	1289	88,8	27	1,9	51	3,5	1	0,1	23	1,6	5	0,4	13	0,9	120	8,5	1409	97,1
	zus.	39	1,3	10	0,3	2744	92,2	2793	93,8	52	1,7	114	3,8	5	0,2	40	1,3	6	0,2	27	0,9	244	8,2	3037	102,0
10–15	m	28	1,9	10	0,7	784	53,6	822	56,2	38	2,6	51	3,5	9	0,6	24	1,6	10	0,7	30	2,1	162	11,1	984	67,2
	w	44	3,2	18	1,3	726	52,3	788	56,7	31	2,2	55	4,0	7	0,5	19	1,4	12	0,9	33	2,4	157	11,3	945	68,0
	zus.	72	2,5	28	1,0	1510	53,0	1610	56,4	69	2,4	106	3,7	16	0,6	43	1,5	22	0,8	63	2,2	319	11,2	1929	67,6
15–20	m	274	20,2	66	4,9	980	72,4	1320	97,6	57	4,2	53	3,9	11	0,8	18	1,3	60	4,4	50	3,7	249	18,4	1569	116,0
	w	163	12,7	45	3,5	813	63,3	1021	79,5	33	2,6	90	7,0	16	1,2	15	1,2	56	4,4	38	3,0	248	19,9	1269	98,8
	zus.	437	16,6	111	4,2	1793	68,0	2341	88,8	90	3,4	143	5,4	27	1,0	33	1,3	116	4,4	88	3,3	497	18,8	2838	107,6
20–25	m	638	34,4	114	6,2	1452	78,4	2204	119,0	61	3,3	78	4,2	6	0,3	14	0,8	88	4,7	73	3,9	320	17,3	2524	136,2
	w	370	21,3	100	5,8	1194	68,7	1664	95,8	44	2,5	154	8,9	20	1,2	25	1,4	85	4,9	90	5,2	418	24,1	2082	119,8
	zus.	1008	28,1	214	6,0	2646	73,7	3868	107,7	105	2,9	232	6,5	26	0,7	39	1,1	173	4,8	163	4,5	738	20,6	4606	128,3
25–30	m	598	37,0	122	7,5	1186	73,3	1906	117,8	67	4,1	61	3,8	13	0,8	5	0,3	119	7,4	66	4,1	331	20,5	2237	138,2
	w	275	18,3	73	4,9	976	65,0	1324	88,2	25	1,7	96	6,4	20	1,3	19	1,3	134	8,9	112	7,5	406	27,0	1730	115,2
	zus.	873	28,0	195	6,3	2162	69,2	3230	103,5	92	2,9	157	5,0	33	1,1	24	0,8	253	8,1	178	5,7	737	23,6	3967	127,2
30–35	m	565	38,0	123	8,3	1124	75,5	1812	121,8	79	5,3	48	3,2	16	1,1	10	0,7	123	8,3	78	5,2	354	23,8	2166	145,6
	w	251	20,7	58	4,1	764	54,2	1073	76,4	45	3,2	86	6,1	27	1,9	15	1,1	171	12,2	95	6,8	439	31,3	1512	107,7
	zus.	816	28,2	181	6,3	1888	65,3	2885	99,8	124	4,3	134	4,6	43	1,5	25	0,9	294	10,2	173	6,0	793	27,4	3678	127,2

35–40	m	568	45,2	132	10,5	912	72,6	1612	128,3	83	6,6	29	2,3	12	1,0	9	0,7	138	11,0	62	4,9	333	26,5	1945	154,8
	w	236	15,2	51	3,3	719	46,4	1006	64,9	41	2,6	81	5,2	25	1,6	12	0,8	152	9,9	87	5,6	398	25,7	1404	90,6
	zus.	804	28,7	183	6,5	1631	58,1	2618	93,3	124	4,4	110	3,9	37	1,3	21	0,7	290	10,3	149	5,3	731	26,1	3349	119,4
40–45	m	557	54,0	121	11,7	937	90,8	1615	156,4	38	3,7	23	2,2	13	1,3	7	0,7	116	11,1	51	4,9	248	24,0	1863	180,5
	w	235	16,7	34	2,4	605	42,9	874	61,9	42	3,0	52	3,7	24	1,7	14	1,0	133	9,4	66	4,7	331	23,4	1205	85,3
	zus.	792	32,4	155	6,3	1542	63,1	2489	101,8	80	3,3	75	3,1	37	1,5	21	0,9	249	10,2	117	4,8	579	23,7	3068	125,5
45–50	m	570	55,2	113	10,9	944	91,4	1627	157,6	42	4,1	16	1,5	18	1,7	10	1,0	83	8,0	42	4,1	211	20,4	1838	178,0
	w	171	12,2	42	3,0	482	34,4	695	49,6	43	3,1	45	3,2	29	2,1	9	0,6	81	5,8	51	3,6	258	18,4	953	68,0
	zus.	741	30,4	155	6,4	1426	58,6	2322	95,5	85	3,5	61	2,5	47	1,9	19	0,8	164	6,7	93	3,8	469	19,3	2791	114,7
50–55	m	851	64,4	182	13,8	1299	98,4	2332	176,6	56	4,2	21	1,6	19	1,4	14	1,1	106	8,0	56	4,2	272	20,6	2604	197,2
	w	179	10,5	51	3,0	571	33,3	801	46,8	55	3,2	61	3,6	42	2,5	4	0,2	65	3,8	72	4,2	299	17,5	1100	64,2
	zus.	1030	34,0	233	7,7	1870	61,6	3133	103,3	111	3,7	82	2,7	61	2,0	18	0,6	171	5,6	128	4,2	571	18,8	3704	122,1
55–60	m	935	70,4	221	16,6	1290	97,2	2446	184,2	39	2,9	18	1,4	17	1,3	10	0,8	76	5,7	51	3,8	211	15,9	2657	200,1
	w	167	10,6	40	2,5	461	29,2	668	42,3	41	2,6	63	4,4	27	1,7	9	0,6	46	2,9	49	3,1	235	14,9	903	57,2
	zus.	1102	37,9	261	9,0	1751	60,3	3114	107,2	80	2,8	81	2,8	44	1,5	19	0,7	122	4,2	100	3,4	446	15,3	3560	122,5
60–65	m	856	78,2	218	19,9	1140	104,2	2214	202,3	49	4,5	14	1,3	13	1,2	1	0,1	56	5,1	35	3,2	168	15,4	2382	217,7
	w	186	13,5	36	2,6	413	30,1	635	46,2	50	3,6	74	5,4	28	2,0	2	0,1	35	2,5	39	2,8	228	16,6	863	62,8
	zus.	1042	42,2	254	10,3	1553	62,9	2849	115,4	99	4,0	88	3,6	41	1,7	3	0,1	91	3,7	74	3,0	396	16,0	3245	131,5
65–70	m	473	65,0	107	14,7	562	77,2	1142	156,9	33	4,5	7	1,0	9	1,2	–	–	34	4,7	15	2,1	98	13,5	1240	170,4
	w	192	17,1	40	3,6	300	26,8	532	47,5	32	2,9	41	3,7	22	2,0	2	0,2	22	2,0	28	2,5	147	13,1	679	60,6
	zus.	665	36,0	147	8,0	862	46,7	1674	90,6	65	3,5	48	2,6	31	1,7	2	0,1	56	3,0	43	2,3	245	13,3	1919	103,9
70–75	m	373	70,2	71	13,4	289	54,4	733	137,9	27	5,1	5	0,9	4	0,8	4	0,8	14	2,6	15	2,8	69	13,0	802	150,9
	w	179	21,5	31	3,7	222	26,7	432	52,0	39	4,7	35	4,2	13	1,6	–	–	10	1,2	20	2,4	117	14,1	549	66,0
	zus.	552	40,5	102	7,5	511	37,5	1165	85,4	66	4,8	40	2,9	17	1,2	4	0,3	24	1,8	35	2,6	186	13,6	1351	99,1
75 und mehr	m	334	53,6	56	9,0	250	40,1	640	102,6	27	4,3	17	2,2	9	1,4	3	0,5	9	1,4	8	1,3	73	11,7	713	114,3
	w	216	23,0	40	4,3	209	22,3	465	49,6	31	3,3	41	4,4	19	2,0	2	0,2	10	1,1	18	1,9	121	12,9	586	62,5
	zus.	550	35,2	96	6,2	459	29,4	1105	70,8	58	3,7	58	3,7	28	1,8	5	0,3	19	1,2	26	1,7	194	12,4	1299	83,2
Insgesamt	m	7657	38,3	1663	8,3	15825	79,1	25145	125,6	733	3,7	541	2,7	176	0,9	168	0,8	1033	5,2	659	3,3	3310	16,5	28455	142,2
	w	2905	13,0	669	3,0	10778	48,2	14352	64,2	593	2,7	1054	4,7	322	1,4	200	0,9	1018	4,6	819	3,7	4006	17,9	18358	82,1
	zus.	10562	24,9	2332	5,5	26603	62,8	39497	93,2	1326	3,1	1595	3,8	498	1,2	368	0,9	2051	4,8	1478	3,5	7316	17,3	46813	110,5

Tabelle XXVIII. *Allgemeine Sterblichkeit und Sterblichkeit an Tuberkulose in Schleswig-Holstein im Jahre 1962*

Nr. des dtsch. T.U.V. 1950	Todesursachen	G	Insgesamt		0 – 1		1 – 5		5 – 10	
			abs.	rel.	abs.	rel.	abs.	rel.	abs.	rel.
00,01	Tuberkulose der Atmungsorgane	m	228	*20,6*	–	–	1	*1,4*	–	–
		w	97	*7,9*	–	–	–	–	–	–
		zus.	325	*13,9*	–	–	1	*0,7*	–	–
02	Tuberkulose der Hirnhäute und des ZNS	m	3	*0,3*	–	–	–	–	1	*1,3*
		w	6	*0,5*	–	–	3	*4,3*	–	–
		zus.	9	*0,4*	–	–	3	*2,1*	1	*0,6*
03	Tuberkulose anderer Organe	m	13	*1,2*	–	–	–	–	–	–
		w	12	*1,0*	–	–	–	–	–	–
		zus.	25	*1,1*	–	–	–	–	–	–
02+03	Tuberkulose der Hirnhäute usw. + Tbk. anderer Organe	m	16	*1,4*	–	–	–	–	1	*1,3*
		w	18	*1,5*	–	–	3	*4,3*	–	–
		zus.	34	*1,5*	–	–	3	*2,1*	1	*0,6*
00–03	Tuberkulose insgesamt	m	244	*22,0*	–	–	1	*1,4*	1	*1,3*
		w	115	*9,3*	–	–	3	*4,3*	–	–
		zus.	359	*15,3*	–	–	4	*2,8*	1	*0,6*
0–9	Allgemeine Todesursachen insgesamt	m	14445	*1303,6*	586	*2842,3*	89	*121,4*	58	*73,0*
		w	13499	*1094,7*	405	*2088,4*	81	*116,4*	22	*29,2*
		zus.	27944	*1193,6*	991	*2476,9*	170	*119,0*	80	*51,7*

Tabelle XXVIII.

Nr. des dtsch. T.U.V. 1950	Todesursachen	G	45 – 50		50 – 55		55 – 60		60 – 65	
			abs.	rel.	abs.	rel.	abs.	rel.	abs.	rel.
00,01	Tuberkulose der Atmungsorgane	m	11	*20,0*	20	*27,9*	28	*38,6*	37	*60,4*
		w	3	*3,9*	13	*13,9*	9	*10,5*	13	*16,7*
		zus.	14	*10,7*	33	*19,9*	37	*23,4*	50	*36,0*
02	Tuberkulose der Hirnhäute und des ZNS	m	1	*1,8*	–	–	–	–	–	–
		w	–	–	–	–	–	–	–	–
		zus.	1	*0,8*	–	–	–	–	–	–
03	Tuberkulose anderer Organe	m	2	*3,6*	2	*2,8*	1	*1,4*	–	–
		w	2	*2,6*	1	*1,1*	1	*1,2*	–	–
		zus.	4	*3,0*	3	*1,8*	2	*1,3*	–	–
02+03	Tuberkulose der Hirnhäute usw. + Tbk. anderer Organe	m	3	*5,5*	2	*2,8*	1	*1,4*	–	–
		w	2	*2,6*	1	*1,1*	1	*1,2*	–	–
		zus.	5	*3,8*	3	*1,8*	2	*1,3*	–	–
00–03	Tuberkulose insgesamt	m	14	*25,5*	22	*30,7*	29	*40,0*	37	*60,4*
		w	5	*6,5*	14	*14,9*	10	*11,7*	13	*16,7*
		zus.	19	*14,5*	36	*21,8*	39	*24,7*	50	*36,0*
0–9	Allgemeine Todesursachen insgesamt	m	297	*540,2*	591	*824,8*	1011	*1394,5*	1460	*2381,5*
		w	248	*324,5*	481	*512,7*	636	*743,9*	1032	*1328,7*
		zus.	545	*414,8*	1072	*647,9*	1647	*1042,4*	2492	*1793,1*

auf 100 000 Einwohner nach Alter und Geschlecht; absolute und relative Zahlen
(Angaben des Statistischen Landesamtes)

10 – 15		15 – 20		20 – 25		25 – 30		30 – 35		35 – 40		40 – 45	
abs.	rel.	abs.	rel.	abs.	rel.	abs.	rel.	abs.	rel.	abs.	rel.	abs.	rel.
2	2,4	1	1,2	3	2,6	1	1,2	8	11,8	8	13,5	7	13,2
–	–	–	–	2	2,0	1	1,3	1	1,5	8	10,3	4	5,3
2	1,2	1	0,6	5	2,3	2	1,2	9	6,6	16	11,7	11	8,6
1	1,2	–	–	–	–	–	–	–	–	–	–	–	–
–	–	1	1,3	–	–	–	–	–	–	1	1,3	–	–
1	0,6	1	0,6	–	–	–	–	–	–	1	0,7	–	–
–	–	1	1,2	–	–	–	–	–	–	1	1,7	1	1,9
–	–	–	–	–	–	–	–	–	–	1	1,3	–	–
–	–	1	0,6	–	–	–	–	–	–	2	1,5	1	0,8
1	1,2	1	1,2	–	–	–	–	–	–	1	1,7	1	1,9
–	–	1	1,3	–	–	–	–	–	–	2	2,6	–	–
1	0,6	2	1,2	–	–	–	–	–	–	3	2,2	1	0,8
3	3,6	2	2,4	3	2,6	1	1,2	8	11,8	9	15,2	8	15,1
–	–	1	1,3	2	2,0	1	1,3	1	1,5	10	12,9	4	5,3
3	1,9	3	1,9	5	2,3	2	1,2	9	6,6	19	13,9	12	9,3
50	60,7	100	119,1	207	178,5	134	157,8	125	184,5	137	231,0	177	333,0
20	25,7	46	59,4	64	65,3	71	90,6	70	102,9	103	132,8	149	198,0
70	43,7	146	90,4	271	126,6	205	125,5	195	143,6	240	175,4	326	253,9

(Fortsetzung)

65 – 70		70 – 75		75 – 80		80 – 85		85 – 90		90 und mehr unbekannt	
abs.	rel.	abs.	rel.	abs.	rel.	abs.	rel.	abs.	rel.	abs.	rel.
32	70,2	32	89,5	15	61,0	19	137,9	1	17,1	2	149,7
8	11,9	12	23,2	11	31,7	10	51,7	2	25,3	–	–
40	35,5	44	50,3	26	43,9	29	87,5	3	21,9	2	57,7
–	–	–	–	–	–	–	–	–	–	–	–
–	–	1	1,9	–	–	–	–	–	–	–	–
–	–	1	1,1	–	–	–	–	–	–	–	–
2	4,4	1	2,8	–	–	1	7,3	1	17,1	–	–
2	3,0	2	3,9	1	2,9	1	5,2	1	12,7	–	–
4	3,5	3	3,4	1	1,7	2	6,0	2	14,6	–	–
2	4,4	1	2,8	–	–	1	7,3	1	17,1	–	–
2	3,0	3	5,8	1	2,9	1	5,2	1	12,7	–	–
4	3,5	4	4,6	1	1,7	2	6,0	2	14,6	–	–
34	74,6	33	92,3	15	61,0	20	145,2	2	34,3	2	149,7
10	14,9	15	29,0	12	34,6	11	56,9	3	38,0	–	–
44	39,0	48	54,9	27	45,6	31	93,6	5	36,4	2	57,7
1 626	3 567,1	1 969	5 508,9	2 181	8 869,5	1 949	14 146,8	1 251	21 446,9	447	33 458,1
1 386	2 063,7	1 897	3 671,0	2 363	6 818,8	2 246	11 609,0	1 544	19 569,1	635	29 840,2
3 012	2 671,5	3 866	4 422,5	4 544	7 670,0	4 195	12 664,5	2 795	20 367,3	1 082	31 235,6

Tabelle XXIX. *Allgemeine Sterblichkeit und Sterblichkeit an Tuberkulose in Hamburg im Jahre 1962*

Nr. des dtsch. T.U.V. 1950	Todesursachen	G	Insgesamt		0 – 1		1 – 5		5 – 10	
			abs.	rel.	abs.	rel.	abs.	rel.	abs.	rel.
00,01	Tuberkulose der Atmungsorgane	m	199	23,3	–	–	–	–	–	–
		w	73	7,4	–	–	–	–	–	–
		zus.	272	14,7	–	–	–	–	–	–
02	Tuberkulose der Hirnhäute und des ZNS	m	3	0,3	–	–	–	–	–	–
		w	3	0,3	–	–	–	–	1	2,3
		zus.	6	0,3	–	–	–	–	1	1,1
03	Tuberkulose anderer Organe	m	4	0,5	–	–	–	–	–	–
		w	3	0,3	–	–	–	–	–	–
		zus.	7	0,4	–	–	–	–	–	–
02+03	Tuberkulose der Hirnhäute usw. + Tbk. anderer Organe	m	7	0,8	–	–	–	–	–	–
		w	6	0,6	–	–	–	–	1	2,3
		zus.	13	0,7	–	–	–	–	1	1,1
00–03	Tuberkulose insgesamt	m	206	24,2	–	–	–	–	–	–
		w	79	8,0	–	–	–	–	1	2,3
		zus.	285	15,5	–	–	–	–	1	1,1
0–9	Allgemeine Todesursachen insgesamt	m	12 562	1 474,2	361	2 842,1	57	126,9	37	79,7
		w	11 570	1 166,4	278	2 282,3	45	104,9	28	63,6
		zus.	24 132	1 308,7	639	2 567,3	102	116,1	65	71,9

Tabelle XXIX.

Nr. des dtsch. T.U.V. 1950	Todesursachen	G	40 – 45		45 – 50		50 – 55		55 – 60	
			abs.	rel.	abs.	rel.	abs.	rel.	abs.	rel.
00,01	Tuberkulose der Atmungsorgane	m	8	17,2	10	20,9	20	31,7	26	40,0
		w	9	14,0	6	9,4	7	8,7	1	1,3
		zus.	17	15,4	16	14,4	27	18,8	27	19,0
02	Tuberkulose der Hirnhäute und des ZNS	m	–	–	–	–	–	–	–	–
		w	–	–	–	–	–	–	–	–
		zus.	–	–	–	–	–	–	–	–
03	Tuberkulose anderer Organe	m	–	–	2	4,2	–	–	–	–
		w	–	–	–	–	–	–	–	–
		zus.	–	–	2	1,8	–	–	–	–
02–03	Tuberkulose der Hirnhäute unsw. + Tbk. anderer Organe	m	–	–	2	4,2	–	–	–	–
		w	–	–	–	–	–	–	–	–
		zus.	–	–	2	1,8	–	–	–	–
00–03	Tuberkulose insgesamt	m	8	17,2	12	25,1	20	31,7	26	40,0
		w	9	14,0	6	9,4	7	8,7	1	1,3
		zus.	17	15,4	18	16,2	27	18,8	27	19,0
0–9	Allgemeine Todesursachen insgesamt	m	151	325,1	288	601,9	599	949,0	1 050	1 615,4
		w	161	251,3	231	363,8	405	503,1	624	807,9
		zus.	312	282,4	519	466,0	1 004	699,1	1674	1 177,0

auf 100 000 Einwohner nach Alter und Geschlecht; absolute und relative Zahlen
(Angaben des Statistischen Landesamtes)

10 – 15		15 – 20		20 – 25		25 – 30		30 – 35		35 – 40	
abs.	rel.	abs.	rel.	abs.	rel.	abs.	rel.	abs.	rel.	abs.	rel.
–	–	–	–	–	–	–	–	5	*8,8*	4	*7,8*
–	–	–	–	1	*1,3*	–	–	1	*1,7*	5	*7,5*
–	–	–	–	1	0,6	–	–	6	*5,2*	9	7,6
–	–	–	–	–	–	–	–	–	–	–	–
–	–	–	–	–	–	–	–	–	–	–	–
–	–	–	–	–	–	–	–	–	–	–	–
–	–	–	–	–	–	–	–	–	–	–	–
–	–	–	–	–	–	–	–	–	–	–	–
–	–	–	–	–	–	–	–	–	–	–	–
–	–	–	–	–	–	–	–	–	–	–	–
–	–	–	–	–	–	–	–	–	–	–	–
–	–	–	–	–	–	–	–	–	–	–	–
–	–	–	–	–	–	–	–	5	*8,8*	4	*7,8*
–	–	–	–	1	*1,3*	–	–	1	*1,7*	5	*7,5*
–	–	–	–	1	0,6	–	–	6	*5,2*	9	7,6
23	*46,6*	38	*63,6*	91	*110,8*	102	*149,5*	115	*202,1*	108	*211,0*
15	*32,0*	22	*37,9*	35	*56,6*	66	*99,6*	64	*108,1*	102	*153,0*
38	*39,5*	60	*51,0*	126	*78,0*	168	*124,9*	179	*154,1*	210	*178,1*

(Fortsetzung)

60 – 65		65 – 70		70 – 75		75 – 80		80 und mehr	
abs.	rel.	abs.	rel.	abs.	rel.	abs.	rel.	abs.	rel.
36	*66,1*	25	*64,0*	32	*106,4*	19	*95,0*	14	96,4
5	*7,1*	10	*16,1*	10	*21,7*	9	*30,7*	9	*38,6*
41	*32,9*	35	*34,7*	42	*55,2*	28	*56,8*	23	*60,8*
1	*1,8*	–	–	1	*3,3*	1	*5,0*	–	–
1	*1,4*	–	–	1	*2,2*	–	–	–	–
2	*1,6*	–	–	2	*2,6*	1	*2,0*	–	–
–	–	–	–	1	*3,3*	1	*5,0*	–	–
2	*2,8*	1	*1,6*	–	–	–	–	–	–
2	*1,6*	1	*1,0*	1	*1,3*	1	*2,0*	–	–
1	*1,8*	–	–	2	*6,6*	2	*10,0*	–	–
3	*4,2*	1	*1,6*	1	*2,2*	–	–	–	–
4	*3,2*	1	*1,0*	3	*3,9*	2	*4,0*	–	–
37	*67,9*	25	*64,0*	34	*113,0*	21	*105,0*	14	*96,4*
8	*11,4*	11	*17,7*	11	*25,0*	9	*30,7*	9	*38,6*
45	*36,1*	36	*35,7*	45	*59,1*	30	*60,8*	23	*60,8*
1483	*2723,1*	1620	*4148,5*	1903	*6326,4*	1874	*9384,1*	2662	*18333,3*
923	*1313,7*	1361	*2195,1*	1740	*3778,5*	1974	*6737,2*	3496	*15004,3*
2406	*1929,4*	2981	*2951,5*	3643	*4785,2*	3848	*7805,3*	6158	*16291,0*

Tabelle XXX. *Allgemeine Sterblichkeit und Sterblichkeit an Tuberkulose in Niedersachsen im Jahre 1962*

Nr. des dtsch. T.U.V. 1950	Todesursachen	G	Insgesamt		0 – 1		1 – 5		5 – 10	
			abs.	rel.	abs.	rel.	abs.	rel.	abs.	rel.
00,01	Tuberkulose der Atmungsorgane	m	558	*17,5*	–	–	–	–	–	–
		w	237	*6,7*	–	–	–	–	–	–
		zus.	795	*11,9*	–	–	–	–	–	–
02	Tuberkulose der Hirnhäute und des ZNS	m	4	*0,1*	–	–	–	–	1	*0,4*
		w	16	*0,5*	1	*1,7*	–	–	1	*0,4*
		zus.	20	*0,3*	1	*0,8*	–	–	2	*0,4*
03	Tuberkulose anderer Organe	m	36	*1,1*	–	–	–	–	–	–
		w	17	*0,5*	–	–	–	–	–	–
		zus.	53	*0,8*	–	–	–	–	–	–
02+03	Tuberkulose der Hirnhäute usw. + Tbk. anderer Organe	m	40	*1,3*	–	–	–	–	1	*0,4*
		w	33	*0,9*	1	*1,7*	–	–	1	*0,4*
		zus.	73	*1,1*	1	*0,8*	–	–	2	*0,4*
00–03	Tuberkulose insgesamt	m	598	*18,8*	–	–	–	–	1	*0,4*
		w	270	*7,7*	1	*1,7*	–	–	1	*0,4*
		zus.	868	*12,9*	1	*0,8*	–	–	2	*0,4*
0–9	Allgemeine Todesursachen insgesamt	m	38933	*1223,9*	1844	*3004,9*	274	*95,5*	157	*62,8*
		w	35977	*1021,4*	1440	*2473,8*	242	*89,6*	113	*47,8*
		zus.	74910	*1117,5*	3284	*2746,4*	516	*92,6*	270	*55,5*

Tabelle XXX.

Nr. des dtsch. T.U.V. 1950	Todesursachen	G	45 – 50		50 – 55		55 – 60		60 – 65	
			abs.	rel.	abs.	rel.	abs.	rel.	abs.	rel.
00,01	Tuberkulose der Atmungsorgane	m	33	*20,5*	59	*28,3*	81	*39,3*	86	*48,9*
		w	17	*7,7*	18	*6,8*	13	*5,4*	31	*14,4*
		zus.	50	*13,1*	77	*16,3*	94	*21,1*	117	*29,9*
02	Tuberkulose der Hirnhäute und des ZNS	m	–	–	–	–	–	–	1	*0,6*
		w	1	*0,5*	–	–	–	–	1	*0,5*
		zus.	1	*0,3*	–	–	–	–	2	*0,5*
03	Tuberkulose anderer Organe	m	3	*1,9*	2	*1,0*	5	*2,4*	5	*2,8*
		w	–	–	2	*0,8*	–	–	2	*0,9*
		zus.	3	*0,8*	4	*0,8*	5	*1,1*	7	*1,8*
02+03	Tuberkulose der Hirnhäute usw. + Tbk. anderer Organe	m	3	*1,9*	2	*1,0*	5	*2,4*	6	*3,4*
		w	1	*0,5*	2	*0,8*	–	–	3	*1,4*
		zus.	4	*1,0*	4	*0,8*	5	*1,1*	9	*2,3*
00–03	Tuberkulose insgesamt	m	36	*22,3*	61	*29,3*	86	*41,7*	92	*52,3*
		w	18	*8,2*	20	*7,6*	13	*5,4*	34	*15,8*
		zus.	54	*14,1*	81	*17,2*	99	*22,2*	126	*32,2*
0–9	Allgemeine Todesursachen insgesamt	m	888	*550,8*	1855	*891,3*	3134	*1519,1*	4245	*2412,5*
		w	769	*348,5*	1348	*510,5*	1825	*763,5*	2635	*1221,7*
		zus.	1657	*434,0*	3203	*678,4*	4959	*1112,0*	6880	*1756,7*

auf 100 000 Einwohner nach Alter und Geschlecht; absolute und relative Zahlen
(Angaben des Statistischen Landesamtes)

10 – 15		15 – 20		20 – 25		25 – 30		30 – 35		35 – 40		40 – 45	
abs.	rel.	abs.	rel.	abs.	rel.	abs.	rel.	abs.	rel.	abs.	rel.	abs.	rel.
–	–	–	–	1	0,3	5	2,1	17	7,9	22	11,6	26	16,6
1	0,4	–	–	4	1,5	5	2,2	5	2,3	16	6,7	13	6,0
1	0,2	–	–	5	0,9	10	2,1	22	5,1	38	8,9	39	10,4
–	–	1	0,4	–	–	–	–	1	0,5	–	–	–	–
–	–	2	1,0	–	–	1	0,4	–	–	1	0,4	2	0,9
–	–	3	0,7	–	–	1	0,2	1	0,2	1	0,2	2	0,5
–	–	2	0,9	–	–	1	0,4	–	–	3	1,6	2	1,3
–	–	–	–	–	–	–	–	–	–	–	–	3	1,4
–	–	2	0,5	–	–	1	0,2	–	–	3	0,7	5	1,3
–	–	3	1,3	–	–	1	0,4	1	0,5	3	1,6	2	1,3
–	–	2	1,0	–	–	1	0,4	–	–	1	0,4	5	2,3
–	–	5	1,2	–	–	2	0,4	1	0,2	4	0,9	7	1,9
–	–	3	1,3	1	0,3	6	2,5	18	8,3	25	13,2	28	17,9
1	0,4	2	1,0	4	1,5	6	2,7	5	2,3	17	7,1	18	8,2
1	0,2	5	1,2	5	0,9	12	2,6	23	5,4	42	9,8	46	12,3
106	42,6	314	140,3	638	214,1	394	163,4	397	183,7	438	231,4	494	315,9
61	26,1	139	66,2	157	58,4	169	74,7	223	104,7	363	152,5	506	231,8
167	34,6	453	104,5	795	140,2	563	120,5	620	144,5	801	187,4	1 000	266,9

(Fortsetzung)

65 – 70		70 – 75		75 – 80		80 – 85		85 – 90		90 und mehr unbekannt	
abs.	rel.	abs.	rel.	abs.	rel.	abs.	rel.	abs.	rel.	abs.	rel.
80	65,9	64	71,1	46	77,3	24	73,2	13	102,3	1	37,9
25	14,0	35	26,1	26	29,8	16	34,5	8	44,7	4	100,2
105	35,1	99	44,2	72	49,0	40	50,5	21	68,7	5	75,4
–	–	–	–	–	–	–	–	–	–	–	–
1	0,6	3	2,2	–	–	2	4,3	–	–	–	–
1	0,3	3	1,3	–	–	2	2,5	–	–	–	–
4	3,3	1	1,1	3	5,0	5	15,2	–	–	–	–
2	1,1	3	2,2	3	3,4	1	2,2	1	5,6	–	–
6	2,0	4	1,8	6	4,1	6	7,6	1	3,3	–	–
4	3,3	1	1,1	3	5,0	5	15,2	–	–	–	–
3	1,7	6	4,5	3	3,4	3	6,5	1	5,6	–	–
7	2,3	7	3,1	6	4,1	8	10,1	1	3,3	–	–
84	69,2	65	72,3	49	82,3	29	88,4	13	102,3	1	37,9
28	15,7	41	30,6	29	33,2	19	40,9	9	50,3	4	100,2
112	37,4	106	47,4	78	53,1	48	60,6	22	71,9	5	75,4
4674	3852,1	5142	5716,4	5297	8901,5	4777	14563,1	2934	23096,9	931	35278,5
3891	2183,6	5283	3946,0	6113	6999,8	5849	12596,6	3563	19928,4	1288	32673,8
8565	2859,5	10425	4657,5	11410	7770,5	10626	13410,7	6497	21244,5	2219	33464,0

Tabelle XXXI. *Allgemeine Sterblichkeit und Sterblichkeit an Tuberkulose in Bremen im Jahre 1962*

Nr. des dtsch. T.U.V. 1950	Todesursachen	G	Insgesamt		0 – 1		1 – 5		5 – 10	
			abs.	rel.	abs.	rel.	abs.	rel.	abs.	rel.
00,01	Tuberkulose der Atmungsorgane	m	62	*18,4*	–	–	–	–	–	–
		w	15	*4,0*	–	–	–	–	–	–
		zus.	77	*10,8*	–	–	–	–	–	–
02	Tuberkulose der Hirnhäute und des ZNS	m	1	*0,3*	–	–	–	–	–	–
		w	1	*0,3*	–	–	–	–	–	–
		zus.	2	*0,3*	–	–	–	–	–	–
03	Tuberkulose anderer Organe	m	1	*0,3*	–	–	–	–	–	–
		w	4	*1,1*	–	–	–	–	–	–
		zus.	5	*0,7*	–	–	–	–	–	–
02+03	Tuberkulose der Hirnhäute usw. + Tbk. anderer Organe	m	2	*0,6*	–	–	–	–	–	–
		w	5	*1,3*	–	–	–	–	–	–
		zus.	7	*1,0*	–	–	–	–	–	–
00–03	Tuberkulose insgesamt	m	64	*19,0*	–	–	–	–	–	–
		w	20	*5,3*	–	–	–	–	–	–
		zus.	84	*11,7*	–	–	–	–	–	–
0–9	Allgemeine Todesursachen insgesamt	m	4331	*1287,1*	171	*2856,2*	22	*103,5*	6	*26,9*
		w	3910	*1032,6*	110	*1979,5*	11	*54,8*	5	*23,9*
		zus.	8241	*1152,2*	281	*2434,2*	33	*79,8*	11	*25,4*

Tabelle XXXI.

Nr. des dtsch. T.U.V. 1950	Todesursachen	G	45 – 50		50 – 55		55 – 60		60 – 65	
			abs.	rel.	abs.	rel.	abs.	rel.	abs.	rel.
00,01	Tuberkulose der Atmungsorgane	m	4	*20,7*	7	*28,7*	8	*34,2*	11	*59,6*
		w	1	*4,1*	–	–	–	–	–	–
		zus.	5	*11,4*	7	*13,0*	8	*15,9*	11	*26,5*
02	Tuberkulose der Hirnhäute und des ZNS	m	–	–	–	–	–	–	–	–
		w	–	–	–	–	–	–	–	–
		zus.	–	–	–	–	–	–	–	–
03	Tuberkulose anderer Organe	m	–	–	–	–	–	–	1	*5,4*
		w	–	–	1	*3,4*	1	*3,7*	–	–
		zus.	–	–	1	*1,9*	1	*2,0*	1	*2,4*
02+03	Tuberkulose der Hirnhäute usw. + Tbk. anderer Organe	m	–	–	–	–	–	–	1	*5,4*
		w	–	–	1	*3,4*	1	*3,7*	–	–
		zus.	–	–	1	*1,9*	1	*2,0*	1	*2,4*
00–03	Tuberkulose insgesamt	m	4	*20,7*	7	*28,7*	8	*34,2*	12	*65,0*
		w	1	*4,1*	1	*3,4*	1	*3,7*	–	–
		zus.	5	*11,4*	8	*14,8*	9	*17,9*	12	*28,9*
0–9	Allgemeines Todesursachen insgesamt	m	96	*495,8*	233	*956,1*	384	*1641,8*	476	*2579,1*
		w	103	*420,9*	133	*450,0*	215	*802,3*	296	*1285,3*
		zus.	199	*454,0*	366	*678,8*	599	*1193,2*	772	*1860,2*

auf 100 000 Einwohner nach Alter und Geschlecht; absolute und relative Zahlen
(Angaben des Statistischen Landesamtes)

10 – 15		15 – 20		20 – 25		25 – 30		30 – 35		35 – 40		40 – 45	
abs.	rel.	abs.	rel.	abs.	rel.	abs.	rel.	abs.	rel.	abs.	rel.	abs.	rel.
–	–	1	*4,1*	–	–	1	*3,8*	1	*4,4*	4	*19,4*	1	*5,3*
–	–	–	–	1	*3,3*	1	*3,9*	1	*4,2*	1	*3,8*	2	*7,9*
–	–	1	*2,1*	1	*1,6*	2	*3,8*	2	*4,3*	5	*10,7*	3	*6,8*
–	–	–	–	1	*3,2*	–	–	–	–	–	–	–	–
–	–	–	–	–	–	–	–	–	–	–	–	–	–
–	–	–	–	1	*1,6*	–	–	–	–	–	–	–	–
–	–	–	–	–	–	–	–	–	–	–	–	–	–
–	–	–	–	–	–	–	–	–	–	–	–	–	–
–	–	–	–	–	–	–	–	–	–	–	–	–	–
–	–	–	–	1	*3,2*	–	–	–	–	–	–	–	–
–	–	–	–	–	–	–	–	–	–	–	–	–	–
–	–	–	–	1	*1,6*	–	–	–	–	–	–	–	–
–	–	1	*4,1*	1	*3,2*	1	*3,8*	1	*4,4*	4	*19,4*	1	*5,3*
–	–	–	–	1	*3,3*	1	*3,9*	1	*4,2*	1	*3,8*	2	*7,9*
–	–	1	*2,1*	2	*3,2*	2	*3,8*	2	*4,3*	5	*10,7*	3	*6,8*
8	*35,7*	21	*85,2*	51	*161,8*	48	*181,2*	31	*135,6*	42	*203,9*	54	*287,8*
3	*14,1*	10	*41,8*	21	*68,5*	22	*85,3*	23	*97,7*	41	*155,9*	63	*248,7*
11	*25,2*	31	*63,8*	72	*115,8*	70	*133,9*	54	*116,4*	83	*177,0*	117	*265,4*

(Fortsetzung)

65 – 70		70 – 75		75 – 80		80 – 85		85 – 90		90 und mehr unbekannt	
abs.	rel.	abs.	rel.	abs.	rel.	abs.	rel.	abs.	rel.	abs.	rel.
9	*71,5*	4	*40,7*	5	*74,4*	3	*86,5*	3	*237,0*	–	–
3	*15,3*	1	*6,7*	2	*21,0*	–	–	1	*55,0*	1	*255,8*
12	*37,3*	5	*20,1*	7	*43,1*	3	*34,8*	4	*129,7*	1	*156,7*
–	–	–	–	–	–	–	–	–	–	–	–
–	–	1	*6,7*	–	–	–	–	–	–	–	–
–	–	1	*4,0*	–	–	–	–	–	–	–	–
–	–	–	–	–	–	–	–	–	–	–	–
–	–	–	–	1	*10,5*	1	*19,4*	–	–	–	–
–	–	–	–	1	*6,2*	1	*11,6*	–	–	–	–
–	–	–	–	–	–	–	–	–	–	–	–
–	–	1	*6,7*	1	*10,5*	1	*19,4*	–	–	–	–
–	–	1	*4,0*	1	*6,2*	1	*11,6*	–	–	–	–
9	*71,5*	4	*40,7*	5	*74,4*	3	*86,5*	3	*237,0*	–	–
3	*15,3*	2	*13,3*	3	*31,5*	1	*19,4*	1	*55,0*	1	*255,8*
12	*37,3*	6	*24,1*	8	*49,3*	4	*46,4*	4	*129,7*	1	*156,7*
560	*4 448,0*	556	*5 653,8*	655	*9 745,6*	535	*15 426,8*	286	*22 590,8*	96	*38 866,4*
474	*2 425,8*	600	*3 996,0*	659	*6 929,5*	633	*12 269,8*	364	*20 011,0*	124	*31 713,6*
1 034	*3 218,1*	1 156	*4 651,9*	1 314	*8 096,1*	1 168	*13 538,9*	650	*21 069,7*	220	*34 482,8*

Tabelle XXXII. *Allgemeine Sterblichkeit und Sterblichkeit an Tuberkulose in Nordrhein-Westfalen im Jahre 1962*

Nr. des dtsch. T.U.V. 1950	Todesursachen	G	Insgesamt		0 – 1		1 – 5		5 – 10	
			abs.	rel.	abs.	rel.	abs.	rel.	abs.	rel.
00,01	Tuberkulose der Atmungsorgane	m	1644	*21,41*	–	–	1	*0,19*	–	–
		w	411	*4,87*	–	–	1	*0,20*	2	*0,35*
		zus.	2055	*12,75*	–	–	2	*0,19*	2	*0,17*
02	Tuberkulose der Hirnhäute und des des ZNS	m	32	*0,42*	–	–	3	*0,56*	3	*0,50*
		w	20	*0,24*	1	*0,74*	5	*0,98*	1	*0,18*
		zus.	52	*0,32*	1	*0,36*	8	*0,76*	4	*0,34*
03	Tuberkulose anderer Organe	m	53	*0,69*	–	–	–	–	–	–
		w	36	*0,43*	–	–	–	–	–	–
		zus.	89	*0,55*	–	–	–	–	–	–
02+03	Tuberkulose der Hirnhäute usw. + Tbk. anderer Organe	m	85	*1,11*	–	–	3	*0,56*	3	*0,50*
		w	56	*0,66*	1	*0,74*	5	*0,98*	1	*0,18*
		zus.	141	*0,87*	1	*0,36*	8	*0,76*	4	*0,34*
00–03	Tuberkulose insgesamt	m	1729	*22,52*	–	–	4	*0,75*	3	*0,50*
		w	467	*5,53*	1	*0,74*	6	*1,17*	3	*0,53*
		zus.	2196	*13,63*	1	*0,36*	10	*0,95*	6	*0,51*
0–9	Allgemeine Todesursachen insgesamt	m	94820	*1234,9*	5267	*3689,2*	696	*129,8*	362	*60,6*
		w	81946	*971,1*	3822	*2819,1*	584	*114,2*	260	*45,7*
		zus.	176766	*1096,8*	9089	*3265,4*	1280	*122,2*	622	*53,3*

Tabelle XXXII.

Nr. des dtsch. T.U.V. 1950	Todesursachen	G	45 – 50		50 – 55		55 – 60		60 – 65	
			abs.	rel.	abs.	rel.	abs.	rel.	abs.	rel.
00,01	Tuberkulose der Atmungsorgane	m	91	*22,59*	195	*39,02*	281	*55,38*	296	*72,07*
		w	33	*6,20*	30	*4,70*	37	*6,29*	34	*6,82*
		zus.	124	*13,26*	225	*19,76*	318	*29,03*	330	*36,30*
02	Tuberkulose der Hirnhäute und des ZNS	m	2	*0,50*	1	*0,20*	4	*0,79*	1	*0,24*
		w	1	*0,19*	1	*0,16*	2	*0,34*	–	–
		zus.	3	*0,32*	2	*0,18*	6	*0,55*	1	*0,11*
03	Tuberkulose anderer Organe	m	2	*0,50*	9	*1,80*	6	*1,18*	12	*2,92*
		w	2	*0,38*	5	*0,78*	5	*0,85*	6	*1,20*
		zus.	4	*0,43*	14	*1,23*	11	*1,00*	18	*1,98*
02+03	Tuberkulose der Hirnhäute usw. + Tbk. anderer Organe	m	4	*0,99*	10	*2,00*	10	*1,97*	13	*3,17*
		w	3	*0,56*	6	*0,94*	7	*1,19*	6	*1,20*
		zus.	7	*0,75*	16	*1,41*	17	*1,55*	19	*2,09*
00–03	Tuberkulose insgesamt	m	95	*23,58*	205	*41,03*	291	*57,35*	309	*75,24*
		w	36	*6,76*	36	*5,63*	44	*7,48*	40	*8,03*
		zus.	131	*14,01*	241	*21,17*	335	*30,58*	349	*38,39*
0–9	Allgemeine Todesursachen insgesamt	m	2332	*578,9*	4923	*985,2*	8953	*1764,5*	11927	*2904,0*
		w	1997	*375,2*	3488	*545,9*	4886	*830,8*	6855	*1375,7*
		zus.	4329	*463,0*	8411	*738,7*	13839	*1263,3*	18782	*2066,2*

1) Die Relativzahlen gelten für die Altersgruppe 85 und älter

auf 100 000 Einwohner nach Alter und Geschlecht; absolute und relative Zahlen
(Angaben des Statistischen Landesamtes)

10 – 15		15 – 20		20 – 25		25 – 30		30 – 35		35 – 40		40 – 45	
abs.	rel.	abs.	rel.	abs.	rel.	abs.	rel.	abs.	rel.	abs.	rel.	abs.	rel.
1	0,18	–	–	8	1,17	13	2,04	41	6,64	61	11,87	61	14,81
1	0,19	1	0,21	8	1,22	9	1,52	23	4,08	26	4,23	27	4,97
2	0,19	1	0,10	16	1,19	22	1,79	64	5,42	87	7,71	88	9,21
–	–	2	0,39	6	0,88	–	–	1	0,16	1	0,19	2	0,49
2	0,38	–	–	–	–	–	–	3	0,53	2	0,33	1	0,18
2	0,19	2	0,20	6	0,45	–	–	4	0,34	3	0,27	3	0,31
–	–	–	–	–	–	3	0,47	6	0,97	4	0,78	4	0,97
–	–	–	–	–	–	–	–	–	–	–	–	3	0,55
–	–	–	–	–	–	3	0,24	6	0,51	4	0,35	7	0,73
–	–	2	0,39	6	0,88	3	0,47	7	1,13	5	0,97	6	1,46
2	0,38	–	–	–	–	–	–	3	0,53	2	0,33	4	0,74
2	0,19	2	0,20	6	0,45	3	0,24	10	0,85	7	0,62	10	1,05
1	0,18	2	0,39	14	2,05	16	2,52	48	7,78	66	12,84	67	16,26
3	0,57	1	0,21	8	1,22	9	1,52	26	4,61	28	4,56	31	5,71
4	0,37	3	0,30	22	1,64	25	2,04	74	6,27	94	8,33	98	10,26
284	51,3	552	108,8	1 152	168,4	998	157,0	1 184	191,8	1 234	240,1	1 426	346,1
153	29,0	246	50,8	364	55,5	463	78,2	593	105,2	976	158,9	1 221	224,8
437	40,4	798	80,5	1 516	113,2	1 461	119,0	1 777	150,5	2 210	195,9	2 647	277,2

(Fortsetzung)

65 – 70		70 – 75		75 – 80		80 – 85		85 – 90		90 und mehr unbekannt	
abs.	rel.	abs.	rel.	abs.	rel.	abs.	rel.	abs.	rel. [1]	abs.	rel.
256	98,33	177	95,79	104	85,42	47	73,51	10	41,24	1	
40	10,19	60	21,02	47	26,36	19	20,92	13	33,37	–	
296	45,35	237	50,40	151	50,32	66	42,64	23	36,57	1	
2	0,77	1	0,54	2	1,64	–	–	1	3,75	–	
1	0,23	–	–	–	–	–	–	–	–	–	
3	0,46	1	0,21	2	0,67	–	–	1	1,52	–	
–	–	3	1,62	1	0,82	3	4,69	–	–	–	
5	1,27	5	1,75	3	1,68	2	2,20	–	–	–	
5	0,77	8	1,70	4	1,33	5	3,23	–	–	–	
2	0,77	4	2,16	3	2,46	3	4,69	1	3,75	–	
6	1,53	5	1,75	3	1,68	2	2,20	–	–	–	
8	1,23	9	1,91	6	2,00	5	3,23	1	1,52	–	
258	99,10	181	97,95	107	87,89	50	78,20	11	44,99	1	
46	11,72	65	22,77	50	28,04	21	23,12	13	33,37	–	
304	46,58	246	52,31	157	52,32	71	45,87	24	38,10	1	
11 724	4 503,3	12 348	6 682,3	12 628	10 372,4	10 046	15 711,6	5 339	25 436,8	1 445	
9 485	2 417,5	12 296	4 307,7	13 795	7 736,2	11 793	12 983,0	6 628	22 254,5	2 041	
21 209	3 249,5	24 644	5 240,8	26 423	8 805,8	21 839	14 110,3	11 967	23 547,8	3 486	

Tabelle XXXIII. *Allgemeine Sterblichkeit und Sterblichkeit an Tuberkulose in Hessen im Jahre 1962*

Nr. des dtsch. T.U.V. 1950	Todesursachen	G	Insgesamt		0 – 1		1 – 5		5 – 10	
			abs.	rel.	abs.	rel.	abs.	rel.	abs.	rel.
00,01	Tuberkulose der Atmungsorgane	m	340	*14,6*	–	–	–	–	–	–
		w	117	*4,6*	–	–	–	–	–	–
		zus.	457	*9,3*	–	–	–	–	–	–
02	Tuberkulose der Hirnhäute und des ZNS	m	6	*0,3*	–	–	–	–	–	–
		w	3	*0,1*	–	–	1	*0,7*	–	–
		zus.	9	*0,2*	–	–	1	*0,3*	–	–
03	Tuberkulose anderer Organe	m	17	*0,7*	–	–	–	–	–	–
		w	11	*0,4*	–	–	–	–	–	–
		zus.	28	*0,6*	–	–	–	–	–	–
02+03	Tuberkulose der Hirnhäute usw. + Tbk. anderer Organe	m	23	*1,0*	–	–	–	–	–	–
		w	14	*0,5*	–	–	1	*0,7*	–	–
		zus.	37	*0,8*	–	–	1	*0,3*	–	–
00–03	Tuberkulose insgesamt	m	363	*15,6*	–	–	–	–	–	–
		w	131	*5,1*	–	–	1	*0,7*	–	–
		zus.	494	*10,1*	–	–	1	*0,3*	–	–
0–9	Allgemeine Todesursachen insgesamt	m	28 085	*1 208,2*	1 238	*2 975,1*	199	*130,2*	87	*51,7*
		w	26 721	*1 037,4*	956	*2 419,5*	152	*104,8*	70	*43,9*
		zus.	54 806	*1 118,4*	2 194	*2 704,5*	351	*117,8*	157	*47,9*

Tabelle XXXIII.

Nr. des dtsch. T.U.V. 1950	Todesursachen	G	45 – 50		50 – 55		55 – 60		60 – 65	
			abs.	rel.	abs.	rel.	abs.	rel.	abs.	rel.
00,01	Tuberkulose der Atmungsorgane	m	23	*19,0*	39	*25,0*	56	*35,8*	60	*46,4*
		w	7	*4,4*	10	*5,0*	4	*2,2*	11	*6,8*
		zus.	30	*10,6*	49	*13,8*	60	*17,6*	71	*24,4*
02	Tuberkulose der Hirnhäute und des ZNS	m	–	–	–	–	–	–	1	*0,8*
		w	1	*0,6*	–	–	–	–	–	–
		zus.	1	*0,4*	–	–	–	–	1	*0,3*
03	Tuberkulose anderer Organe	m	–	–	–	–	2	*1,3*	2	*1,5*
		w	2	*1,3*	1	*0,5*	1	*0,5*	2	*1,2*
		zus.	2	*0,7*	1	*0,3*	3	*0,9*	4	*1,4*
02+03	Tuberkulose der Hirnhäute usw. + Tbk. anderer Organe	m	–	–	–	–	2	*1,3*	3	*2,3*
		w	3	*1,9*	1	*0,5*	1	*0,5*	2	*1,2*
		zus.	3	*1,1*	1	*0,3*	3	*0,9*	5	*1,7*
00–03	Tuberkulose insgesamt	m	23	*19,0*	39	*25,0*	58	*37,1*	63	*48,7*
		w	10	*6,3*	11	*5,5*	5	*2,7*	13	*8,0*
		zus.	33	*11,7*	50	*14,1*	63	*18,4*	76	*26,1*
0–9	Allgemeine Todesursachen insgesamt	m	668	*551,2*	1 285	*823,5*	2 330	*1 489,6*	3 162	*2 443,8*
		w	522	*325,9*	1 035	*521,1*	1 454	*784,9*	2 166	*1 341,2*
		zus.	1 190	*423,0*	2 320	*654,2*	3 784	*1 107,5*	5 328	*1 831,7*

auf 100 000 Einwohner nach Alter und Geschlecht; absolute und relative Zahlen
(Angaben des Statistischen Landesamtes)

10 – 15		15 – 20		20 – 25		25 – 30		30 – 35		35 – 40		40 – 45	
abs.	rel.	abs.	rel.	abs.	rel.	abs.	rel.	abs.	rel.	abs.	rel.	abs.	rel.
1	0,6	1	0,6	–	–	3	1,6	10	5,8	8	5,2	19	15,1
–	–	–	–	2	1,0	1	0,6	15	9,3	9	4,9	6	3,5
1	0,3	1	0,3	2	0,5	4	1,1	25	7,5	17	5,0	25	8,5
–	–	–	–	1	0,5	1	0,55	–	–	–	–	2	1,6
–	–	–	–	–	–	–	–	–	–	–	–	1	0,6
–	–	–	–	1	0,2	1	0,3	–	–	–	–	3	1,0
1	0,6	–	–	–	–	1	0,55	1	0,6	1	0,7	1	0,8
–	–	–	–	–	–	–	–	–	–	2	1,1	–	–
1	0,3	–	–	–	–	1	0,3	1	0,3	3	0,9	1	0,3
1	0,6	–	–	1	0,5	2	1,1	1	0,6	1	0,7	3	2,4
–	–	–	–	–	–	–	–	–	–	2	1,1	1	0,6
1	0,3	–	–	1	0,2	2	0,6	1	0,3	3	0,9	4	1,3
2	1,2	1	0,6	1	0,5	5	2,7	11	6,4	9	5,9	22	17,5
–	–	–	–	2	1,0	1	0,6	15	9,3	11	6,0	7	4,1
2	0,6	1	0,3	3	0,7	6	1,7	26	7,8	20	5,9	29	9,8
103	60,2	191	123,7	351	168,4	263	143,6	276	160,3	316	205,5	388	308,0
42	26,0	80	54,6	119	60,6	129	76,1	174	108,3	288	156,0	365	215,3
145	43,5	271	90,0	470	116,1	392	111,2	450	135,2	604	178,5	753	254,8

(Fortsetzung)

65 – 70		70 – 75		75 – 80		80 – 85		85 – 90		90 und mehr unbekannt	
abs.	rel.	abs.	rel.	abs.	rel.	abs.	rel.	abs.	rel.	abs.	rel.
50	56,8	30	46,4	23	53,3	14	59,1	3	35,1	–	–
20	15,4	5	5,2	19	30,5	7	20,7	1	8,2	–	–
70	32,0	35	21,7	42	39,9	21	36,5	4	19,3	–	–
1	1,1	–	–	–	–	–	–	–	–	–	–
–	–	–	–	–	–	–	–	–	–	–	–
1	0,5	–	–	–	–	–	–	–	–	–	–
3	3,4	1	1,5	–	–	1	4,2	3	35,1	–	–
2	1,5	–	–	1	1,6	–	–	–	–	–	–
5	2,3	1	0,6	1	0,9	1	1,7	3	14,5	–	–
4	4,5	1	1,5	–	–	1	4,2	3	35,1	–	–
2	1,5	–	–	1	1,6	–	–	–	–	–	–
6	2,8	1	0,6	1	0,9	1	1,7	3	14,5	–	–
54	61,3	31	47,9	23	53,3	15	63,3	6	70,2	–	–
22	16,9	5	5,2	20	32,1	7	20,7	1	8,2	–	–
76	34,8	36	22,3	43	40,8	22	38,2	7	33,8	–	–
3 299	3 744,0	3 789	5 854,1	3 990	9 244,7	3 551	14 986,3	2 070	24 199,2	529	32 939,0
3 004	2 304,9	3 943	4 086,1	4 607	7 398,1	4 313	12 732,5	2 489	20 499,1	813	33 567,3
6 303	2 885,4	7 732	4 795,9	8 597	8 154,0	7 864	13 660,1	4 559	22 028,4	1 342	33 316,8

Tabelle XXXIV. *Allgemeine Sterblichkeit und Sterblichkeit an Tuberkulose in Rheinland-Pfalz im Jahre 1962*

Nr. des dtsch. T.U.V. 1950	Todesursachen	G	Insgesamt		0 – 1*)		1 – 5		5 – 10	
			abs.	rel.	abs.	rel.	abs.	rel.	abs.	rel.
00,01	Tuberkulose der Atmungsorgane	m	379	*23,2*	–	–	–	–	–	–
		w	67	*3,7*	–	–	–	–	–	–
		zus.	446	*12,9*	–	–	–	–	–	–
02	Tuberkulose der Hirnhäute und des ZNS	m	3	*0,2*	1	*3,0*	–	–	–	–
		w	9	*0,5*	–	–	2	*1,7*	1	*0,7*
		zus.	12	*0,3*	1	*1,5*	2	*0,8*	1	*0,4*
03	Tuberkulose anderer Organe	m	13	*0,8*	–	–	–	–	–	–
		w	15	*0,8*	–	–	–	–	–	–
		zus.	28	*0,8*	–	–	–	–	–	–
02+03	Tuberkulose der Hirnhäute usw. + Tbk. anderer Organe	m	16	*1,0*	1	*3,0*	–	–	–	–
		w	24	*1,3*	–	–	2	*1,7*	1	*0,7*
		zus.	40	*1,2*	1	*1,5*	2	*0,8*	1	*0,4*
00–03	Tuberkulose insgesamt	m	395	*24,2*	1	*3,0*	–	–	–	–
		w	91	*5,0*	–	–	2	*1,7*	1	*0,7*
		zus.	486	*14,1*	1	*1,5*	2	*0,8*	1	*0,4*
0–9	Allgemeine Todesursachen insgesamt	m	20530	*1255,9*	1213	*3579,5*	143	*114,8*	91	*63,8*
		w	18815	*1032,4*	919	*2845,4*	128	*108,4*	63	*46,6*
		zus.	39345	*1138,1*	2132	*3221,3*	271	*111,7*	154	*55,4*

Tabelle XXXIV.

Nr. des dtsch. T.U.V. 1950	Todesursachen	G	45 – 50		50 – 55		55 – 60		60 – 65	
			abs.	rel.	abs.	rel.	abs.	rel.	abs.	rel.
00,01	Tuberkulose der Atmungsorgane	m	21	*25,9*	53	*51,1*	65	*61,9*	70	*79,6*
		w	8	*7,3*	6	*4,4*	4	*3,2*	7	*6,4*
		zus.	29	*15,2*	59	*24,7*	69	*29,9*	77	*38,9*
02	Tuberkulose der Hirnhäute und des ZNS	m	–	–	–	–	1	*1,0*	–	–
		w	–	–	–	–	1	*0,8*	–	–
		zus.	–	–	–	–	2	*0,9*	–	–
03	Tuberkulose anderer Organe	m	–	–	3	*2,9*	1	*1,0*	1	*1,1*
		w	–	–	–	–	3	*2,4*	1	*0,9*
		zus.	–	–	3	*1,3*	4	*1,7*	2	*1,0*
02+03	Tuberkulose der Hirnhäute usw. + Tbk. anderer Organe	m	–	–	3	*2,9*	2	*1,9*	1	*1,1*
		w	–	–	–	–	4	*3,2*	1	*0,9*
		zus.	–	–	3	*1,3*	6	*2,6*	2	*1,0*
00–03	Tuberkulose insgesamt	m	21	*25,9*	56	*54,0*	67	*63,8*	71	*80,7*
		w	8	*7,3*	6	*4,4*	8	*6,3*	8	*7,3*
		zus.	29	*15,2*	62	*26,0*	75	*32,5*	79	*39,9*
0–9	Allgemeine Todesursachen insgesamt	m	500	*615,8*	1044	*1007,1*	1843	*1755,1*	2332	*2650,7*
		w	401	*363,9*	720	*533,9*	1047	*830,4*	1603	*1459,1*
		zus.	901	*470,8*	1764	*739,6*	2890	*1250,6*	3935	*1989,0*

*) Die 0 – 1 Jährigen bezogen auf die Lebendgeborenen.

auf 100 000 Einwohner nach Alter und Geschlecht; absolute und relative Zahlen
(Angaben des Statistischen Landesamtes)

10 – 15		15 – 20		20 – 25		25 – 30		30 – 35		35 – 40		40 – 45	
abs.	rel.	abs.	rel.	abs.	rel.	abs.	rel.	abs.	rel.	abs.	rel.	abs.	rel.
–	–	3	2,9	1	0,7	3	2,4	11	9,1	13	12,5	12	14,6
–	–	–	–	2	1,5	1	0,8	6	5,2	3	2,3	8	7,0
–	–	3	1,5	3	1,1	4	1,6	17	7,2	16	6,8	20	10,2
–	–	1	1,0	–	–	–	–	–	–	–	–	–	–
–	–	–	–	1	0,7	1	0,8	–	–	2	1,5	–	–
–	–	1	0,5	1	0,4	1	0,4	–	–	2	0,9	–	–
–	–	–	–	–	–	–	–	1	0,8	1	1,0	3	3,6
–	–	–	–	–	–	–	–	–	–	1	0,8	3	2,6
–	–	–	–	–	–	–	–	1	0,4	2	0,9	6	3,1
–	–	1	1,0	–	–	–	–	1	0,8	1	1,0	3	3,6
–	–	–	–	1	0,7	1	0,8	–	–	3	2,3	3	2,6
–	–	1	0,5	1	0,4	1	0,4	1	0,4	4	1,7	6	3,1
–	–	4	3,9	1	0,7	3	2,4	12	10,0	14	13,5	15	18,2
–	–	–	–	3	2,2	2	1,7	6	5,2	6	4,6	11	9,7
–	–	4	2,0	4	1,5	5	2,1	18	7,6	20	8,5	26	13,3
64	47,9	123	120,1	295	211,5	224	179,5	225	186,6	231	222,3	282	342,4
38	30,0	56	56,9	100	74,6	106	90,0	153	133,0	209	160,7	269	236,5
102	39,2	179	89,1	395	144,4	330	136,0	378	160,4	440	188,1	551	281,0

(Fortsetzung)

65 – 70		70 – 75		75 – 80		80 – 85		85 – 90		90 und mehr unbekannt	
abs.	rel.	abs.	rel.	abs.	rel.	abs.	rel.	abs.	rel.	abs.	rel.
41	70,3	42	100,7	33	118,1	10	65,0	1	18,7	–	–
7	8,1	8	12,7	4	9,8	1	4,6	1	13,4	1	62,9
48	33,1	50	47,8	37	54,0	11	29,8	2	15,6	1	40,0
–	–	–	–	–	–	–	–	–	–	–	–
1	1,2	–	–	–	–	–	–	–	–	–	–
1	0,7	–	–	–	–	–	–	–	–	–	–
1	1,7	–	–	1	3,6	1	6,5	–	–	–	–
1	1,2	3	4,8	2	4,9	1	4,6	–	–	–	–
2	1,4	3	2,9	3	4,4	2	5,4	–	–	–	–
1	1,7	–	–	1	3,6	1	6,5	–	–	–	–
2	2,3	3	4,8	2	4,9	1	4,6	–	–	–	
3	2,1	3	2,9	3	4,4	2	5,4	–	–	–	–
42	72,0	42	100,7	34	121,7	11	71,5	1	18,7	–	–
9	10,4	11	17,5	6	14,8	2	9,3	1	13,4	1	62,9
51	35,2	53	50,6	40	58,3	13	35,2	2	15,6	1	40,0
2 416	4 140,2	2 649	6 352,7	2 777	9 937,0	2 417	15 699,9	1 302	24 327,4	359	39 624,7
2 024	2 339,6	2 725	4 326,2	3 167	7 797,4	2 963	13 772,4	1 593	21 342,4	531	33 375,2
4 440	3 064,9	5 374	5 133,4	5 944	8 669,5	5 380	14 576,4	2 895	22 589,0	890	35 642,8

Tabelle XXXV. *Allgemeine Sterblichkeit und Sterblichkeit an Tuberkulose im Saarland im Jahre 1962*

Nr. des dtsch. T.U.V. 1950	Todesursachen	G	Insgesamt		0 – 1		1 – 5		5 – 10	
			abs.	rel.	abs.	rel.	abs.	rel.	abs.	rel.
00,01	Tuberkulose der Atmungsorgane	m	155	*29,5*	–	–	–	–	–	–
		w	30	*5,3*	–	–	–	–	–	–
		zus.	185	*17,0*	–	–	–	–	–	–
02	Tuberkulose der Hirnhäute und des ZNS	m	3	*0,6*	2	*18,5*	–	–	1	*2,1*
		w	4	*0,7*	1	*10,0*	2	*5,1*	–	–
		zus.	7	*0,6*	3	*14,4*	2	*2,5*	1	*1,1*
03	Tuberkulose anderer Organe	m	2	*0,4*	–	–	–	–	–	–
		w	2	*0,4*	–	–	–	–	–	–
		zus.	4	*0,4*	–	–	–	–	–	–
02+03	Tuberkulose der Hirnhäute usw. + Tbk. anderer Organe	m	5	*1,0*	2	*18,5*	–	–	1	*2,1*
		w	6	*1,1*	1	*10,0*	2	*5,1*	–	–
		zus.	11	*1,0*	3	*14,4*	2	*2,5*	1	*1,1*
00–03	Tuberkulose insgesamt	m	160	*30,5*	2	*18,5*	–	–	1	*2,1*
		w	36	*6,4*	1	*10,0*	2	*5,1*	–	–
		zus.	196	*18,0*	3	*14,4*	2	*2,5*	1	*1,1*
0–9	Allgemeine Todesursachen insgesamt	m	6 398	*1 219,9*	383	*3 541,4*	59	*142,3*	34	*72,9*
		w	5 019	*886,2*	312	*3 111,3*	37	*95,0*	27	*60,5*
		zus.	11 417	*1 046,7*	695	*3 334,5*	96	*119,4*	61	*66,8*

Tabelle XXXV.

Nr. des dtsch. T.U.V. 1950	Todesursachen	G	45 – 50		50 – 55		55 – 60		60 – 65	
			abs.	rel.	abs.	rel.	abs.	rel.	abs.	rel.
00,01	Tuberkulose der Atmungsorgane	m	12	*46,0*	23	*69,5*	31	*91,6*	32	*119,3*
		w	2	*5,9*	3	*7,1*	3	*7,8*	2	*6,3*
		zus.	14	*23,2*	26	*34,6*	34	*47,1*	34	*58,0*
02	Tuberkulose der Hirnhäute und des ZNS	m	–	–	–	–	–	–	–	–
		w	–	–	–	–	–	–	–	–
		zus.	–	–	–	–	–	–	–	–
03	Tuberkulose anderer Organe	m	–	–	–	–	–	–	–	–
		w	–	–	–	–	–	–	1	*3,1*
		zus.	–	–	–	–	–	–	1	*1,7*
02+03	Tuberkulose der Hirnhäute usw. + Tbk. anderer Organe	m	–	–	–	–	–	–	–	–
		w	–	–	–	–	–	–	1	*3,1*
		zus.	–	–	–	–	–	–	1	*1,7*
00–03	Tuberkulose insgesamt	m	12	*46,0*	23	*69,5*	31	*91,6*	32	*119,3*
		w	2	*5,9*	3	*7,1*	3	*7,8*	3	*9,4*
		zus.	14	*23,2*	26	*34,6*	34	*47,1*	35	*59,7*
0–9	Allgemeine Todesursachen insgesamt	m	159	*609,0*	384	*1 160,6*	692	*2 045,5*	809	*3015,7*
		w	116	*340,0*	217	*514,7*	327	*852,2*	426	*1 341,0*
		zus.	275	*456,6*	601	*798,7*	1 019	*1 411,2*	1 235	*2 107,8*

auf 100 000 Einwohner nach Alter und Geschlecht; absolute und relative Zahlen
(Angaben des Statistischen Landesamtes)

10 – 15		15 – 20		20 – 25		25 – 30		30 – 35		35 – 40		40 – 45	
abs.	rel.	abs.	rel.	abs.	rel.	abs.	rel.	abs.	rel.	abs.	rel.	abs.	rel.
–	–	–	–	1	*2,2*	2	*4,7*	4	*10,0*	5	*14,2*	5	*18,0*
–	–	–	–	1	*2,3*	1	*2,5*	–	–	3	*7,1*	5	*14,1*
–	–	–	–	2	*2,2*	3	*3,7*	4	*5,2*	8	*10,4*	10	*15,8*
–	–	–	–	–	–	–	–	–	–	–	–	–	–
–	–	–	–	1	*2,3*	–	–	–	–	–	–	–	–
–	–	–	–	1	*1,1*	–	–	–	–	–	–	–	–
–	–	–	–	–	–	1	*2,4*	–	–	–	–	–	–
–	–	–	–	–	–	–	–	–	–	–	–	–	–
–	–	–	–	–	–	1	*1,2*	–	–	–	–	–	–
–	–	–	–	–	–	1	*2,4*	–	–	–	–	–	–
–	–	–	–	1	*2,3*	–	–	–	–	–	–	–	–
–	–	–	–	1	*1,1*	1	*1,2*	–	–	–	–	–	–
–	–	–	–	1	*2,2*	3	*7,1*	4	*10,0*	5	*14,2*	5	*18,0*
–	–	–	–	2	*4,5*	1	*2,5*	–	–	3	*7,1*	5	*14,1*
–	–	–	–	3	*3,4*	4	*4,9*	4	*5,2*	8	*10,4*	10	*15,8*
14	*32,2*	57	*180,2*	170	*374,2*	134	*317,4*	140	*348,8*	110	*313,5*	137	*493,8*
11	*26,6*	11	*36,4*	30	*68,1*	34	*86,2*	46	*122,9*	63	*149,6*	84	*237,0*
25	*29,4*	68	*109,9*	200	*223,4*	168	*205,7*	186	*239,7*	173	*224,1*	221	*349,7*

(Fortsetzung)

65 – 70		70 – 75		75 – 80		80 – 85		85 – 90		90 und mehr unbekannt	
abs.	rel.	abs.	rel.	abs.	rel.	abs.	rel.	abs.	rel.	abs.	rel.
17	*103,8*	8	*72,3*	11	*149,6*	3	*78,2*	1	*87,3*	–	–
2	*8,5*	–	–	6	*60,7*	2	*41,5*	–	–	–	–
19	*47,5*	8	*29,5*	17	*98,7*	5	*57,8*	1	*37,1*	–	–
–	–	–	–	–	–	–	–	–	–	–	–
–	–	–	–	–	–	–	–	–	–	–	–
–	–	–	–	–	–	–	–	–	–	–	–
1	*6,1*	–	–	–	–	–	–	–	–	–	–
–	–	1	*6,2*	–	–	–	–	–	–	–	–
1	*2,5*	1	*3,7*	–	–	–	–	–	–	–	–
1	*6,1*	–	–	–	–	–	–	–	–	–	–
–	–	1	*6,2*	–	–	–	–	–	–	–	–
1	*2,5*	1	*3,7*	–	–	–	–	–	–	–	–
18	*109,9*	8	*72,3*	11	*149,6*	3	*78,2*	1	*87,3*	–	–
2	*8,5*	1	*6,2*	6	*60,7*	2	*41,5*	–	–	–	–
20	*50,0*	9	*33,2*	17	*98,7*	5	*57,8*	1	*37,1*	–	–
715	*4 365,1*	694	*6 271,5*	762	*10 363,1*	567	*14 773,3*	314	*27 399,7*	64	*37 426,9*
614	*2 601,6*	790	*4 927,6*	831	*8 413,5*	642	*13 322,3*	317	*20 478,0*	84	*28 282,8*
1 329	*3 324,1*	1 484	*5 476,4*	1 593	*9 245,5*	1 209	*13 965,6*	631	*23 422,4*	148	*31 623,9*

Tabelle XXXVI. *Allgemeine Sterblichkeit und Sterblichkeit an Tuberkulose in Baden-Württemberg im Jahre 1962*

Nr. des dtsch. T.U.V. 1950	Todesursachen	G	Insgesamt		0 – 1		1 – 5		5 – 10	
			abs.	rel.	abs.	rel.	abs.	rel.	abs.	rel.
00,01	Tuberkulose der Atmungsorgane	m	714	18,9	–	–	–	–	–	–
		w	188	4,5	–	–	1	0,4	–	–
		zus.	902	11,4	–	–	1	0,2	–	–
02	Tuberkulose der Hirnhäute und des ZNS	m	12	0,3	–	–	2	0,7	1	0,3
		w	14	0,3	–	–	1	0,4	1	0,4
		zus.	26	0,3	–	–	3	0,5	2	0,3
03	Tuberkulose anderer Organe	m	41	1,1	1	1,3	–	–	–	–
		w	38	0,9	–	–	–	–	–	–
		zus.	79	1,0	1	0,7	–	–	–	–
02+03	Tuberkulose der Hirnhäute usw. + Tbk. anderer Organe	m	53	1,4	1	1,3	2	0,7	1	0,3
		w	52	1,3	–	–	1	0,4	1	0,4
		zus.	105	1,3	1	0,7	3	0,5	2	0,3
00–03	Tuberkulose insgesamt	m	767	20,3	1	1,3	2	0,7	1	0,3
		w	240	5,8	–	–	2	0,7	1	0,4
		zus.	1007	12,7	1	0,7	4	0,7	2	0,3
0–9	Allgemeine Todesursachen insgesamt	m	41570	1102,0	2384	3104,4	341	121,7	175	58,6
		w	39070	941,4	1730	2367,9	245	91,9	108	37,9
		zus.	80640	1017,8	4114	2745,3	586	107,1	283	48,5

Tabelle XXXVI.

Nr. des dtsch. T.U.V. 1950	Todesursachen	G	45 – 50		50 – 55		55 – 60		60 – 65	
			abs.	rel.	abs.	rel.	abs.	rel.	abs.	rel.
00,01	Tuberkulose der Atmungsorgane	m	48	25,6	92	38,3	117	50,9	118	62,8
		w	11	4,3	18	5,8	9	3,3	13	5,5
		zus.	59	13,3	110	20,0	126	24,9	131	30,7
02	Tuberkulose der Hirnhäute und des ZNS	m	–	–	1	0,4	–	–	2	1,1
		w	–	–	1	0,3	–	–	1	0,4
		zus.	–	–	2	0,4	–	–	3	0,7
03	Tuberkulose anderer Organe	m	2	1,1	2	0,8	7	3,0	4	2,1
		w	1	0,4	4	1,3	2	0,7	4	1,7
		zus.	3	0,7	6	1,1	9	1,8	8	1,9
02+03	Tuberkulose der Hirnhäute usw. + Tbk. anderer Organe	m	2	1,1	3	1,2	7	3,0	6	3,2
		w	1	0,4	5	1,6	2	0,7	5	2,1
		zus.	3	0,7	8	1,5	9	1,8	11	2,6
00–03	Tuberkulose insgesamt	m	50	26,6	95	39,5	124	54,0	124	66,0
		w	12	4,7	23	7,5	11	4,0	18	7,6
		zus.	62	14,0	118	21,5	135	26,6	142	33,3
0–9	Allgemeine Todesursachen insgesamt	m	947	504,5	2011	836,5	3508	1526,9	4685	2491,9
		w	827	325,2	1530	496,2	2120	765,6	3046	1279,0
		zus.	1774	401,3	3541	645,3	5628	1110,9	7731	1814,0

auf 100 000 Einwohner nach Alter und Geschlecht; absolute und relative Zahlen
(Angaben des Statistischen Landesamtes)

10 – 15		15 – 20		20 – 25		25 – 30		30 – 35		35 – 40		40 – 45	
abs.	rel.	abs.	rel.	abs.	rel.	abs.	rel.	abs.	rel.	abs.	rel.	abs.	rel.
–	–	1	0,4	5	1,4	8	2,4	17	5,8	33	13,8	33	17,1
–	–	1	0,4	2	0,6	6	2,1	10	3,7	11	3,8	14	5,3
–	–	2	0,4	7	1,0	14	2,3	27	4,8	44	8,4	47	10,3
–	–	–	–	–	–	2	0,6	–	–	–	–	2	1,0
–	–	1	0,4	–	–	–	–	2	0,7	–	–	1	0,4
–	–	1	0,2	–	–	2	0,3	2	0,4	–	–	3	0,7
–	–	–	–	1	0,3	–	–	2	0,7	5	2,1	2	1,0
–	–	–	–	–	–	1	0,3	–	–	1	0,3	2	0,8
–	–	–	–	1	0,1	1	0,2	2	0,4	6	1,1	4	0,9
–	–	–	–	1	0,3	2	0,6	2	0,7	5	2,1	4	2,1
–	–	1	0,4	–	–	1	0,3	2	0,7	1	0,3	3	1,1
–	–	1	0,2	1	0,1	3	0,5	4	0,7	6	1,1	7	1,5
–	–	1	0,4	6	1,6	10	3,0	19	6,5	38	15,9	37	19,2
–	–	2	0,8	2	0,6	7	2,4	12	4,5	12	4,2	17	6,4
–	–	3	0,6	8	1,1	17	2,8	31	5,5	50	9,5	54	11,8
141	50,9	320	125,3	570	155,4	479	146,1	486	165,2	544	227,5	589	306,0
76	28,9	108	44,9	188	54,9	248	85,5	254	95,1	395	137,5	542	205,4
217	40,2	428	86,3	758	106,9	727	117,7	740	131,9	939	178,4	1131	247,8

(Fortsetzung)

65 – 70		70 – 75		75 – 80		80 – 85		85 – 90		90 und mehr unbekannt	
abs.	rel.	abs.	rel.	abs.	rel.	abs.	rel.	abs.	rel.	abs.	rel.
102	82,4	61	68,7	54	88,8	22	68,5	3	28,3	–	–
21	11,0	24	17,1	22	23,6	18	36,9	7	41,6		
123	39,1	85	37,1	76	49,4	40	49,5	10	36,5	–	–
–	–	–	–	1	1,6	1	3,1	–	–	–	–
3	1,6	1	0,7	–	–	1	2,1	–	–	1	29,7
3	1,0	1	0,4	1	0,6	2	2,5	–	–	1	19,2
– 4	3,2	4	4,5	2	3,3	4	12,5	1	9,4	–	–
4	2,1	4	2,9	8	8,6	7	14,4	–	–	–	–
8	2,5	8	3,5	10	6,5	11	13,6	1	3,6	–	–
4	3,2	4	4,5	3	4,9	5	15,6	1	9,4	–	–
7	3,7	5	3,6	8	8,6	8	16,4	–	–	1	29,7
11	3,5	9	3,9	11	7,1	13	16,1	1	3,6	1	19,2
106	85,6	65	73,2	57	93,8	27	84,1	4	37,8	–	–
28	14,6	29	20,7	30	32,2	26	53,3	7	41,6	1	29,7
134	42,5	94	41,0	87	56,5	53	65,5	11	40,1	1	19,2
4790	3869,4	5357	6031,1	5997	9864,0	5041	15700,6	2550	24086,1	655	35675,4
4271	2234,2	5702	4066,4	6833	7333,2	6369	13062,5	3454	20538,7	1024	30449,0
9061	2876,9	11059	4828,3	12830	8332,5	11410	14109,9	6004	21909,2	1679	32294,7

Tabelle XXXVII. *Allgemeine Sterblichkeit und Sterblichkeit an Tuberkulose in Bayern im Jahre 1962*

Nr. des dtsch. T.U.V. 1950	Todesursachen	G	Insgesamt		0 – 1		1 – 5		5 – 10	
			abs.	rel.	abs.	rel.	abs.	rel.	abs.	rel.
00,01	Tuberkulose der Atmungsorgane	m	1092	*24,0*	–	–	–	–	–	–
		w	328	*6,3*	1	*1,2*	–	–	–	–
		zus.	1420	*14,6*	1	*0,6*	–	–	–	–
02	Tuberkulose der Hirnhäute und des ZNS	m	17	*0,4*	–	–	6	*1,8*	3	*0,8*
		w	17	*0,3*	2	*2,3*	2	*0,6*	2	*0,6*
		zus.	34	*0,3*	2	*1,2*	8	*1,2*	5	*0,7*
03	Tuberkulose anderer Organe	m	31	*0,6*	–	–	–	–	–	–
		w	28	*0,6*	–	–	–	–	–	–
		zus.	59	*0,6*	–	–	–	–	–	–
02+03	Tuberkulose der Hirnhäute usw. + Tbk. anderer Organe	m	48	*1,0*	–	–	6	*1,8*	3	*0,8*
		w	45	*0,9*	2	*2,3*	2	*0,6*	2	*0,6*
		zus.	93	*0,9*	2	*1,2*	8	*1,2*	5	*0,7*
00–03	Tuberkulose insgesamt	m	1140	*25,0*	–	–	6	*1,8*	3	*0,8*
		w	373	*7,2*	3	*3,5*	2	*0,6*	2	*0,6*
		zus.	1513	*15,5*	3	*1,8*	8	*1,2*	5	*0,7*
0–9	Allgemeine Todesursachen insgesamt	m	55846	*1225,8*	3238	*3606,2*	506	*150,0*	236	*65,6*
		w	53436	*1032,5*	2352	*2736,5*	376	*116,9*	133	*38,8*
		zus.	109282	*1123,0*	5590	*3180,8*	882	*133,9*	369	*52,5*

Tabelle XXXVII.

Nr. des dtsch. T.U.V. 1950	Todesursachen	G	45 – 50		50 – 55		55 – 60		60 – 65	
			abs.	rel.	abs.	rel.	abs.	rel.	abs.	rel.
00,01	Tuberkulose der Atmungsorgane	m	59	*27,3*	115	*39,1*	194	*67,7*	202	*81,5*
		w	23	*7,7*	16	*4,1*	32	*9,0*	37	*11,6*
		zus.	82	*15,9*	131	*19,2*	226	*35,3*	239	*42,1*
02	Tuberkulose der Hirnhäute und des ZNS	m	–	–	1	*0,4*	–	–	3	*1,2*
		w	1	*0,3*	1	*0,3*	–	–	2	*0,6*
		zus.	1	*0,2*	2	*0,3*	–	–	5	*0,9*
03	Tuberkulose anderer Organe	m	4	*1,9*	3	*1,0*	–	–	3	*1,2*
		w	1	*0,3*	2	*0,5*	2	*0,6*	–	–
		zus.	5	*1,0*	5	*0,7*	2	*0,3*	3	*0,5*
02+03	Tuberkulose der Hirnhäute usw. + Tbk. anderer Organe	m	4	*1,9*	4	*1,4*	–	–	6	*2,4*
		w	2	*0,6*	3	*0,8*	2	*0,6*	2	*0,6*
		zus.	6	*1,2*	7	*1,0*	2	*0,3*	8	*1,4*
00–03	Tuberkulose insgesamt	m	63	*29,2*	119	*40,5*	194	*67,7*	208	*83,9*
		w	25	*8,3*	19	*4,9*	34	*9,6*	39	*12,2*
		zus.	88	*17,1*	138	*20,2*	228	*35,6*	247	*43,5*
0–9	Allgemeine Todesursache insgesamt	m	1303	*603,6*	2748	*934,8*	4656	*1623,8*	6527	*2632,3*
		w	1118	*372,8*	1993	*514,4*	2866	*809,1*	4168	*1302,0*
		zus.	2421	*469,4*	4741	*695,8*	7522	*1173,6*	10695	*1882,6*

auf 100 000 Einwohner nach Alter und Geschlecht; absolute und relative Zahlen
(Angaben des Statistischen Landesamtes)

10 – 15		15 – 20		20 – 25		25 – 30		30 – 35		35 – 40		40 – 45	
abs.	rel.	abs.	rel.	abs.	rel.	abs.	rel.	abs.	rel.	abs.	rel.	abs.	rel.
–	–	1	0,3	3	0,7	9	2,5	22	6,7	52	18,3	42	16,8
–	–	1	0,3	5	1,2	7	2,0	12	3,8	12	3,3	19	5,4
–	–	2	0,3	8	1,0	16	2,3	34	5,3	64	10,0	61	10,2
–	–	2	0,6	–	–	–	–	1	0,3	1	0,3	–	–
–	–	2	0,7	–	–	–	–	–	–	2	0,6	–	–
–	–	4	0,6	–	–	–	–	1	0,1	3	0,5	–	–
–	–	–	–	1	0,2	–	–	1	0,3	1	0,3	2	0,8
1	0,3	–	–	–	–	–	–	2	0,6	2	0,6	1	0,3
1	0,1	–	–	1	0,1	–	–	3	0,5	3	0,5	3	0,5
–	–	2	0,6	1	0,2	–	–	2	0,6	2	0,6	2	0,8
1	0,3	2	0,7	–	–	–	–	2	0,6	4	1,2	1	0,3
1	0,1	4	0,6	1	0,1	–	–	4	0,6	6	1,0	3	0,5
–	–	3	0,9	4	0,9	9	2,5	24	7,3	54	18,9	44	17,6
1	0,3	3	1,0	5	1,2	7	2,0	14	4,4	16	4,5	20	5,7
1	0,1	6	0,9	9	1,1	16	2,3	38	5,9	70	11,0	64	10,7
150	43,7	391	124,3	695	165,3	563	156,2	562	172,2	694	243,4	794	318,0
103	31,5	181	59,8	257	64,2	251	73,0	392	122,9	544	153,9	735	209,5
253	37,8	572	92,7	952	116,0	814	115,5	954	147,9	1238	193,8	1529	254,6

(Fortsctzung)

65 – 70		70 – 75		75 – 80		80 – 85		85 – 90		90 und mehr unbekannt	
abs.	rel.	abs.	rel.	abs.	rel.	abs.	rel.	abs.	rel.	abs.	rel.
148	87,2	112	93,8	92	117,6	36	88,0	4	27,9	1	40,5
47	17,9	51	26,7	39	31,7	20	31,7	6	27,1	–	–
195	45,1	163	52,5	131	65,1	56	53,8	10	27,4	1	14,7
–	–	–	–	–	–	–	–	–	–	–	–
2	0,7	–	–	1	0,8	–	–	–	–	–	–
2	0,4	–	–	1	0,5	–	–	–	–	–	–
4	2,4	5	4,2	3	3,8	3	7,3	–	–	1	40,5
5	1,9	5	2,6	4	3,3	2	3,1	1	4,5	–	–
9	2,1	10	3,2	7	3,5	5	4,8	1	2,7	1	14,7
4	2,4	5	4,2	3	3,8	3	7,3	–	–	1	40,5
7	2,6	5	2,6	5	4,1	2	3,1	1	4,5	–	–
11	2,5	10	3,2	8	4,0	5	4,8	1	2,7	1	14,7
152	89,6	117	98,0	95	121,4	39	95,3	4	27,9	2	80,9
54	20,5	56	29,3	44	35,8	22	34,8	7	31,6	–	–
206	47,6	173	55,7	139	69,1	61	58,6	11	30,1	2	29,4
6645	3917,1	7302	6117,3	7740	9891,4	6576	16077,4	3620	25277,6	900	36407,7
5860	2229,5	8012	4196,3	9428	7663,6	8522	13498,0	4723	21329,5	1422	32764,9
12505	2891,4	15314	4935,3	17168	8529,7	15098	14512,1	8343	22880,1	2322	34086,7

Tabelle XXXVIII. *Allgemeine Sterblichkeit und Sterblichkeit an Tuberkulose in Berlin-West im Jahre 1962*

Nr. des dtsch. T.U.V. 1950	Todesursachen	G	Insgesamt		0 – 1		1 – 5		5 – 10	
			abs.	rel.	abs.	rel.	abs.	rel.	abs.	rel.
00,01	Tuberkulose der Atmungsorgane	m	354	*38,3*	–	–	–	–	–	–
		w	139	*11,1*	–	–	–	–	–	–
		zus.	493	*22,6*	–	–	–	–	–	–
02	Tuberkulose der Hirnhäute und des ZNS	m	4	*0,4*	–	–	–	–	–	–
		w	6	*0,5*	–	–	–	–	–	–
		zus.	10	*0,5*	–	–	–	–	–	–
03	Tuberkulose anderer Organe	m	9	*1,0*	–	–	–	–	–	–
		w	5	*0,4*	–	–	–	–	–	–
		zus.	14	*0,6*	–	–	–	–	–	–
02+03	Tuberkulose der Hirnhäute usw. + Tbk. anderer Organe	m	13	*14,0*	–	–	–	–	–	–
		w	11	*0,9*	–	–	–	–	–	–
		zus.	24	*11,0*	–	–	–	–	–	–
00–03	Tuberkulose insgesamt	m	367	*39,7*	–	–	–	–	–	–
		w	150	*12,0*	–	–	–	–	–	–
		zus.	517	*23,7*	–	–	–	–	–	–
0–9	Allgemeine Todesursachen insgesamt	m	17562	*1898,9*	454	*3871,7*	45	*111,6*	26	*59,1*
		w	19774	*1575,6*	444	*3786,5*	45	*117,4*	20	*49,1*
		zus.	37336	*1712,7*	898	*3904,3*	90	*114,4*	46	*54,5*

Tabelle XXXVIII.

Nr. des dtsch. T.U.V. 1950	Todesursachen	G	45 – 50		50 – 55		55 – 60		60 – 65	
			abs.	rel.	abs.	rel.	abs.	rel.	abs.	rel.
00,01	Tuberkulose der Atmungsorgane	m	23	*44,8*	43	*56,1*	55	*65,0*	56	*79,4*
		w	12	*14,0*	15	*12,4*	12	*10,0*	13	*11,9*
		zus.	35	*25,6*	58	*29,4*	67	*32,8*	69	*38,4*
02	Tuberkulose der Hirnhäute und des ZNS	m	–	–	–	–	1	*1,2*	–	–
		w	–	–	–	–	1	*0,8*	–	–
		zus.	–	–	–	–	1	*0,5*	–	–
03	Tuberkulose anderer Organe	m	–	–	–	–	2	*2,4*	–	–
		w	–	–	–	–	–	–	1	*0,9*
		zus.	–	–	–	–	2	*1,0*	1	*0,6*
02+03	Tuberkulose der Hirnhäute usw. + Tbk. anderer Organe	m	–	–	–	–	3	*3,5*	–	–
		w	–	–	–	–	1	*0,8*	1	*0,9*
		zus.	–	–	–	–	4	*2,0*	1	*0,6*
00–03	Tuberkulose insgesamt	m	23	*44,8*	43	*56,1*	58	*68,5*	56	*79,4*
		w	12	*14,0*	15	*12,4*	13	*10,9*	14	*12,8*
		zus.	35	*25,6*	58	*29,4*	71	*34,8*	70	*39,0*
0–9	Allgemeine Todesursachen insgesamt	m	391	*762,5*	875	*1141,9*	1595	*1884,4*	2197	*3116,7*
		w	362	*422,8*	679	*562,7*	1048	*876,6*	1516	*1390,5*
		zus.	753	*550,0*	1554	*787,6*	2643	*1294,3*	3713	*2068,5*

auf 100 000 Einwohner nach Alter und Geschlecht; absolute und relative Zahlen
(Angaben des Statistischen Landesamtes)

10 – 20		20 – 30		30 – 35		35 – 40		40 – 45	
abs.	rel.	abs.	rel.	abs.	rel.	abs.	rel.	abs.	rel.
–	–	2	*1,3*	5	*9,6*	15	*34,3*	12	*27,9*
–	–	8	*5,3*	6	*10,5*	9	*13,4*	11	*14,9*
–	–	10	*3,3*	11	*10,0*	24	*216,7*	23	*19,7*
1	*0,9*	–	–	–	–	–	–	–	–
–	–	1	*0,7*	–	–	–	–	1	*1,3*
1	*0,8*	1	*0,3*	–	–	–	–	1	*0,9*
–	–	–	–	–	–	–	–	–	–
–	–	–	–	–	–	–	–	–	–
–	–	–	–	–	–	–	–	–	–
1	*0,9*	–	–	–	–	–	–	–	–
–	–	1	*0,7*	–	–	–	–	1	*1,3*
1	*0,8*	1	*0,3*	–	–	–	–	1	*0,9*
1	*0,9*	2	*1,3*	5	*9,6*	15	*34,3*	12	*27,9*
–	–	9	*6,0*	6	*10,5*	9	*13,4*	12	*16,2*
1	*0,8*	11	*3,6*	11	*10,0*	24	*216,7*	24	*20,5*
76	*65,2*	231	*148,0*	111	*212,0*	121	*276,4*	165	*383,7*
43	*38,3*	128	*85,0*	81	*142,1*	139	*207,6*	215	*291,1*
119	*52,0*	359	*117,0*	192	*175,7*	260	*234,8*	380	*325,2*

(Fortsetzung)

65 – 70		70 – 75		75 – 80		80 – 85		über 85	
abs.	rel.	abs.	rel.	abs.	rel.	abs.	rel.	abs.	rel.
37	*73,4*	49	*123,7*	32	*121,2*	17	*128,8*	8	*167,3*
10	*10,1*	15	*18,7*	15	*28,7*	11	*41,3*	2	*17,8*
47	*31,4*	64	*53,5*	47	*59,7*	28	*70,3*	10	*62,5*
–	–	1	*2,5*	1	*3,8*	–	–	–	–
–	–	1	*1,2*	–	–	1	*4,0*	1	*9,0*
–	–	1	*0,8*	1	*1,3*	1	*2,5*	1	*6,3*
2	*4,0*	2	*5,0*	–	–	2	*15,1*	1	*20,9*
–	–	2	*2,5*	1	*1,9*	–	–	1	*9,0*
2	*1,3*	4	*3,3*	1	*1,3*	2	*5,0*	2	*12,5*
2	*4,0*	3	*7,6*	1	*3,8*	2	*15,1*	1	*20,9*
–	–	3	*3,7*	1	*1,9*	1	*4,0*	2	*17,8*
2	*1,3*	6	*5,0*	2	*2,5*	3	*7,5*	3	*18,8*
39	*77,4*	52	*131,3*	33	*125,0*	19	*143,9*	9	*188,3*
10	*10,1*	18	*22,5*	16	*31,1*	12	*45,1*	4	*35,6*
49	*32,8*	70	*58,5*	49	*62,2*	31	*77,9*	13	*81,3*
2 446	*4 853,2*	2 842	*7 176,7*	2 732	*10 348,5*	2 050	*15 530,3*	1 205	*25 209,2*
2 300	*2 320,9*	3 337	*4 166,0*	3 755	*7 174,2*	3 242	*12 188,0*	2 520	*22 419,9*
4 746	*3 174,6*	6 179	*5 162,0*	6 487	*8 238,5*	5 292	*13 296,5*	3 725	*23 281,2*

Tabelle XXXIX. *Allgemeine Sterblichkeit und Sterblichkeit an Tuberkulose im Bundesgebiet einschl. Berlin (West) im Jahre 1962*

Nr. des dtsch. T.U.V. 1950	Todesursachen	G	Insgesamt		0 – 1		1 – 5		5 – 10	
			abs.	rel.	abs.	rel.	abs.	rel.	abs.	rel.
00,01	Tuberkulose der Atmungsorgane	m	5725	*21,3*	–	–	2	*0,1*	–	–
		w	1702	*5,7*	1	*0,2*	2	*0,1*	2	*0,1*
		zus.	7427	*13,1*	1	*0,1*	4	*0,1*	2	*0,1*
02	Tuberkulose der Hirnhäute und des ZNS	m	88	*0,3*	3	*0,6*	11	*0,6*	10	*0,5*
		w	99	*0,3*	5	*1,0*	16	*0,9*	7	*0,4*
		zus.	187	*0,3*	8	*0,8*	27	*0,7*	17	*0,4*
03	Tuberkulose anderer Organe	m	220	*0,8*	1	*0,2*	–	–	–	–
		w	171	*0,6*	–	–	–	–	–	–
		zus.	391	*0,7*	1	*0,1*	–	–	–	–
02+03	Tuberkulose der Hirnhäute usw. + Tbk. anderer Organe	m	308	*1,1*	4	*0,8*	11	*0,6*	10	*0,5*
		w	270	*0,9*	5	*1,0*	16	*0,9*	7	*0,4*
		zus.	578	*1,0*	9	*0,9*	27	*0,7*	17	*0,4*
00–03	Tuberkulose insgesamt	m	6033	*22,5*	4	*0,8*	13	*0,7*	10	*0,5*
		w	1972	*6,6*	6	*1,2*	18	*1,0*	9	*0,5*
		zus.	8005	*14,1*	10	*1,0*	31	*0,8*	19	*0,5*
0–9	Allgemeine Todesursachen insgesamt	m	335082	*1247,6*	17139	*3277,0*	2431	*129,8*	1269	*61,9*
		w	309737	*1029,7*	12668	*2562,0*	1946	*109,4*	849	*43,6*
		zus.	644819	*1132,5*	29807	*2931,0*	4377	*119,9*	2118	*53,0*

Tabelle XXXIX.

Nr. des dtsch. T.U.V. 1950	Todesursachen	G	45 – 50		50 – 55		55 – 60		60 - 65	
			abs.	rel.	abs.	rel.	abs.	rel.	abs.	rel.
00,01	Tuberkulose der Atmungsorgane	m	335	*24,2*	666	*37,6*	942	*53,2*	1004	*68,4*
		w	123	*6,5*	136	*5,9*	124	*5,9*	166	*9,0*
		zus.	458	*14,0*	802	*19,7*	1066	*27,4*	1170	*35,3*
02	Tuberkulose der Hirnhäute und des ZNS	m	3	*0,2*	3	*0,2*	6	*0,3*	9	*0,6*
		w	4	*0,2*	3	*0,1*	4	*0,2*	5	*0,3*
		zus.	7	*0,2*	6	*0,1*	10	*0,3*	14	*0,4*
03	Tuberkulose anderer Organe	m	15	*1,1*	21	*1,2*	24	*1,4*	28	*1,9*
		w	8	*0,4*	16	*0,7*	15	*0,7*	19	*1,0*
		zus.	23	*0,7*	37	*0,9*	39	*1,0*	47	*1,4*
02+03	Tuberkulose der Hirnhäute usw. + Tbk. anderer Organe	m	18	*1,3*	24	*1,4*	30	*1,7*	37	*2,5*
		w	12	*0,6*	19	*0,8*	19	*0,9*	24	*1,3*
		zus.	30	*0,9*	43	*1,1*	49	*1,3*	61	*1,8*
00–03	Tuberkulose insgesamt	m	353	*25,5*	690	*39,0*	972	*54,9*	1041	*71,0*
		w	135	*7,2*	155	*6,7*	143	*6,8*	190	*10,3*
		zus.	488	*14,9*	845	*20,8*	1115	*28,7*	1231	*37,1*
0–9	Allgemeine Todesursachen insgesamt	m	7869	*568,1*	16548	*934,4*	29156	*1645,6*	39303	*2679,5*
		w	6694	*356,0*	12029	*523,8*	17048	*805,6*	24666	*1332,5*
		zus.	14563	*446,0*	28577	*702,6*	46204	*1188,4*	63969	*1928,0*

auf 100 000 Einwohner nach Alter und Geschlecht; absolute und relative Zahlen
(Angaben des Statistischen Bundesamtes)

10 – 15		15 – 20		20 – 25		25 – 30		30 – 35		35 – 40		40 – 45	
abs.	rel.	abs.	rel.	abs.	rel.	abs.	rel.	abs.	rel.	abs.	rel.	abs.	rel.
4	0,2	8	0,4	22	0,9	47	2,2	141	7,1	225	13,3	226	16,2
2	0,1	3	0,2	29	1,2	39	1,9	80	4,2	103	4,9	118	6,2
6	0,2	11	0,3	51	1,1	86	2,1	221	5,7	328	8,7	344	10,4
2	0,1	6	0,3	8	0,3	3	0,1	3	0,2	2	0,1	6	0,4
2	0,1	6	0,3	2	0,1	3	0,1	5	0,3	8	0,4	6	0,3
4	0,1	12	0,3	10	0,2	6	0,1	8	0,2	10	0,3	12	0,4
1	0,1	3	0,2	2	0,1	6	0,3	11	0,6	16	0,9	15	1,1
1	0,1	–	–	–	–	1	0,05	2	0,1	7	0,3	12	0,6
2	0,1	3	0,1	2	0,04	7	0,2	13	0,3	23	0,6	27	0,8
3	0,2	9	0,5	10	0,4	9	0,4	14	0,7	18	1,1	21	1,5
3	0,2	6	0,3	2	0,1	4	0,2	7	0,4	15	0,7	18	0,9
6	0,2	15	0,4	12	0,2	13	0,3	21	0,5	33	0,9	39	1,2
7	0,4	17	0,9	32	1,3	56	2,6	155	7,8	243	14,4	247	17,7
5	0,3	9	0,5	31	1,3	43	2,1	87	4,6	118	5,6	136	7,1
12	0,3	26	0,7	63	1,3	99	2,4	242	6,3	361	9,5	383	11,6
961	48,6	2165	119,0	4336	174,7	3454	160,6	3652	184,0	3975	235,1	4657	334,0
532	28,3	932	53,8	1399	59,9	1623	80,9	2073	109,9	3223	154,0	4310	225,0
1493	38,7	3097	87,2	5735	119,0	5077	122,1	5725	147,9	7198	190,2	8967	270,9

(Fortsctzung)

65 – 70		70 – 75		75 – 80		80 – 85		85 – 90		90 und mehr unbekannt	
abs.	rel.	abs.	rel.	abs.	rel.	abs.	rel.	abs.	rel.	abs.	rel.
797	81,1	611	85,5	434	91,1	206	81,2	50	55,4	5	30,9
193	12,8	221	19,8	200	27,8	111	29,6	43	31,9	6	21,5
990	39,7	832	45,4	634	53,1	317	50,4	93	41,3	11	24,9
3	0,3	3	0,4	5	1,0	1	0,4	1	1,1	–	–
8	0,5	8	0,7	1	0,1	4	1,1	1	0,7	1	3,6
11	0,4	11	0,6	6	0,5	5	0,8	2	0,9	1	2,3
21	2,1	18	2,5	11	2,3	20	7,9	6	6,7	1	6,2
22	1,5	25	2,2	24	3,3	15	4,0	4	3,0	–	–
43	1,7	43	2,3	35	2,9	35	5,6	10	4,4	1	2,3
24	2,4	21	2,9	16	3,4	21	8,3	7	7,8	1	6,2
30	2,0	33	3,0	25	3,5	19	5,1	5	3,7	1	3,6
54	2,2	54	2,9	41	3,4	40	6,4	12	5,3	2	4,5
821	83,5	632	88,4	450	94,5	227	89,5	57	63,2	6	37,0
223	14,8	254	22,8	225	31,3	130	34,6	48	35,6	7	25,1
1044	41,9	886	48,4	675	56,5	357	56,7	105	46,6	13	29,5
40515	4121,6	44551	6231,8	46633	9792,7	39050	15398,3	21461	23792,7	5957	36771,6
34670	2298,2	46325	4152,1	53525	7450,6	48486	12912,4	27659	20488,1	9080	32544,8
75185	3017,5	90876	4964,3	100158	8384,2	87536	13914,5	49120	21811,7	15037	34097,5

VII. Anhang

Satzung des Deutschen Zentralkomitees zur Bekämpfung der Tuberkulose 1964

I. Name, Sitz, Rechtsform, Zweck, Organisation und Geschäftsjahr

§ 1

Name:	Der Verein führt den Namen „Deutsches Zentralkomitee zur Bekämpfung der Tuberkulose e. V."
Sitz:	Sitz des Vereins ist Berlin.
Rechtsform:	Das Zentralkomitee ist ein Verein gemäß §§ 21 ff. BGB. Es ist im Vereinsregister eingetragen.
Zweck:	Aufgabe des Zentralkomitees ist es, die für die Bekämpfung der Tuberkulose als Volkskrankheit geeigneten Maßnahmen anzuregen und zu fördern. Das Zentralkomitee tritt in Gedanken- und Erfahrungsaustausch mit ausländischen Institutionen, die die gleichen Ziele verfolgen.
Organisation:	Organe des Vereins sind die Mitgliederversammlung und das Präsidium; außerdem werden Arbeitsausschüsse und ein Präsidialbeirat gebildet.
Geschäftsjahr:	Das Geschäftsjahr ist das Kalenderjahr.

II. Mitgliedschaft

§ 2

Mitglieder des Vereins können sein: Die Bundesrepublik Deutschland, die deutschen Länder, der Verband Deutscher Rentenversicherungsträger, die Landesvereine zur Bekämpfung der Tuberkulose, die Deutsche Tuberkulose-Gesellschaft sowie sonstige juristische Personen des öffentlichen Rechts und des Privatrechts, zu deren Aufgaben die Bekämpfung der Tuberkulose als Volkskrankheit auf Bundesebene gehört.

§ 3

(1) Über die Aufnahme neuer Mitglieder entscheidet die Mitgliederversammlung auf Antrag.

(2) Austritt ist mit sechsmonatiger Kündigung zum Ende des Kalenderjahres möglich. Er ist durch Einschreiben zu erklären.

(3) Ausschluß kann aus wichtigem Grund durch die Mitgliederversammlung erfolgen. Ein wichtiger Grund ist auch die Nichtzahlung des Beitrags trotz zweimaliger schriftlicher Erinnerung; durch den Ausschluß erlischt die Verpflichtung zur Zahlung des fälligen Beitrages nicht.

§ 4

Die Mitglieder des Vereins zahlen Mitgliedsbeiträge.

Die Beiträge werden nach einem bestimmten Schlüssel im Haushaltsplan festgesetzt.

Etwaige Gewinne dürfen nur für die satzungsmäßigen Zwecke verwendet werden. Die Mitglieder erhalten keine Gewinnanteile und in ihrer Eigenschaft als Mitglieder auch keine sonstigen Zuwendungen aus Mitteln des Vereins. Sie haben keinen Anspruch auf Beteiligung am Vereinsvermögen.

Es darf keine Person durch Verwaltungsausgaben, die den Zwecken des Vereins fremd sind, oder durch unverhältnismäßig hohe Vergütungen begünstigt werden.

§ 5

Persönlichkeiten, die sich um die Bekämpfung der Tuberkulose besondere Verdienste erworben haben, können Ehrenmitglieder werden. Die Wahl erfolgt auf Vorschlag des Präsidiums durch die Mitgliederversammlung.

III. Mitgliederversammlung

§ 6

Die Mitgliederversammlung ist zuständig für:

1. die Wahl des Präsidenten, des Vizepräsidenten, des Schatzmeisters, des Generalsekretärs und zweier Rechnungsprüfer,
2. die Feststellung des Haushaltsplanes,
3. die Entgegennahme des Jahresberichtes, des Rechnungsberichtes, des Rechnungsprüfungsberichtes sowie für die Erteilung der Entlastungen,

4. die Entgegennahme von Berichten und Anregungen, insbesondere des Präsidiums, des Präsidialbeirats, der Arbeitsausschüsse und für die Stellungnahme hierzu,

5. Satzungsänderungen und den Beschluß über die Auflösung des Vereins,

6. die Entscheidung von Angelegenheiten, die ihr vom Präsidium vorgetragen werden,

7. die Entscheidung über Anträge auf Aufnahme neuer Mitglieder,

8. den Ausschluß von Mitgliedern aus wichtigem Grund,

9. die Wahl der vom Präsidium vorgeschlagenen Ehrenmitglieder.

§ 7

(1) In jedem Jahr findet mindestens eine Mitgliederversammlung statt.

(2) Das Präsidium bestimmt Zeit, Ort und Tagesordnung der Mitgliederversammlung.
Die Einladung mit Tagesordnung muß mindestens vier Wochen vor dem Termin von der Geschäftsstelle zur Post gegeben sein.

(3) Eine außerordentliche Mitgliederversammlung ist einzuberufen, wenn dies von einem Drittel der Stimmen unter Angabe des Grundes und des Zweckes schriftlich beantragt wird.

§ 8

(1) In der Mitgliederversammlung hat die Bundesrepublik Deutschland 8, jedes Land 2, der Verband Deutscher Rentenversicherungsträger 10, die Deutsche Tuberkulose-Gesellschaft 6 Stimmen, jeder Landesverein 1 und jedes weitere Mitglied 1 Stimme.
Jedes Mitglied kann seine Stimmen nur einheitlich abgeben.

(2) Die Mitgliederversammlung ist beschlußfähig, wenn mehr als die Hälfte der Stimmen vertreten ist; wenn dies nicht der Fall ist, so ist eine neue Mitgliederversammlung einzuberufen, die unabhängig von der Zahl der vertretenen Stimmen beschlußfähig ist.
Bei der Einladung zur Mitgliederversammlung ist auf diese Bestimmung hinzuweisen.

§ 9

(1) a) Bei Abstimmung ist die einfache Stimmenmehrheit der anwesenden Mitglieder erforderlich; bei Stimmengleichheit ist der Antrag abgelehnt.

b) Bei Beschlüssen über
1. Änderung des Zweckes des Vereins,
2. Auflösung des Vereins,
3. Satzungsänderung
ist die Zustimmung von zwei Dritteln der Stimmen aller Mitglieder erforderlich.

(2) Beschlüsse in Haushaltsangelegenheiten können nicht gegen die Stimmen des Bundes oder der Mehrheit der Länder gefaßt werden.

§ 10

Schriftführer in der Mitgliederversammlung ist der Generalsekretär. Die Niederschrift der Mitgliederversammlung ist vom Präsidenten gegenzuzeichnen.

IV. Präsidium

§ 11

Das Präsidium bereitet die Mitgliederversammlung vor und überwacht die Durchführung ihrer Beschlüsse. Es kann Arbeitsausschüsse bilden und auflösen. Die von den Arbeitsausschüssen aufgestellten Vorschläge, Stellungnahmen und Empfehlungen bedürfen vor der Veröffentlichung seiner Zustimmung.

Das Präsidium entscheidet im Rahmen des von der Mitgliederversammlung genehmigten Haushaltsplans über die Verwendung der Mittel.

§ 12

(1) Das Präsidium besteht aus:
dem Präsidenten,
dem Vizepräsidenten,
dem Schatzmeister,
dem Generalsekretär,
einem Vertreter des Bundes,
den Vertretern von vier Ländern,
einem Vertreter des Verbandes Deutscher Rentenversicherungsträger,
einem Vertreter der Landesvereine,
einem Vertreter der Deutschen Tuberkulose-Gesellschaft,
einem Vertreter der übrigen Mitglieder.

(2) Der Präsident muß Arzt und eine gesundheitspolitisch anerkannte Persönlichkeit sein; für die Wahl des Präsidenten haben Bund und Länder das Vorschlagsrecht.

Der Vizepräsident soll eine auf dem Gebiet der sozialen Verwaltung und Versicherung erfahrene Persönlichkeit sein; für die Wahl des Vizepräsidenten hat der Verband Deutscher Rentenversicherungsträger das Vorschlagsrecht.

Der Schatzmeister soll eine in Haushalts- und Kassenfragen erfahrene Persönlichkeit aus dem Kreis der Mitglieder sein; für die Wahl des Schatzmeisters hat das Präsidium das Vorschlagsrecht.

Der Generalsekretär muß ein auf dem Tuberkulosegebiet erfahrener Arzt sein; für die Wahl des Generalsekretärs hat das Präsidium das Vorschlagsrecht.

(3) Der Präsident und der Vizepräsident sind Vorstand im Sinne des § 26 BGB.

Jedes Mitglied des Vorstandes kann das DZK gerichtlich und außergerichtlich vertreten.

Der Vizepräsident vertritt den Präsidenten im Falle seiner Verhinderung.

Der Schatzmeister stellt den Haushaltsplan auf, der der Mitgliederversammlung vom Präsidium rechtzeitig vor Beginn des neuen Haushaltsjahres zur Beschlußfassung vorzulegen ist.

Der Generalsekretär ist Leiter der Geschäftsstelle, deren Tätigkeit nach einer vom Präsidium aufgestellten Geschäftsordnung geregelt wird.

§ 13

(1) Der Präsident, der Vizepräsident, der Schatzmeister und der Generalsekretär werden von der Mitgliederversammlung gewählt.

Die Amtszeit dauert vier Jahre. Wiederwahl ist zulässig.

Das Präsidium bleibt bis zur Amtsübernahme durch das neue Präsidium im Amt.

Scheidet ein gewähltes Mitglied vorzeitig aus, so ist eine Nachwahl für die restliche Dauer der Wahlzeit erforderlich.

(2) Der Bund, die Länder und der Verband Deutscher Rentenversicherungsträger bestimmen ihre Vertreter im Präsidium selbst.

(3) Die Landesvereine wählen ihren Vertreter unter sich. Ebenso verfahren die übrigen Mitglieder.

Beschlüsse des Präsidiums werden mit einfacher Stimmenmehrheit gefaßt. Jedes Mitglied hat eine Stimme. Der Generalsekretär hat beratende Stimme.

V. Arbeitsausschüsse

§ 14

(1) Die Arbeitsausschüsse haben die Aufgabe, Vorschläge, Stellungnahmen und Empfehlungen auf dem Gebiet der Tuberkulosebekämpfung zu erarbeiten.

(2) Fachlich geeignete Personen werden auf Vorschlag des Generalsekretärs im Benehmen mit den Vorsitzenden der Arbeitsausschüsse als Mitglieder vom Präsidium berufen.

(3) Jeder Arbeitsausschuß wählt seinen Vorsitzenden selbst. Er bedarf der Bestätigung durch den Präsidenten.

VI. Präsidialbeirat

§ 15

(1) Der Präsidialbeirat hat die Aufgabe, die Tätigkeit der Arbeitsausschüsse anzuregen und abzustimmen. Er kann dem Präsidium die Bildung von Arbeitsausschüssen und deren Auflösung vorschlagen.

(2) Der Präsidialbeirat besteht aus den Vorsitzenden der Arbeitsausschüsse und aus Personen, die vom Präsidenten berufen werden.

(3) Den Vorsitz im Präsidialbeirat führt der Präsident, in seiner Abwesenheit der Generalsekretär. Dieser ist Schriftführer in den Sitzungen.

(4) Der Präsidialbeirat ist wenigstens einmal jährlich – möglichst in Verbindung mit der Mitgliederversammlung – durch den Vorsitzenden einzuberufen.

(5) Die Tuberkulosereferenten des Bundes und der Länder sind zu den Sitzungen des Präsidialbeirats einzuladen.

(6) Der Vorsitzende kann Gäste zu den Sitzungen einladen.

(7) Der Generalsekretär berichtet dem Präsidialbeirat über die Tätigkeit der Arbeitsausschüsse.

VII. Geschäftsstelle

§ 16

Die Geschäftsstelle hat die laufenden Geschäfte zu erledigen und den reibungslosen Geschäftsgang sicherzustellen. Ihre Arbeit regelt sich nach einer besonderen Geschäftsordnung.

VIII. Franz-Redeker-Preis

§ 17

(1) Das Deutsche Zentralkomitee zur Bekämpfung der Tuberkulose schreibt jedes Jahr einen „Franz-Redeker-Preis" aus für die beste Arbeit auf dem Gebiet der Tuberkulosebekämpfung in sozialhygienischer Hinsicht.

(2) Für den Franz-Redeker-Preis gelten die vom Präsidium gegebenen Richtlinien.

(3) Die Mittel für den Franz-Redeker-Preis sind jährlich im Haushalt einzustellen.

IX. Auflösung

§ 18

(1) Eine Auflösung des Deutschen Zentralkomitees zur Bekämpfung der Tuberkulose kann gegen die Stimmen des Bundes und der Länder nicht erfolgen.

(2) Bei Auflösung des Deutschen Zentralkomitees [vergleiche § 9 (1) b 2] hat die Mitgliederversammlung eine oder mehrere verwandte als gemeinnützig anerkannte Institutionen oder Anstalten zu bezeichnen, die dem Kampf gegen die Tuberkulose dienen, denen das Vermögen des DZK zufallen soll. Die Mitglieder des Zentralkomitees sind von einer Vermögensausschüttung ausgeschlossen.

(3) Beschlüsse darüber, wie das Vermögen bei Auflösung oder Aufhebung des Vereins oder bei Wegfall seines bisherigen Zweckes zu verwenden ist, dürfen erst nach Einwilligung des Finanzamtes ausgeführt werden.

Vorstehende Satzung ist am 12. März 1964 auf Blatt 201 der Registerakten des Amtsgerichtes Berlin-Charlottenburg eingetragen worden.

PRÄSIDIUM

Präsident Prof. Dr. SCHRÖDER, Berlin
Vize-Präsident Direktor LIEBING, Frankfurt (ab 1.4. 65)
Schatzmeister Direktor Dr. JENSEN, Bremen
Generalsekretär OMR i. R. Dr. KREUSER, Winnenden
Vertreter des Bundesgesundheitsministeriums:
Ministerialdirektor Dr. STRALAU, Bad Godesberg
Vertreter von 4 Bundesländern:
Senatsdirektorin Dr. von RENTHE-FINK, Berlin
Ob. Reg. Med. Rat Dr. HEEGER, München
Ministerialdirigent Prof. Dr. PETZELT, Hannover
Reg. Med. Dir. Dr. POSCH, Düsseldorf
Vertreter des Verbandes Deutscher Rentenversicherungsträger:
Direktor Dr. SCHLEMM, Hannover (ab 1.4. 65)

Vertreter der Landesvereine:
Prof. Dr. SCHMITZ, Düsseldorf
Vertreter der Deutschen Gesellschaft für Tuberkulose und Lungenkrankheiten:
Prof. Dr. KALKOFF, Freiburg
Vertreter des Bundes Deutscher Medizinalbeamten:
Ob. Reg. Med. Rat Dr. GÖTTSCHING, Freiburg

PRÄSIDIALBEIRAT

Der Präsidialbeirat setzt sich zusammen aus:

den Vorsitzenden der Arbeitsausschüsse
einem Vertreter der freipraktizierenden Lungenfachärzte:
Dr. STEINHAEUSER, Facharzt für Lungenkrankheiten, Hamburg-Altona
einem Vertreter der Arbeitsgemeinschaft der Spitzenverbände der Freien Wohlfahrt:
Direktor STAUSS, Frankfurt
einem Vertreter der Angestelltengewerkschaft:
Dir. Dr. OBERWINSTER, Köln
einem Vertreter der Arbeitergewerkschaft:
Wilhelm MUSA, Düsseldorf

MITGLIEDER DER ARBEITSAUSSCHÜSSE

1. Arbeitsausschuß für Tuberkulosefürsorge

Vorsitzender:
Reg. Med. Rat Dr. BREU, Ludwigsburg

Mitglieder:
BEEH, München, FRIED, Berlin, GILSBACH, St. Wendel, GÖTTSCHING, Freiburg, GRABENER, Kiel, KÜPPER, Gelsenkirchen, LIEBKNECHT, Augsburg, LÜTGERATH, Lauterbach, NEUMANN, Stuttgart, STEINHAEUSER, Hamburg.

2. Arbeitsausschuß für stationäre und ambulante Behandlung und Studententuberkulose

Vorsitzender:
Chefarzt Dr. LORBACHER, Essen

Mitglieder:
BASSERMANN, Donaustauf, HAUSSER, Löwenstein, HEYMER, Bonn, HOPPE, Düsseldorf, HUZLY, Schillerhöhe, MELZER, St. Blasien, RICKMANN, Schömberg, SCHLEMM, Hannover, SCHMIDT, Engelskirchen, SCHNEIDER, Kassel, WILMS, Aachen.

3. Arbeitsausschuß für Chemotherapie

Vorsitzender:
Direktor Dr. UNHOLTZ, Berlin

Mitglieder:
BERG, Borstel, HEILMEYER, Freiburg, LYDTIN, München, MEISSNER, Borstel, RADENBACH, Berlin, SEIDEL, Schillerhöhe, TRENDELENBURG, Homburg/Saar, WALTER, Elberfeld.

4. Arbeitsausschuß für Laboratoriumsmethoden

Vorsitzender:
Prof. Dr. Dr. FREERKSEN, Borstel

Mitglieder:
ALBRECHT, Trier, BARTMANN, Berlin, BÖNICKE, Borstel, KIKUTH, Düsseldorf, LIEBERMEISTER, München, MEISSNER, Borstel, ZIMMERMANN, Homburg/Saar.

5. Arbeitsausschuß für Kindertuberkulose

Vorsitzender:
Prof. Dr. MÜLLER, Köln

Mitglieder:
BRÜGGER, Wangen, GENZ, Berlin, HEESEN, Wittlich, MANEKE, Hannover, SCHMID, Heidelberg, SCHMITZ, Gladbeck, SIMON, Aprath, WEBER, München, WECHSELBERG, Köln, WEINGÄRTNER, Halle/Saale.

Ständiger Gast:
Prof. Dr. OPITZ, Heidelberg

6. Arbeitsausschuß für extrapulmonale Tuberkulose

Hauptausschuß:

Vorsitzender:
Medizinaldirektor Dr. KASTERT, Bad Dürkheim

Mitglieder:
AROLD, Gießen, BIRKENFELD, Bad Mergentheim, BLOHMKE, Bonn, GÜNTZ, Frankfurt, LERCH, Herborn, MARTENS, Mammolshöhe.

Unterausschuß a) für Urotuberkulose einschl. Genitaltuberkulose des Mannes

Vorsitzender:
N. N.

Mitglieder:
ALKEN, Homburg/Saar, BOSHAMER, Wuppertal, BOEMINGHAUS, Düsseldorf, BÜSCHER, Hannover, DAMM, Wiesbaden, HUTTINGER, München, MAY, Kreuth.

Unterausschuß b) für Augentuberkulose

Vorsitzender:
Dr. CREMER, sen. Tuttlingen

Mitglieder:
ROHRSCHNEIDER, München, SCHOLTYSSEK, Hannover, WEGNER, Freiburg

7. Arbeitsausschuß für Hauttuberkulose

Vorsitzender:
Prof. Dr. KALKOFF, Freiburg

Mitglieder:
BODE, Göttingen, EHRING, Hornheide, FUNK, Regensburg, HÄMEL, Heidelberg, KIMMIG, Hamburg, SCHNEIDER, Tübingen, SPIER, Berlin, ZELLER, Gießen.

8. Arbeitsausschuß für Genitaltuberkulose der Frau; Tuberkulose und Schwangerschaft

Vorsitzender:
Prof. Dr. KIRCHHOFF, Göttingen

Mitglieder:
BICKENBACH, München, FINKE, Mölln, HIRSCH-HOFFMANN, Bremen, JENTGENS, Köln, KRÄUBIG, Göttingen, MATTERN, Köln, SCHWALM, Würzburg, SEEGERS, Brilon-Wald.

9. Arbeitsausschuß für Röntgenschirmbilduntersuchungen und Röntgentechnik

Vorsitzender:
Prof. Dr. LOSSEN, Mainz

2. Vorsitzender:
Med. Rat. Dr. ZUTZ, Bad Nauheim

Mitglieder:
DETERMANN, Bad Nauheim, DÖRR, Erlangen, DINKLOH, Bonn, ELLER, Wiesbaden, LIEBSCHNER, Düsseldorf, LORENZ, Frankfurt, VIETS, Frankfurt, MELCHING, Freiburg, MOHR, Hamburg, MUTSCHLER, Überlingen, STARKE, Tönsheide.

10. Arbeitsausschuß für Beziehungen zwischen Tier- und Menschentuberkulose

Vorsitzender:
Reg. Dir. Prof. Dr. FRITZSCHE, Koblenz

Mitglieder:
ECKERSKORN, Bonn, HERRMANN, Essen, FIEBIG, Koblenz, GREVE, Osnabrück, HARTWIGK, Berlin, LAUTERBACH, Winsen, NASSAL, Heidelberg, SCHLIESSER, München, ULBRICH, Gießen, WAGENER, Hannover, BRÜHANN, Bad Godesberg.

11. Arbeitsausschuß für Impf- und Chemoprophylaxe

Vorsitzender:
Prof. Dr. SPIESS, Göttingen

Mitglieder:
BUNNEMANN, Hannover, COURTIN, Karlsruhe, DANNENBAUM, Braunschweig, ECKARDT, Karlsruhe, GENZ, Berlin, HAAS, Freiburg, LUTTERBERG, Düsseldorf, NOLTE, Bonn, WUNDERWALD, Augsburg.

Ständiger Gast:
Prof. Dr. KLEINSCHMIDT, Bad Honnef

12. Arbeitsausschuß für Arbeitsfürsorge und Rehabilitation

Vorsitzender: N. N.

Mitglieder:
GRONAU, Bonn, HEIDELBACH, Montabaur, HOEFER, Lenglern, HOFRICHTER, Nürnberg, LANGER, Rotenburg, MARTIN, Sandbach, OVERRATH, Wuppertal, PAETZOLD, Bonn, SCHOLZ, Stuttgart, SCHWENKENBECHER, Schömberg, SIXT, München, TUCZEK, Gauting.

Ständiger Gast:
Leit. Med. Dir. Dr. Dr. SCHUWIRTH, Nürnberg

13. Arbeitsausschuß für Desinfektion

Vorsitzender:
Prof. Dr. HEICKEN, Berlin

Mitglieder:
BRAUSS, Heidelberg, EFFENBERGER, Warstein, EYER, München, GRÜN, Düsseldorf, LAMMERS, Dortmund, PRIMAVESI, Gelsenkirchen, REPLOH, Münster, SCHÄFER, Nürnberg, SCHMIDT, Berlin, WOHLRAB, Hannover.

14. Arbeitsausschuß für Tuberkulose-Gesetzgebung

Vorsitzender:
Prof. Dr. SCHMITZ, Düsseldorf

Mitglieder:
ADAM, Berlin, BOSSE, Kiel, DIERKES, Bonn, SCHMACK, Köln, SIEBEN, Mainz, SPAHN, Bonn.

15. Arbeitsausschuß für Tuberkulose im Rahmen der Unfallversicherung

Vorsitzender:
Ministerialrat i. R. Dr. med. habil. LEDERER, München

Mitglieder:
CLAUSS, Hamburg, GIESE, Münster, HEIN, Tönsheide, JENSEN, Bremen, KAMPELMANN, Köln, MEYERINGK, Bonn, WAGNER, Bonn.

16. Arbeitsausschuß der Landesstellen im DZK

Vorsitzender:
Direktor ZAPPE, Lübeck

Vertreter der Landesstellen:
Arbeitsgemeinschaft zur Bekämpfung der Tuberkulose im Lande Rheinland-Pfalz, Speyer
Berliner Gesellschaft zur Bekämpfung der Tuberkulose, Berlin
Bremischer Landesverband zur Bekämpfung der Tuberkulose, Bremen
Hamburger Verein zur Bekämpfung der Tuberkulose e. V., Hamburg
Landesverband zur Bekämpfung der Tuberkulose in Hessen, Frankfurt/Main
Niedersächsischer Verein zur Bekämpfung der Tuberkulose, Hannover
Rheinischer Tuberkulose-Ausschuß, Düsseldorf
Westfälischer Tuberkulose-Ausschuß, Münster.

17. Arbeitsausschuß für Tuberkulosestatistik

Vorsitzender:
Dozent Dr. MIKAT, Köln

Mitglieder:
ATMER, Hamburg, GOETZ, Bonn, GRAMBERG, Düsseldorf, KOLLER, Mainz, MUSKE, Kiel, SCHILDWÄCHTER, Wiesbaden, WAND, Wiesbaden, ZIMMERMANN, München

Ständige Gäste:
Ein Vertreter des Bundesgesundheitsamtes
Ein Vertreter des Statistischen Bundesamtes
Ein Vertreter der Sanitäts-Inspektion der Bundeswehr
Ein Vertreter des Senators für Gesundheitswesen, Berlin

Immer noch Kampf gegen die Tuberkulose?

Ja: Denn in der deutschen Bundesrepublik leben noch über 300 000 Menschen mit aktiver Tuberkulose, darunter 25 000 bis 30 000 Kinder; etwa 90 000 Tuberkulosekranke sind ansteckungsfähig. Außerdem erkranken zur Zeit jährlich noch zirka 60 000 Personen neu an Tuberkulose.
Jeder dritte bis vierte Schulabgänger etwa ist bereits tuberkuloseinfiziert!

Wie? Durch Aufdeckung, Isolierung und Behandlung der Kranken, durch Schutz der Gesunden.

Womit? Eine der *vorbeugenden* Maßnahmen ist die *BCG-Schutzimpfung*. Dem nichtinfizierten Gesunden werden kleinste Mengen des ganz schwach virulenten *BCG* (Bacillus Calmette Guérin) in die Haut injiziert (Primärherd). Damit entsteht innerhalb einiger Wochen ein bewiesener Tuberkuloseschutz bei rund 80 Prozent!

Wer? Jeder noch nicht tuberkuloseinfizierte, das heißt tuberkulinnegative Mensch kann geimpft werden. Unbedingt ist die BCG-Impfung der Neugeborenen, Schulanfänger, Schulabgänger, Adoleszenten und Wehrpflichtigen zu empfehlen. Selbstverständlich sollte die Impfung bei tuberkulosebedrohten Personen in tuberkulösem Milieu durchgeführt werden. Die Berufsgenossenschaft verlangt die Tuberkuloseschutzimpfung tuberkulinnegativen Personals, das durch seine Tätigkeit in Krankenhäusern und Instituten tuberkulosegefährdet ist. Der postvakzinale Impfschutz – kenntlich an eingetretener positiver Tuberkulinreaktion – dauert bei über 80 Prozent der Geimpften mehr als sieben Jahre.

Durchführung: Neugeborene und Säuglinge können sofort bis zum Alter von sechs Wochen ohne Tuberkulintest geimpft werden. In späterem Alter ist die Vorprobe mit Tuberkulin erforderlich. Nach negativer Perkutan- und Intrakutanprobe bis 100 TE kann die Impfung erfolgen. Sie wird in Gesundheitsämtern, Impfzentralen und von geschulten Ärzten durchgeführt (Einzelheiten siehe Richtlinien für die Tuberkuloseschutzimpfung mit BCG, kostenlos anzufordern beim Deutschen Zentralkomitee zur Bekämpfung der Tuberkulose, Augsburg, Schießgrabenstraße 24).

Impfreaktionen: Eine *Allgemeinreaktion* auf die BCG-Impfung pflegt *nicht* einzutreten. *Lokal* bildet sich der *Impfherd,* kenntlich durch ein nach Wochen sichtbares Knötchen. Selten – zumal beim Neugeborenen – entstehen kleine Impfulcera, die – trocken behandelt – keine Leistungseinschränkung bedeuten. Lymphknotenschwellungen sind noch seltener, BCG-Streuungstuberkulosen ganz vereinzelt vorgekommen. Der Verdacht auf eine Impfkomplikation sollte dem Gesundheitsamt gemeldet werden.

Die BCG-Schutzimpfung gehört zu den praktisch gefahrlosen Schutzmaßnahmen.

Die BCG-Impfung ist freiwillig. Für die Impfung Minderjähriger muß die Genehmigung der Eltern bzw. der Personensorgeberechtigten vorliegen.

VIII. Sachverzeichnis